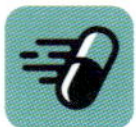

职业教育药学类专业系列教材

天然药物学

第二版

吴立明　罗春元◎主编

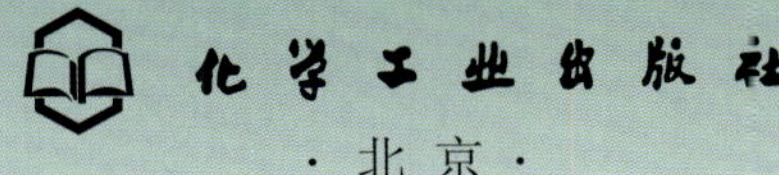

·北京·

内容简介

《天然药物学》包括总论和各论两部分，共 13 章。总论 3 章，概述了天然药物学的基本概念、发展简史、天然药物的命名和分类，药用植物形态和解剖学基础知识、植物分类学基础知识，天然药物的采收、加工炮制、贮藏、鉴定技术等内容。各论 10 章，收录植物、动物、矿物药，主要介绍其名称、来源、产地、采收加工、性状鉴定、显微鉴定、理化鉴定及化学成分、药理作用、性味功用等，描述内容均以 2020 年版《中国药典》为标准。章节学习目标包括“知识目标”“技能目标”“思政与职业素养目标”，促使专业学习与思政教育有机融合，协同育人。每章设有“复习思考题”，并附有教学课件、微课等数字化教学资源可扫描二维码学习参考；题库可从 www. cipedu. com. cn 下载。

本教材贴近实践、贴近执业药师需求，可供高职高专药学类、药品类及相关专业师生使用，也可作为执业中药师资格考试、医药行业科研、技术与管理人员的业务参考书及岗位培训用书。

图书在版编目（CIP）数据

天然药物学/吴立明，罗春元主编 .— 2 版 .—北京：化学工业出版社，2024. 3

职业教育药学类专业系列教材

ISBN 978-7-122-45059-3

I . ①天… II. ①吴… ②罗… III. ①生药学-高等职业教育-教材 IV. ①R93

中国国家版本馆 CIP 数据核字（2024）第 032906 号

责任编辑：迟 蕾 王嘉一 李植峰
责任校对：宋 玮
装帧设计：王晓宇

出版发行：化学工业出版社
（北京市东城区青年湖南街 13 号 邮政编码 100011）
印 装：河北京平诚乾印刷有限公司
787mm×1092mm 1/16 印张 17 字数 475 千字
2024 年 7 月北京第 2 版第 1 次印刷

购书咨询：010-64518888
售后服务：010-64518899
网 址：http://www. cip. com. cn
凡购买本书，如有缺损质量问题，本社销售中心负责调换。

定 价：78. 00 元

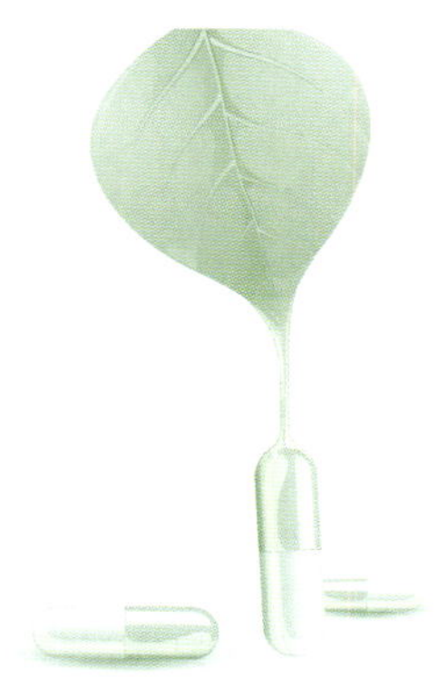

《天然药物学》（第二版）编写人员

主　编　吴立明　罗春元

副主编　靳　淼　李雪莹　李顺源　兰　慧

编　者　（按照姓名笔画排列）

王良才　湖南科技职业学院

兰　慧　红河卫生职业学院

权博文　扎兰屯职业学院

伍美慧　娄底职业技术学院

孙景静　济南护理职业学院

李顺源　雅安职业技术学院

李雪莹　山东中医药高等专科学校

吴立明　南阳医学高等专科学校

张婉晴　信阳职业技术学院

罗春元　海南东方新丝路职业学院

袁国卿　南阳医学高等专科学校

靳　淼　杨凌职业技术学院

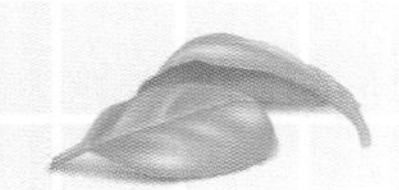

第一篇

总　论

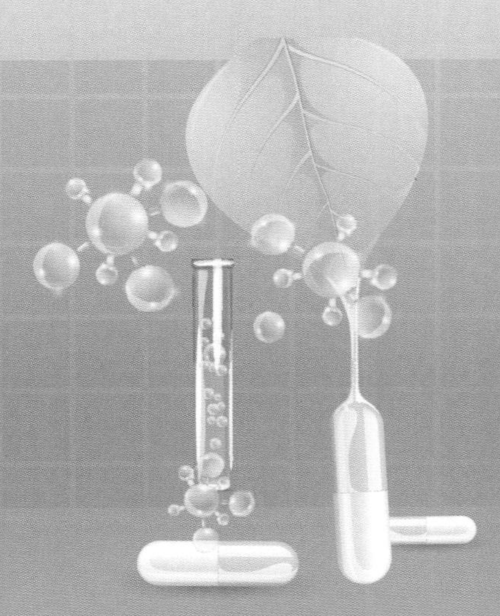

第一章

绪论

知识目标

(1) 掌握：天然药物、中药、天然药物学的含义；天然药物学研究的主要任务。

(2) 熟悉：古代主要本草著作的作者、成书年代、载药量及主要特点。

(3) 了解：天然药物的命名和分类。

技能目标

(1) 熟练查阅本草文献资料，能运用专业知识对天然药物品种进行整理考证。

(2) 能够利用专业知识开展天然药物资源保护与开发研究。

思政与职业素养目标

(1) 通过学习天然药物学发展简史，感受传统中医药文化历史悠久、博大精深、独具特色，为传承中医药优秀文化而努力奋斗。

(2) 天然药物学研究的核心内容就是天然药物的真伪优劣鉴定。针对当前药材市场的掺伪使假现象，努力学习专业知识，自觉树立正确的职业道德观。

第一节　天然药物学的基本内容

一、天然药物学的含义

具有预防、诊断、治疗人的疾病或者具有保健作用的物质，统称为药物。其来源包括天然药物、人工合成药物与生物制品三大类。天然药物一般是指来源于自然界中，未经加工或只经过简单加工的植物、动物或矿物类药物。

天然药物与中药、草药、中药材、生药既有联系又有区别。

中药是指在中医药基本理论指导下认识和应用的药物总称。中药的范围按照材料的来源可分为植物类中药、动物类中药和矿物类中药。植物类中药是中药的主流。按照加工的情况又可分为中药材、中药饮片和中成药。

中药材又称药材，是指“医药材料”之意，也就是指供加工炮制成饮片、中成药或提取有效成分的原料药。其范围包括植物类药、动物类药和矿物类药。不包括中成药。

生药一词，我国宋代初期就已出现，明代太医院规定：“凡天下解纳药材，俱储本院生药库。”这里的生药是指“生货原药”的意思。生药的另一种含义是指“生物药材”之意，其范围包括植物类药和动物类药，不包括矿物类药和中成药。

草药，又有狭义和广义之分。狭义的草药是指有关文献分类中的全草类中药，其范围主要是双子叶植物中的草本植物，少数是单子叶植物。广义的草药是指民间医生单方、秘方所用之药，这些药物不一定在中医基本理论指导下应用，往往是专药治专病；也无商品在全国流通，商品只是在固定的少数药店和药房销售，或在地摊销售；历代本草不收录，或只有少数古代本草收录，其范围也包括植物类、动物类、矿物类药及中成药。

民族药，是指少数民族习惯使用或用少数民族文字记载的天然药物。

本草，是指古代用文字记载传统药物学的著作。中国的古代本草是世界上迄今为止保存最为完整的药学体系之一。

二、天然药物学的研究内容与任务

天然药物学是一门研究天然药物来源、性质和应用的学科。其主要研究内容是应用本草学、植物学、动物学、矿物学、化学、药理学等知识和现代科学技术，来研究天然药物的名称、来源、采收加工、鉴定、化学成分、品质评价、功效应用、资源开发等。简单地讲，天然药物学就是一门对天然药物进行保质寻新、整理提高、开发利用的学科。根据天然药物学的发展趋势，其具体任务在于：

1. 天然药物的真伪优劣鉴定

天然药物真伪的鉴定是指对天然药物品种的鉴定，为天然药物学的首要任务。“真”即“正品”，是指符合国家药品标准规定的品种；“伪”即“伪品”（或称“假药”），是指不符合国家药品标准规定的品种。天然药物优劣鉴定是指对天然药物商品质量的检验，是天然药物学的基本任务。我国古代医药学家在长期的用药实践中，发现天然药物的疗效与其形、色、气、味等性状特征密切相关，总结出一套根据外观性状判断天然药物质量的方法；天然药物商业部门也以性状为指标制定出药材的规格、等级，来判断天然药物商品的质量。由于大多数天然药物的有效成分尚不十分清楚，因此应将传统性状鉴定方法与现代科学技术相结合，综合评价天然药物的质量。

2. 天然药物品种的考证与整理

我国地广物博，各地用药习惯不尽相同，同物异名、同名异物现象经常存在。因此，考证、整理和澄清天然药物品种，是保证天然药物质量的前提。解决天然药物品种混乱的途径主要有：加强本草考证与实地调查；加强地方史志考查；严格规范名称，力求一药一名等。天然药物品种的考证和整理，应遵循天然药物品种的延续性与变异性、优良品种的地域性与遗传性、近缘品种的性效相似性等规律，综合运用现代科学知识，进一步澄清混乱品种，整理和发掘优势品种。

3. 天然药物质量标准的研究与制定

研究与制定规范化的天然药物质量标准，可为天然药物鉴定提供科学依据，为天然药物研究的准确性提供技术支撑，为天然药物开发、生产、经营和使用提供质量标准和鉴定方法，是天然药物鉴定学的战略任务。

天然药物质量标准是针对天然药物来源、生产及贮运等各环节所制定的，用以检测天然药物质量是否达到用药要求，并衡量其质量是否稳定均一的技术规定。由国家制定并颁布的有关标准即为国家标准，它属于强制性标准，不能达到标准规定的药品，不得销售和使用。

4. 天然药物资源的保护与开发

保护与开发天然药物资源，是天然药物产业可持续发展的必备条件，也是天然药物学的长期任务。我国具有世界上最丰富的天然药物资源。调查表明，我国天然药物总数达 1 万多种，通过对全国天然药物资源的调查研究，不断开发和扩大新药源，使天然药物资源得以充分利用是本学科的一项长期艰巨的任务。

开发和扩大新药源的方法和途径主要有：药用植物的栽培、药用动物的养殖、有关药物的组织培养等。另外，整理和推广民族药和民间用药；根据生物的亲缘关系，开发新药源；利用近缘植物类群常具有相似化学成分的原理，在近缘植物中开发新药源；以天然药物所含的有效成分为线索，开发新资源；以药理筛选结合临床疗效，开发新药源；探索老药的新用途，或从古代本草中发掘失落品种；根据植物生长的地理位置和气候条件，开发新资源；扩大药用部位，提高药材资源的综合利用率等，也都是扩大天然药物新药源的重要途径。

第二节　天然药物学的发展简史

一、天然药物学的起源

〔西汉〕刘安所撰的《淮南子·修务训》载：神农“尝百草之滋味，水泉之甘苦，令民知所避就，当此之时，一日而遇七十毒。”后人认为药物是由神农氏最先发现的。其实天然药物的发现和应用以及天然药物学的产生是人类在长期的生产和生活实践过程中逐步形成的。原始社会时期，人们在采取植物和狩猎动物当作食物时，不可避免地误食一些有毒甚至剧毒的动植物，以致发生呕吐、腹泻、昏迷甚至死亡等中毒现象。同时，也可因偶然吃了某些动植物，使原有的病痛得以减轻或完全消除。而在狩猎及其他劳动活动中受到外界伤害，可能造成创伤，先民们本能地用苔藓、树皮、茎、叶等揉碎来敷裹涂抹伤口，从而发现了一些适用于敷治外伤的外用药。人们经过无数次无意识的发现，再进行有意识的尝试，即试验、观察，逐步形成了最初的药物知识，通过长期而广泛的实践，药物知识逐渐丰富起来，并经过口耳相传、父子相传、师徒相传，得以代代相传。当有文字出现时，这些医药知识就用文字记录下来，出现了医药书籍，并传承至今。

二、我国近、现代天然药物学的发展概况

我国近、现代的药学受国外的影响较大。17 世纪初开始，随着欧洲资本主义大生产的建立，生产力和科学文化得以迅速发展，自然科学快速兴起，物理学、化学、生物学等学科的日益发展对药学学科起到了很大的促进作用。

20 世纪以前，中国的学者主要是以传统的方法研究天然药物。20 世纪 30 年代，国外的生药学传入我国，在国外学术思想的影响下，天然药物鉴定工作有了一定的进展。丁福保编著《中药浅说》，引进了化学鉴定法。赵燏黄、徐伯鋆等编著了《生药学》上卷，叶三多编著了《生药学》下卷，将显微鉴定方法引进到天然药物的鉴定之中。该书主要介绍供西医用的生药，它引进了天然药物鉴定的现代理论和方法，对天然药物鉴定学科的建立，起到了先导作用。

1949 年以后，党和政府对中医药事业十分重视，在天然药物的管理、生产、医疗、教育、科研以及对外交流等各方面都得到了很大的发展。主要体现在以下方面。

1. 古代本草整理考证

古代本草是指清代以前的天然药物学文献，是世界上迄今为止保存最为完整的天然药物学体系。目前，从事本草史学研究的专家已先后对 200 多个天然药物品种进行了全面考证，出版了《本草学》等专著，辑复了《新修本草》等，出版了《本草纲目》校点本、《滇南本草》校订本等著名本草。本草考证已成为天然药物品种的整理、新药的研制、国家药品标准的制定等必不可少的内容，如青蒿的抗疟作用、何首乌的消炎作用和曼陀罗的麻醉作用等都是从本草研究中发掘出来的。

2. 天然药物种质资源研究

我国通过多次天然药物资源普查和品种整理研究，对一些常用天然药物品种进行多基源及全国使用情况的清查，并在药用植物的人工种植方面取得了突破性进展。如人参、黄连、杜仲、天麻、黄芪等 12 种天然药物实现了人工栽培，川贝母、肉苁蓉等达到了中试规模，人

参、灵芝、冬虫夏草等贵重药材的人工培养取得了阶段性成果。此外，涉及遗传育种和突变品系等多方面的研究，利用细胞和组织培养方法来生成药用植物的有效物质，已获得进展。

3. 天然药物化学成分研究

化学成分是天然药物药效的物质基础，现代科技的发展使化学成分的分离和结构鉴定的速度大大提高。制备色谱技术、各种逆流色谱技术、高分辨质谱和大功率核磁波谱仪的应用，使很多微量的新化合物成功地得到了分离鉴定。据不完全统计，全世界各国学者分离得到的天然化合物有6000多个，其中新化合物3600多个。目前，常用中药的化学成分及有效成分研究仍然备受关注，苔藓、地衣、真菌等的化学成分以及海洋生物的化学成分研究已经引起学术界的高度重视并取得了初步成果。

天然药物的药理学研究是天然产物活性成分发现的基础和重要手段。随着天然产物研究的发展，从植物中分离出来大量的化合物，从药物的吸收、分布、代谢和排泄等方面综合研究天然药物的体内过程，为中药现代化研究提供了一种新的思路。此外，生物化学技术的进步使各种不同结构功能的蛋白质不断地被发现，从而建立了多种体外试验模型，特别是在抗肿瘤、抗炎、抗病毒、抗心血管疾病等方面。

4. 天然药物鉴定技术研究

随着现代科学技术的飞速发展，天然药物鉴定技术有了很大进步。应用电子显微镜和X射线衍射法观察和研究天然药物组织的超微结构，免疫电泳法用于种子天然药物的鉴别。色谱指纹图谱技术被广泛应用于天然药物的品种鉴别和质量控制中，生物技术正逐渐渗透到天然药物研究领域，DNA分析技术、酶联免疫吸附技术等在天然药物鉴定方面不断地被应用。

第三节　天然药物的命名和分类

一、天然药物的命名

1. 天然药物中文名的命名

天然药物来源广泛，品种繁多，它们的中文命名具有一定的来历和意义，归纳起来有以下几方面：

（1）根据产地命名　一般以主产区来命名，多为当地的道地药材。在古代有按当时的国名来命名的：如秦艽、秦椒、吴茱萸等；后世则多以行政区来命名：如四川产的川乌、川芎、川贝母、川楝子、川牛膝等，东北产的北细辛、北口芪、关防风、关木通、辽五味等；浙江的杭白芍、杭菊花等；河南怀庆府（今新乡地区）产的“四大怀药”（怀地黄、怀牛膝、怀山药、怀菊花）等；阿胶为山东东阿县阿井之水熬驴皮而制成；江苏产的苏薄荷、苏藿香等。从国外进口或少数民族引进的药物的则多冠以胡、番之名，如胡椒、胡麻仁、胡桃仁、胡黄连、番木鳖、番泻叶等。有些外来药物是以译音命名的，如诃黎勒、曼陀罗、阿芙蓉等。

（2）根据形状命名　天然药物的原植物和生药形状，往往有其特殊之处，能给人留下深刻的印象，因而人们常常以它们的形态特征而命名。如人参药材形如人体，钩藤节上对生两个向下弯曲的钩，乌头形似乌鸦之头，木蝴蝶形似白色蝶翅，猫爪草为数个呈纺锤形的块根簇生一起形似猫爪，狗脊形似狗之脊骨；因全体密披金黄色茸毛又名金毛狗脊，罂粟壳、金樱子都是因其形状似罂（口小腹大的瓶子）而得名等，都是按照药材形状命名。金银花原植物开花时一蒂二花、黄白相映，牛膝的茎节膨大似牛的膝关节，故名牛膝等，都是按药物原植物形态命名的。

（3）根据药用部位命名　以入药部分命名的中药最为广泛，大多数的药物多以其部位作为命名的依据。如葛根、芦根、山豆根等是以根入药；枇杷叶、桑叶等是以叶入药的；以花入药的有芫花、金银花、菊花等；以种子、种仁入药的有车前子、青葙子、菟丝子、桃仁、杏仁、火麻仁等，以茎皮及根皮入药的有秦皮、地骨皮、桑白皮、五加皮等；以全草入药的有仙鹤草、车前草、金钱草等；以茎枝入药的有桑枝、桂枝等；以藤茎入药的有青风藤、络石藤、鸡血藤等。而动物药中鹿角、熊胆、海狗肾、刺猬皮、獭肝、羚羊角等名称，均以动物的器官、组织等入药部位而命名的。

(4) 根据气味命名　以药物特有的气、味来命名，对于药物的真伪鉴别有一定的意义。如麝香、丁香、木香、沉香、檀香、乳香等，是以其具有特异香气而得名的；具鱼腥气的鱼腥草、败酱气的败酱草等，是以其具有特异气味而得名的；而苦味的苦参、苦楝皮等，甜味的甘草、甜杏仁等，辣味的细辛等，酸味的酸枣仁等，咸味的咸秋石、咸苁蓉等，淡味的淡竹叶等，五味俱备的五味子（因皮肉甘酸，核中辛苦，全果皆有咸味），这些均以其药味作为命名的依据。

(5) 根据颜色命名　有的药物以固有的色泽命名，如：白色的白芷、白芍、白及、白附子等，紫色的紫草、紫丹参等，红色的红花、红藤、红豆蔻、丹参、朱砂等，青色的青黛、青蒿等，黄色的黄连、黄柏、黄芩、大黄等，黑色的玄参、黑丑等。

(6) 根据功用命名　有的药物根据其性能功用而命名，如：活血调经可治妇产科病的益母草，清肝明目的决明子、石决明，治创伤骨折的续断、骨碎补，泻热导滞的番泻叶，舒筋通络的伸筋草，治风通用的防风，乌须黑发的何首乌，益智安神的远志等。

(7) 根据生长特性而命名　有些药用植物，生长时有些不同的特性，为了便于识别，古人就按照这些植物的特性命名。如夏枯草夏至后花叶枯萎，半夏成熟于仲夏，夏天无入夏后枯萎，忍冬之叶凌冬不凋，冬青之叶严寒尤青；冬虫夏草冬天是虫子，夏初长出的真菌子实体像草等，都是以其生长特性作为命名之依据。

2. 天然药物拉丁名的命名

药物的拉丁名是国际通用的名称，有利于国际间的交流，贸易和合作研究，使药物的名称规范化、标准化和国际化。为便于国际贸易和交流，《中华人民共和国药典》（以下简称《中国药典》）收载的药材使用了拉丁文名称。2010 年版《中国药典》首次将拉丁名命名的基本格式调整为：属名或属名＋种加词（名词单数，属格）在先，药用部位名（名词单数，主格）在后；天然药物拉丁名中的名词和形容词第一个字母均大写，连词和前置词一般均小写。

天然药物拉丁名的基本格式为：

药用植、动物学名	＋	药用部位名	＋	附加词（有必要时才设）

药用部位名常见的有：根 Radix，根茎 Rhizoma，木材 Lignum，枝 Ramulus，树皮 Cortex，叶 Folium，花 Flos，果实 Fructus，种子 Semen，全草 Herba，树脂 Resina，分泌物 Venenum 等。

天然药物常见的命名方法如下：

(1) 植（动）物药类

① 属名＋药用部位名　适用于一属中只有一个种作药用，或一属中有几个种作同一药材使用的天然药物。前者如牛黄 Bovis Calculus、杜仲 Eucommiae Cortex；后者如黄连 Coptidis Rhizoma、麻黄 Ephedrae Herba。

② 属名＋种名＋药用部位名　适用于同属中有几个品种来源，分别作为不同药材使用的天然药物。如当归 Angelicae sinensis Radix、白芷 Angelicae dahuricae Radix 等。如果某药材已采用属名命名，则只将同属其他种的药材用属、种名命名，以利区分，如川乌 Aconiti Radix、草乌 Aconiti kusnezoffii Radix。

③ 属名（或种名）＋药用部位名＋形容词（或属名＋形容词）　如有形容词修饰药用部位名或属名时，形容词置于后，并与所修饰的词保持性、数、格一致。如豆蔻 Amomi Fructus

Rotundus（近圆形的）、附子 Aconiti Lateralis（侧边生的）Radix Praeparata（制备的）、金钱白花蛇 Bungarus Parvus（幼小的）。

④ 属名＋药用部位名＋前置词短语　适用于有前置词短语说明药材的特征和性质时，前置词 in（在……内，呈……状）和 cum（含，带，同）所组成的前置词短语置于后。如竹茹 Bambusae Caulis in Taenia（呈带状）、钩藤 Uncariae Ramulus cum Uncis（带钩状）等。

⑤ 属名＋药用部位名＋et 或 seu＋药用部位名　适用于有两个不同的药用部位时，把主要的列在前面，用 et（和）或 seu（或）相连接。如大黄 Rhei Radix et Rhizoma、甘草 Glycyrrhizae Radix et Rhizoma。

⑥"属名$_1$；属名$_2$"或"属名$_1$＋药用部位名；属名$_2$＋药用部位名"　适用于来源于两个不同属植（动）物的药材，如土鳖虫以两个属名分别命名，中间以分号分开或另起一行（Eupolyphaga；Steleophaga）；山慈菇以"属名$_1$＋药用部位名"与"属名$_2$＋药用部位名"分别命名，中间以分号分开或另起一行（Cremastrae Pseudobulbus；Pleiones Pseudobulbus）。

⑦ 种名或俗名＋药用部位名　前者如人参 Ginseng Radix et Rhizoma；后者如牡丹皮 Moutan Cortex。

⑧ 直接以属名、种名或俗名命名　如冬虫夏草 Cordyceps、儿茶 Catechu、蜂蜜 Mel 等。

⑨ 属名或种名＋药用部位名＋加工品名　如阿胶 Asini Corii Colla。加工品名用名词主格，药用部位名、属名或种名均用名词属格。

（2）矿物药类

① 用矿物主成分的拉丁名（或＋形容词）　如芒硝 Natrii Sulfas、玄明粉 Natrii Sulfas Exsiccatus（干燥的）。

② 用原矿物的拉丁名　如炉甘石 Calamina、滑石 Talcum、磁石 Magnetitum。

二、天然药物的分类

天然药物学的品种繁多，为了便于学习、研究和应用，必须按一定的规律进行分类。药物分类的方法是根据人们对于药物认识的逐渐深化而不断发展的。

1. 古代分类法

我国最早的药学专著《神农本草经》把当时常用的药物按照毒性强弱和用药目的不同分成上、中、下三品：上品是延年益寿药，无毒，多服久服不伤人；中品是防病补虚药，有毒无毒；下品是治病愈疾的药物，多有毒性，不可久服。这种分类方法虽然简单而粗糙，其中有些药物的分类也不一定恰当，但在避免因用错药物而中毒的问题上是起到了一定作用的。梁代陶弘景编《本草经集注》时，将药物分为玉石、草、木、果、菜、米食、有名未用 7 类，每类又各分上、中、下三品，这是根据药物自然属性进行分类的开端。明代李时珍编《本草纲目》一书中，分类方法有重大的发展，他把药物分为水、火、土、石、草、谷、菜、果、木、器、虫、鳞、介、禽、兽、人等十六部，又把各部的药物按照其生态及性质分为六十类。例如草部分为山草、芳草、隰草、毒草、蔓草、水草、石草、苔、杂草等。而且他还把亲缘相近或相同科属的植物排列在一起，例如草部之四隰草类中的 53 种药物中，有 21 种属于菊科，而且其中 10 种是连排在一起的。这种分类方法有助于药材原植物（或动物）的辨认与采收，对于澄清当时许多药材的混乱情况起了很大作用。

2. 现代分类法

现代记载天然药物的书籍所采用的分类方法可大致分为下列 5 种：

（1）按字首笔画顺序编排　按天然药物的中文名笔画顺序，以字典形式编排。例如，与天然药物教学、科研密切相关的《中国药典》（一部）、《中药大辞典》及《中药志》等。这是最简单的一种编排法，便于查阅，但各天然药物之间缺少相互联系，天然药物学教材中多不采用此法。

（2）按药用部位分类　先把药物分为植物药、动物药和矿物药，植物药再按药用部分的不同分为根类、根茎类、皮类、茎木类、叶类、花类、果实类、种子类等。这种分类便于比较各类药物的外部形态和内部构造，有利于学习天然药物的性状鉴定和显微鉴定，尤其是各类粉末天然药物的鉴定，也有利于学习和提高传统的药材性状鉴定经验。其缺点是不利于学习和研究天然药物的理化鉴定和品质优良度鉴定。

（3）按化学成分分类　根据天然药物所含有效成分或主要成分的类别来分类，如含生物碱类天然药物、含苷类天然药物、含挥发油类天然药物等。这种分类有利于学习和研究天然药物的有效成分和理化鉴定、品质评价，以及有效成分、功效和天然药物科属来源之间的关系。但是，天然药物中的化学成分十分复杂，如甘草的活性成分中甘草酸属于皂苷类，而一些黄酮类成分也具有重要的生理活性，因此只能按主要的有效成分来分类。

（4）按功能分类　按药物的中医用途分为解表药、清热药、理气药、活血化瘀药等；按药物的药理作用分为中枢神经兴奋药（如五味子、马钱子）、镇痛药（如延胡索、阿片）、抗菌药（如黄连、黄柏）、抗疟药（如常山）或作用于胃肠道药、神经系统药、循环系统药等类。这种分类方法有利于学习和研究天然药物的作用和功效，以指导临床用药。

（5）按自然分类系统分类　根据天然药物的原植（动）物在分类学上的位置和亲缘关系，按门、纲、目、科分类排列，如毛茛科、伞形科、唇形科、菊科、百合科等。同科属的药物在植物形态、性状特征、组织构造、化学成分和功效方面常有相似之处，这种分类方法的优点是：便于学生学习和研究这些药物的共同点，比较其异同点，以提示其规律性；也有利于从同科属中寻找类似成分、功效的植（动）物，以扩大药物资源。

以上各种分类方法各有优缺点。从教学的要求出发，本教材采用按入药部位分类，便于学习研究药物的外部形态和内部构造，掌握各类药物的外部形态、显微特征及鉴定方法，也便于比较同类不同药物间在外部形态和显微特征上的异同点。

天然药物的国际市场

天然来源的化合物具有结构新颖、活性高、不良反应少的特点，因此是制药工业中新药研发的重要来源，在国际医药市场中占有举足轻重的地位。欧洲是最大的植物药消费市场，市场占有率达到44.8%，其中，德国和法国的消费量最高，北美地区占10.3%，其余被日本、韩国及东南亚等国家占有。目前，在全世界25万种高等植物中被开发利用和研究过的虽然不超过10%，但制成的植物药已超过4000种，总产值达上百亿美元。预计到2050年全球常用植物药将达6000种，这显示了天然药物在国际医药市场上具有广阔的发展前景。

复习思考题

1．天然药物学的主要任务是什么？

2．我国古代重要本草专著有哪些？其成书年代、作者、载药量各是什么？

3．天然药物拉丁名的基本格式是什么？为什么要使用拉丁名？

（吴立明）

第二章 药用植物学基础知识

知识目标

（1）掌握：植物器官的主要形态特征及内部结构；直根系与须根系的区别；根与茎的区别；单叶与复叶、平行脉与网状脉的区别；植物细胞结构及后含物。

（2）熟悉：根、茎、叶、花、果实、种子的常见类型；植物细胞壁的特化及鉴别方法；植物组织的分类及功能；植物的命名法；植物分类等级与分类系统。

（3）了解：根、茎、叶的变态；根、茎的异常构造特点；分类检索表的编制。

技能目标

（1）依据植物器官的形态和结构特征正确区分双子叶植物和单子叶植物。

（2）运用显微镜和化学试剂鉴定植物细胞后含物。

思政与职业素养目标

（1）植物寓意人生，植物根茎叶的各种变态，都是为了求生存而随环境发生的进化。植物生命如此，人更应该热爱生命、敬畏自然、奋力拼搏，才能有所作为。

（2）通过对植物微观构造的观察，培养对待工作要科学严谨，勇于探索。

第一节 植物形态学基础知识

自然界的植物种类繁多，形态各异，由结构简单的低等植物演化到较高等的植物就出现了器官。在高等植物中，能够开花、结果形成种子，并以种子进行繁殖的一大类群植物称为种子植物。

植物器官是植物体中具有一定外部形态和内部结构，执行一定生理功能的部分。种子植物一般可分为根、茎、叶、花、果实和种子六部分。

根据生理功能不同，植物器官分为两大类：一类称营养器官，包括根、茎和叶，它们具有吸收、制造和供给植物体所需营养物质的作用，使植物体得以生长、发育；另一类称繁殖器官，包括花、果实和种子，它们主要起着繁衍后代延续种族的作用。

一、根

根通常是植物体向土壤中伸长的部分，具有向地性、向湿性和背光性。根具有吸收、输导、贮藏、繁殖等作用。植物体生活所需要的水分和无机盐，都是靠根从土壤中吸收来的。现代研究发现，根还具有合成蛋白质、氨基酸、生物碱、激素等物质的能力。许多植物的根可供药用，如人参、乌头、三七、当归、黄芪、甘草、白芷、柴胡等。

1. 根的形态

根通常呈圆柱形，越向下越细，向四周分枝，形成复杂的根系。根无节和节间，不生叶和花，一般也不生芽。

2. 根的类型

（1）定根　种子萌发时，胚根突破种皮，向下生长形成根的主轴，称为主根或初生根。在主根的侧面生长的分枝，称为侧根；在主根或侧根上还可生出细小分枝，称为纤维根。侧根和纤维根又称次生根。主根、侧根和纤维根都是直接或间接地由胚根发育形成的，具有固定的生长部位，所以称为定根。

（2）不定根　有些植物的茎、叶或其他部位也可以长出根来，这种根无固定的生长部位，称为不定根。如玉蜀黍近地面的茎节上长出的根，杨、柳的枝条和落地生根的叶插入土中所生出的根，都是不定根。栽培上常利用此特性来进行营养繁殖，如进行扦插、压条等。

3. 根系的类型

一株植物地下所有的根，合称为根系。根据根系的形状不同，可分为直根系和须根系（图 2-1）。

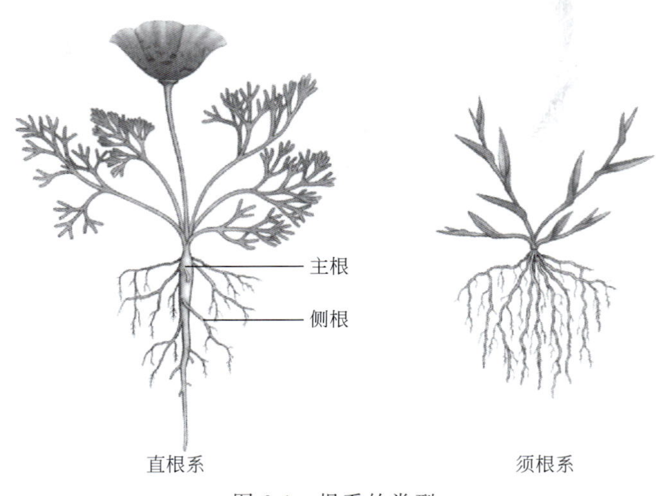

图 2-1　根系的类型

（1）直根系　主根发达，粗而长，一般垂直向下生长，而侧根细而短，与主根形成一定的角度向四周伸展，主根与侧根有明显的区别。一般双子叶植物的根系是直根系，如人参、桔梗、蒲公英的根系。

（2）须根系　主根不发达，或早期枯萎，而从茎的基部节上生出许多长短、粗细相仿的不定根，密集呈胡须状，没有主根与侧根的区别。一般单子叶植物的根系是须根系，如葱、稻、麦冬、百合等的根系。但也有少数双子叶植物的根系是须根系，如龙胆、徐长卿、白薇等的根系。

4. 根的变态

有些植物的根，由于长期适应生活环境的变化，其形态、构造和生理功能发生了许多变异，称为根的变态。常见的变态根有下列几种（图 2-2、图 2-3）：

（1）贮藏根　由于贮藏大量的营养物质而使根的一部分或全部变得肉质肥大，这种根称贮藏根。根据其形态的不同又可分为以下几种：

① 肉质直根　主要由主根发育而成，一株植物上只有一个肉质直根，其上部具有胚轴和节间很短的茎。有的肉质直根肥大呈圆锥形，如胡萝卜、桔梗的根；有的肥大呈圆柱形，如

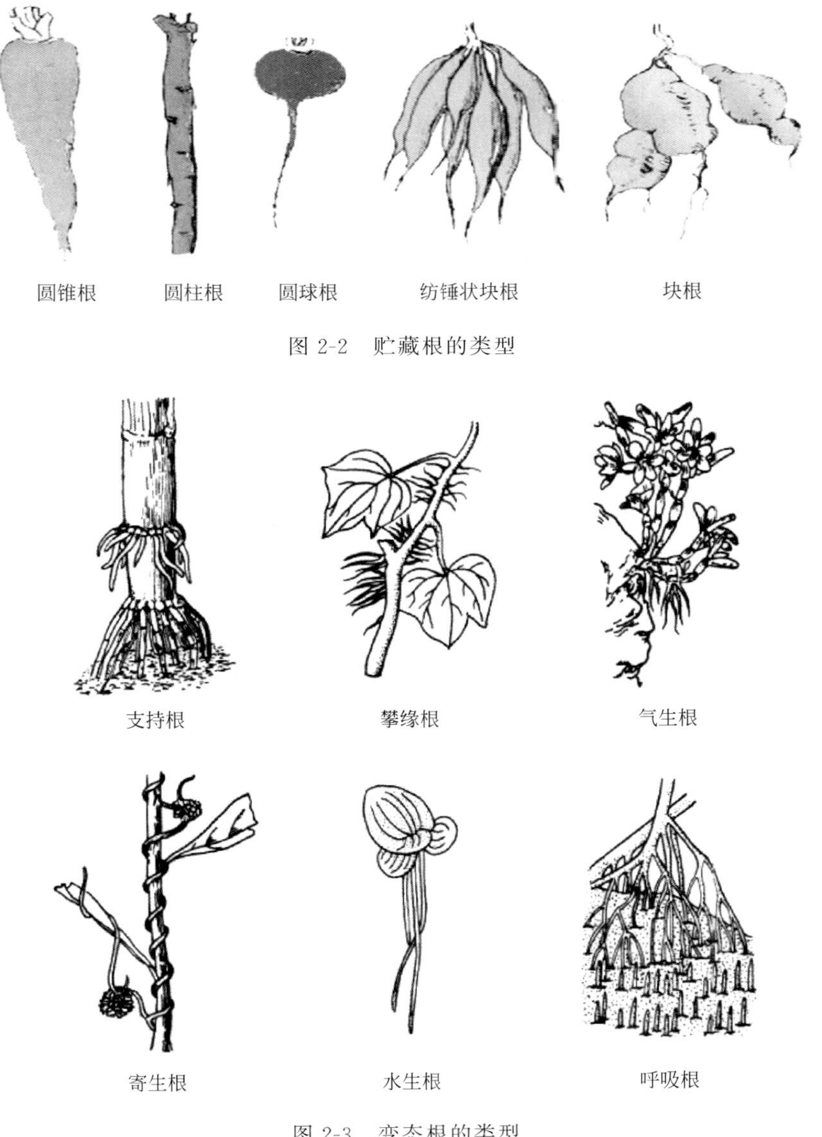

图 2-2　贮藏根的类型

图 2-3　变态根的类型

甘草、黄芪、菘蓝、丹参的根；有的肥大呈球形，如芜菁的根。

② 块根　由侧根或不定根肥大而成，形状不一，常呈块状或纺锤状，一株可形成多个块根。如麦冬、百部、何首乌、郁金等。

(2) 支持根　有些植物自茎基部产生一些不定根伸入土中，以增强支撑茎干的力量，这种根称为支持根，如玉蜀黍、薏苡等。

(3) 攀缘根　攀缘植物在茎上产生的不定根，能攀缘树干、墙壁或他物而使植物体向上生长，这种根称为攀缘根，如常春藤、络石藤、薜荔等。

(4) 气生根　从茎上产生的不伸入土里，暴露在空气中的不定根，能吸收和贮藏空气中的水分，这种根称为气生根，如吊兰、石斛、榕树等。

(5) 寄生根　寄生植物的根插入寄主体内，吸取寄主体内的水分和营养物质，以维持自身生活，这种根称为寄生根。寄生植物有两种类型：一种是植物体内不含叶绿素，自身不能制造养料，完全依靠吸收寄主体内的养分维持生活，称为全寄生植物，如菟丝子、列当等；

① 直立茎 不依附他物，直立生长于地面的茎，如厚朴、杜仲、紫苏、女贞等。

② 缠绕茎 细长，自身不能直立，常缠绕他物作螺旋状生长的茎，如五味子、葎草、忍冬等呈顺时针方向缠绕；牵牛、马兜铃、扁豆等呈逆时针方向缠绕；而何首乌、猕猴桃等则无一定方向。

③ 攀缘茎 细长，自身不能直立，而依靠攀缘结构攀附他物生长的茎，如丝瓜、栝楼、葡萄的攀缘结构是茎卷须；豌豆的攀缘结构是叶卷须；爬山虎的攀缘结构是吸盘；茜草、葎草的攀缘结构是刺；络石、薜荔的攀缘结构是不定根。

④ 匍匐茎 细长柔弱，平铺于地面蔓延生长，节上生有不定根的茎，如积雪草、连钱草、蛇莓等。

⑤ 平卧茎 茎平铺于地面蔓延生长，节上没有不定根，如蒺藜、地锦等。

3. 茎的变态

茎和根一样，由于长期适应不同的生长环境，产生了变态。茎的变态种类很多，主要有下列几种（图 2-6）：

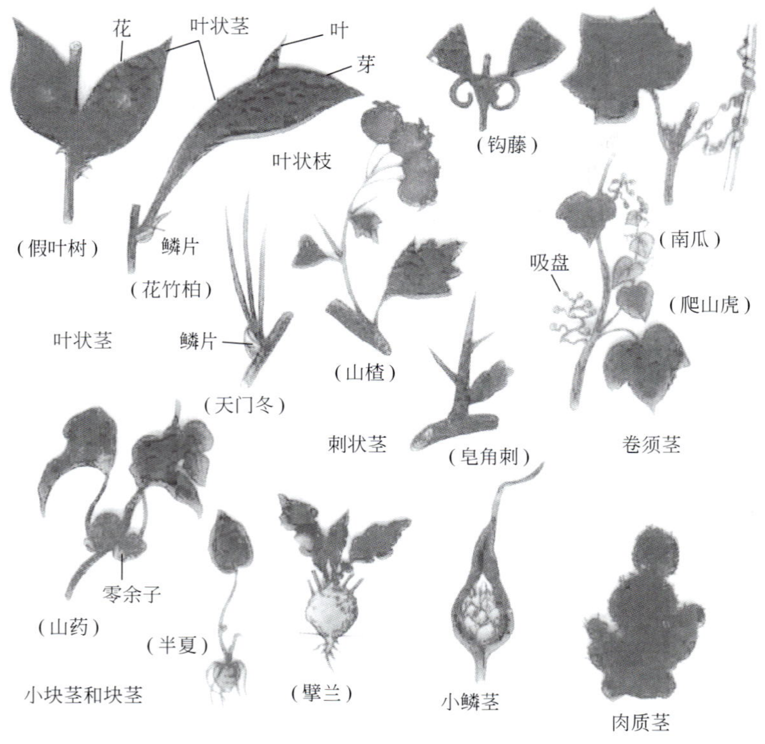

图 2-6 变态茎的类型

（1）地上茎的变态

① 叶状茎或叶状枝 植物的茎或枝变为绿色扁平的叶状或针形叶状，具有叶的功能，易被误认为叶，如竹节蓼、仙人掌、天门冬等。

② 刺状茎（枝刺） 植物的枝条变为刺状，常粗短坚硬不分枝，如酸橙、山楂、木瓜等。但皂荚的刺常分枝。刺状茎生于叶腋，可与叶刺相区别。金樱子、月季、玫瑰茎上的刺为皮刺，是由表皮细胞突起形成的，无固定的生长位置，并容易脱落，有别于刺状茎。

③ 卷须茎 常见于攀缘生长的藤本植物，其枝条变成卷须，柔软卷曲，多生于叶腋，如栝楼、冬瓜等。葡萄的茎卷须是由顶芽变成的，而后腋芽代替顶芽继续发育，使茎成为合轴式生长，茎卷须被挤到叶柄对侧。

④ 钩状茎　由茎的侧轴变态而成，呈钩状，坚硬，短而粗，不分枝，位于叶腋，如钩藤。

⑤ 小块茎和小鳞茎　有些植物的腋芽常形成小块茎，形态与块茎相似，如山药、黄独的零余子（珠芽）。也有的植物叶柄上的不定芽也形成小块茎，如半夏。有些植物在叶腋或花序处由腋芽或花芽形成小鳞茎，如卷丹腋芽形成小鳞茎，洋葱、大蒜花序中花芽形成小鳞茎。小块茎和小鳞茎均有繁殖作用。

⑥ 假鳞茎　附生的兰科植物茎，其基部肉质膨大，呈块状或球状的部分，称假鳞茎，如石豆兰、石仙桃、羊耳蒜等。

（2）地下茎的变态　地下茎和根类似，但仍具有茎的特征，其上有节和节间，退化的鳞叶及顶芽、侧芽等，可与根相区分。常见的类型有：

① 根状茎（根茎）　具明显的节和节间，节上生有不定根和退化的鳞叶，具顶芽和侧芽，常横卧地下。根状茎的形态及节间的长短随植物而异，有的植物根状茎短而直立，如人参、桔梗、三七等；有的细长，如芦苇、白茅、鱼腥草等；有的短粗呈团块状，如白术、姜、川芎等；有的具明显的茎痕，如黄精。

② 块茎　与块根相似，肉质肥大呈不规则块状，节间很短或不明显，节上有芽，叶退化成鳞片状或早期枯萎脱落，如天南星、半夏、马铃薯等。

③ 球茎　肉质肥大呈球形或扁球形，顶芽发达，其上半部具有明显的节和缩短的节间，节上有腋芽和较大的膜质鳞片叶，基部具有不定根，如慈姑、荸荠等。

④ 鳞茎　呈球形或扁球形。茎极度缩短成盘状称鳞茎盘，盘上生有肉质肥厚的鳞叶。鳞茎盘上节很密集，顶端有顶芽，鳞叶腋内有腋芽，基部生有不定根。有的鳞茎鳞叶阔，内层被外层完全覆盖，称有被鳞茎，如洋葱；有的鳞茎鳞叶狭，呈覆瓦状排列，内层不能被外层完全覆盖，称无被鳞茎，如百合、贝母等。

三、叶

叶着生于茎节上，一般为绿色扁平体，具有向光性。能制造养料供给植物体生长，因此，叶是植物的重要营养器官。叶具有光合作用、气体交换和蒸腾作用等，有些植物的叶还具有贮藏作用，如贝母、百合的肉质鳞片叶等，还有少数植物的叶有繁殖作用，如落地生根等。

许多植物的叶可供药用，如大青叶、枇杷叶、番泻叶、艾叶、紫苏叶、桑叶等。叶的形态是植物分类和中药鉴定的主要依据之一。

1. 叶的组成

由叶片、叶柄和托叶三部分组成，具备这三部分的称为完全叶，如桃、梨、柳、桑的叶（图 2-7）。但也有不少植物的叶缺少叶柄和托叶，如龙胆、石竹的叶；或有叶柄而无托叶，如女贞、连翘的叶。缺少其中一个部分或两个部分的叶，称为不完全叶。

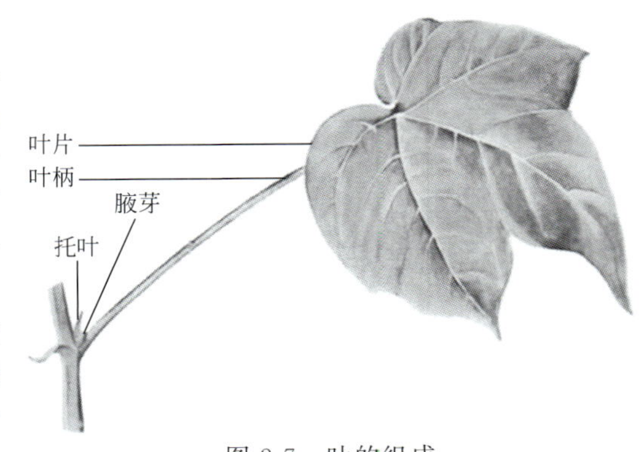

图 2-7　叶的组成

（1）叶片　叶片是叶的主要部分，一般为绿色而薄的扁平体。叶片的顶端称为叶端或叶尖，基部称为叶基，周边称为叶缘。叶片内分布有叶脉。

（2）叶柄　叶柄是叶片和茎枝联系的部分，具有支持叶片的作用。常呈柱形或稍扁平，多有沟槽。有的叶柄扩大成鞘状，包围着茎，如小麦、水稻等禾本科植物，以及白芷、小茴香、胡萝卜等伞形科植物；有的叶片退化而叶柄呈叶片状的柄，称为叶状柄，如台湾相思树。

（3）托叶　托叶通常细小狭长，多生在叶柄基部的左右两侧，它在叶的发育过程中有保护幼小叶片的作用，当叶子成长后往往脱落，也有不落的，如桃、柳、蔷薇等。托叶的变化很大，有的植物托叶呈叶片状，如豌豆、贴梗木瓜等；有的托叶扩展联合成鞘状，包围在茎节的基部，称为托叶鞘，如辣蓼、大黄等蓼科植物；有的托叶变为卷须，如菝葜；有的托叶形状及大小同叶片相似，但托叶无腋芽，可资区别，如茜草、猪殃殃等（图 2-8）。

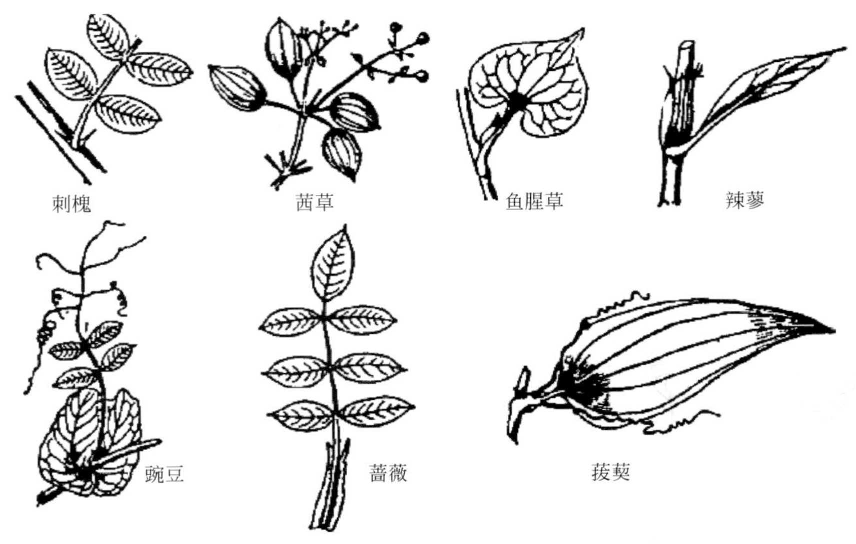

图 2-8　托叶的变态

2. 叶片

（1）叶片的全形　叶片的形状随植物种类而异，甚至在同一植株上，其形状也不一样。叶片的形状主要根据它的长度和宽度的比例以及最宽的位置来确定（图 2-9），常见的叶片形状见图 2-10。

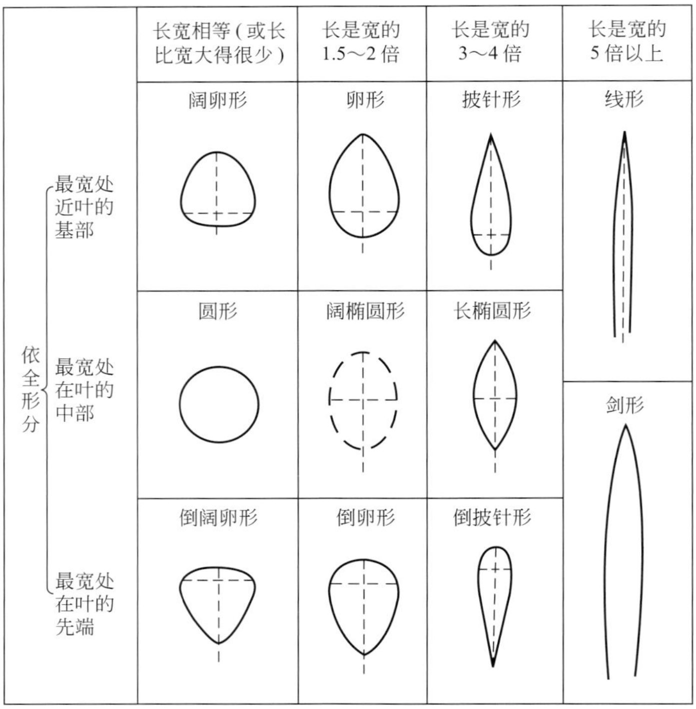

依全形分	长宽相等（或长比宽大得很少）	长是宽的1.5～2倍	长是宽的3～4倍	长是宽的5倍以上
最宽处近叶的基部	阔卵形	卵形	披针形	线形
最宽处在叶的中部	圆形	阔椭圆形	长椭圆形	
最宽处在叶的先端	倒阔卵形	倒卵形	倒披针形	剑形

图 2-9　叶片形状图解

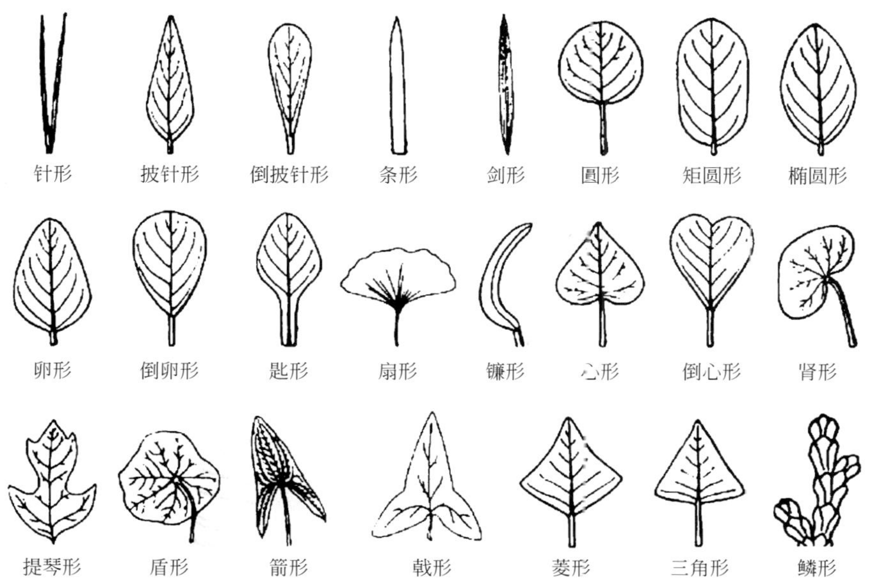

图 2-10 叶片的形状

在叙述叶形时也常用"长""广""倒"等字放在前面，如长披针形、倒披针形、广卵形、长椭圆形、广卵形、倒心形等。除上面几种基本形状外别的形状还很多，如：扛板归的叶为三角形，蓝桉树老枝上的叶为镰刀形，车前草叶为匙形，菱叶为菱形，葱叶为管形，银杏叶为扇形，秋海棠叶为偏斜形等。有许多植物的叶并不属于上述的其中一种类型，而是两种形状综合，这样就必须用不同的术语予以描述。如夹竹桃的叶形为线状披针形至长披针形。

(2) 叶基形状 常见的叶基形状有：心形、楔形、钝形、耳形、歪斜、渐狭、抱茎、穿茎等（图 2-11）。

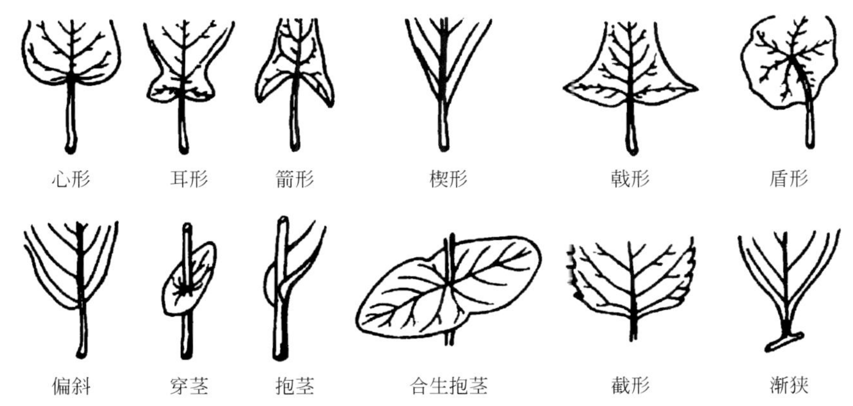

图 2-11 叶基的形状

(3) 叶端形状 常见的有：急尖、渐尖、尾状、微凹、微缺、钝形、倒心形（图 2-12），此外还有芒尖、截形等。

(4) 叶缘 常见的有（图 2-13）：

① 全缘：叶缘平齐，无任何齿状或缺刻，如女贞、夹竹桃等。

② 波状：叶缘起伏如微波，如茄、白栋等。

③ 牙齿状：叶缘具尖齿，齿端向外，略呈等腰三角形，如桑、金缕梅等。

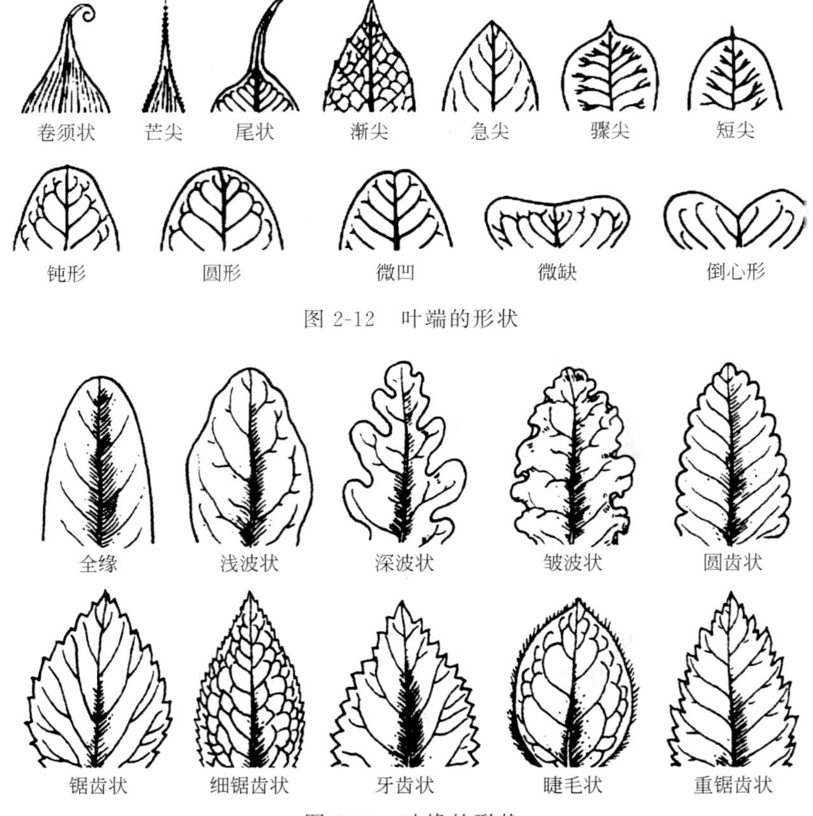

图 2-12　叶端的形状

图 2-13　叶缘的形状

④ 锯齿状：叶缘具有向上倾斜的尖锐锯齿，如薄荷、月季等；若锯齿的边缘又具锯齿，称为重锯齿，如郁李、樱桃等。

⑤ 圆齿状：叶缘锯齿呈钝圆形或圆牙齿状，如连钱草、洋地黄等。

(5) 叶片的分裂　叶片的边缘有较深的凹凸不齐的裂刻，称为叶裂。根据叶裂的深度不同分为：

① 浅裂：叶裂深度不超过或接近叶片宽度的 1/4，如菊、南瓜。

② 深裂：叶裂深度一般超过叶片宽度的 1/4。

③ 全裂：叶裂几乎达到叶的主脉基部或两侧，形成数个全裂片。

叶片的分裂通常形成三种形状，即三出状、掌状和羽状。

(6) 叶脉　叶脉是指贯穿于叶片中的维管束，对叶片起着输导和支持作用。叶片中有一至数条大而明显的脉称主脉，中央的主脉为中脉，主脉的分枝称侧脉，侧脉分枝称细脉。叶脉在叶片上的分布及排列形成种种脉纹称脉序。依据叶脉在叶片中分布及排列情况，常见的有网状脉和平行脉两大类型（图 2-14）。

① 网状脉　叶的主脉较粗大，由主脉分出许多侧脉，侧脉再分细脉，彼此连接成网状。大多数双子叶植物的叶具网状脉。网状脉又可分为：

a. 掌状网脉　叶的主脉数条，从叶柄顶端射出，形成掌状，并由侧脉以及细脉交织成网状，如南瓜、葡萄叶等。有的掌状网脉的主脉是从叶片中央向四周辐射伸出的，如莲、蓖麻叶等。

b. 羽状网脉　叶的主脉仅一条，主脉两侧分出许多大小几乎相等而羽状排列的侧脉，侧脉再分出细脉交织成网状，如茶、玉兰。

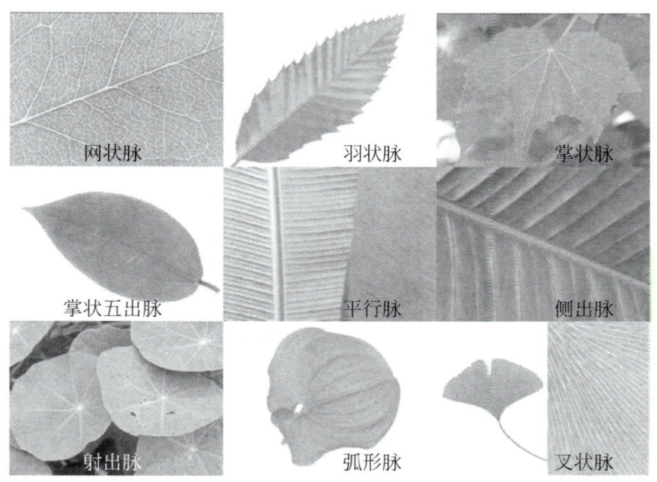

图 2-14　叶脉的类型

c. 离基三出脉　叶脉由基部以上分出，呈三出状，如樟树、肉桂等。

② 平行脉　叶脉多呈平行或近于平行分布。大多数单子叶植物的叶具平行脉。常见的平行脉可分为：

a. 射出平行脉　各叶脉从叶基向叶端射出呈扇形，如棕榈、蒲葵等。

b. 直出平行脉　各叶脉从叶基互相平行发出，直达叶端，如淡竹叶、麦冬等。

c. 横出平行脉（羽状平行脉）　具主脉 1 条，侧脉从主脉的两侧发出，平行达到叶缘，如芭蕉。

d. 弧形脉　叶脉从叶基伸向叶端，呈弧状纵行，各脉的距离在叶的中部较宽，向两端渐狭窄，如玉竹、黄精叶等。

另外，还有二叉分枝脉，叶脉由叶柄顶端向叶片呈二叉状分枝，如银杏叶。

(7) 叶片的质地　一般常见的有以下几种：

① 膜质　叶片薄而半透明，如半夏。有的膜质叶干薄而脆，不呈绿色，称为干膜质，如麻黄的鳞片叶。

② 草质　叶片薄而柔软，如薄荷、紫苏等。

③ 革质　叶片厚而坚韧，略似皮革，如枇杷、山茶、夹竹桃等。

④ 肉质　叶片肥厚而多汁，如芦荟、马齿苋、景天等。

3. 单叶和复叶

(1) 单叶　一个叶柄上只生一个叶片的叶，称为单叶，如枇杷、女贞等。

(2) 复叶　一个叶柄上生两个以上叶片的叶，称为复叶。从来源上看，复叶是由单叶的叶片分裂成多个独立的叶片而形成的。复叶的叶柄称为总叶柄，其上着生叶片的轴状部分称叶轴，复叶上的每片叶子称为小叶，小叶的柄称为小叶柄，有时在小叶柄基部还具有小托叶。要识别复叶和单叶，首先要弄清叶轴和小枝的区别，叶轴和小枝截然不同：第一，叶轴的先端没有顶芽，而小枝常具顶芽；第二，小叶基部没有芽，叶轴的基部即复叶总叶柄的基部才有腋芽；第三，通常复叶的小叶在叶轴上排列在同一平面上；第四，复叶脱落时，是整个脱落或小叶先脱落，然后叶轴连同总叶柄一起脱落，而小枝一般不脱落，复叶的叶轴相当于单叶的叶柄，而与小枝完全不同。

根据复叶的小叶数目和在叶轴上排列的方式不同，可分为 4 种（图 2-15）：

① 三出复叶　叶轴上着生有 3 片小叶的复叶。顶生小叶具有柄的，称羽状三出复叶，如大豆；顶生小叶无柄的，称掌状三出复叶，如半夏。

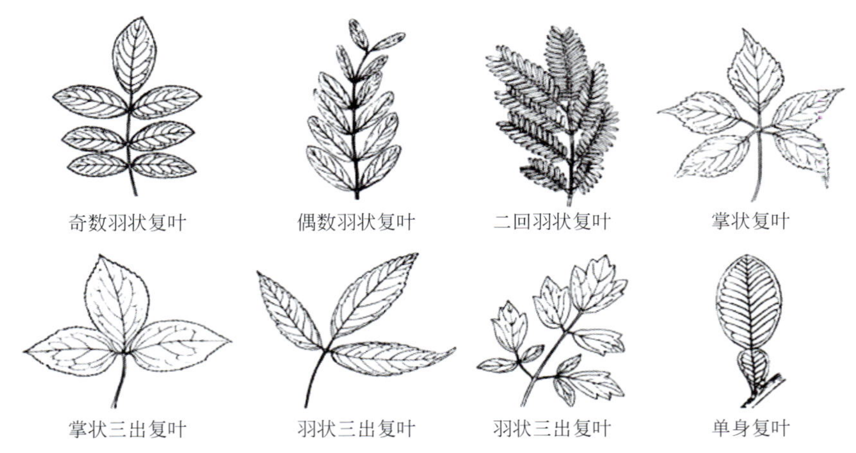

图 2-15　复叶的类型

② 掌状复叶　叶轴短缩，在其顶端集生 3 片以上小叶，呈掌状展开，如五加、人参等。

③ 羽状复叶　叶轴长，小叶片在叶轴两侧排成羽毛状。羽状复叶又分为：

a. 单（奇）数羽状复叶　羽状复叶中的顶端有 1 片小叶，如盐肤木、苦参等。

b. 双（偶）数羽状复叶　羽状复叶的顶端具 2 片小叶，如决明、皂荚等。

c. 二回羽状复叶　叶轴作一次羽状分枝，（侧轴）在每一分枝上又形成羽状复叶，其中一个侧轴连同其上面羽状排列的小叶合称为羽片，如云实、合欢等。

d. 三回羽状复叶　叶轴作二次羽状分枝，最后一次分枝上又形成羽状复叶，如南天竹、苦楝等。

④ 单身复叶　总叶柄顶端只有一片发达的小叶，两侧小叶已退化，叶柄常作叶状或翼状，在柄端有关节与叶片相连，如柚等。

4. 叶序

叶在茎枝上的排列方式称为叶序。常见的有下列几种（图 2-16）：

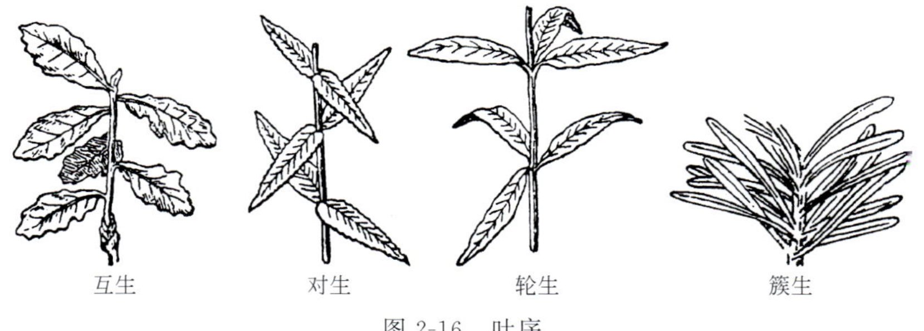

图 2-16　叶序

（1）互生　在茎枝的每一节上只生一片叶，各叶交互而生，它们常沿茎枝螺旋状排列，如桑、桃等植物的叶序。

（2）对生　在茎枝的每一节上着生相对两片叶，有的与相邻的两叶呈十字形排列，称交互对生，如薄荷、龙胆等植物的叶序；有的对生叶排列于茎的两侧，称二列状对生，如小叶女贞、水杉等植物的叶序。

（3）轮生　在茎枝的每个节上轮生三片或三片以上的叶，如夹竹桃、轮叶沙参等植物的叶序。

（4）簇生　两片或两片以上的叶着生在节间极度缩短的茎枝上密集成簇，如银杏、枸杞等。有些草本植物的茎极短缩而不明显，其叶恰如从根上生出，称为基生叶，如蒲公英。

5. 叶的变态

叶受环境条件的影响和生理功能的改变而发生变异。常见的变态叶有下列几种：

（1）苞片　生于花柄基部或花序下面的小型变态叶称苞片；生在花序外围或下面的苞片称为总苞片。花序中每朵小花花柄上或花萼下的苞片称为小苞片；苞片的形状多与普通叶不同，常较小、绿色，也有形大而呈各种颜色的。总苞的形状和轮数的多少，常为种属鉴定的特征。如鱼腥草花序下的总苞是由4片白色的花瓣状总苞片组成；向日葵等菊科植物花序下的总苞是由多数绿色的总苞片所组成；天南星、半夏等天南星科植物的花序外面，常围有一片大型的总苞片，称佛焰苞。

（2）鳞叶　鳞茎有肉质鳞片状的变态叶，能贮藏营养物质，如百合、贝母、葱头；有的植物叶子退化为膜质的鳞片，以减少体内水分的蒸腾，如旱生植物麻黄的叶子。另外，地下茎的叶子通常退化成为膜质鳞片，如黄精、姜等；木本植物的冬芽（鳞芽）外面常具褐色鳞片，有保护作用。

（3）刺状叶　叶片或托叶变成坚硬的刺状，如红花上的刺是由叶缘、叶尖变成的；刺槐、酸枣的刺是由托叶变成的；仙人掌的叶退化成针刺状，可减少水分蒸发，适应干旱的环境。根据刺的来源及生长的位置不同，可与刺状茎区别。

（4）叶卷须　叶的全部或一部分变成卷须，借以攀缘他物，如菝葜的卷须是由托叶变成的，豌豆的卷须是由顶端的小叶变成的。根据卷须的来源和生长部位，可与茎卷须区别。

6. 叶的变形

叶的变形常与生长环境、气候条件关系较大，变形的表现主要有叶形变大或缩小、发生裂银等，如益母草的基生叶与茎生叶、花期叶有重大差异，在识别植物时应加以注意。

四、花

花的形态及组成（一）

花的形态及组成（二）

花是种子植物所特有的繁殖器官。种子植物通过开花、传粉、受精过程，产生果实和种子，繁衍后代。花的形态和构造随植物种类而异，但比其他器官稳定，变异较小，因此掌握花的特征，对研究植物分类、药材的原植物鉴定，以及花类药材的鉴定等均有重要意义。

有很多植物的花可供药用，如金银花、丁香、槐花、菊花、红花、款冬花、番红花等。

1. 花的组成及形态

被子植物的花一般是由花梗、花托、花萼、花冠、雄蕊群和雌蕊群几部分组成的（图2-17）。其中雄蕊和雌蕊是花中最重要的生殖部分；二者合称为花蕊；花萼和花冠合称为花被，能保护花蕊和引诱昆虫传粉的作用；花梗和花托起支持花各部分的作用。

（1）花梗　花梗又称花柄，通常呈绿色、圆柱形，是茎与花的连接部分，具有与茎大致相同的构造。花梗的长短粗细因植物种类而异，果实形成时，花梗成为果柄。

（2）花托　花托是花梗顶端膨大的部分，为花萼、花冠、雄蕊和雌蕊着生的位置。花托形状一般呈平坦或稍凸起的圆顶状，有的花托凸起成圆柱状，而花被、雄蕊、雌蕊都螺旋状排列在柱状花托的周围，如厚朴、木兰；有的花托呈倒圆锥形，如莲的花托，通称为莲蓬；有的花托呈杯状或瓶状，如金樱子、玫瑰等。有的植物雌蕊基部或在雄蕊与花冠之间，花托扩大成扁平状或垫状的盘状体，称为花盘，如柑橘、葡萄、枣等；有的花盘形成蜜腺体。

（3）花被　花被是花萼和花冠的总称，具有保护花蕾和引诱昆虫传粉的作用。

① 花萼　是一朵花中所有萼片的总称。通常呈绿色，有些植物的萼片较大或具有鲜艳的颜色，呈花冠状的称为瓣状萼，如八仙花、铁线莲的花萼。一般花萼为一轮，但也有些植物在花萼下方另有一轮类似萼片状的苞片，称为副萼，如棉花、锦葵等。大多数植物花萼的萼

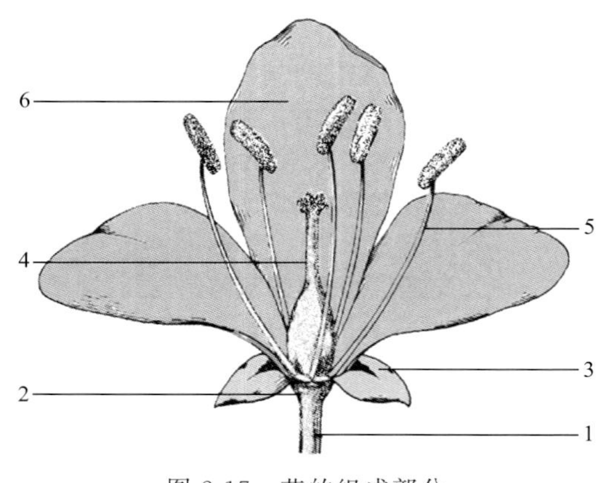

图 2-17 花的组成部分

1—花梗；2—花托；3—花萼；4—雌蕊；5—雄蕊；6—花冠

片彼此分离，称离生萼，也有萼片联合在一起的，称为合生萼。合生萼上面分裂部分，称为萼裂片或萼齿；下面联合部分，称为萼筒。萼筒还有种种形状，如唇形、漏斗状、筒状等。有些植物萼筒的一侧向外延长或管状的突出，称为距，如凤仙花。菊科植物的花萼常呈毛状称为冠毛。有的花萼变成干膜质，如青葙等。一般植物开花后萼片即脱落，但也有植物果实成熟时，花萼仍然留存，称宿存萼，如番茄、柿的花萼；也有的花萼在花开放前即掉落，称早落萼，如白屈菜、罂粟等。

② 花冠　一朵花中所有花瓣的总称。位于花萼的内方，花瓣常具有各种鲜艳的颜色。有的在花瓣基部具有蜜汁的腺体，有的花瓣中具有分泌组织，能分泌挥发油，而使花具有香味。花瓣只有一轮的称单瓣花，有些花瓣有数轮，且数目不定，称为重瓣花。花瓣彼此分离的花冠，称为离瓣花。花瓣彼此联合的花冠，称为合瓣花。有的下部联合，上部分离，联合部分称花冠筒，分离部分称花冠裂片。有的合瓣花的花瓣全部联合，如牵牛、旋花。有的花瓣基部延长成管状，也称距，如延胡索、堇菜等。

花冠的形状多种多样，常见的有下列几种类型（图 2-18）：

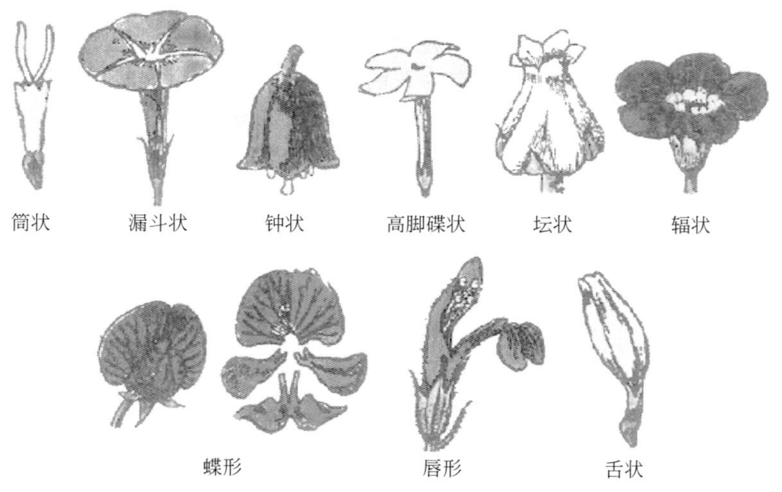

图 2-18 花冠类型

a. 十字形花冠　花瓣四枚分离，上部外展呈十字形，如芥菜、菘蓝、油菜、萝卜等十字花科植物的花冠。

b. 蝶形花冠　花瓣 5 枚，分离，排成蝶形，上瓣一般最大，位于外方称旗瓣，侧面两枚狭小称翼瓣，最下 2 枚形小，下缘稍连合，并向上弯曲，状如龙骨，称龙骨瓣，如大豆、槐花、甘草、豌豆等豆科植物的花冠。

c. 唇形花冠　花冠合生成二唇形，通常上唇二裂，下唇三裂，如益母草、丹参、紫苏等唇形科植物的花冠。

d. 漏斗状（喇叭状）花冠　花冠筒长，自基部逐渐向上扩大成漏斗状，如牵牛、旋花等旋花科植物和曼陀罗等部分茄科植物的花冠。

e. 管状花冠　花冠管细长，大部分呈管状，如红花、向日葵、菊花等菊科植物的管状花。

f. 舌状花冠　花冠基部连合成一短筒，上部宽而大，向一侧延伸呈扁平舌状，如向日葵、蒲公英等菊科植物头状花序中的舌状花。

g. 钟状花冠　花冠筒一般稍短且宽，上部扩大外展似钟形，如桔梗、沙参、党参等桔梗科植物的花冠。

h. 辐状花冠　花冠筒短，裂片由基部向四围扩展，形状似车轮，如枸杞、龙葵、辣椒等茄科植物的花冠。

i. 高脚碟状花冠　花冠下部是狭圆筒状，上部呈水平状扩大如碟，如长春花、迎春花等植物的花冠。

③ 花被卷叠方式　主要指花瓣或花冠裂片、萼片在花芽内卷折的方式，常见的卷叠式有下列几种：

a. 镊合状　花被各片边缘彼此相接触排成一圈。若镊合状花被的边缘微向内弯，称为内向镊合。若镊合状花被的边缘微向外弯，称为外向镊合。

b. 旋转状　花被各片彼此以一边重叠成回旋形式，称为旋转状，如夹竹桃的花冠。

c. 覆瓦状　花被片边缘彼此覆盖，但其中有 1 片完全在外面，1 片完全在内面。若在覆瓦状排列的花被中，2 片全在内，2 片全在外的，称为重覆瓦状，如野蔷薇的花冠。

（4）雄蕊群　雄蕊群位于花被内方，是一朵花中所有雄蕊的总称。雄蕊一般直接着生在花托上，但也有的雄蕊着生在花冠上，称为贴生雄蕊。各类植物雄蕊的数目不同，一般多与花瓣同数或为其倍数。雄蕊数在 10 枚以上称为雄蕊多数。

① 雄蕊的组成　典型的雄蕊由花丝和花药两部分组成。花丝为雄蕊基部细长的柄状部分，下部多着生在花托上或花被基部，上部着生花药。花药是花丝顶端膨大的囊状体，为雄蕊的主要部分。在花药中有一至数个藏有花粉粒的腔室，称为药室或花粉囊。多数花药具 4 个药室，分成左右两半，中间以药隔相连。有的花药为 2 室，如玉兰；有的花药只有 1 室，如木槿、木芙蓉等锦葵科植物。花药成熟即自行开裂散发出花粉。花药开裂的方式因植物种类不同而异，常见的有瓣裂、纵裂、孔裂、横裂等。

花粉粒

花粉粒是花类药材显微鉴定的标志性特征之一。其形态多种多样，不同植物的花粉粒形态不同。正确观察和分析花粉粒形态是鉴定花类药材的关键。观察花粉粒的形态主要包括其极性和对称性、形状、大小、萌发孔情况、外壁构造及纹饰。成熟的花粉粒具内外两层壁。内壁薄，主要由果胶质和纤维素组成；外壁厚，含脂类和色素。花粉粒的形状有圆球形、椭圆形、三角形、多角形等；表面光滑或具各种雕纹，如刺状、颗粒状、棒状、瘤状、穴状、网状等；萌发孔或萌发沟的数目及排列方式也不同，有单孔花粉、单沟花粉和单孔沟花粉，双孔花粉、双沟花粉和双孔沟花粉，三孔花粉、三沟花粉和三孔沟花粉，多孔花粉、多沟花粉和多孔沟花粉等。

② 雄蕊的类型　雄蕊在花中呈螺旋状或轮状排列，花中各个雄蕊一般彼此分离，称离生雄蕊；但有些雄蕊，花丝或花药部分或全体连合。根据雄蕊花丝长短或连合与否，可分为下列几种类型（图 2-19）：

a. 单体雄蕊　花中所有雄蕊的花丝连合成一束，花药分离，如锦葵、木芙蓉、棉等锦葵科植物及楝等楝科植物。

b. 二体雄蕊　花中雄蕊的花丝连合成两束，花药分离，如甘草、蚕豆、豌豆等许多豆科植物，花中雄蕊 10 枚，其中 9 枚联合，1 枚分离。

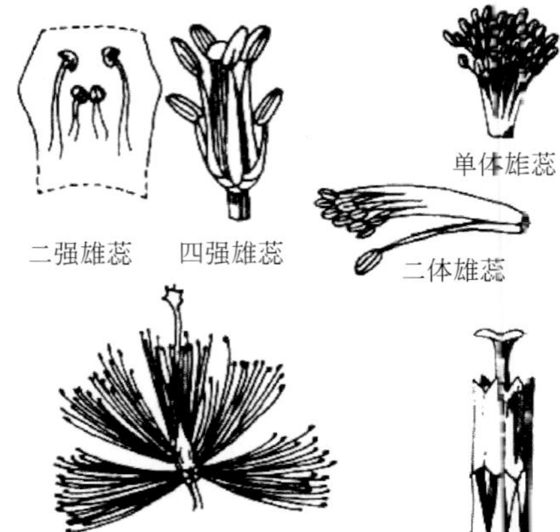

图 2-19 雄蕊的类型

c. 多体雄蕊 雄蕊多数，花丝联合成数束，花药分离，如金丝桃、元宝草、酸橙等植物。

d. 聚药雄蕊 雄蕊的花药联合成筒状，花丝分离，如向日葵、红花等菊科植物。

e. 二强雄蕊 花中有雄蕊 4 枚，分离，其中 2 枚较长、2 枚较短，如益母草、紫苏等唇形科和地黄、玄参等玄参科植物。

f. 四强雄蕊 花中具有 6 枚雄蕊，分离，其中 4 枚较长、2 枚较短，如菘蓝、萝卜等十字花科植物。

有些植物的花，一部分雄蕊不具花药或仅留痕迹，称为不育雄蕊或退化雄蕊，如鸭跖草；还有少数植物雄蕊发生变态，没有花丝与花药的区别而呈花瓣状，如姜科、美人蕉科的一些植物。

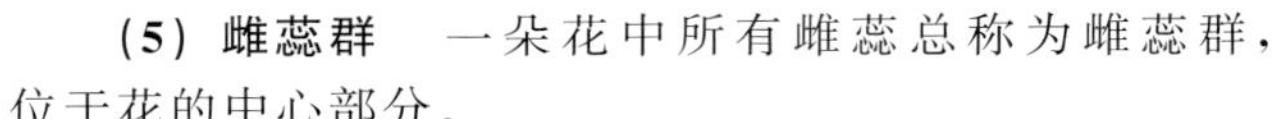

(5) 雌蕊群 一朵花中所有雌蕊总称为雌蕊群，位于花的中心部分。

① 雌蕊的组成 雌蕊包括柱头、花柱和子房三部分。柱头是雌蕊顶端稍膨大的部分，其形态变化较多，如头状、棒状、盘状、羽状、凹陷状、星状和分枝状等。花柱介于柱头和子房之间的细长部分，起支持柱头的作用，也是花粉管进入子房的通道。子房是雌蕊基部膨大的囊状部分，其外壁为子房壁，子房壁以内的腔室为子房室，子房室内着生有胚珠，因此子房是雌蕊的重要部分。

② 雌蕊的类型 雌蕊由心皮构成，心皮是适应生殖的变态叶。当心皮卷合成雌蕊时，其边缘的合缝线称腹缝线，心皮的背部相当于叶的中脉部分称背缝线，一般胚珠着生在腹缝线上。根据组成雌蕊的心皮数目以及是否连合，雌蕊可分为下列三种类型（图 2-20）。

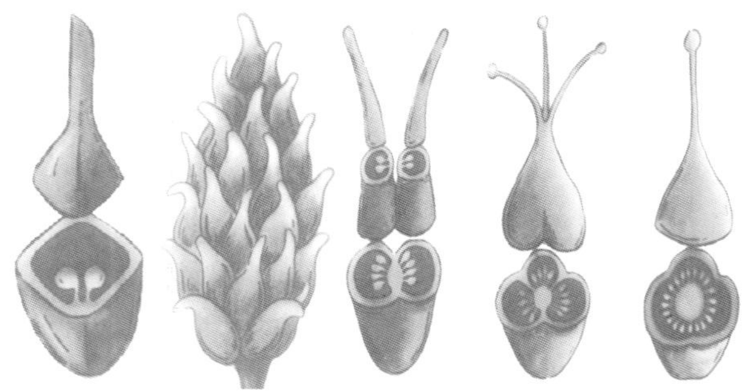
图 2-20 雌蕊

a. 单雌蕊 由一个心皮构成的雌蕊，如桃、杏、甘草等。

b. 离生心皮雌蕊 一朵花中有心皮多数，彼此分离，每个心皮构成一个雌蕊，从而集合成雌蕊群，如毛茛、八角茴香、五味子、玉兰等。

c. 复雌蕊（合生心皮雌蕊） 一朵花的雌蕊由两个或两个以上心皮连合形成。组成雌蕊的心皮数往往可由柱头或花柱分裂数目、子房上主脉的数目以及子房室数等来判断。

③ 子房的位置 根据子房在花托上着生的位置、子房与花托愈合的程度及其与花的各部分的关系，可分为下列几种（图 2-21）：

a. 上位子房 花托扁平或突起，仅子房底部和花托相连，花萼、花冠、雄蕊均着生在子房下方的花托上，称为上位子房，这种花称为下位花，如油菜、百合、毛茛。若花托下陷但不与子房愈合，花的其他部分着生于花托上端边缘，这种花称周位花，如桃、杏等。

b. 半下位子房 子房仅下半部与凹陷的花托愈合，而花的其他部分着生于子房四周的花托边缘，具有这种半下位子房的花也称周位花，如桔梗、马齿苋等。

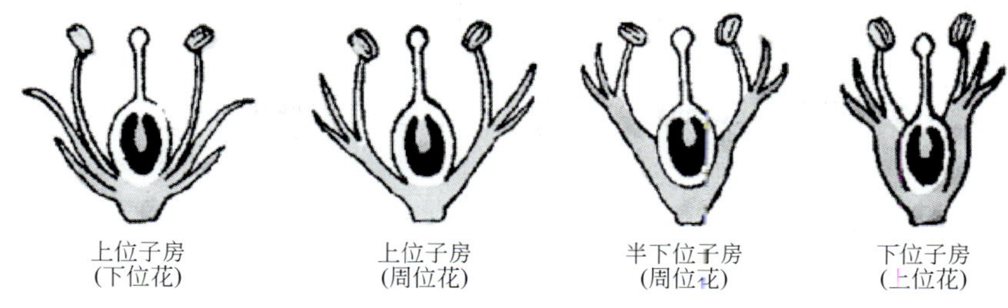

图 2-21　子房的位置

c. 下位子房　子房全部与下凹的花托愈合，花的其他部分着生于子房的上方，称下位子房，而这种花则称上位花，如栀子、黄瓜、梨等。

④ 胎座　胚珠在子房室内着生的部位称为胎座。常见的胎座有下列几种类型：边缘胎座、侧膜胎座、中轴胎座、特立中央胎座、基生胎座和顶生胎座等（图 2-22）。

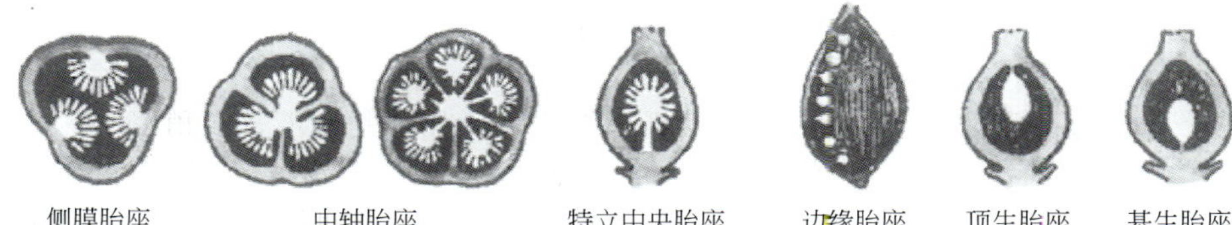

图 2-22　胎座的类型

⑤ 胚珠　着生于子房的胎座上，其数目因植物种类不同而异，受精后发育成种子。胚珠由珠心、珠被、珠孔、珠柄、合点组成。胚珠有一个与子房相连的短柄称珠柄，成熟的胚珠外面具珠被。多数被子植物的胚珠有二层珠被，外层称外珠被，内层称内珠被；也有一层珠被或无珠被的。在珠被的顶端，珠被不完全连合而留下一小孔称珠孔，它常是花粉管进入胚珠的孔道。珠被里面为珠心，珠心中发育着胚囊。一般成熟的胚囊有 7 个细胞，靠近珠孔有 3 个，中间 1 个较大，为卵细胞，两侧为 2 个助细胞；与珠孔相反的一端有 3 个反足细胞；胚囊的中央有 1 个含 2 个极核的中央细胞，也称原始胚乳细胞。珠心基部、珠被、珠柄三者汇合处称为合点，是维管束输送养料进入胚囊的通道。卵细胞受精后发育成胚，极核受精后发育形成胚乳，这就是双受精现象。

胚珠由于珠柄、珠被和珠心各部分的生长速度不同，有直生胚珠、横生胚珠、弯生胚珠、倒生胚珠等类型（图 2-23）。

2. 花的类型

被子植物的花，在长期的演化过程中，它的大小、数目、形状、内部构造等都发生不同程度的变化，形成不同的类型。按照花的组成情况等将花分为下列几种类型：

(1) 完全花和不完全花　凡具有花萼、花冠、雄蕊和雌蕊四部分的花，称为完全花，如桃、桔梗等。缺少其中一部分或几部分的花称为不完全花，如南瓜等。

(2) 重被花、单被花和无被花　具有花萼和花冠的花称重被花，如桃、杏、萝卜等。只具花萼而无花冠，或花萼与花冠不分化的花，称单被花，这种花萼称花被片，常具鲜艳的颜色，呈花瓣状，如百合、玉兰、白头翁等。不具花被的花称无被花或裸花，这种花常具苞片，如杨、柳、杜仲等。

(3) 两性花、单性花和无性花　一朵花中有雄蕊和雌蕊的称两性花，如柑橘、桃等。若在花中仅具雄蕊或雌蕊，称为单性花，其中只有雄蕊的称雄花，只有雌蕊的称雌花。单性花中雌花和雄花分别生于不同植株上的，称为雌雄异株，如桑；雌花和雄花同生于一个植株上，称为雌雄同株，如南瓜。若同一种植物上，既有单性花又有两性花的，称为杂性花，其中：单性花和两性花同长在一植株上的，称为杂性同株，如朴；单性花和两性花分别长在不同植

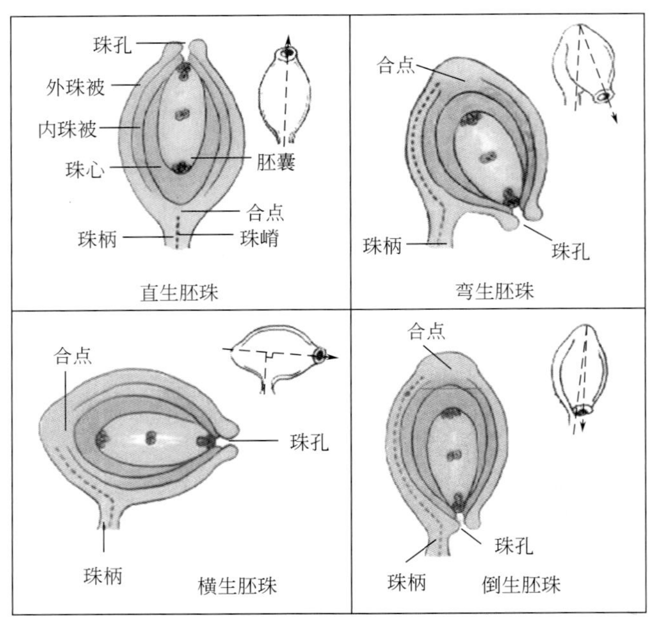

图 2-23　胚珠的类型及构造

株上的，称为杂性异株，如葡萄。花中既无雄蕊又无雌蕊或雌雄蕊退化的，称无性花或中性花，如八仙花花序周围的花。

(4) 辐射对称花、两侧对称花和不对称花　通过一朵花的中心可作几个对称面的花，称为辐射对称花或整齐花，如桃、桔梗。通过一朵花的中心只可作一个对称面的花，称为两侧对称花或不整齐花，如豆类的蝶形花。通过花的中心不能作出对称面的花称为不对称花，如美人蕉、缬草。

3. 花序

花序是指花在花枝或花轴上的排列方式和开放次序。有的植物花单生于茎枝顶端或叶腋，称单生花，如厚朴、芍药等。但大多数植物的花是按照一定顺序排列在花枝上，就形成了花序。根据花在花轴上排列的方式和开放的先后顺序，可分为无限花序和有限花序两大类：

(1) 无限花序　在开花期间，花轴的顶端继续向上生长，并不断地产生新的花蕾，花由花轴下部依次向上开放，或由边缘向中心开放，这种花序称为无限花序（图 2-24）。

① 总状花序　花轴较长、单一且直立，其上着生许多花柄近等长的花，如荠菜、远志、地黄等。

② 复总状花序（圆锥花序）　花轴作总状分枝，每一分枝又形成总状花序，其全形似圆锥状故又称圆锥花序，如女贞、槐、南天竹等。

③ 穗状花序　花轴较长、单一且直立，其上着生许多花柄极短或无花柄的花，如车前、知母、牛膝等。

④ 复穗状花序　花轴每一分枝成为一穗状花序，如小麦。

⑤ 柔荑花序　花序轴柔软下垂，其上密集着生许多无柄、无被或单被的单性小花，花后整个花序脱落，如杨、柳、核桃等。

⑥ 肉穗花序　花序轴肉质粗大呈棒状，其上密生多数无柄的单性小花。若花序外具有一大型苞片称佛焰苞，故又称佛焰花序，如天南星、半夏等天南星科植物。

⑦ 伞房花序　花轴下部的花柄较长，上部的花柄依次渐短，整个花序的花几乎排在一个平面上，如梨、山楂等。

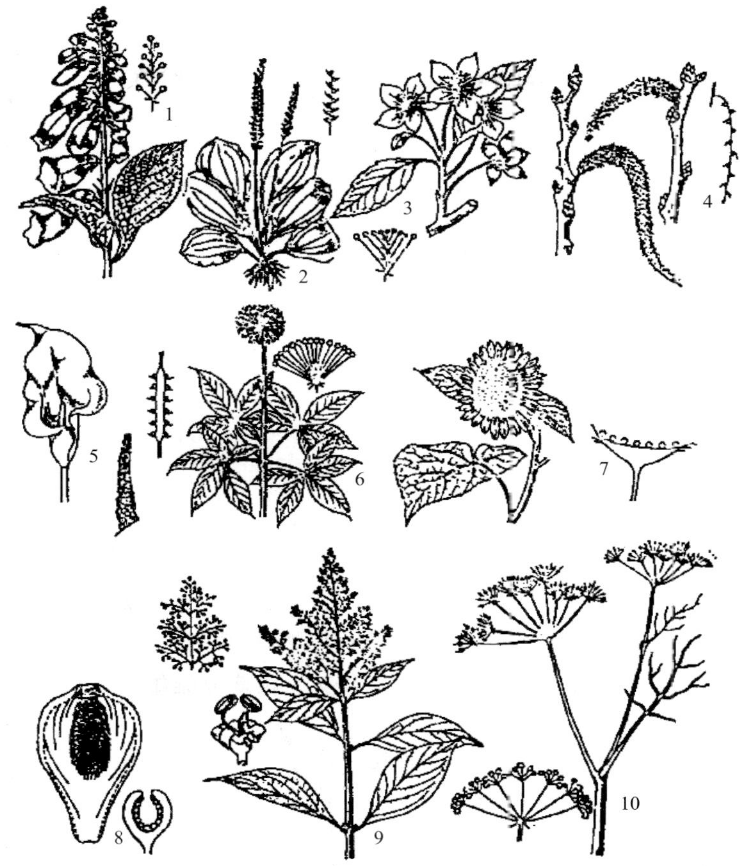

图 2-24　无限花序类型

1—总状花序（洋地黄）；2—穗状花序（车前）；3—伞房花序（梨）；4—柔荑花序（杨）；
5—肉穗花序（天南星）；6—伞形花序（人参）；7—头状花序（向日葵）；
8—隐头花序（无花果）；9—复总状花序（女贞）；10—复伞形花序（小茴香）

⑧ 伞形花序　花轴缩短，顶端集生许多花柄近等长的花，并向四周放射排列，全形如张开的伞，如五加、人参等。

⑨ 复伞形花序　花轴作伞形分枝，每一分枝又形成伞形花序，如小茴香、白芷、前胡、当归等伞形科植物的花序。

⑩ 头状花序　花轴顶端缩短膨大呈头状或盘状的花序托，其上密集着生许多无柄或近于无柄的花，如川牛膝、合欢以及向日葵、红花、蒲公英、菊花等菊科植物的花序。在菊科花序托下，有密集的苞片形成总苞。

⑪ 隐头花序　花序轴肉质膨大而下陷成囊状，其内壁着生多数无柄单性小花，如无花果、薜荔等。

(2) 有限花序　有限花序又称聚伞花序，花序轴顶端由于顶花先开放，而限制了花序轴的继续生长，开花的顺序是从上向下或从内向外开放。通常根据花序轴上端的分枝情况又分为几种类型（图 2-25）：

① 单歧聚伞花序　花轴顶生一花，花轴两侧只有一个侧轴连续地发育，侧轴上也仅开一朵花，如此连续分枝就形成了单歧聚伞花序。如果侧轴是一左一右交互着生的，称为蝎尾状聚伞花序，如射干、唐菖蒲；如果所有侧轴均向一侧生长，则全形有些螺旋卷曲，则称为螺旋状聚伞花序，如紫草。

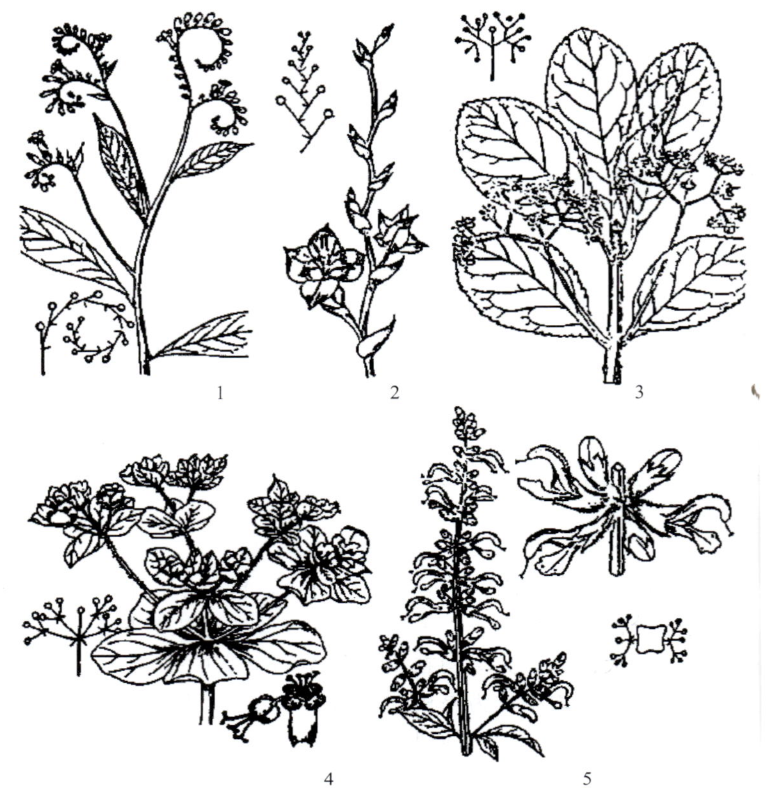

图 2-25　有限花序类型

1—螺旋状聚伞花序（琉璃草）；2—蝎尾状聚伞花序（唐菖蒲）；3—二歧聚伞花序（大叶黄杨）；4—多歧聚伞花序（泽漆）；5—轮伞花序（薄荷）

② 二歧聚伞花序　花轴顶花先开，顶花下同时发出二个侧轴，每一侧轴继续以同样方式分枝开花，这样的花序称为二歧聚伞花序，如石竹、冬青、卫矛等。

③ 多歧聚伞花序　花轴顶花先开，顶花下同时发出数个侧轴，侧轴常比主轴长，各侧轴又形成小的聚伞花序，则称多歧聚伞花序。若花轴下面生有杯状总苞，这种花序可称为杯状聚伞花序（大戟花序），如京大戟、甘遂、泽漆等大戟科大戟属植物。

④ 轮伞花序　聚伞花序生于对生叶的叶腋中，呈轮状排列，称为轮伞花序，如夏枯草、益母草、薄荷等。

此外，有些植物在花轴上生有两种不同类型的花序，称混合花序，如紫丁香、葡萄为聚伞花序圆锥状，楤木的花序为伞形花序圆锥状。

五、果实

果实的类型

果实是被子植物特有的繁殖器官。花受精后由雌蕊的子房或连同其相连部位发育形成果实。果实包括果皮和种子。果皮包被着种子，有保护种子和散布种子的作用。

果实和种子是两种不同器官，但在药材流通中未严格区分，常常果实和种子一起入药，称果实与种子类药材。有的以整个果实入药，如五味子、枸杞子、金樱子等；有的以果皮入药，如陈皮、橘红，有的以果实维管束入药，如橘络、丝瓜络；有的以种子入药，如决明子、马钱子、牵牛子等。

1. 果实的一般构造

（1）果实的发育　在果实发育过程中，花的各部分发生很大的变化，花萼、花冠一般脱落，雄蕊和雌蕊的柱头以及花柱先后枯萎，子房逐渐增大，发育成果实，胚珠发育成种子。单纯由子房发育形成的果实称为真果，如桃、柑橘、枸杞等。有些植物除子房外，花的其他部分如花被、花托以至花序轴等也参加果实的形成，这种果实称为假果，如苹果、梨等。

无籽结实

果实的形成，需要经过传粉和受精作用，但有些植物只经过传粉而未经受精，也能发育成果实，这种果实无籽，称单性结实，如香蕉、无籽葡萄、无籽柑橘等。也有些植物的结实是通过某种人为诱导，形成具食用价值的无籽果实，这种结实称诱导单性结实，如马铃薯的花粉刺激西红柿的柱头，而形成无籽西红柿。无籽的果实不一定都是由单性结实形成，也可在植物受精后，胚珠的发育受阻，因而形成无籽果实。

（2）果实的构造　果实是由受精后的子房发育而成，包括果皮和种子两部分。果皮通常可分为三层，由外向内分别是外果皮、中果皮和内果皮。外果皮是果皮的最外层，通常较薄而坚韧。中果皮占果皮的大部分，其结构在不同种类的果实中差异较大，肉质果实多肥厚；干果的中果皮多为干燥膜质。内果皮为果皮的最内层，多呈膜质，或为木质，如桃、李、杏等；少数植物的内果皮能生出充满汁液的肉质囊状毛，如柑橘。果实的构造变化较大，假果的构造更为复杂，除子房外，还有其他部分参与果实的形成，如梨、苹果是由下位子房连同花托发育而成的果实，由子房壁发育而成的部分很少，只位于果实中央，内果皮以内为种子。草莓的果实大部分是由肉质花托形成的；无花果是多数小瘦果包藏于肉质内凹的囊状花轴内，肉质的花轴成为主要可食部分；西瓜、丝瓜和栝楼的果实是由子房壁和花托一起发育形成的。

2. 果实的类型

根据果实的来源、结构和果皮性质的不同，果实分为单果、聚合果和聚花果三大类。

（1）单果　由一朵花中的单雌蕊或复雌蕊的子房发育而成的果实，称为单果，即一朵花只形成一个果实。根据果皮的质地不同可分为肉果和干果。

① 肉果　果实成熟时果皮肉质多浆，成熟后不开裂。肉果又分为下列 5 种（图 2-26）：

a. 浆果　由单心皮或合生心皮的上位或下位子房发育而成，外果皮薄，中果皮和内果皮肥厚肉质，含丰富的浆汁，内有一至数枚种子，如枸杞、番茄等。

b. 柑果　由多心皮合生雌蕊具中轴胎座的上位子房发育而成，外果皮较厚，革质，内含数个具挥发油的油室；中果皮疏松海绵状，具多分枝的维管束；内果皮膜质，分隔成多室，内生有许多肉质多汁的毛囊。柑果为芸香科柑橘属植物所特有，如橙、柚、橘、柑等。

c. 梨果　由 5 心皮合生的下位子房连同花托和萼筒发育而成的一类肉质假果，其肉质可食部分主要来自花托和萼筒，外果皮和中果皮肉质，内果皮坚韧，革质或木质，常分隔成 5 室，每室含 2 粒种子。如苹果、梨、山楂、枇杷等。

d. 核果　由单心皮雌蕊发育而成，外果皮薄，中果皮肉质肥厚，内果皮形成坚硬木质的果核，每核内含 1 粒种子，如桃、李、梅、杏等。

e. 瓠果　由 3 心皮合生具侧膜胎座的下位子房连同花托发育而成的假果，外果皮坚韧，中果皮和内果皮及胎座肉质，为葫芦科植物所特有，如南瓜、冬瓜、栝楼等。

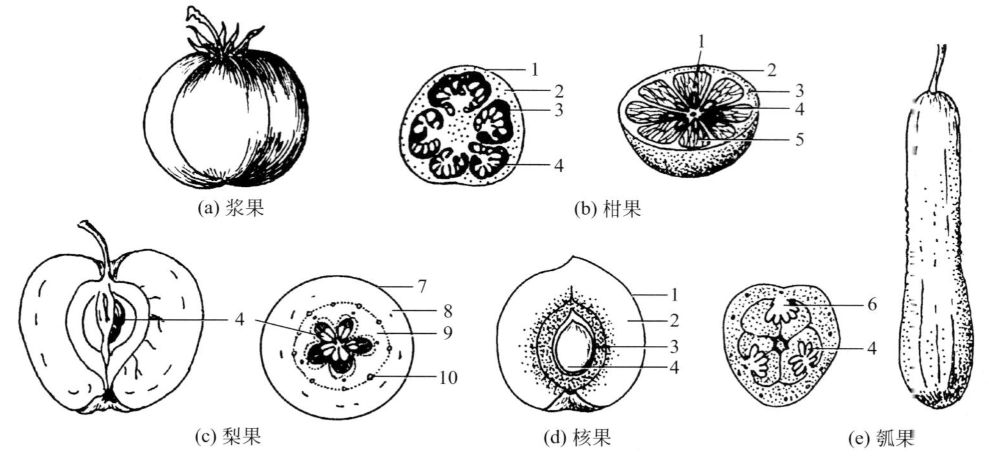

图 2-26　单果类（肉果）

1—外果皮；2—中果皮；3—内果皮；4—种子；5—毛囊；6—胎座；7—花筒；8—花筒维管束；9—果皮；10—心皮维管束

② 干果　果实成熟时果皮干燥。根据果皮开裂与否，分为裂果和闭果两类（图 2-27）。

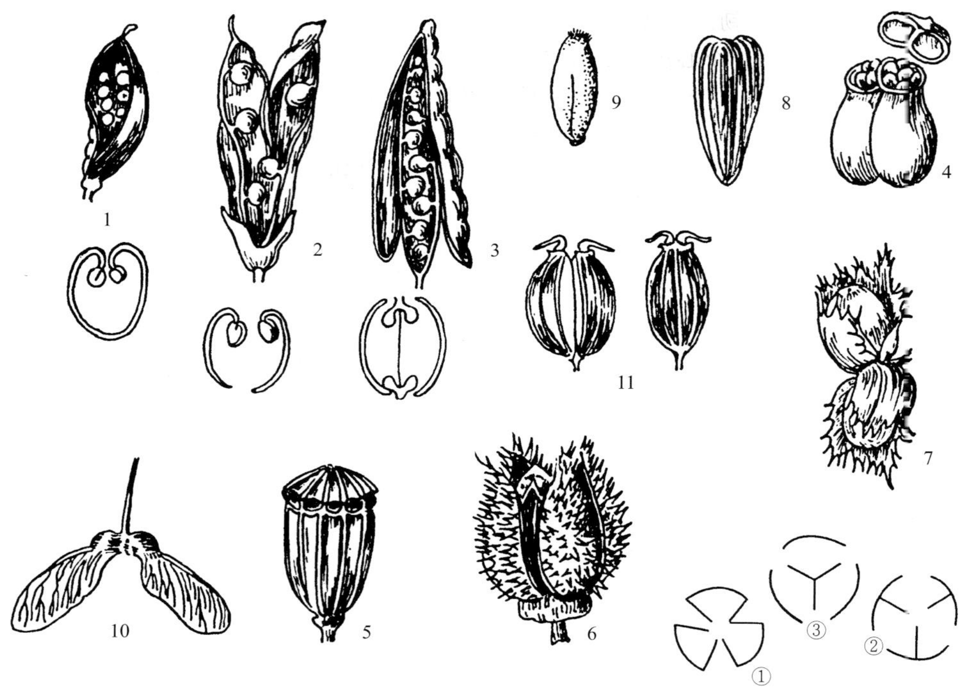

图 2-27　单果类（干果）

1—蓇葖果；2—荚果；3—长角果；4—蒴果（盖裂）；5—蒴果（孔裂）；6—蒴果（纵裂）（①室间开裂；②室背开裂；③室轴开裂）；7—坚果；8—瘦果；9—颖果；10—翅果；11—双悬果

a. 裂果　果实成熟后果皮裂开，由于果实的组成和裂开的方式不同，又分为下列几种：

ⓐ 蓇葖果　由单心皮或离生心皮单雌蕊发育而成的果实，成熟后沿腹缝线或背缝线一侧开裂，如八角茴香、芍药、淫羊藿等。

ⓑ 荚果　是豆科植物所特有的果实。由单心皮发育而成，果实成熟时，一般沿背缝线和

腹缝线两面裂开，如扁豆、绿豆、豌豆等。但也有成熟时不开裂的，如紫荆；有的荚果种子间有节，成熟时节节脱落，如含羞草；有的荚果在种子间缢缩成串珠状，如槐。

ⓒ 角果　是由两心皮上位子房发育而成的果实。子房1室，后来由心皮边缘合生处向中央生出隔膜，将子房分隔成2室，这一隔膜，称为假隔膜。果实成熟时，果皮沿两侧腹缝线开裂，成2片脱落，仅留下假隔膜，种子附于假隔膜上。角果细而长的称为长角果，如油菜、萝卜等；角果短而宽的称为短角果，如荠菜、独行菜等。角果是十字花科植物特有的果实。

ⓓ 蒴果　由合生心皮的复雌蕊发育而成，子房一至多室，每室含多数种子。蒴果成熟时开裂方式多样，常见的有：

• 瓣裂：果实开裂时沿纵轴方向裂成数个果瓣。其中，沿腹缝线开裂的称室间开裂，如马兜铃、蓖麻；沿背缝线开裂的称室背开裂，如百合、鸢尾；沿背、腹两缝线开裂，但子房间壁仍与中轴相连的称室轴开裂，如曼陀罗、牵牛。

• 孔裂：果实顶端呈小孔状开裂，如罂粟、桔梗等。

• 盖裂：果实中上部环状横裂成盖状脱落，如马齿苋、车前等。

• 齿裂：果实顶端呈齿状开裂，如石竹、王不留行等。

b. 不裂果（闭果）　果实成熟后，果皮干燥而不开裂，或分离成几个部分，但种子仍被果皮所包被。常见的有下列几种：

ⓐ 瘦果　果皮薄，较韧或稍硬，内含1粒种子，成熟时果皮与种子分离。由1个心皮形成的瘦果，如白头翁；由2个心皮合生形成的，如向日葵、红花等菊科植物的果实；由3个心皮合生形成的，如何首乌、虎杖、辣蓼等蓼科植物的果实。

ⓑ 颖果　由2～3个心皮合生形成，内含1粒种子，成熟时果皮和种皮愈合不易分开。果实小，一般易被误为种子，如薏苡、小麦、稻等禾本科植物的果实。颖果是禾本科植物特有的果实。

ⓒ 坚果　果皮坚硬，内含1粒种子，果皮与种皮分离，如板栗、榛子等壳斗科植物的果实，这类果实常有总苞（壳斗）包围。有的坚果很小，无壳斗包围称小坚果，如益母草、紫草等。

ⓓ 翅果　单粒种子的果实，果皮一端或周边向外延伸成翅状，便于果实的传播，如杜仲、榆、槭等。

ⓔ 胞果　由合生心皮上位子房发育而成，果皮薄而膨胀，疏松地包围种子而与种子极易分离，如藜、青葙。

ⓕ 双悬果　伞形科特有的果实。是由两个合生心皮下位子房发育而成。果实成熟后，分离成两瓣，成为两个小分果，每一分果含一种子，并悬在中央果柄上端，如小茴香、白芷、当归的果实。

(2) 聚合果　一朵花中有多个离生心皮单雌蕊，每一个雌蕊形成一个单果，许多单果聚生于花托上，称为聚合果。根据单果性质不同，可分为下列几种（图2-28）：

① 聚合蓇葖果　多数蓇葖果聚生而成的果实，如八角茴香。

② 聚合瘦果　多数小瘦果聚生而成的果实，如毛茛、白头翁等。多数骨质瘦果聚生在凹陷的壶形花托里，则称为蔷薇果，如金樱子、蔷薇等。

③ 聚合坚果　多个小坚果嵌生于膨大海绵状的花托里，称为聚合坚果，如莲子。

④ 聚合核果　许多小核果聚生在突起的花托上，如悬钩子、草莓等。

⑤ 聚合浆果　许多浆果聚生在延长的花托上，如五味子等。

(3) 聚花果　聚花果又称复果，是由整个花序发育成的果实（图2-29）。每朵花凋谢后形成一个小果，许多小果聚生在花轴上，类似一个果实。它与一般的果穗不同，聚花果是由各个子房和其他附属部分一起形成的，成熟后往往从花轴基部整体脱落，如桑葚是由整个雌花序发育而成，每朵花的子房各发育成一个小瘦果，包藏在肥厚多汁的肉质花被中。无花果是多数小瘦果包藏于肉质凹陷的囊状花轴内所形成的一种复果。凤梨是很多花长在肉质花轴上一起发育而成的，花不孕，肉质可食部分是花序轴。

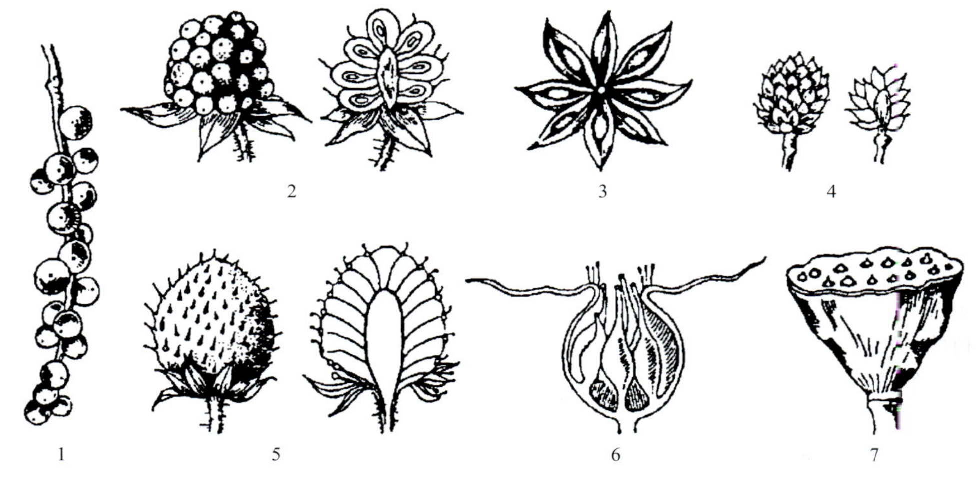

图 2-28　聚合果

1—聚合浆果；2—聚合核果；3—聚合蓇葖果；4,5—聚合瘦果；
6—聚合瘦果（蔷薇果）；7—聚合坚果

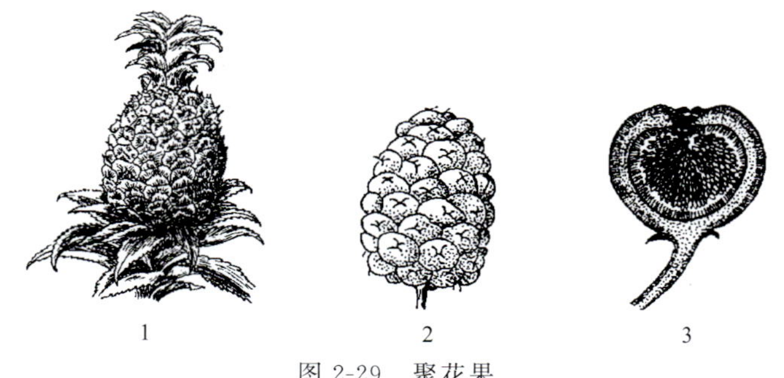

图 2-29　聚花果

1—凤梨；2—桑葚；3—无花果

六、种子

种子由胚珠受精后发育而形成，是种子植物的重要繁殖器官。常以种子入药的有杏仁、桃仁、马钱子、酸枣仁、决明子等。

1. 种子的形态及组成

种子的形状、大小、色泽、表面纹理等随不同的植物种类而有所差异。种子的形状多样，有球形、类圆形、椭圆形、肾形、卵形、圆锥形、多角形等。大小差异悬殊，大的有椰子、银杏、槟榔等，较小的有葶苈子、菟丝子等，极小的如天麻、白及等种子呈粉末状。种子的表面通常平滑具光泽，颜色各样，如绿豆、红豆、白扁豆等，但也有的表面粗糙，具皱褶、刺突或毛茸（种缨）等，如天南星、车前、太子参、萝藦等。种子由种皮、胚和胚乳三部分组成。

（1）种皮　种皮由珠被发育而来，常分为外种皮和内种皮两层，外种皮较坚韧，内种皮一般较薄，在种皮上常见有下列构造：

① 种脐　种子成熟后从种柄或胎座上脱落后留下的疤痕，通常为圆形或椭圆形。

② 种孔　胚珠形成种子后，珠孔即成为种孔，为种子萌发时吸收水分和胚根伸出的部位。

③ 合点　即原来胚珠的合点，种皮的维管束通常在此汇聚。

④ 种脊　是种脐到合点之间的隆起线，为联结珠柄与胚珠的部分。倒生胚珠的种脊较长，横生胚珠和弯生胚珠的种脊较短，而直生胚珠无种脊。

⑤ 种阜　有些植物的种皮在珠孔处有一个由珠被扩展成的海绵状突起物，有吸水辅助种子萌发的作用，称种阜，如蓖麻、巴豆的种子等。

此外，有些植物的种子在种皮外尚有假种皮，是由珠柄或胎座处的组织延伸而形成的，如荔枝、龙眼、苦瓜等，也有的呈菲薄的膜质，如豆蔻、砂仁等。

(2) 胚　胚由卵细胞和一个精子受精后发育而成，是种子中尚未发育的幼小植物体。胚由胚根、胚轴、胚芽和子叶四部分组成。胚根正对着种孔，将来发育成主根；胚轴又称胚茎，是连接胚根、子叶和胚芽的短轴；子叶为胚吸收养料或贮藏养料的器官，占胚的较大部分，在种子萌发时可暂时进行光合作用，但通常在真叶长出后枯萎。单子叶植物具 1 枚子叶，双子叶植物具 2 枚子叶，裸子植物具多枚子叶；胚芽在种子萌发后发育成植物的主茎。

(3) 胚乳　胚乳是极核和一个精子受精后发育而成的，位于胚的周围，呈白色。胚乳细胞中含淀粉、蛋白质或脂肪等营养物质，供胚发育时所需。

大多数植物的种子，当胚发育或胚乳形成时，胚囊外面的珠心细胞被胚乳吸收而消失，但也有少数植物种子的珠心，在种子发育过程中未被完全吸收而形成营养组织包围在胚乳和胚的外部，称外胚乳，如肉豆蔻、槟榔、姜、胡椒、石竹等。

2. 种子的类型

(1) 有胚乳种子　有胚乳种子（图 2-30）具有发达的胚乳，胚相对较小，子叶很薄，如大黄、柿、小麦等。一般种子在胚和胚乳发育过程中，将胚囊四周的珠心组织吸收，使珠心消失。少数种子的珠心发育成类似胚乳的组织，包围在胚和胚乳外部，称为外胚乳，如槟榔、肉豆蔻等。

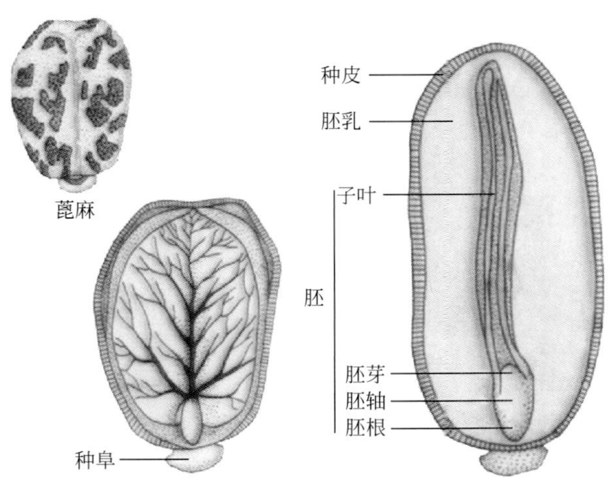

图 2-30　有胚乳种子

(2) 无胚乳种子　种子内不具有胚乳的种子，称无胚乳种子（图 2-31）。这类种子由种皮和胚两部分组成，子叶肥厚，胚乳里的养料在胚发育过程中被胚吸收并贮藏于子叶中，不存在胚乳或仅残留一薄层而成为无胚乳种子。无胚乳种子常有发达的子叶，大部分双子叶植物及少量单子叶植物的种子属此类，如大豆、杏仁、南瓜子等。

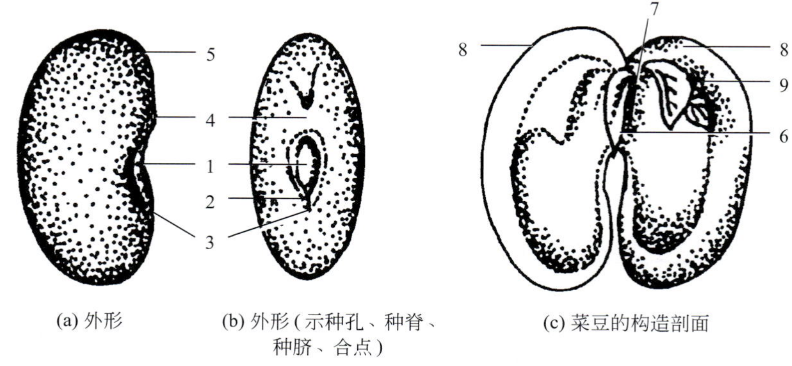

图 2-31　无胚乳（菜豆）种子

1—种脐；2—合点；3—种脊；4—种孔；5—种皮；6—胚根；7—胚芽；8—子叶；9—胚茎

第二节　植物解剖学基础知识

一、植物细胞

植物细胞是构成植物体的基本单位。单细胞植物的个体只由一个细胞构成，一切生命活动如生长、发育和繁殖等都由一个细胞来完成。种子植物以及其他大多数植物体都是由多细胞构成的，这些细胞相互联系，紧密配合，协调一致，共同完成植物的生长发育等复杂的生命活动，这充分体现了植物体的整体性，但它们又彼此独立，各有特性。这种整本性和独立性的对立统一是多细胞有机体的重要特征之一。

植物细胞的形状多种多样，常常随植物种类以及存在部位和功能不同而异。发挥支持作用的细胞，其细胞壁常增厚，呈类圆形、纺锤形等；排列疏松的薄壁细胞多呈球形、类圆形和椭圆形；排列紧密的细胞多呈多角形或其他形状；发挥输导作用的细胞则多呈管状。植物细胞的大小差异很大，单细胞植物的细胞较小，常只有几微米（1mm＝1000μm）。植物体内基本组织细胞的体积较大，种子植物的薄壁细胞的直径在 20～100μm 之间。贮藏组织细胞的直径可达 1mm。苎麻纤维细胞一般长达 200mm，有的甚至可达 550mm。最长的细胞是无节乳汁管，长达数米至数十米不等。

在研究植物细胞的形状、大小及构造时，常需借助显微镜才能观察清楚。在光学显微镜下观察到的细胞构造，称为显微结构。要观察更细微的构造，必须借助于电子显微镜。在电子显微镜下观察到的细胞结构，称为超微结构或亚显微结构。

1. 细胞的基本结构

各种植物细胞的形状和构造各异，即使是同一个细胞在不同的发育时期，其构造也有变化，所以不可能在一个细胞里看到细胞的一切结构。为了便于学习和掌握细胞的构造，人们将各种植物细胞中的主要构造和形态特征都集中在一个细胞里加以说明，这个细胞称为典型植物细胞或模式植物细胞。

一个典型的植物细胞，外面包围着比较坚韧的细胞壁，壁内有生命的物质总称为原生质体，主要包括细胞质、细胞核、质体、线粒体等。此外，细胞中尚含有多种非生命的物质，如后含物和一些生理活性物质（图 2-32）。

(1) 原生质体　原生质体是细胞内有生命物质的总称，它是由细胞质、细胞核、质体、线粒体等几个部分组成。

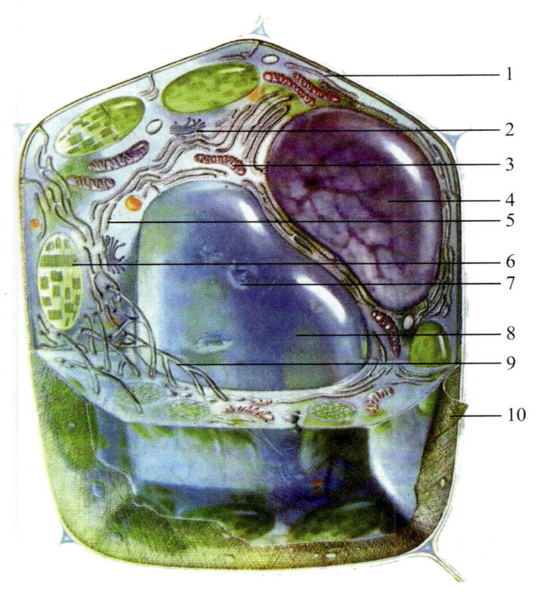

图 2-32 典型的植物细胞

1—细胞膜；2—高尔基体；3—线粒体；4—细胞核；5—粗糙内质网；6—叶绿体；7—晶体；8—液泡；9—光滑内质网；10—细胞壁

① 细胞质 细胞质充满在细胞壁和细胞核之间，是原生质体的基本组成部分，在细胞质内还分散着细胞核、质体、线粒体和后含物等。在幼年的植物细胞里，细胞质充满整个细胞，随着细胞的生长发育，逐渐长大成熟，中央液泡逐渐形成和扩大，将细胞质挤压到细胞的周围，紧贴着细胞壁。细胞质与细胞壁相接触的膜叫做细胞质膜（质膜），与液泡相接触的膜叫做液泡膜，它们控制细胞内外水分和物质的交换。此外，在电子显微镜下看不出特殊结构的细胞质部分，称为胞基质，细胞器和细胞核都分布于其中。它的化学成分很复杂，含有水、无机盐、糖类、氨基酸、核苷酸、蛋白质和许多酶等，这些物质的存在，使胞基质表现为具有黏滞性的胶体溶液。在活细胞中，胞基质能自主流动，它能带动其中的细胞器在细胞内不断运动，从而有利于新陈代谢的进行和细胞内外物质的交换。

② 质体 质体是绿色植物细胞与动物细胞相区别的显著特征之一，其基本组成为蛋白质和类脂，并含有色素。根据质体内所含的色素和功能的不同，分为叶绿体、有色体和白色体三种（图 2-33）。

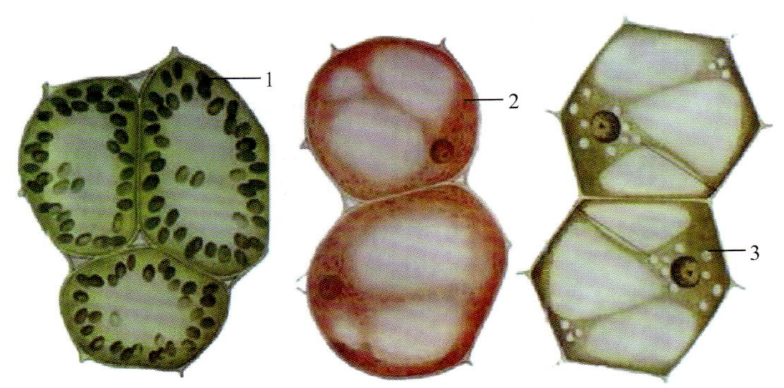

图 2-33 质体的类型

1—叶绿体；2—有色体；3—白色体

a. 叶绿体 高等植物的叶绿体多呈球形、卵圆形或扁圆形。在光学显微镜下，叶绿体一般呈颗粒状分布于绿色植物的叶、幼茎、未成熟的果实和花萼等绿色部分的薄壁细胞中。叶绿体中含叶绿素、叶黄素和胡萝卜素，其中叶绿素的含量最多，所以呈绿色。叶绿素是主要的光合色素，因此叶绿体是绿色植物进行光合作用的场所。

b. 有色体 在细胞中通常呈针形、杆状、圆形、多角形或不规则形状，其所含色素主要是胡萝卜素和叶黄素，由于两者比例不同，故常使植物呈黄色、红色或橙色，如在红辣椒、番茄的果实或胡萝卜根的薄壁细胞里都可以看到有色体。

c. 白色体 不含色素，常呈圆形、椭圆形或颗粒状，多见于不曝光的组织如块茎、块根等细胞中。白色体与积累贮藏物质有关，它包括合成和贮藏淀粉的造粉体、合成和贮藏蛋白质的蛋白质体、合成脂肪和脂肪油的造油体。

③ 线粒体　在细胞质内多呈粒状、棒状或细丝状的细胞器，比质体小，一般直径为0.5～1.0μm，长1.0～2.0μm，是细胞进行呼吸作用的场所。在线粒体内氧化分解糖、脂肪和蛋白质释放出的能量以满足细胞生命活动的需要，同时，线粒体还对物质的合成、盐类的积累等起着巨大作用。因此，线粒体被称为细胞的“动力工厂”。

质体的转化

叶绿体、有色体和白色体都是由前质体分化而来，在一定条件下，一种质体可以转变成另一种质体。如发育中的番茄最初含有白色体，见光后白色体转变成叶绿体，所以幼果呈绿色；果实成熟时，叶绿体转变成有色体，使番茄由绿变红。反之，有色体也能转变成其他质体，如胡萝卜的根暴露在地面经阳光照射后变成绿色，这是有色体转化为叶绿体的缘故。

此外，在植物细胞内还有内质网、核糖体、高尔基体等。

④ 液泡　具有一个大的中央液泡是成熟的植物生活细胞的显著特征，也是植物细胞与动物细胞在结构上的明显区别之一。幼小的细胞中无液泡或液泡不明显，小而分散，随着细胞长大成熟，液泡逐渐增大，并彼此合并成几个大液泡或一个中央大液泡，将细胞质、细胞核和质体等挤向细胞的周边。液泡外有液泡膜把膜内的细胞液与细胞质隔开。液泡内的细胞液是细胞代谢过程中产生的多种物质的混合液，其主要成分除水分外，还有糖类、盐类、生物碱、苷类、单宁、有机酸、挥发油、色素、树脂、结晶等，很多化学成分是天然药物的有效成分。

(2) 细胞核　除了蓝藻、细菌属于原核生物外，其他所有植物中的生活细胞都有细胞核，属于真核细胞。一般一个细胞中只具有一个细胞核，但也有多个细胞核的，如乳汁管。细胞核在细胞中所占的大小比例和它的位置、形状随着细胞的生长而变化。幼期细胞的细胞核，在细胞质中占的比例较大，位于细胞质的中央，呈球形；随着细胞的长大，细胞核的体积比例渐次变小，当细胞质被增大了的液泡挤压到细胞的周边时，细胞核也随之被挤压到细胞的一侧，形状变成半球形或圆饼状。

细胞核具有一定的结构，可分为核膜、核液、核仁和染色质四部分。

① 核膜　是细胞质与细胞核的分隔界膜。核膜在光学显微镜下观察只是一层膜，在电子显微镜下观察，可见到由内外两层膜组成。膜上还有许多小孔，称为核孔。这些孔能张开或关闭，对控制细胞核与细胞质之间的物质交换和调节细胞的代谢具有十分重要的作用。

② 核液　核膜内充满着黏滞性较大的液状胶体，称为核液，核仁和染色质分布于其中。核液的主要成分是蛋白质、RNA和多种酶，这些物质保证了DNA的复制和RNA的转录。

③ 核仁　是细胞核中折射率较强的小球体，有一个或几个，主要由蛋白质和RNA组成，其大小随细胞生理状态不同而变化。核仁是核内RNA和蛋白质合成的主要场所，与核糖体的形成密切相关。

④ 染色质　细胞核中易被碱性染料染色的物质称为染色质，散布在核液中。在不分裂的细胞核中染色质是不明显的，或者可以成为着色深的网状物；当细胞核进行分裂时，染色质聚集成为一些螺旋状的染色质丝，进而形成棒状的染色体。染色质由DNA和蛋白质组成，DNA是遗传的物质基础，所以染色质与植物的遗传有密切的关系。不同种类植物的染色体数目、形状和大小各不相同，但对某一种植物来说，则是相对稳定的，所以染色体的数目、形

状和大小是植物分类鉴定的重要依据之一。

细胞核的主要作用是控制细胞的遗传特性，调控细胞内物质的代谢途径，决定蛋白质的合成等。失去细胞核的细胞将不能正常生长和分裂繁殖，从而导致死亡。同样，细胞核也不能脱离细胞质而孤立生存。

2. 细胞后含物和生理活性物质

植物细胞的新陈代谢过程中可产生多种非生命物质，它们可以在细胞生活的不同时期产生和消失。

（1）细胞后含物　植物细胞在生活过程中，由于新陈代谢活动，产生各种非生命的物质，统称为后含物。细胞后含物种类很多，有些是可供药用的主要物质，有些是具有营养价值的贮藏物（图 2-35），有些是细胞代谢过程的废物。它们的形态和性质往往随植物种类不同而异，是天然药物显微鉴定和理化鉴定的重要依据。

① 淀粉　植物细胞中的淀粉以淀粉粒的形式贮存在植物的根、块茎和种子等器官的薄壁细胞中。淀粉积累时，先形成淀粉的核心称为脐点，然后环绕脐点继续由内向外层层沉积。许多植物的淀粉粒，在显微镜下可以看到围绕脐点有许多明暗相间的层纹，这是由于淀粉沉积时，直链淀粉和支链淀粉相互交替地分层沉积，而直链淀粉与支链淀粉遇水膨胀不一，从而显示出折光上的差异。如果用酒精处理，使淀粉脱水，这种层纹也就随之消失。

淀粉粒的形状有圆球形、卵圆球形、长圆球形或多面体等；脐点的形状有颗粒状、裂隙状、分叉状、星状等，有的在中心，有的偏于一端。淀粉粒有单粒、复粒、半复粒之分。一个淀粉粒只有一个脐点的称为单粒淀粉；具有两个或多个脐点，每个脐点有各自层纹，淀粉粒之间有面的接触的称为复粒淀粉；具有两个或多个脐点，每个脐点除了有各自的层纹外，同时在外面被有共同层纹的称为半复粒淀粉。淀粉粒的类型、形状、大小、层纹和脐点常随植物的不同而异，因此，可作为天然药物鉴定的依据（图 2-34）。

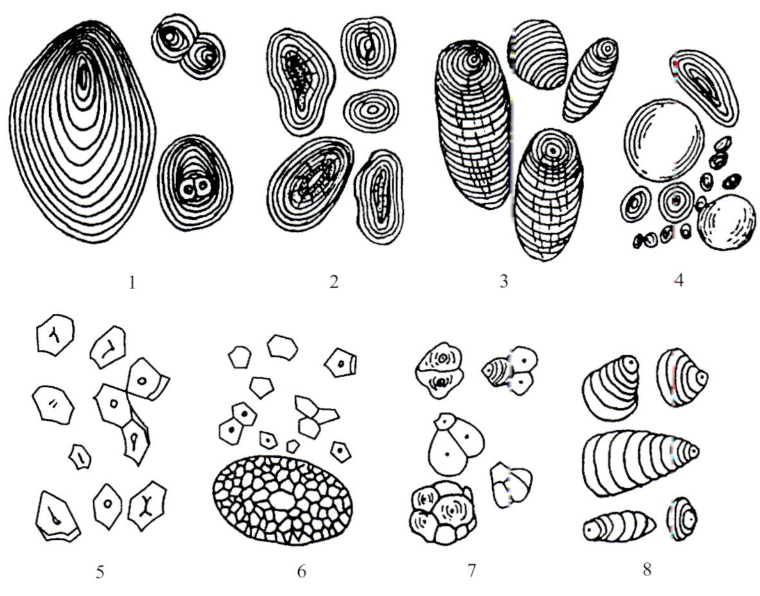

图 2-34　各种淀粉粒

1—马铃薯；2—豌豆；3—藕；4—小麦；5—玉米；6—大米；7—半夏；8—姜

淀粉粒不溶于水，在热水中膨胀而糊化，与酸或碱共煮则变为葡萄糖。直链淀粉遇稀碘液显蓝色，支链淀粉显紫红色。一般植物的淀粉粒同时含有两种淀粉，遇稀碘液显蓝紫色。

② 菊糖　能溶于水，多存在菊科、桔梗科植物根的细胞里。由于它不溶于乙醇，可将含

有菊糖的材料浸于70%乙醇中，1周后，制成切片在显微镜下观察，在细胞内可见球状或半球状的菊糖结晶。菊糖遇25% α-萘酚乙醇溶液加浓硫酸显紫红色而溶解。

③ 蛋白质　细胞中贮藏的蛋白质是化学性质稳定的无生命物质，它与构成原生质体的活性蛋白质完全不同。它们以结晶体或无定形的小颗粒状态分布在细胞质、液泡、细胞核和质体中。结晶的蛋白质因具有晶体和胶体的二重性，称拟晶体，与真正的晶体相区别。拟晶体有不同的形状，但常呈方形，如马铃薯块茎近外围的薄壁细胞中。无定形的蛋白质常被一层膜包裹成圆球状的颗粒，称糊粉粒。糊粉粒较多地分布于种子的胚乳或子叶细胞中，有时它们集中分布在某些特殊的细胞层，例如小麦等谷类的胚乳最外面的一层或几层细胞，含有大量的糊粉粒，特称糊粉层。另外，在许多豆类种子，如大豆、落花生等子叶的薄壁细胞中，普遍具有糊粉粒，这种糊粉粒以无定形蛋白质为基础，还包含一个或几个拟晶体，成为复杂的形式。蓖麻胚乳细胞中的糊粉粒比较大，其外有一层蛋白质膜，内部无定形的蛋白质基质中除了有蛋白质拟晶体外，还含有环己醇磷脂的钙或镁盐的球形体。在小茴香胚乳细胞的糊粉粒中还包含有细小草酸钙簇晶。这些贮藏蛋白质遇碘显暗黄色；遇硫酸铜加苛性碱水溶液显紫红色。

④ 脂肪和脂肪油　是由脂肪酸和甘油结合而成的酯。也是植物贮藏的一种营养物质，存在于植物各器官，特别是有些植物的种子中含量极其丰富。一般在常温下呈固态或半固态的称脂肪，如乌桕脂、可可豆脂；呈液态的称脂肪油，以小油滴状态分布在细胞质里，有些植物种子含脂肪油特别丰富，如蓖麻、芝麻、油菜等（图2-35）。

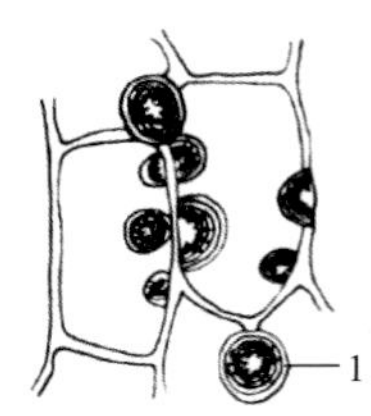

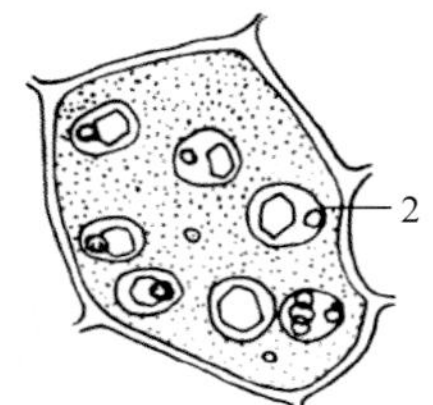

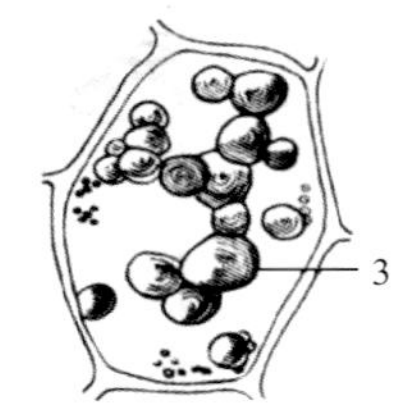

图2-35　贮藏的营养物质

1—菊糖；2—蛋白质；3—淀粉粒

脂肪和脂肪油不溶于水，易溶于有机溶剂，遇碱则皂化，遇苏丹Ⅲ溶液显橙红色，遇锇酸变成黑色。有些脂肪油可作食用和工业用，有的供药用，如蓖麻油常用作泻下剂，大风子油用于治疗麻风病，月见草油治疗高脂血症等。

⑤ 晶体　一般认为晶体是植物细胞生理代谢过程中产生的废物沉积而成。晶体有多种形式，大多数是钙盐晶体，主要积存在液泡中，常见有草酸钙晶体和碳酸钙晶体两种类型。

植物体内草酸钙结晶的形成，被认为有解除对植物的毒害作用。植物器官中，随着组织的衰老，草酸钙结晶也逐渐增多。草酸钙结晶常为无色透明状，并以不同的形态分布在细胞液中，其形状主要有以下几种（图2-36）：

a. 单晶　又称方晶或块晶，通常单独存在于细胞中，呈斜方形或正方形、菱形、长方形等，如甘草、黄柏。有时单晶交叉而形成双晶，如莨菪。

b. 针晶　为两端尖锐的针状，在细胞中大多数成束存在，称为针晶束，常存在于黏液细胞中，如半夏、黄精等。有的针晶不规则地散布在薄壁细胞中，如苍术、山药等。

c. 簇晶　由许多菱状晶集合而成，一般呈多角形星状，如大黄、人参等。

d. 砂晶　为细小的三角形、箭头状或不规则形，聚集在细胞里，如颠茄、牛膝等植物。

e. 柱晶　呈长柱形，长度为直径的四倍以上，如淫羊藿、射干等鸢尾科植物。

不是所有植物都含有草酸钙晶体，植物的草酸钙晶体因植物种类不同，其形状、大小和存在位置有所差异，这种特征可作为天然药物鉴定的依据之一。草酸钙结晶不溶于乙酸，但遇20%硫酸时便溶解并形成硫酸钙针状晶体析出。

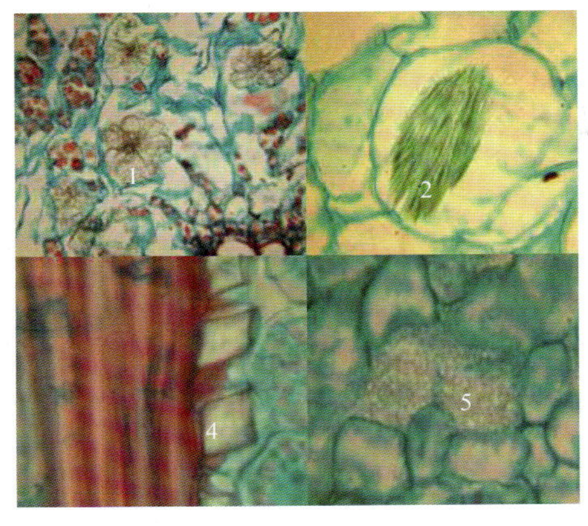

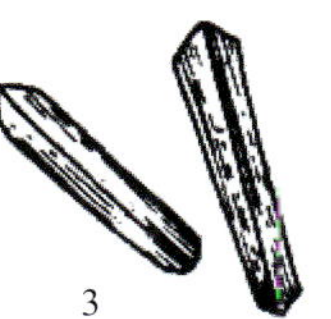

图 2-36　草酸钙晶体

1—簇晶；2—针晶；3—柱晶；4—单晶　5—砂晶

碳酸钙结晶（图 2-37）多存在于植物叶的表层细胞中，其一端与细胞壁连接，形状如一串悬垂的葡萄，形成钟乳体。钟乳体多存在于爵床科、桑科、荨麻科等植物体中，如穿心莲、大麻、无花果等植物叶的表层细胞中均有。碳酸钙结晶加乙酸则溶解并放出二氧化碳气体，这可与草酸钙结晶相区别。

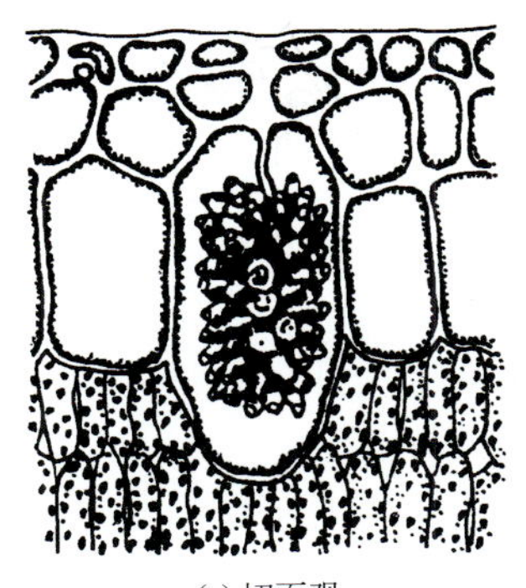

(a) 切面观

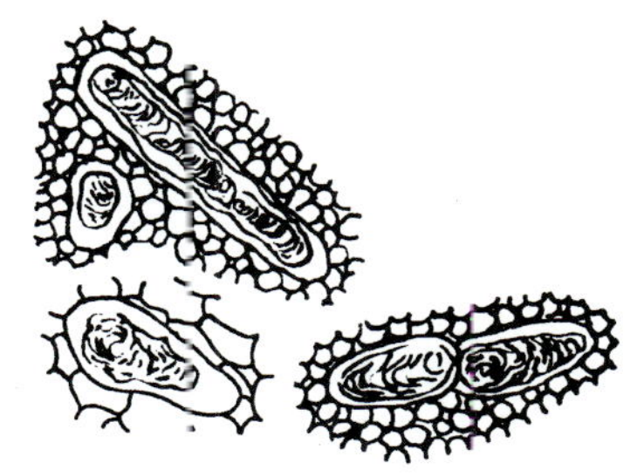

(b) 表面观

图 2-37　碳酸钙结晶

（2）生理活性物质　生理活性物质是一类能对细胞内的生化反应和生理活动起调节作用的活性成分的总称，包括酶、维生素、植物激素、抗生素和植物杀菌素等。它们在植物体内含量甚微，但对植物的生长、发育、代谢等生命活动具有重要作用。

3. 细胞壁

一般认为，细胞壁是由原生质体分泌的非生命物质所构成，具有一定的坚韧性，可使细胞保持一定的形状，起保护细胞的作用。但现已证明，在细胞壁中亦含有少量具有生理活性的蛋白质，它们可能参与细胞壁的生长以及细胞分化时壁的分解过程。细胞壁是植物细胞所特有的结构，与液泡、质体一起构成了植物细胞与动物细胞区别的三大结构特征。

（1）细胞壁的结构　细胞壁根据形成的先后和化学成分的不同分为三层：胞间层，初生壁和次生壁（图 2-38）。

① 胞间层　又称中层，存在于细胞壁的最外面。它是由亲水性的果胶类物质所组成，依靠它使相邻细胞粘连在一起。果胶很容易被酸或酶等溶解，从而导致细胞的相互分离。我们常用的组织解离法和沤麻的工艺过程就是这个道理，前者是用硝酸和铬酸的混合液浸离，后者是利用细菌的活动产生果胶酶，分解麻纤维的胞间层，使其相互分离。

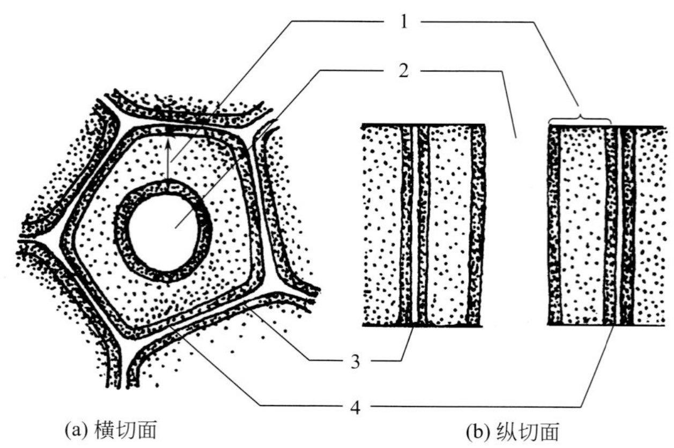

图 2-38　细胞壁的结构

1—三层的次生壁；2—细胞腔；3—胞间层；4—初生壁

② 初生壁　由原生质体分泌的纤维素、半纤维素和果胶增加在胞间层的内侧，形成初生壁。初生壁一般薄而有弹性，能随细胞的生长而延展。许多植物细胞终生只具有初生壁。

③ 次生壁　次生壁是细胞壁停止生长后在初生壁的内侧逐渐积累一些物质，使细胞壁增厚而形成。次生壁的成分除纤维素及少量半纤维素外，常常沉积一些木质素等物质。在较厚的次生壁中，一般又分为内、中、外三层，并以中间的次生壁最厚。次生壁可使植物细胞的机械强度大大增加。

（2）纹孔　次生壁在加厚过程中并不是均匀增厚，在很多地方留下没有增厚的凹陷，呈圆形或扁圆形的孔状结构，称为纹孔。纹孔的形成有利于细胞间的物质交换。相邻两细胞间的纹孔成对存在，称纹孔对。纹孔对之间的薄膜，称纹孔膜，由质膜、胞间层和初生壁构成。纹孔膜两侧围成的空腔，称纹孔腔。由纹孔腔通往细胞壁的开口，称纹孔口。纹孔对有三种类型，即单纹孔、具缘纹孔和半缘纹孔（图 2-39）。

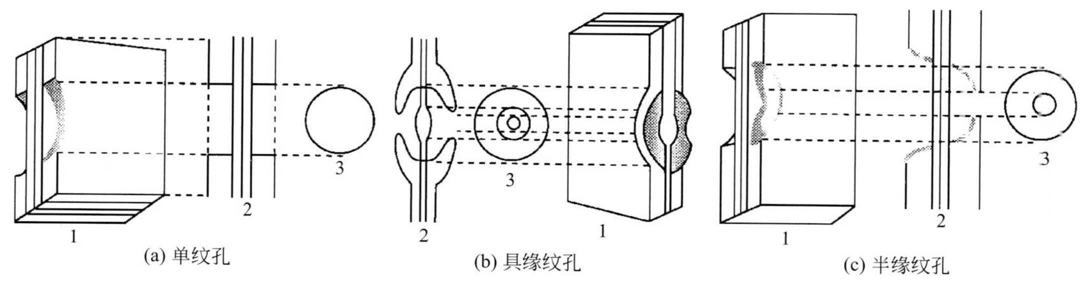

图 2-39　纹孔的图解

1—立体观；2—切面观；3—表面观

① 单纹孔　细胞壁上未加厚的部分，呈圆孔形或扁圆形，纹孔对的中间有纹孔膜。单纹孔多存在于薄壁细胞，韧皮纤维和石细胞中。

② 具缘纹孔　纹孔四周的次生壁向细胞腔内呈架拱状隆起，形成一个圆形的纹孔腔，腔顶端中央的开口即纹孔口，这种结构称具缘纹孔。松柏类裸子植物的管胞，具缘纹孔的纹孔膜中央特别加厚形成纹孔塞。因此这种具缘纹孔在显微镜下从正面观察，呈三个同心圆。外圈是纹孔腔的边缘，中间一圈是纹孔塞的边缘，内圈是纹孔口的边缘。被子植物的导管具缘纹孔没有纹孔塞，显微镜下观察呈两个同心圆。

③ 半缘纹孔　常形成于管胞或导管与薄壁细胞之间。即纹孔对的一边有架拱状隆起的纹孔缘，而另一边形似单纹孔，没有纹孔塞。观察粉末时，半缘纹孔和不具纹孔塞的具缘纹孔难于区别。

(3) 胞间连丝　细胞间有许多纤细的原生质丝穿过初生壁上微细孔眼彼此联系着，这种原生质丝称为胞间连丝（图 2-40）。胞间连丝是细胞间的细微通道，水分和小分子物质均可从此通过，使植物体内的细胞相互之间保持生理上的有机联系。胞间连丝一般不明显，有的细胞，由于壁较厚，胞间连丝较明显，可经染色处理后在光学显微镜下观察到，如柿核、马钱子的胚乳细胞。

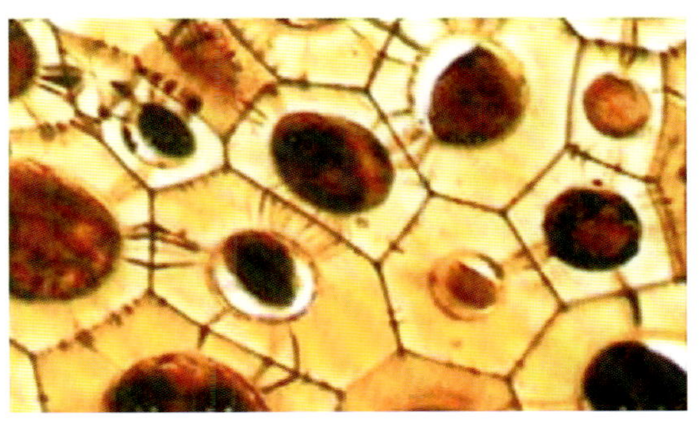

图 2-40　胞间连丝（柿子）

(4) 细胞壁的特化　细胞壁主要是由纤维素构成，纤维素遇氯化锌碘液呈蓝紫色。由于环境的影响，生理机能的不同，细胞壁还常常沉积其他物质，以致发生理化性质的变化。常见的有（图 2-41）：

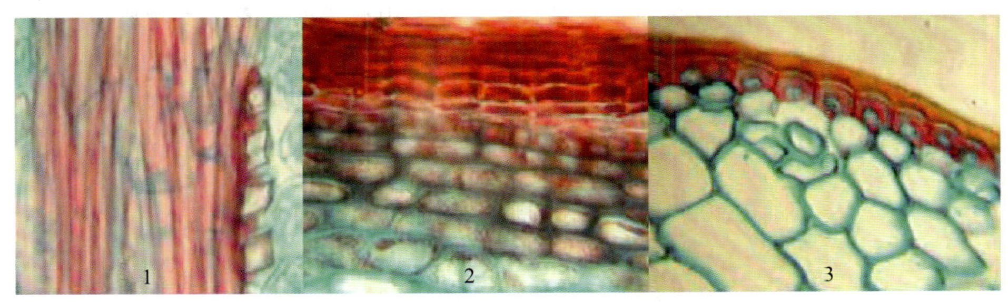

图 2-41　细胞壁特化

1—木质化；2—木栓化；3—角质化

① 木质化　细胞壁由于细胞产生的木质素的沉积而变得坚硬牢固，增加了植物支持重力的能力。当细胞壁增得很厚时，细胞往往死亡，如木纤维、石细胞、导管和管胞等。木质化的细胞壁加间苯三酚溶液，待片刻，再加浓盐酸，显樱红色或红紫色。

② 木栓化　细胞壁内渗入了脂肪性的木栓质。木栓化的细胞壁不透水不透气，使细胞内的原生质体与周围环境隔绝而死亡，成为死细胞。但对植物体的内部组织具有保护作用，如树干的褐色外皮就是木栓化细胞组成的木栓组织。栓皮栎的木栓组织特别发达，可作瓶塞用。木栓化细胞壁遇苏丹Ⅲ试液可被染成红色或橘红色。

③ 角质化　细胞产生的脂肪性角质除填充细胞壁本身外，常在茎、叶或果实的表皮外侧形成一薄层角质层。它可防止水分过度蒸发和微生物的侵害。角质层或角质化细胞壁遇苏丹Ⅲ试液被染成橘红色。

④ 黏液质化　细胞壁中的纤维素和果胶质等成分发生变化而成为黏液。黏液质化所形成的黏液在细胞的表面常呈固体状态，吸水膨胀后则成黏滞状态。如车前、亚麻的种子表皮细胞中都具有黏液化细胞。黏液质化的细胞壁遇玫红酸钠醇溶液可被染成玫瑰红色；遇钌红试剂可被染成红色。

⑤ 矿质化　细胞壁中含有硅质或钙质等矿质，增强了细胞壁的硬度，增加了植物的机械支持能力。如木贼茎和硅藻的细胞壁内含有大量硅质。硅质能溶于氟化氢，但不溶于乙酸或浓硫酸。

植物细胞的分裂

植物细胞分裂有两方面的意义：一是增加体细胞的数量，使植物体生长、分化和发育；二是形成生殖细胞，以繁衍后代。单细胞植物以细胞分裂实现繁殖。种子植物从受精卵发育成胚，由胚形成幼苗，再由幼苗生长成为具有根、茎、叶并能开花结果的植物体的过程，都以细胞分裂为前提。植物的生长发育、生殖繁衍与细胞分裂密切相关。

植物细胞的分裂有三种方式：无丝分裂、有丝分裂、减数分裂。

二、植物组织

植物在长期进化发展过程中，由于细胞分化，执行不同的生理功能，所以在体内就形成不同形态和构造的细胞群。这些来源相同、形态结构相似、生理功能相同，彼此紧密联系的细胞群称为组织。植物经过细胞分裂、分化后形成各种组织，再由多种组织构成植物的根、茎、叶、花、果实、种子等各种器官。

通过比较不同植物来源的同一组织的差别，可以用来进行天然药物鉴定。例如：味连、云连、雅连三种黄连饮片外形相似，但是石细胞的分布有差别，雅连多在髓部有石细胞，味连多在皮层有石细胞，而云连则皮部和髓部均无石细胞。

1. 分生组织

植物体内具有持续分裂的能力，能不断产生新细胞，位于植物体生长的部位如茎尖、根尖等的细胞群称为分生组织。一般分生组织的细胞小，排列紧密，细胞核大，细胞壁薄，细胞质浓，无明显液泡。

（1）根据分生组织的性质和来源分类

① 原分生组织　直接来源于种子的胚，位于根、茎的最先端，由一群没有任何分化的、终生保持分裂能力的胚性细胞组成。

② 初生分生组织　由来源于原分生组织衍生出来的细胞所组成。其特点：一方面仍保持分裂能力，但次于原分生组织；另一方面开始分化，可看作是原分生组织到分化完成的成熟组织之间过渡形式。如茎的初生分生组织的结果，形成茎的初生构造。在茎的初生构造中可分化为三种不同的组织：原表皮层，将来发育成表皮；基本分生组织，将来发育成皮层和髓；原形成层，将来发育成维管束的初生部分。

③ 次生分生组织　由已成熟的薄壁组织（如表皮、皮层、髓射线等）经过生理上和结构上的变化，重新恢复分生能力的组织。这些组织在转变过程中，细胞的原生质变浓，液泡缩小，最后恢复分裂功能，成为次生分生组织。包括木栓形成层、根的形成层、茎的束间形成层等，与植物的根、茎加粗生长和重新形成保护组织有关。

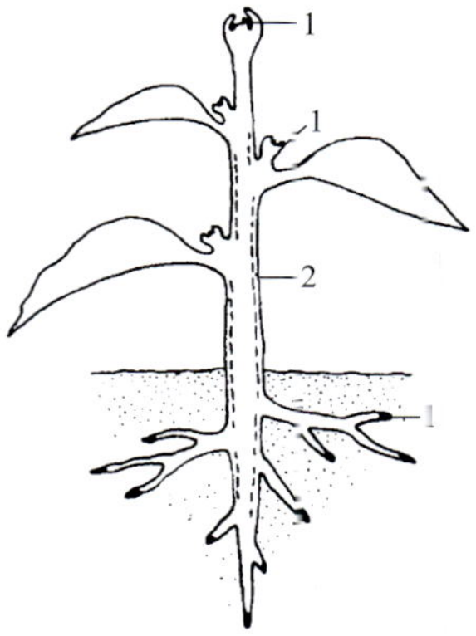

（2）根据分生组织所处的位置分类（图 2-42）

图 2-42　分生组织示意图
1—顶端分生组织；
2—侧生分生组织

① 顶端分生组织　位于根、茎的顶端，即生长锥，其细胞能长期地保持旺盛的分生能力。由于顶端分生组织细胞的分裂、分化，使根、茎不断伸长或长高。为了使植物不致徒长，打去顶心，就能阻止植物长高。

② 侧生分生组织　主要存在于裸子植物和双子叶植物根、茎侧方的周围部分，形成环状。

包括维管形成层和木栓形成层，使根、茎不断地增粗，并形成木栓组织，使增粗破坏的表皮细胞得到补充。

③ 居间分生组织　顶端分生组织细胞遗留下来的或由已经分化的薄壁组织重新恢复分生能力而形成的分生组织，但只保持一段时间的分生能力，以后即转成成熟组织。位于植物茎的节间基部、叶的基部、总花柄的顶端以及子房柄等处，属于初生分生组织。它们的活动与植物的居间生长有关，如：小麦、水稻的拔节和竹笋节间的伸长；葱、韭菜、蒜等植物叶子的上部被割后下部能继续生长等，都是居间分生组织细胞分裂的结果。

2. 薄壁组织

薄壁组织又称基本组织。在植物体内分布很广，占有很大的体积，是构成植物体的基础。在植物体内具有同化、贮藏、吸收、通气等营养功能，故又称营养组织。其主要特征是细胞壁薄，液泡较大，细胞排列疏松，常有胞间隙，并且是具有原生质体的生活细胞。细胞的形状呈圆球形、椭圆形、圆柱形、多面体等。薄壁组织分化程度较低，具有潜在的分化能力，在一定条件下可转变为分生组织或进一步分化为其他组织。

根据薄壁组织的细胞结构和生理功能不同，可分为下列几种类型：

（1）基本薄壁组织　基本薄壁组织普遍存在于植物体内部各处，细胞形态多样，呈球形、圆柱形等，细胞质稀，液泡大，排列疏松，在根、茎皮层和髓部最多，主要起填充和联系其他组织的作用。

（2）同化薄壁组织　同化薄壁组织又称为绿色薄壁组织，细胞中有叶绿体，主要存在于叶肉、幼茎、幼果、绿色萼片等处，主要起光合作用，并有制造有机营养物质的作用。

（3）贮藏薄壁组织　植物光合作用产物的一部分供植物生长，另一部分则积累在薄壁组织中，这种积累营养物质的薄壁组织称为贮藏薄壁组织，多存在于植物的果实、种子、根与根状茎中，细胞内可贮藏蛋白质、脂肪、淀粉、糖、半纤维素、水分等，主要起贮藏营养物质的作用。例如，蓖麻种子的胚乳中贮存有蛋白质和脂肪油类，柿子、椰枣等种子胚乳细胞壁上贮存有半纤维素，仙人掌茎以及芦荟、景天的叶片中有贮水薄壁组织。

（4）吸收薄壁组织　吸收薄壁组织主要存在于根尖的根毛区，大量的根毛增加了植物与土壤的接触表面积，增加了吸收水分的面积，主要起吸收外界水分和营养物质的作用，并将吸收的物质通过皮层运输到输导组织中。

（5）通气薄壁组织　通气薄壁组织主要存在于沼泽植物和水生植物中，薄壁组织中的细胞间隙发达，并且互相连接，形成较大空腔或畅通的管道，可以贮存大量空气，利于植物气体流通和气体交换，如灯心草的茎髓、莲的根状茎等，主要起贮藏空气的作用，也有一定的漂浮和支持作用。

此外，有一种特化的薄壁细胞，称为传递细胞，是一种细胞壁向内生长的细胞，有短途运输物质的功能。

传递细胞

传递细胞一词是 Gunning B. E. S 和 Pate J. S. 在 1968 年提出，此细胞非木质化的次生壁一部分向内生长，形成许多褶皱，细胞膜紧贴着这样的细胞壁生长，形成“壁-膜器”结构，细胞膜表面积较大，细胞器丰富，利于物质的吸收和传递，尤其是对溶质短途运输。

传递细胞分布广泛，如：豆科植物根瘤中的中柱鞘，某些植物的根毛和茎节的木质部薄壁细胞、韧皮部薄壁细胞，菟丝子与寄主植物维管束接触的吸器中，某些植物的胚乳内层细胞，玉米颖果糊粉层的某些特化细胞等。

3. 保护组织

保护组织覆盖在植物体的表面，由一层或数层细胞组成，对植物体起保护作用，并有控制和进行气体交换，防止水分过度散失、机械损伤和病虫害侵入的作用。根据来源和结构的不同，可以把保护组织分为初生保护组织（表皮）和次生保护组织（周皮）。

（1）表皮　表皮来源于初生分生组织的原表皮层，分布于幼嫩器官表面，通常由一层生活细胞组成。少数植物表皮由2～3层细胞组成，形成复表皮，如印度橡胶树叶等。

表皮细胞多呈扁平方形、长方形、多角形或波状不规则形等，排列紧密，无细胞间隙，细胞质稀薄，有细胞核，液泡大，一般不含叶绿体，常有白色体和有色体，可以贮存花青素、淀粉粒、晶体等。表皮细胞壁外壁增厚，并常角质化形成角质层，有的在角质层外还有蜡被，部分表皮细胞可以特化为表皮的附属物，如毛茸和气孔。

① 气孔（图2-43）　由两个保卫细胞对合而成，保卫细胞来源于表皮细胞，比一般的表皮细胞小，细胞核明显，有叶绿体，是生活细胞。双子叶植物的保卫细胞呈肾形，而单子叶植物呈哑铃形。

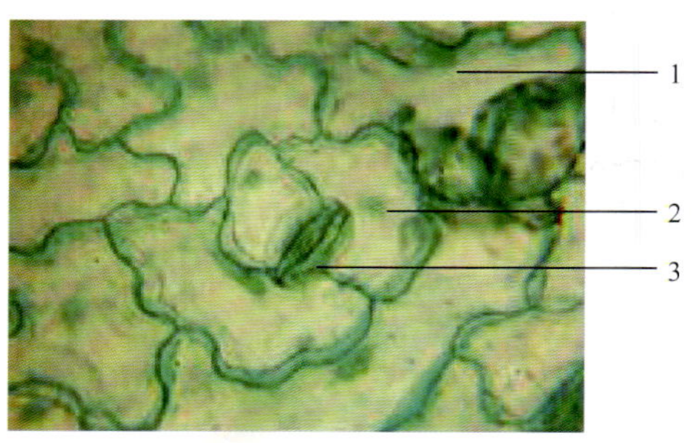

图2-43　气孔
1—表皮细胞；2—副卫细胞；3—保卫细胞

气孔常分布在叶片、嫩茎等器官的表皮，起到控制气体交换和调节水分蒸散的作用。保卫细胞细胞壁增厚是不均匀的，一般内凹处细胞壁较厚，而与表皮细胞相邻的细胞壁较薄，因此当保卫细胞失水时，膨压降低，保卫细胞向内收缩，向表皮细胞一方变直一些，于是气孔缩小以至闭合，控制气体交换及水分的散失。反之，气孔则张开。气孔的张开和关闭还受着外界环境条件如光照、温度、湿度和二氧化碳浓度等多种因素的影响。

气孔在器官上的分布并不是均匀的，例如叶片上的气孔较多，茎上气孔较少，根上则没有气孔，气孔在同一植物的同一器官上的分布也是不均匀的，例如气孔在薄荷叶的下表面分布较多，而上表面较少。

紧邻保卫细胞的表皮细胞称为副卫细胞。保卫细胞与副卫细胞的排列关系称为气孔轴式，又称为气孔类型。双子叶植物常见的气孔轴式有以下五种（图2-44）：

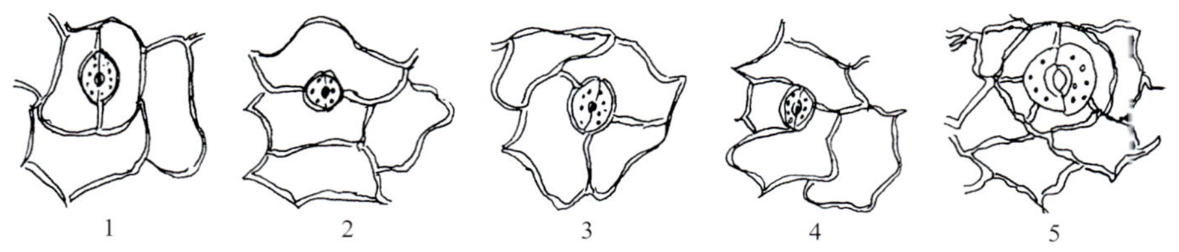

图2-44　气孔轴式简图
1—平轴式；2—直轴式；3—不定式；4—不等式；5—环式

a. 平轴式　气孔周围通常有两个副卫细胞，保卫细胞与副卫细胞的长轴互相平行。如茜草叶、番泻叶、常山叶等。

b. 直轴式　气孔周围通常有两个副卫细胞，保卫细胞与副卫细胞的长轴互相垂直。如薄荷叶、紫苏叶、石竹叶等。

c. 不定式　气孔周围副卫细胞数目不定，大小基本相等，形状与表皮细胞相似。如桑叶、艾叶、洋地黄叶等。

d. 不等式　气孔周围通常3～4个副卫细胞，大小不等，其中一个副卫细胞明显较小。如菘蓝叶、曼陀罗叶等。

e. 环式　气孔周围副卫细胞数目不定，一般比表皮细胞小，形状比表皮细胞狭窄，并围绕保卫细胞呈环状排列。如茶叶、桉叶等。

单子叶植物的气孔类型也很多，如禾本科植物淡竹叶气孔的保卫细胞呈哑铃形，中间的细胞壁较厚，两边的较薄，当保卫细胞充水时，两端膨胀，气孔张开，反之气孔则闭合。副卫细胞略呈三角形，对气孔的开闭有辅助作用，又称为辅助细胞。裸子植物气孔一般为下陷气孔，类型较多。

不同植物有不同类型的气孔轴式，而在同一种植物的同一器官上也常有两种或两种以上类型的气孔轴式。在药材鉴定时，气孔轴式有鉴别意义。

② 毛茸　是表皮细胞特化向外形成的突出物，有保护、减少水分蒸发和分泌等作用。有分泌功能的毛茸称为腺毛，没有分泌功能的毛茸称为非腺毛。

a. 腺毛　有腺头和腺柄之分。腺头具有分泌功能，由一个或几个分泌细胞组成，呈球形；腺柄没有分泌功能，由一个或多细胞组成。腺毛能分泌挥发油、树脂、黏液、多糖、消化液等物质，其形状多种多样，如薄荷、益母草等唇形科植物叶的表皮上有一种腺毛，腺头通常由 6～8 个细胞组成，腺柄短或无腺柄，特称为腺鳞。除此之外，还有一些较特殊的腺毛，如在绵马贯众根状茎、广藿香叶中存在于薄壁组织中的间隙腺毛，食虫植物中能分泌多糖和消化液的腺毛等（图 2-45）。

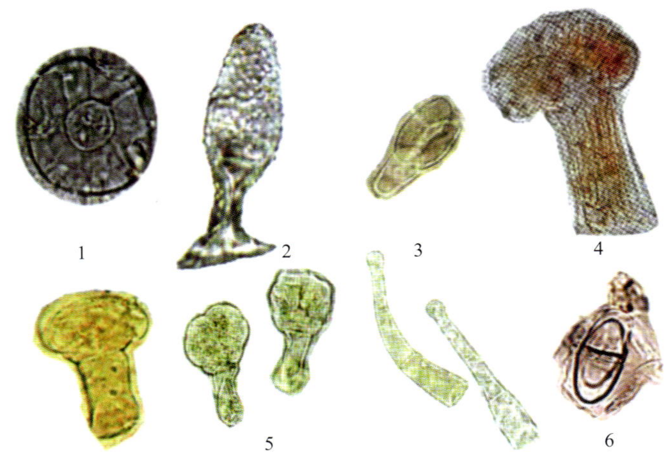

图 2-45　各种腺毛

1—牡荆叶（腺鳞）；2—灯盏细辛腺毛；3—车前草腺毛；4—玫瑰花腺毛；5—洋金花腺毛；6—艾叶腺毛

b. 非腺毛　无头部和柄部之分，由一至多个细胞组成，顶端常尖狭，不具有分泌功能，只有保护作用。由于组成非腺毛细胞数量、分枝情况、形状不同而有多种类型（图 2-46），如棘毛、分枝毛、星状毛、丁字毛等。不同形态的毛茸，可以作为药材鉴定依据。

（2）周皮　周皮是取代表皮的次生保护组织，主要存在于进行次生生长的植物器官表面，是由木栓形成层产生的复合组织。木栓形成层向外切向分裂产生的细胞扁平，排列整齐紧密，细胞壁较厚常木栓化，构成木栓层；向内分裂分生的薄壁细胞，排列疏松，构成栓内层。植物茎中的栓内层常含有叶绿体，所以又称为绿皮层。木栓层、木栓形成层和栓内层三部分合称为周皮（图 2-47）。

皮孔是植物茎枝上一些颜色较浅而凸出或下凹的点状物。当周皮形成时，原来位于气孔下方的木栓形成层向外分生许多圆形或类圆形、排列疏松的薄壁细胞，称填充细胞。由于填充细胞的数目不断增多，结果将表皮突破，形成皮孔。皮孔是植物进行气体交换和水分蒸腾的通道。皮孔形状、颜色和分布的密度可作为皮类药材的鉴定特征（图 2-48）。

橡胶、生物碱、苷类、酶、单宁等物质，如番木瓜乳汁中有蛋白酶，罂粟乳汁中有具止痛作用的生物碱等。乳汁管具有贮藏和运输营养物质的功能。

5. 机械组织

机械组织是细胞壁明显增厚的一群细胞，具有支持植物体或增加其巩固性以承受机械压力的作用。机械组织的细胞一般为多边形、细长形或类圆形，细胞壁局部或全面增厚。根据细胞壁增厚方式及组成的不同，可以把机械组织分为厚角组织和厚壁组织。

（1）厚角组织 厚角组织（图 2-50）常分布于植物的幼茎、花梗和叶柄中。在表皮下成环状或束状分布，在茎的棱角处特别发达，如芹菜、益母草等植物。厚角组织的细胞是生活细胞，常含有叶绿体，能进行光合作用。在横切面上，细胞一般呈多角形，细胞壁不均匀增厚，常在角隅处增厚，故称厚角组织。但也有的在切向壁或靠胞间隙处加厚。细胞壁主要成分是由纤维素和果胶质组成，不含木质素。厚角组织较柔韧，具有一定的坚韧性，又有一定的可塑性和延伸性，既可以支持器官直立，又可以适应器官的迅速生长。

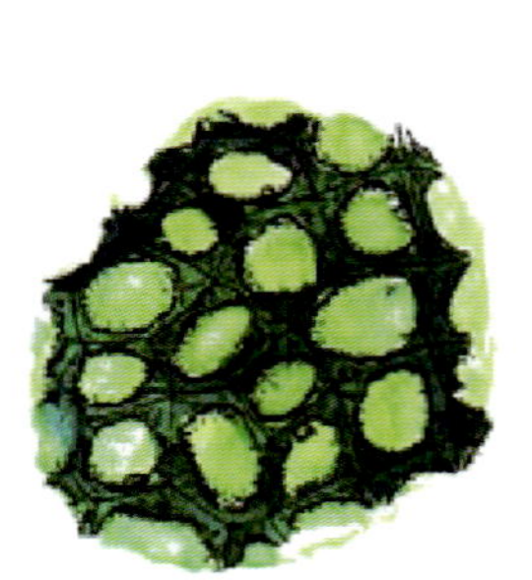

(a) 横切

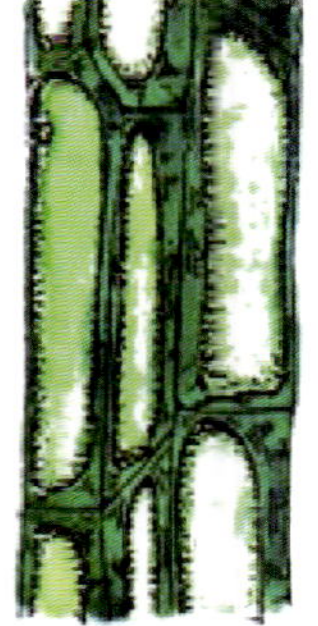

(b) 纵切

图 2-50 厚角组织

（2）厚壁组织 厚壁组织其细胞次生壁全面增厚，壁上常有层纹和纹孔，细胞壁不同程度木质化，胞腔小，细胞成熟后，成为死细胞。根据细胞形态不同，可分为纤维和石细胞。

① 纤维（图 2-51） 一般为两端尖细的长梭形细胞，细胞壁为纤维素或有的木质化增厚，胞腔小甚至没有，细胞质和细胞核消失，多为死细胞。纤维通常成束，每个纤维细胞的尖端彼此紧密嵌插而加强巩固性。根据纤维存在部位的不同，分为韧皮纤维和木纤维。分布在韧皮部的纤维称为韧皮纤维，这种纤维一般纹孔及细胞腔都较显著，细胞壁增厚的成分主要是纤维素，因此韧性大，拉力强，如亚麻、苎麻等植物的韧皮纤维很发达。分布在木质部的纤维称为木纤维。木纤维细胞壁极度木质化增厚，细胞腔通常较小，如川木通。木纤维硬度大，有较强的支持力，但弹性小，易折断。此外，还有一种纤维，其细胞腔中有很薄的横隔膜，这种纤维称分隔纤维，如姜。另一种称晶鞘纤维或晶纤维，纤维束外侧包围着许多含草酸钙方晶的薄壁细胞所组成的复合体，如甘草、黄柏等。

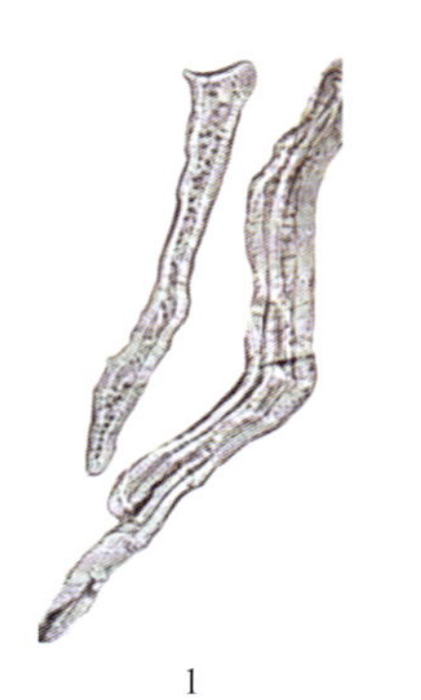

1

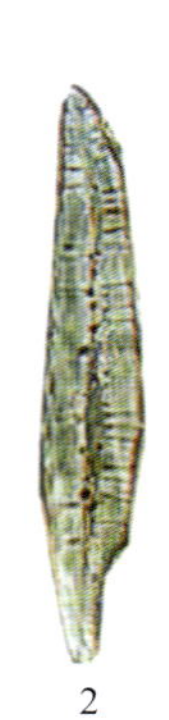

2

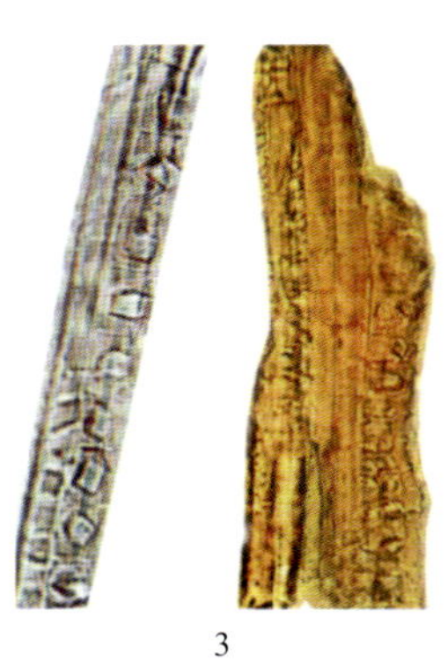

3

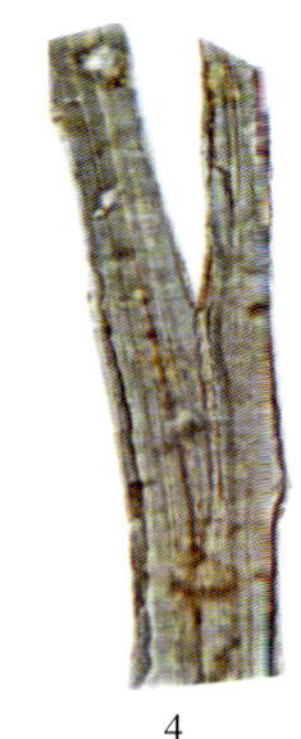

4

图 2-51 各种纤维

1—毛诃子纤维；2—黄芩纤维；3—晶鞘纤维（左：番泻叶；右：黄柏）；4—纤维束（厚朴）

② 石细胞（图 2-52） 广泛分布于植物体内，其细胞壁明显增厚，均木质化，细胞腔极小，是死细胞，有较强的支持作用。石细胞的形态多样，可呈等径方体、椭圆形、类方形、

不规则形、分枝状、星状、柱状、骨状等形状。常见于茎、叶、果实和种子中，可单独存在或成群分布于薄壁组织中，也可连成环状。例如梨果肉中普遍存在的石细胞，核桃内果皮的石细胞，五味子种皮的石细胞，黄柏皮层的石细胞，三角叶黄连髓部的石细胞等。

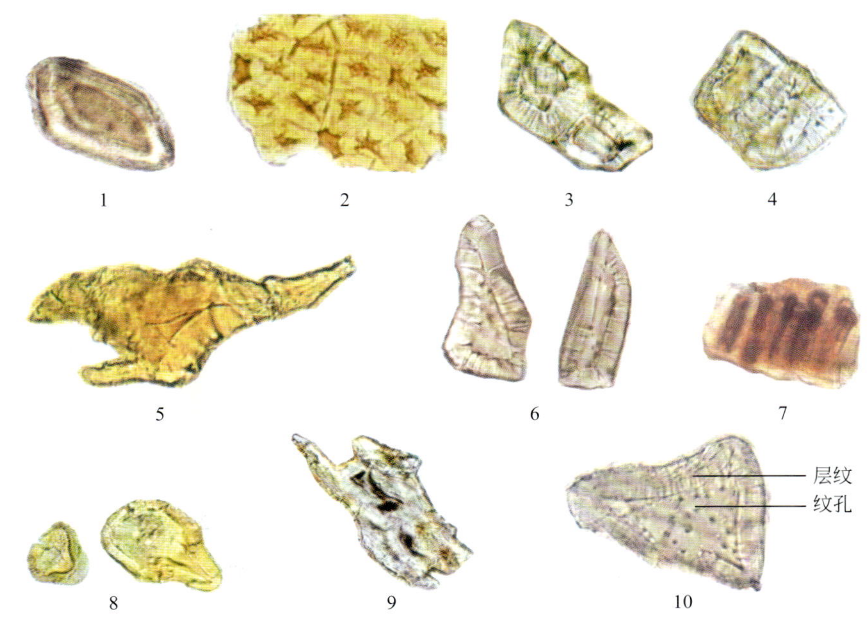

图 2-52　各种石细胞

1—川乌石细胞；2—荆芥石细胞；3—桑寄生石细胞；4—肉桂石细胞；5—黄柏石细胞；6—巴戟天石细胞；7—五味子栅栏状石细胞；8—桃仁石细胞；9—厚朴石细胞；10—石榴皮石细胞

由于石细胞的形状变化较大，所以它是药材鉴定重要的依据之一。如厚朴的分枝状石细胞，黄柏中不规则的石细胞，杏仁中的贝壳状石细胞，五味子中的栅栏状石细胞，山茶叶柄中的长分枝状石细胞，又称为畸形石细胞或支柱细胞，山桃种皮中犹如非腺毛状的石细胞。

此外，还有一些特殊的石细胞，如虎杖根及根茎中的分隔石细胞，这种石细胞腔内有薄的横隔膜；南五味子根皮中的嵌晶石细胞，这种石细胞次生壁外壁嵌有非常小的草酸钙晶体；桑寄生茎和叶等组织中有含晶石细胞，此种石细胞胞腔内有草酸钙方晶体，龙胆根的石细胞内有砂晶，紫菀根石细胞内含有簇晶。

6. 输导组织

输导组织是植物体内运输水分、无机盐和营养物质的细胞群。输导组织的细胞一般呈长管状，常上下连接，贯穿于整个植物体。根据内部构造和运输物质的不同，输导组织可分为两类：一类是木质部中的导管与管胞，主要是由下而上输送水分和无机盐；另一类是韧皮部中的筛管、伴胞和筛胞，主要是由上而下输送有机物质。

（1）管胞和导管

① 管胞（图 2-53）　是绝大多数蕨类植物和裸子植物的输水组织，同时还有支持作用。在被子植物的木质部（如叶柄、叶脉）中也发现管胞，但数量少。管胞是一种狭长形、口径小、两端偏斜，端壁上不穿孔即相连的细胞壁不消失的管状细胞。管胞次生增厚的细胞壁木质化，类似导管，也有环纹、螺纹、梯纹、孔纹等类型。管胞的输导作用是通过相邻管胞侧壁上的纹孔来实现的，相对于导

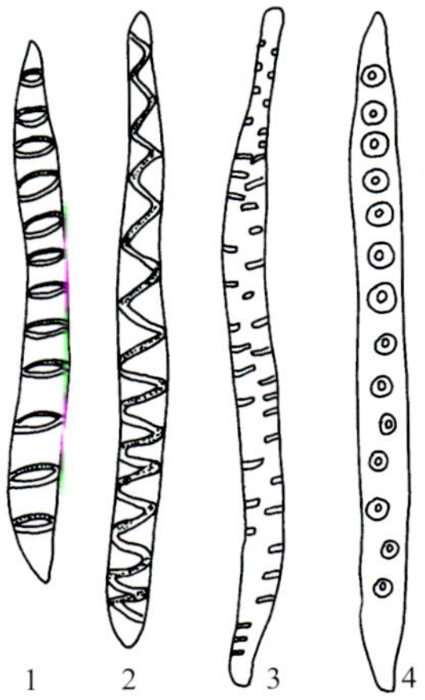

1　2　3　4

图 2-53　管胞类型

1—环纹管胞；2—螺纹管胞；3—梯纹管胞；4—孔纹管胞

管来说，输导能力较低，是一类较原始的输导组织。

② 导管　是被子植物最主要的输水组织，由多数端壁具穿孔的管状死细胞纵向连接而成，每个管状细胞称为导管分子。导管分子的上下两端相接处的横壁常贯通成大的穿孔，因而输导能力强。导管分子也可通过侧壁未增厚的部分与相邻细胞进行横向输送水分和无机盐。导管在形成过程中，其木质化的次生壁非均匀增厚而形成各种各样的纹理或纹孔。根据导管发育顺序和导管分子壁增厚的纹理不同，可以分为五种类型（图 2-54）。

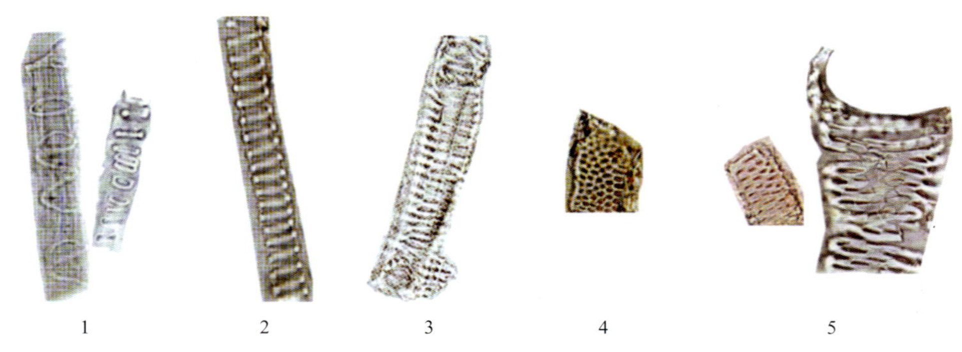

图 2-54　导管

1—环纹导管；2—螺纹导管；3—梯纹导管；4—网纹导管；5—具缘纹孔导管

a. 环纹导管　木质化增厚的纹理呈环状的，增厚的环纹之间仍有薄层的初生壁，有利于导管继续生长。环纹导管直径较小，常见于幼嫩器官，如南瓜、玉米、凤仙花幼茎中。

b. 螺纹导管　木质化增厚的纹理呈一条或数条螺旋带状，导管直径也较小，同环纹导管一样，螺纹导管也不妨碍导管生长，常见于幼嫩器官，如“藕断丝连”的丝就是螺纹导管中次生壁与初生壁分离呈螺旋状带。

c. 梯纹导管　木质化增厚部分呈横条状，与未增厚的部分相间排成梯状。这种导管分化程度较高，不利于伸长生长，常见于成熟器官，如在葡萄茎、常山根中的梯纹导管。

d. 网纹导管　木质化增厚的纹理交织成网状，网孔为未增厚的部分，导管直径较大，多存在于成熟器官，如大黄的根及根状茎中。

e. 孔纹导管　管壁几乎全面木质化增厚，未增厚的部分为单纹孔或具缘纹孔。导管直径较大，多存在于植物器官的成熟部位，如甘草根中的导管。

以上只是几种典型的导管类型，实际观察中还可见一些混合型导管，如环纹-螺纹导管和梯纹-网纹导管等。

（2）筛胞、筛管和伴胞（图 2-55）

① 筛胞　存在于裸子植物和蕨类植物韧皮部中，是输送有机物质的组织。筛胞是单个存在的狭长形细胞，直径较小，端壁偏斜，无筛板和伴胞，但是在筛胞侧壁或端壁上有一些凹入的小孔，为筛域。筛胞是生活细胞，其输导能力较弱，是一种较原始的输导组织。

② 筛管　是被子植物输送有机物质的主要组织。它由生活的管状细胞纵向连接而成，每个管状细胞称为筛管分子。相连的筛管分子的横壁特化为筛板，筛板上有许多小孔，称为筛孔，筛孔集中分布的区域为筛域。筛管分子通过两端筛孔里的原生质丝联系在一起，这种原生质丝称联络索。有时有些植物侧壁上也有筛孔，使相邻的筛管分子得以联系。

筛管分子一般生活 1～2 年，所以老的筛管会被新的筛管所取代，老的筛管成为颓废组织。但是，多年生单子叶植物筛管可以保持长期的输导功能，甚至整个生活期，而一些温带树木，在冬季来临时，形成胼胝体，即在筛板部形成一些黏稠的碳水化合物，阻塞筛管，使筛管失去运输功能，到翌年春天，堵塞筛板的物质被溶解，筛管恢复运输功能。

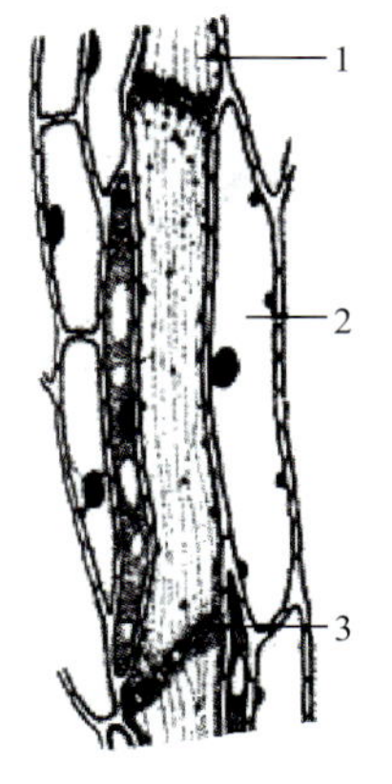

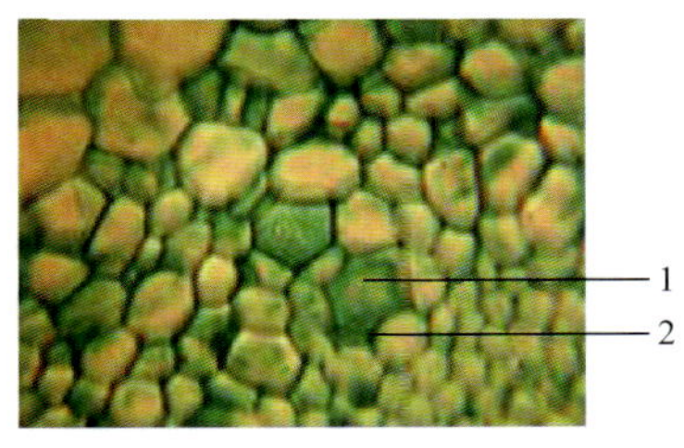

图 2-55　烟草韧皮部（示筛管及伴胞）纵切面简图

1—筛管；2—伴胞；3—筛胞

③ 伴胞　伴胞和筛管是由同一母细胞分裂而来。伴胞的细胞呈细长梭形，细胞质浓，细胞核大，常存在于被子植物筛管旁边。伴胞与筛管相邻的壁上有许多纹孔，通过胞间连丝相互联系。伴胞为被子植物所特有，裸子植物和蕨类植物没有伴胞。

植物组织培养

植物组织培养是把植物的器官、组织或细胞，置于人工合成培养基中，在无菌条件下，使之分裂形成愈伤组织，并进一步分化发育成完整的植株。

组织培养在药用植物生产中具有一定的经济价值。如：培养无病的药用植物品系；利用花药培养进行单倍体育种；利用细胞原生质融合杂交育种；利用工业法生产途径获取有效的药用成分。有人利用植物悬浮培养，产生大量次生代谢产物，使人类所需的生物碱、醌类、萜类、甾类、皂苷等成分含量成倍增加。

7. 维管束

（1）维管束的组成　维管束是维管植物（包括蕨类植物、裸子植物和被子植物）内部的输导系统，呈束状，贯穿于整个植物体内部，同时还起着支持作用。维管束主要由韧皮部与木质部组成。蕨类植物和裸子植物的木质部主要由管胞和木薄壁细胞组成，韧皮部主要是由筛胞和韧皮薄壁细胞组成；被子植物的木质部主要由导管、管胞、木薄壁细胞和木纤维组成，韧皮部主要由筛管、伴胞、韧皮薄壁细胞和韧皮纤维组成。

裸子植物和双子叶植物的木质部和韧皮部之间常有形成层存在，能不断增粗，这种维管束为无限维管束或开放性维管束；蕨类植物和单子叶植物常没有形成层，这种维管束为有限维管束或闭锁维管束。

（2）维管束的类型　根据形成层的有无，以及维管束中韧皮部与木质部排列方式的不同，将维管束分为下列五种（图 2-56、图 2-57）：

① 外韧维管束　韧皮部位于外侧，木质部位于内侧的维管束。中间有形成层，维管束可逐年增粗的，称无限外韧维管束，如裸子植物和双子叶植物茎中的维管束；中间无形成层的，称有限外韧维管束，如大多数单子叶植物茎的维管束。

② 双韧维管束　木质部内外两侧都有韧皮部，外侧形成层明显，常见于夹竹桃科、葫芦

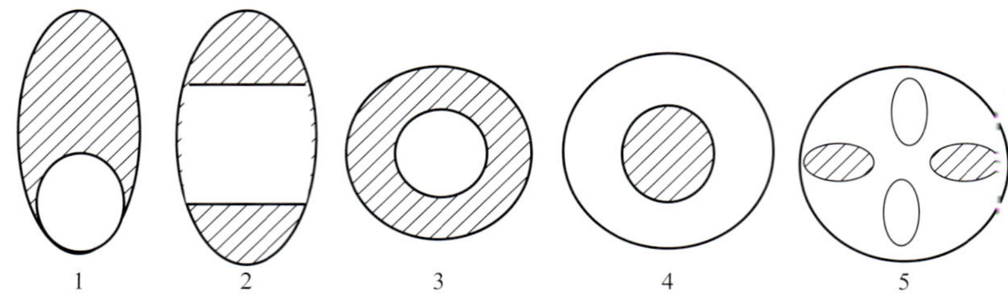

图 2-56　维管束类型简图

1—外韧维管束；2—双韧维管束；3—周韧维管束；4—周木维管束；5—辐射维管束

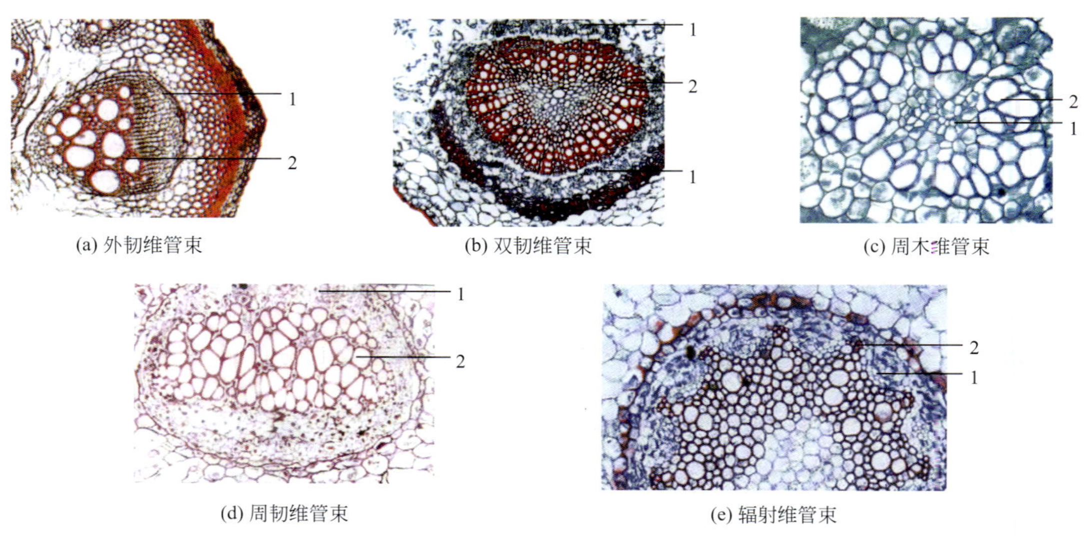

(a) 外韧维管束　(b) 双韧维管束　(c) 周木维管束　(d) 周韧维管束　(e) 辐射维管束

图 2-57　维管束类型详图

1—韧皮部；2—木质部

科、旋花科、桃金娘科等植物茎中的维管束。

③ 周韧维管束　木质部位于中央，韧皮部围绕在木质部周围，常见于禾本科、蓼科、百合科、棕榈科及蕨类某些植物的维管束。

④ 周木维管束　韧皮部位于中央，木质部围绕在韧皮部周围，常见于少数单子叶植物根状茎，如莎草科、仙茅科、鸢尾科、百合科和天南星科等植物的维管束。

⑤ 辐射维管束　韧皮部与木质部相间排列呈辐射状，仅见于被子植物根的初生构造。

三、植物器官的内部构造

1. 根的显微构造

（1）根尖的构造　根尖是指从根的顶端到生有根毛的这一部分。根据根尖的外部构造和内部组织分化的不同，可将其分为根冠、分生区、伸长区和成熟区四部分（图 2-58）。

① 根冠　位于根的最先端，是根所特有的组织，略呈圆锥状，像帽套一样包被着生长锥的外围，对根起保护作用。

② 分生区　是位于根冠的上方或内方的顶端分生组织，呈圆锥状，具有极强的分生能力，又称为生长锥或生长点。分生区的细胞体积小，排列紧密；细胞核大，细胞壁薄，原生质浓；细胞能不断地进行分裂，增加细胞的数量，并经过细胞的进一步生长和分化，逐渐形成根的表皮、皮层和中柱等各种结构。

③ 伸长区　位于分生区上方到出现根毛的地方，细胞分裂已逐渐停止，体积扩大，细胞

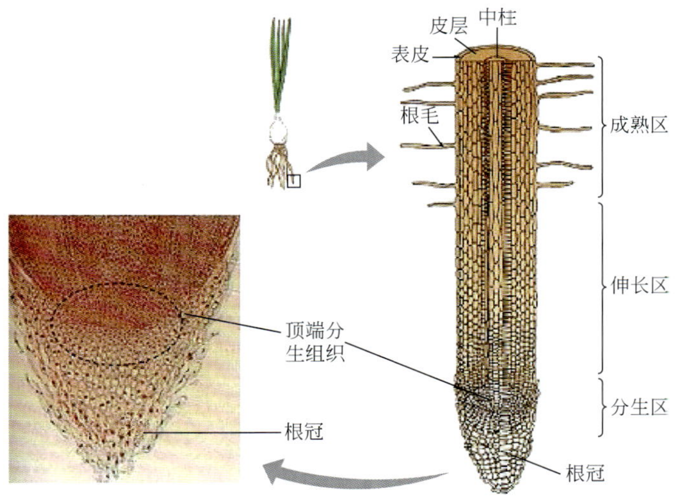

图 2-58　根尖纵切面

沿根的长轴方向显著延伸，因而称为伸长区。伸长区的细胞除显著延伸外，同时也加速了细胞分化，细胞的形状已开始有了差异，最早的筛管与环纹导管等往往出现在此区域。伸长区细胞的延伸，可使根显著地伸长，并不断地向土壤中推进。

④ 成熟区　位于伸长区的上方，细胞已停止伸长，并且多数已分化成熟，形成了根的各种初生组织。最外的一层细胞分化为表皮，内层细胞分化为皮层和中柱。成熟区表皮中一部分细胞的外壁向外突出形成根毛，所以又称根毛区。根毛细小，数量较多，可增大根的吸收面积，有利于根对水分和无机盐的吸收。

（2）根的初生构造　初生构造直接源于根中顶端分生组织细胞的增生与成熟，使根延长的生长称为初生生长；由初生生长过程所形成的结构，称为初生构造。根的初生构造由外向内分为表皮、皮层和维管柱三部分（图 2-59）。

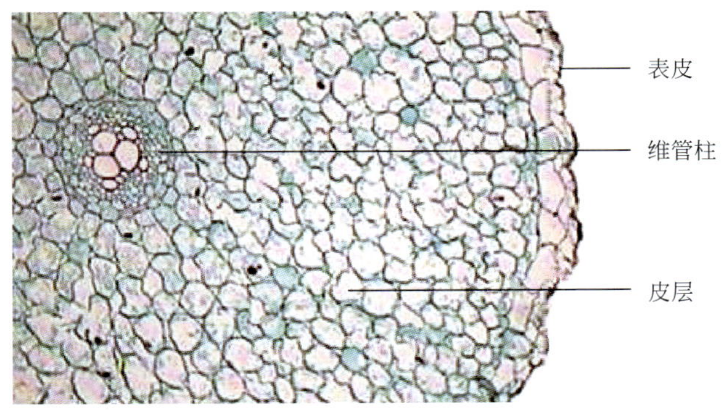

图 2-59　双子叶植物幼根的初生构造

① 表皮　位于根的最外层，为一层扁平的薄壁细胞所组成。细胞排列整齐、紧密，无细胞间隙，细胞壁薄，非角质化，富有通透性，没有气孔。部分表皮细胞的外壁向外突出伸长，形成根毛，增大了根的吸收面积。

② 皮层　位于表皮与维管柱之间，由多层薄壁细胞所组成，细胞排列疏松，常有显著的细胞间隙，占幼根绝大部分的面积。通常可分为外皮层、皮层薄壁组织和内皮层。

a. 外皮层　为皮层最外方紧邻表皮的一层细胞，细胞较小，排列整齐、紧密。当根毛枯萎，表皮受破坏脱落后，外皮层细胞的细胞壁常增厚并栓质化，代替表皮起保护作用。

b. 皮层薄壁组织 又称中皮层，位于外皮层内方，由几层至几十层细胞组成，占皮层的绝大部分。细胞多呈类圆形，细胞壁薄，排列疏松，有明显的细胞间隙。有的皮层细胞内储存有淀粉等后含物，因此，皮层兼有吸收、运输和储藏作用。

c. 内皮层 为皮层最内方的一层细胞，细胞排列整齐、紧密，无细胞间隙，包围在维管柱的外方。内皮层的细胞壁增厚情况特殊，一种是在内皮层细胞的径向壁（侧壁）和上下壁（横壁）上，形成木质化或木栓化的带状增厚，环绕径向壁和上下壁而成一整圈，称为凯氏带（图 2-60）。从横切面观察，凯氏带增厚部分呈点状，称凯氏点。另一种是多数单子叶植物和少数双子叶植物幼根的内皮层进一步发育，其径向壁、上下壁和内切向壁显著增厚，只有外切向壁比较薄，从横切面观察，细胞壁增厚部分呈“U”字形。在内皮层细胞壁增厚的过程中，有少数正对初生木质部束顶端的内皮层细胞壁未增厚，称为通道细胞。通道细胞有利于水分和养料的横向运输。

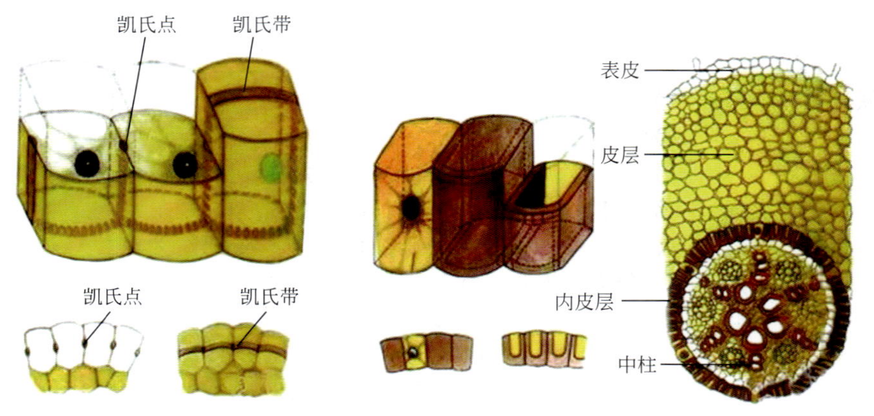

图 2-60 内皮层细胞（示凯氏带）

③ 维管柱 根的内皮层以内的所有组织，统称为维管柱，包括中柱鞘、初生木质部和初生韧皮部三部分。

a. 中柱鞘 在维管柱的最外方，紧贴着内皮层，多数为一层薄壁细胞组成，细胞较小，排列紧密，具有潜在的分生能力，在一定时期能产生侧根、不定根、不定芽、乳汁管，以及参与形成层和木栓形成层的形成等。

b. 维管束 位于根的最内方，由初生木质部和初生韧皮部组成。初生木质部分成数束，呈星角状，与初生韧皮部相间排列；初生韧皮部位于初生木质部外侧凹陷处，形成辐射型维管束。初生木质部由外向内逐渐成熟，这种成熟方式称为外始式。外方先成熟的初生木质部称为原生木质部，内方后分化成熟的木质部称后生木质部。根的初生木质部的束数因植物种类而异，如十字花科、伞形科的一些植物和多数裸子植物的根中，只有 2 束初生木质部，称二原型；毛茛科的唐松草属有 3 束，称三原型；葫芦科、杨柳科及毛茛科毛茛属的一些植物有 4 束，称四原型；如果初生木质部束数多于 6，则称为多原型。一般双子叶植物辐射维管束束数较少，为二原型至六原型；而单子叶植物根的辐射维管束多在六原型以上。被子植物的初生木质部由导管、管胞、木薄壁细胞和木纤维组成；初生韧皮部由筛管、伴胞和韧皮薄壁细胞组成。一般双子叶植物的根，初生木质部一直分化到维管柱的中心，因此没有髓部，少数植物如乌头、龙胆等，其初生木质部不分化到维管柱的中心，因而有髓部。单子叶植物的根，初生木质部一般不分化到中心，中央仍保留未经分化的薄壁细胞，因而具有发达的髓部，如百部、麦冬等；也有些单子叶植物的根，其髓部细胞增厚木化而成为厚壁组织，如鸢尾。

在初生木质部和初生韧皮部之间有数列薄壁组织。这些薄壁组织在根进行次生生长时将会恢复分生能力。

凯氏带

凯氏带最早由德国植物学家凯斯伯里（Robert Caspary）在1865年发现。植物根毛吸收的水分和溶解于其中的无机盐在经皮层向木质部运输的过程中，由于内皮层结构致密的凯氏带的存在，阻止水分通过细胞壁进入维管柱，只有通过内皮层细胞的原生质体或通道细胞传递，从而对水分和无机盐的吸收和运输起调节作用。

(3) 根的次生构造　绝大多数蕨类植物和单子叶植物的根，在整个生活期中，一直保持着初生构造。而多数双子叶植物和裸子植物的根，由于能产生次生分生组织，即形成层和木栓形成层，发生了次生增粗生长，形成次生构造。

① 形成层的活动及次生维管组织　当根进行次生生长时，位于初生韧皮部内方的薄壁细胞首先恢复分生能力转变为形成层，并逐渐向初生木质部外方的中柱鞘部位发展，使相邻的中柱鞘细胞也开始分化成为形成层的一部分，使片段的形成层连成一个凹凸相间的形成层环。形成层细胞不断进行平周分裂，向内产生次生木质部，加在初生木质部的外方，次生木质部包括导管、管胞、木薄壁细胞和木纤维；向外产生次生韧皮部，加在初生韧皮部的内方，次生韧皮部包括筛管、伴胞、韧皮薄壁细胞和韧皮纤维。次生木质部和次生韧皮部合称为次生维管组织。由于形成层向内分生速度快，次生木质部细胞数目大量增加，使形成层的位置向外推移，因而使凹凸相间的形成层环逐渐转变为圆形。此时，维管束便由初生构造的木质部与韧皮部相间排列的辐射型转变为木质部在内方、韧皮部在外方的外韧型。在韧皮部与木质部之间始终保留着一层具有分生能力的形成层细胞，使根能够持续地进行次生生长（图2-61）。同时，由于新生的次生维管组织总是添加在初生韧皮部的内方，初生韧皮部遭受挤压而被破坏，成为没有细胞形态的颓废组织。因为形成层产生的次生木质部的数量较多，所以粗大的树根主要是木质部。

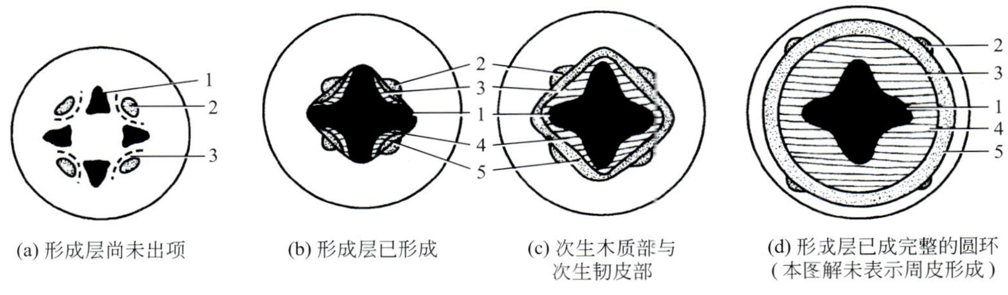

(a) 形成层尚未出现　(b) 形成层已形成　(c) 次生木质部与次生韧皮部　(d) 形成层已成完整的圆环（本图解未表示周皮形成）

图2-61　根的次生生长图解

1—初生木质部；2—初生韧皮部；3—形成层；4—次生木质部；5—次生韧皮部

形成层细胞活动时，在一定部位也分生一些薄壁细胞，这些薄壁细胞沿径向延长，呈放射状排列，贯穿在次生维管组织中，称次生射线或维管射线。其中位于韧皮部的称韧皮射线，位于木质部的称木射线。次生射线具有横向运输水分和营养物质的功能。

在根的次生韧皮部中，常有各种分泌组织分布，如马兜铃根（青木香）有油细胞，人参有树脂道，当归有油室，蒲公英根有乳汁管。有的薄壁细胞（包括射线薄壁细胞）中常含有淀粉、生物碱、激素、晶体等各种物质。

② 木栓形成层的发生及周皮的形成　根的次生生长使根不断加粗，但表皮及部分皮层因为不能相应加粗而被破坏。此时，由中柱鞘细胞恢复分生能力，形成木栓形成层。木栓形成

层向外产生木栓层，向内产生栓内层，三者共同构成周皮。木栓层细胞多呈扁平状，排列整齐紧密，往往多层相叠，细胞壁木栓化，呈褐色。栓内层为数层薄壁细胞，排列较疏松，不含叶绿体，有的植物根的栓内层较发达，有类似于皮层的作用，称次生皮层。周皮形成后，木栓层外方的皮层和表皮被胀破并因得不到水分和营养物质而逐渐枯死脱落。因此，根的次生构造没有表皮和皮层，而为周皮所代替。

最初的木栓形成层产生后，随着根的进一步增粗，老周皮中的木栓形成层逐渐终止活动，其内方的部分薄壁细胞（皮层和次生韧皮部内）又能恢复分生能力，产生新的木栓形成层，进而形成新的周皮。

植物学上的根皮是指周皮，而药材中的根皮，如地骨皮、牡丹皮等，则是指形成层以外的部分，包括韧皮部和周皮。

单子叶植物根中无形成层，不能加粗生长，无木栓形成层，不产生周皮，其保护功能由表皮或外皮层行使。也有一些单子叶植物，如百部、麦冬、石斛等植物的根，表皮常进行切向分裂形成多列细胞，其细胞壁木栓化，成为一种无生命的死亡组织，起保护作用，这种组织称为根被。

(4) 根的异常构造 在一些双子叶植物根的生长发育过程中，除了正常的次生构造外，还产生一些额外特殊的维管束，称为异型维管束，形成根的异常构造（图 2-62），也称三生构造。常见的有以下几种类型：

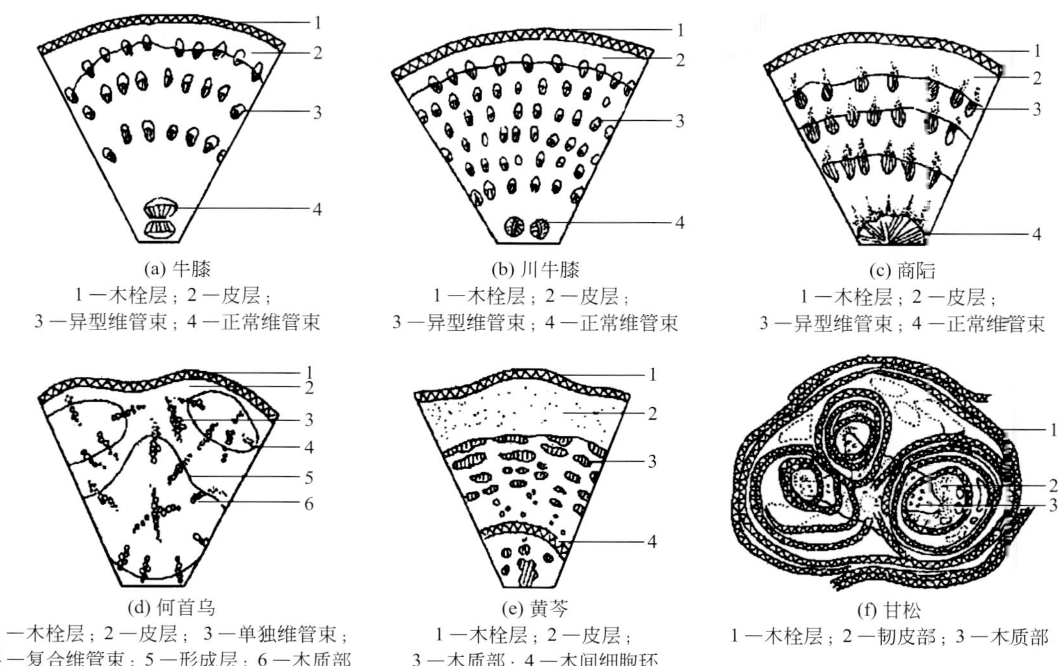

图 2-62 根的异常构造简图

① 同心环状排列的异常维管束 在根的正常维管束形成不久，形成层往往失去分生能力，而相当于中柱鞘部位的薄壁细胞转化成新的形成层，由于此形成层的活动，产生一圈小型的异型维管束。在它的外方，还可以继续产生新的形成环，再分化成新的异型维管束，如此反复多次，构成同心型的多环维管束，在横切面上呈年轮状。如苋科的牛膝、川牛膝、商陆科的商陆等。

② 附加维管柱 有些双子叶植物的根在正常维管束形成后，皮层或韧皮部中部分薄壁细

胞恢复分生能力，产生多个新的形成层环而形成多个大小不等的单独的和复合的异型维管束，即附加维管柱，形成异常构造。如何首乌的块根在横切面上可看到一些大小不一的圆圈状花纹，药材鉴定上称其为“云锦花纹”。

③ 木间木栓　有些双子叶植物的根，在次生韧皮部内也形成木栓带，称为木间木栓。木间木栓通常由次生木质部薄壁组织细胞分化形成。如黄芩老根中央常见木栓环，新疆紫草根中央也有木栓环带，甘松根中的木间木栓环包围一部分木质部和韧皮部，而把维管柱分隔成2～5个束。

2. 茎的显微构造

种子植物的主茎起源于种子内幼胚的胚芽，主茎上的侧枝则由主茎上的侧芽（腋芽）发育而来。无论主茎或侧枝，一般在其顶端均具有顶芽，能保持顶端生长的能力，使植物体不断长高。

(1) 茎尖的构造　茎尖是指主茎或枝条的顶端部分，其结构与根尖基本相似，即由分生区（生长锥）、伸长区和成熟区三部分组成。所不同的是茎尖顶端没有根冠样的结构，而是由幼小的叶片包围着几个小突起，这些小突起分别称叶原基和腋芽原基，以后分别发育成叶和腋芽，其次茎成熟区的表皮不形成根毛，却常有气孔和毛茸等附属物（图 2-63）。

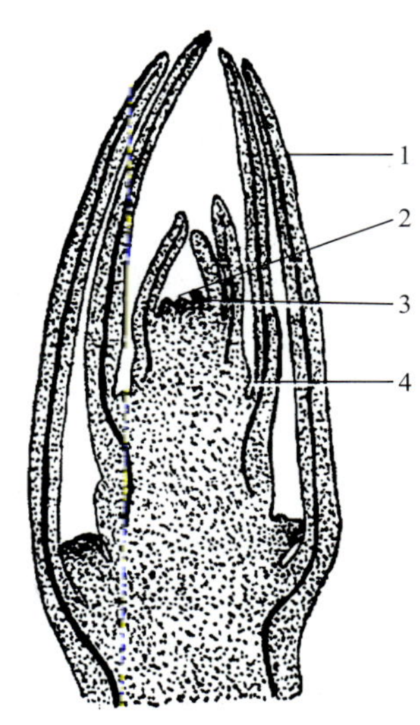

图 2-63　忍冬芽的纵切面
1—幼叶；2—生长锥；3—叶原基；4—腋芽原基

由生长锥分裂出来的细胞逐渐分化为原表皮层、基本分生组织和原形成层等初生分生组织，这些分生组织细胞继续分裂分化，所形成的构造即为茎的初生构造。

(2) 双子叶植物茎的初生构造　通过茎的成熟区作一横切面，可观察到茎的初生构造。从外到内可分为表皮、皮层和维管柱三部分（图 2-64）。

① 表皮　位于茎的最外层，由一层扁平、排列整齐而紧密的生活细胞构成。表皮细胞的外壁较厚，常具有角质层或蜡被，有的表皮上还有气孔、毛茸或其他附属物。

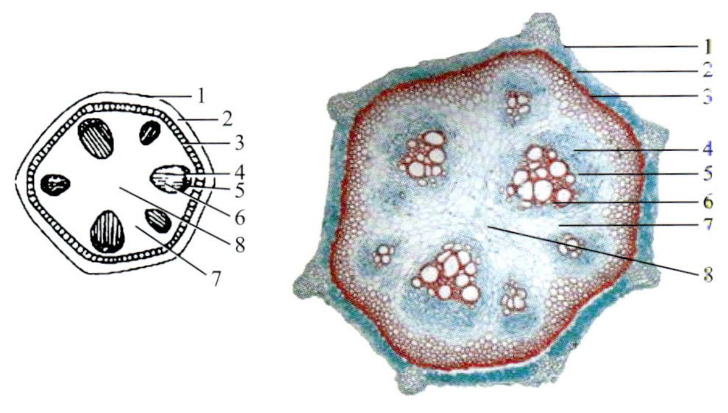

图 2-64　双子叶植物茎（马兜铃）的初生结构（左简图，右详图）
1—表皮；2—皮层；3—纤维；4—韧皮部；5—束中形成层；6—木质部；7—髓射线；8—髓

② 皮层　位于表皮内方，是表皮与维管柱之间的部分，由多层薄壁细胞构成。一般不如根的皮层发达，仅占茎中较小的部分。细胞常为多面体，球形或椭圆形，细胞壁薄，排列疏松，具细胞间隙；靠近表皮的细胞常含叶绿体，故嫩茎一般呈绿色。有些植物近表皮部位常具有厚角组织，以增强茎的韧性，其中有的呈环状，如葫芦科和菊科的一些植物；有的聚集在茎的棱角处，如薄荷、益母草、芹菜等植物；有些植物在茎的皮层中还有纤维、石细胞或

分泌组织，如向日葵、黄柏、桑等。

茎的内皮层通常不明显，所以皮层与维管区域之间无明显界限。少数草本植物的皮层最内一层细胞含有大量淀粉粒，特称淀粉鞘，如蚕豆、蓖麻等。

③ 维管柱　是皮层以内所有组织的总称，包括初生维管束、髓和髓射线，占茎的较大部分。

a. 初生维管束　是茎的输导系统，位于皮层的内方，呈环状排列，包括初生韧皮部、束中形成层和初生木质部三部分。初生韧皮部位于维管束的外侧，由筛管、伴胞、韧皮薄壁细胞和初生韧皮纤维组成，分化成熟的方向与根相同，由外向内，为外始式。初生韧皮纤维常成群分布于韧皮部外侧，可增强茎的韧性。初生木质部位于维管束的内侧，由导管、管胞、木薄壁细胞和木纤维组成，其分化成熟的方向与根相反，由内向外，为内始式。束中形成层位于初生韧皮部与初生木质部之间，由 1～2 层具分生能力的细胞组成，能分裂产生大量细胞，使茎不断增粗生长。

b. 髓射线　由基本分生组织分化而形成，亦称为初生射线，是位于各个初生维管束之间的薄壁细胞区域，外连皮层，内接髓部，细胞常径向延长，在横切面上呈放射状排列，具横向运输和贮藏的作用。一般草本植物的髓射线较宽，而木本植物的髓射线则较窄。

c. 髓　位于茎的中央，被初生维管束围绕。主要由体积较大的薄壁细胞组成，细胞排列疏松，有明显的胞间隙，常含有淀粉粒，有的含有石细胞或晶体。有些植物的髓部呈局部破坏，形成一系列片状的横隔，如胡桃、猕猴桃；也有些植物茎的髓部在发育过程中逐渐消失而形成髓腔，此时茎中央呈现中空，如连翘、芹菜、南瓜等；有些植物茎的髓部最外层有一些紧密小型的、细胞壁较厚的环髓带细胞包围着髓部，如椴树。

(3) 双子叶植物木质茎的次生构造　大多数双子叶植物茎在初生构造形成后，由于维管形成层和木栓形成层的分裂活动，随之进行次生生长，产生次生结构，使茎不断加粗。木本植物的生活周期长，次生生长可持续多年，故次生构造特别发达（图 2-65）。

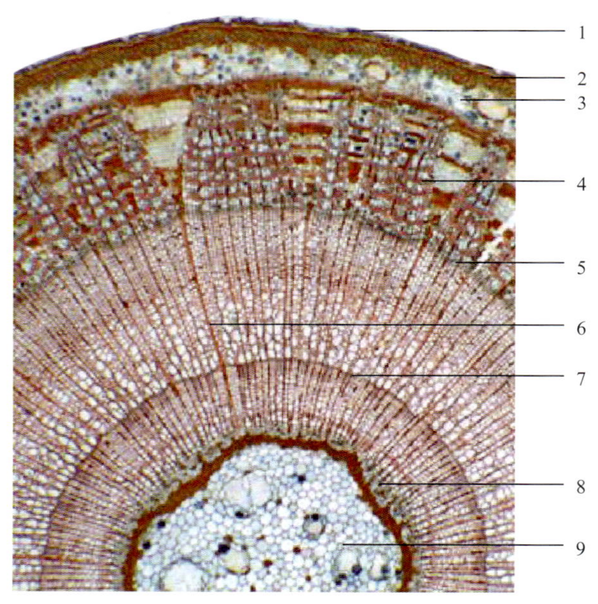

图 2-65　双子叶植物（椴木）茎的次生构造

1—表皮；2—周皮；3—皮层；4—韧皮部；5—形成层；6—髓射线；7—年轮；8—初生木质部；9—髓

① 形成层活动及次生结构　在植物茎开始次生生长时，靠近束中形成层的髓射线薄壁细胞恢复分生能力，转变为束间形成层，并与束中形成层连接，形成一个形成层圆筒，横切面

观，呈一个完整的形成层环。

大部分形成层细胞略呈纺锤形，称纺锤原始细胞；少部分形成层细胞近于等径，称射线原始细胞。当形成层成为一完整环后，纺锤原始细胞即开始进行切向分裂，向内产生次生木质部细胞，向外产生次生韧皮部细胞。射线原始细胞则向内向外分裂产生次生射线。

在次生生长中，形成层细胞具有强烈的分生能力，束中形成层产生的次生木质部添加在初生木质部的外方；向外产生的次生韧皮部添加在初生韧皮部的内方，并将初生韧皮部向外推移。同时，形成层中的射线原始细胞也不断产生次生射线薄壁细胞，贯穿于次生木质部和次生韧皮部中，形成横向的联系组织，位于韧皮部的称为韧皮射线，位于木质部的称为木射线，二者合称维管射线。通常产生的次生木质部细胞比次生韧皮部细胞数量多得多，因此，横切面观，次生木质部比次生韧皮部大得多。次生韧皮部由筛管、伴胞、韧皮纤维、韧皮薄壁细胞和韧皮射线组成；次生木质部由导管、管胞、木纤维、木薄壁细胞和木射线组成。而束间形成层一部分形成薄壁细胞，延长髓射线，另一部分分裂分化产生新的维管组织，所以木本植物茎维管束之间距离会变窄。藤本植物茎次生生长时，束间形成层不分化产生新的维管组织，故藤本植物的次生构造中维管束之间距离较宽，如木通马兜铃茎。

形成层的分裂活动受一年四季环境气候变化的影响。生长在温带和亚热带的植物，其维管形成层的活动具有周期性。春季，气候温和，雨量充沛，形成层活动旺盛，所形成的次生木质部中的细胞径大壁薄，质地较疏松，色泽较浅，称为早材或春材；到了秋季，气温下降，雨量稀少，形成层活动逐渐减弱，所产生的细胞径小壁厚，质地紧密，颜色较深，称为晚材或秋材。同一年中早材和晚材是逐渐转变的，没有明显的界限。但是，当年的秋材与次年的春材之间却界限明显，形成一圆环，称为年轮。通常每年形成 1 个年轮，因此根据树干基部的年轮数目，可以推断出树木的年龄。但也有些植物一年形成 2～3 个年轮，这是由于形成层有节律的活动，每年有几个循环的结果，这些年轮称假年轮。

在多年生木质茎的次生木质部横切面上，靠近形成层的部分颜色较浅，质地松软，称边材，具有输导作用；而中心部分，颜色较深，质地较坚硬，称心材。由于心材中常常积累一些代谢产物，如单宁、树脂、树胶和各种色素等化学成分，因此茎木类药材多为心材，如沉香、降香、檀香、苏木等，均为心材入药。

要充分地了解茎的次生结构及鉴定茎木类药材，常采用三种切面，即横切面、径向切面和切向切面，以便进行比较观察（图 2-66）。

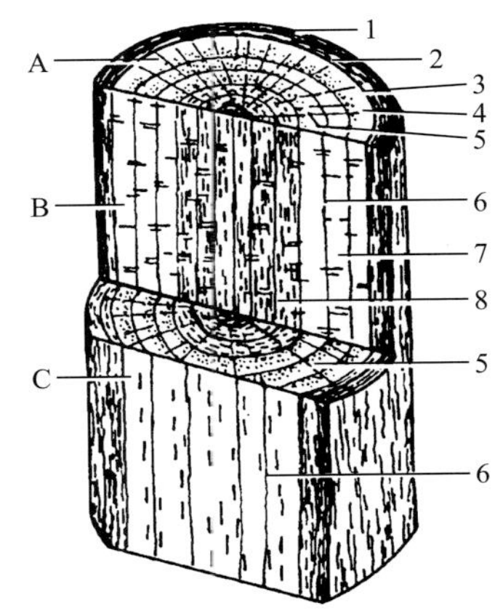

图 2-66 木材的三种切面

A—横切面；B—径向切面；C—切向切面；1—外树皮；2—内树皮（韧皮部）；3—形成层；4—木质部；5—射线；6—年轮；7—边材；8—心材

a. 横切面 是与茎的纵轴垂直所作的切面，从切面上可见年轮呈同心环状，所见射线为纵切面，呈放射状排列，可观察到射线的长度和宽度。两射线间的导管、管胞、木纤维和木薄壁细胞等，呈大小不一、细胞壁厚薄不等的类圆形或多角形。

b. 径向切面 是通过茎的直径所作的纵切面。可见年轮呈垂直平行的带状，射线则横向分布，与年轮成直角，可观察到射线的高度和长度。一切纵长细胞如导管、管胞、木纤维等均为纵切面，呈长管状或梭形，其长度和次生壁的增厚纹理都很清楚。

c. 切向切面 是不通过茎的中心而垂直于茎的半径所作的纵切面。可见射线为横切面，细胞群呈纺锤形，作不连续的纵行排列。可观察到射线的宽度和高度以及细胞列数和两端细胞的形状。所见到的导管、管胞和木纤维等细胞的形态、长度及次生壁增厚的纹理等都与其径向切面相似。

在木材的三个切面中，射线的形状最为突出，可作为判断切面类型的重要依据。

② 木栓形成层活动及周皮　形成层的活动产生大量组织细胞，使茎不断增粗生长，但已分化成熟的表皮细胞一般不能相应增大和增多，从而失去了保护功能。此时，植物茎就由表皮细胞或皮层薄壁细胞（也可能是韧皮薄壁细胞）恢复分生能力，转化为木栓形成层。木栓形成层向外产生木栓层，向内产生栓内层，栓内层为生活细胞组成，细胞中常含有叶绿体。木栓层、木栓形成层和栓内层共同构成周皮，以代替表皮行使保护作用。当新周皮形成后，其外方所有的组织，由于水分和营养物质供应的终止，相继全部死亡，这些新周皮及其被隔离的颓废组织的综合体，称为落皮层。狭义的树皮即落皮层；广义的树皮指的是维管形成层以外的所有组织，包括历年产生的周皮、皮层和次生韧皮部等。多数皮类药材，如肉桂、黄柏、厚朴、杜仲等，均指广义的树皮。在茎的皮层、次生韧皮部薄壁细胞中除含有糖类、油脂等营养物质外，有的还含有鞣质、橡胶、生物碱、皂苷、挥发油等，具有一定的药用价值，如杜仲、黄柏、肉桂、厚朴等茎皮类药材。

（4）双子叶植物草质茎的构造（图 2-67）　双子叶植物草质茎的生长期较短，次生生长有限，次生构造不发达，木质部的量少，质地柔软，与双子叶植物木质茎相比有以下特点：

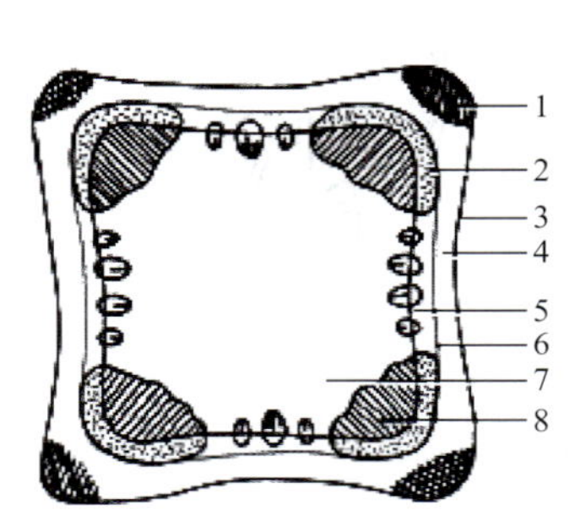

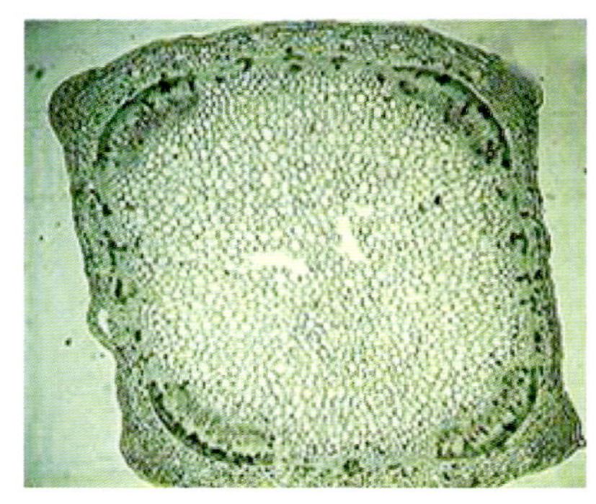

图 2-67　薄荷茎横切面图（左简图，右详图）

1—厚角组织；2—韧皮部；3—表皮；4—皮层；5—形成层；6—内皮层；7—髓；8—木质部

① 最外面仍由表皮起保护作用，表皮上常具有角质层、蜡被、气孔及毛茸等附属物。表皮细胞中含叶绿体，因此草质茎常呈绿色，具有光合作用的能力。

② 表皮下常有厚角组织，有的排列成环状，有的聚集在棱角处。

③ 多数无限外韧维管束呈环状排列，有些植物仅具束中形成层，没有束间形成层，还有些植物不仅没有束间形成层，束中形成层也不明显。

④ 髓部发达，髓射线较宽，有的髓部中央破裂形成空洞。

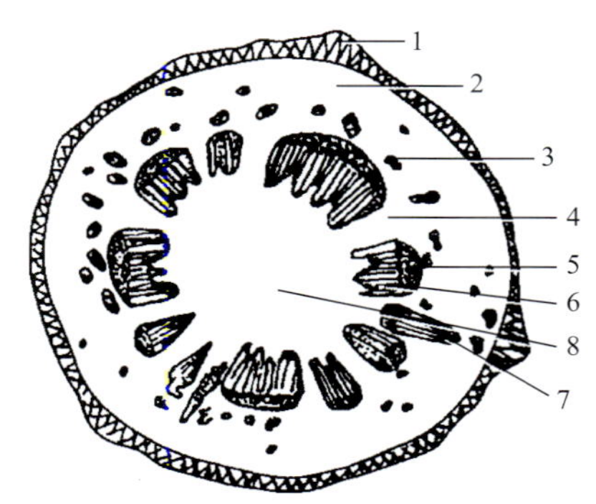

图 2-68　黄连根状茎横切面简图

1—木栓层；2—皮层；3—石细胞群；4—射线；5—韧皮部；6—木质部；7—根迹维管束；8—髓

（5）双子叶植物根状茎的构造　双子叶植物根状茎一般指草本双子叶植物根状茎，其构造（图 2-68）与地上茎相类似，有以下特点：

① 根状茎表面常为木栓组织，有的植物木栓组织中分布有木栓石细胞，如苍术、白术等；少数植物具有表皮或鳞叶。

② 皮层中常有根迹维管束和叶迹维管束斜向通过。

③ 维管束为无限外韧型，呈环状排列。束间形成层明显的植物，其形成层成完整的环状；但有的植物束间形成层不明显。

④ 髓射线较宽，中央有明显的髓部。

⑤ 薄壁组织发达，细胞中多含有贮藏物质；机械组织一般不发达，仅皮层内侧有时具有纤维或石细胞。

（6）双子叶植物茎及根状茎的异常构造 某些双子叶植物茎或根状茎除了能形成正常的维管构造以外，通常有部分薄壁细胞还能恢复分生能力，转化成非正常形成层。该形成层的活动所产生的维管束即为异型维管束，所形成的构造即为异常构造。常见的异常构造有：

① 髓维管束 在髓部形成多数星点状的异型维管束。如大黄根状茎的横切面上，除正常的维管束外，髓部有许多星点状的异型维管束，其形成层呈环状，外侧是由几个导管组成的木质部，内侧为韧皮部，射线呈星芒状排列，习称星点（图 2-69，图 2-70）。此外，胡椒科植物海风藤茎的横切面上，除正常排成环状的维管束外，髓部还有 6～13 个异型维管束散在。

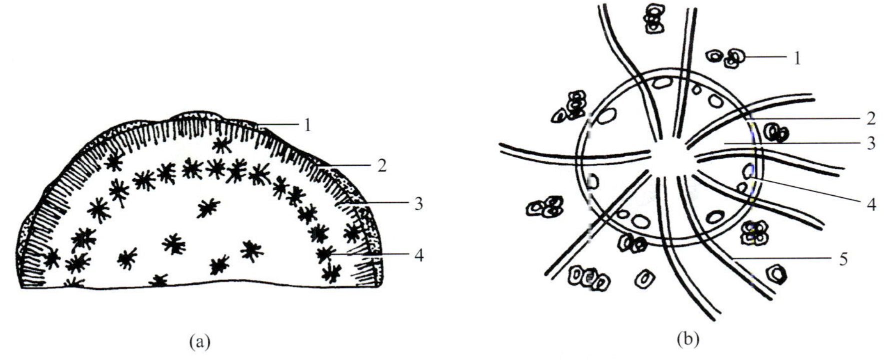

图 2-69 大黄根状茎横切面简图

（a）掌叶大黄：1—韧皮部；2—形成层；3—木质部；4—星点

（b）星点简图：1—导管；2—形成层；3—韧皮部；4—黏液腔；5—射线

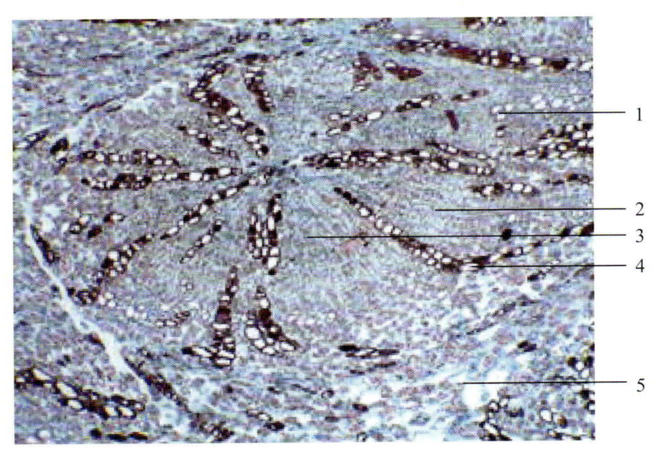

图 2-70 大黄根状茎星点详图

1—导管；2—形成层；3—韧皮部；4—射线；5—髓

② 同心环状排列的异常维管束 在某些双子叶植物茎为，初生生长和早期次生生长都正常。当正常的次生生长发育到一定阶段，次生维管柱的外围又形成多轮呈同心环状排列的异常维管组织。如鸡血藤、常春油麻藤茎。

③ 木间木栓 根茎中薄壁细胞恢复分生能力后，形成新的木栓形成层，并呈环状包围一部分韧皮部和木质部，把维管柱分隔为数束，如甘松的根茎。

(7) 单子叶植物茎的构造 单子叶植物的茎和根状茎中只有初生构造而没有次生构造(图 2-71)，不能进行次生生长，与双子叶植物茎在组织构造上不同的是：

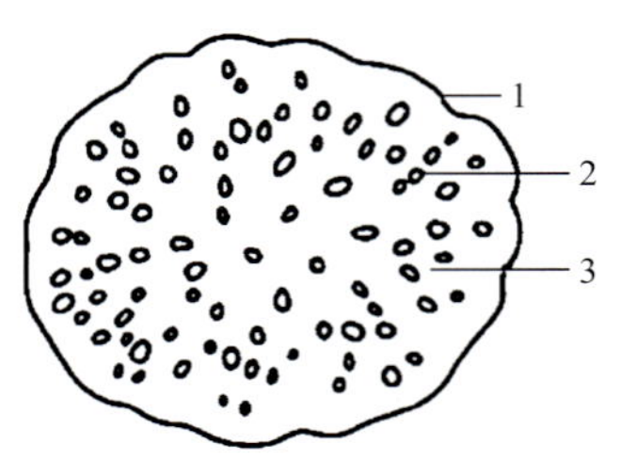

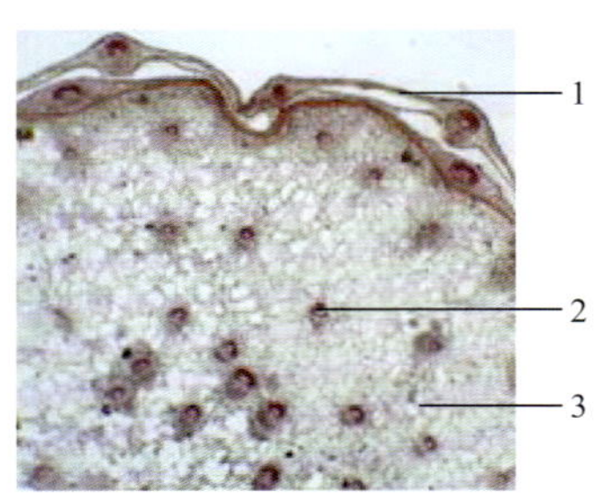

图 2-71 石斛茎横切面简图及详图

1—表皮；2—维管束；3—基本组织

① 单子叶植物茎一般无形成层和木栓形成层，除少数热带单子叶植物，如龙血树、芦荟等外，一般终身只具有初生构造，没有次生构造，不能无限增粗生长。

② 茎的最外面通常由一列表皮细胞起保护作用，不产生周皮。禾本科植物茎秆的表皮下方，往往有数层厚壁细胞分布，以增强支持作用。

③ 表皮以内为基本薄壁组织和星散分布于其中的有限外韧型维管束，因此没有皮层、髓和髓射线之分。多数禾本科植物茎的中央部位萎缩破坏，形成中空的茎秆。

(8) 单子叶植物根状茎的构造 其构造特点如下：

① 根状茎的表面仍为表皮或木栓化的皮层细胞起保护作用。少数植物有周皮，如射干、仙茅等。

② 皮层常占较大体积，其中常有细小的叶迹维管束存在，薄壁细胞内含有大量营养物质。维管束散在，多为有限外韧型，如白茅根、姜黄、高良姜等；少数为周木型，如香附；有的则兼有有限外韧型和周木型两种维管束，如石菖蒲（图 2-72）。

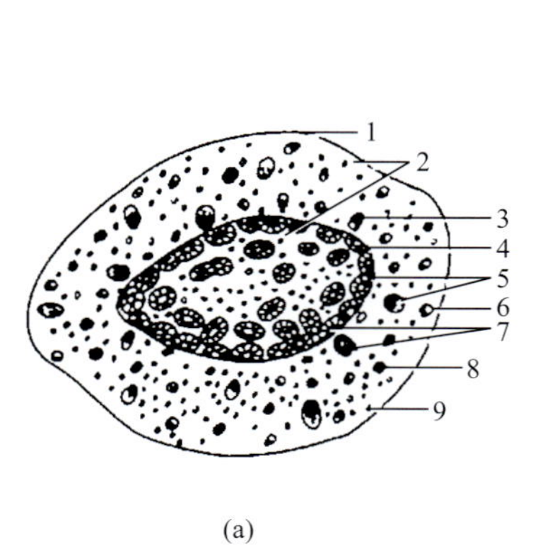

(a)

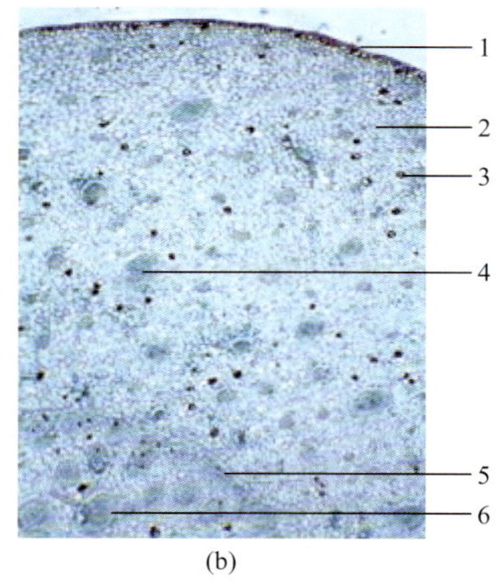

(b)

图 2-72 石菖蒲根茎横切面图

(a) 简图：1—表皮；2—薄壁组织；3—叶迹维管束；4—内皮层；5—木质部；6—纤维束；7—韧皮部；8—草酸钙结晶；9—油细胞

(b) 详图：1—表皮；2—薄壁组织；3—油细胞；4—叶迹维管束；5—内皮层；6—周木维管束

③ 内皮层大多明显，具凯氏带，因而皮层与维管组织区域有明显的分界，如姜、石菖蒲等。也有的内皮层不明显，如玉竹、知母、射干等。

④ 有些植物根状茎在皮层靠近表皮部位的细胞形成木栓组织，如姜；有的皮层细胞转变为木栓化细胞，形成所谓“后生皮层”，以代替表皮行使保护功能，如藜芦。

（9）裸子植物茎的构造　裸子植物茎均为木质，因此它的构造与木本双子叶植物茎相似，不同点为：

① 次生木质部主要由管胞、木薄壁细胞和射线细胞所组成，如柏科、杉科；或无木薄壁细胞，如松科。除麻黄科和买麻藤科以外，裸子植物均无导管。

② 次生韧皮部是由筛胞、韧皮薄壁细胞组成，无筛管、伴胞和韧皮纤维。

③ 松柏类植物茎的皮层、韧皮部、木质部及髓部，甚至髓射线中常有树脂道。

蕨类植物根茎的构造特点

蕨类植物根茎的最外层，多为厚壁性的表皮及下皮细胞，基本薄壁组织比较发达。维管柱的类型有的是原生中柱，仅由管胞组成的木质部位于中央，韧皮部位于四周，外有中柱鞘及内皮层，如海金沙；有的是双韧管状中柱，木质部呈圆筒状，其内外侧都有韧皮部及内皮层，中心为基本薄壁组织，如狗脊；有的为网状中柱，在横切面可见数个分体中柱断续排列成环状，每一分体中柱为一原生中柱，如骨碎补、石韦等。此外，有的在薄壁细胞间隙中生有单细胞间隙腺毛，内含分泌物，如绵马贯众。

3. 叶的显微构造

叶主要由叶片和叶柄组成，叶柄的结构与茎相似，由表皮、皮层和维管组织三个部分组成。横切面常呈半月形、圆形、三角形等。而叶片为绿色的扁平体，分为上下两面，上面称为腹面，下面称为背面，其构造与叶柄不同。

（1）双子叶植物叶片的构造　双子叶植物的叶片多有腹面（上面或近轴面）和背面（下面或远轴面）之分，一般腹面为深绿色，背面为淡绿色。这是由于叶片在枝上的着生位置为横向，即叶片近于和枝的长轴相垂直，使叶片两面受光照的情况不同，腹背两面的色泽与内部结构出现较大的差异，这种叶称为两面叶或异面叶。还有些植物的叶着生于枝上，近于和枝的长轴平行，或与地面相垂直，叶片两面的受光情况差异不大，因而叶片两面色泽与内部结构基本相似，即上下两面均有气孔和栅栏组织，或没有明显的栅栏组织和海绵组织的分化，这种叶称为等面叶。无论是两面叶还是等面叶，尽管其外形上表现多种多样，但叶片的内部构造却基本相似，均由三种基本结构组成，即表皮、叶肉和叶脉（图2-73）。

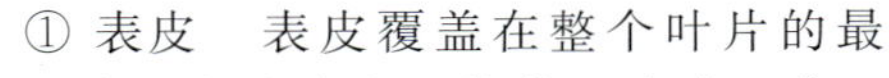

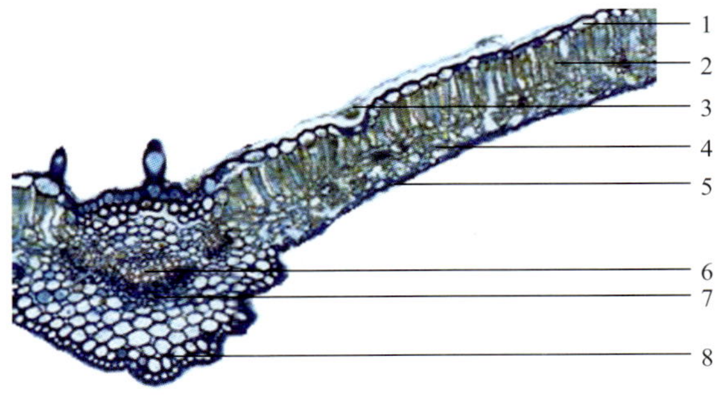

图2-73　薄荷叶横切面详图

1—上表皮；2—栅栏组织；3—腺毛；4—海绵组织；5—下表皮；6—木质部；7—韧皮部；8—厚角组织

① 表皮　表皮覆盖在整个叶片的最表面，位于在叶片腹面的称上表皮，位于背面的称下表皮。表皮通常由一层生活细胞组成，也有少数植物，叶片表皮系由多层细胞组成，称之为复表皮，如夹竹桃具有2～3层细胞组成的复表皮，印度橡胶树叶具有3～4层细胞组成的复表皮。表皮细胞中一般不含叶绿体。大多数双子叶植物叶片的表皮细胞顶面观，呈不规则形，侧壁（径向壁）往往凸凹不齐，细胞之

间彼此紧密嵌合，除气孔外没有细胞间隙。横切面观，表皮细胞呈方形或长方形，外壁较厚，具角质层，有些植物在角质层外面，还有一层不同厚度的蜡质层。角质层起着保护作用，可以控制水分蒸腾，防止病菌侵入，对于喷洒的药液也有不同程度的吸收能力。

叶片的表皮上分布着许多气孔，气孔与两个保卫细胞共同组成气孔器。各种植物的气孔数目、位置和分布是不同的，这与生态条件密切相关，也是生药显微鉴定的辅助依据之一。一般植物下表皮的气孔较多，如薄荷、洋地黄等植物的叶；也有些植物，气孔只分布于下表皮，如小檗、旱金莲、苹果叶等；还有些植物的气孔只限于分布在下表皮的局部区域，如夹竹桃叶的气孔，仅存在凹陷的气孔窝内；浮水植物的气孔只分布于上表皮，如莲、睡莲叶等；沉水叶一般没有气孔。

有些植物叶片表面上常常有形态与结构各异的毛茸，如非腺毛、腺毛等。毛茸的有无和毛茸的类型因植物的种类而异，是植物分类及叶类生药显微鉴定的重要特征。

② 叶肉　位于上表皮与下表皮之间，其细胞中含有大量的叶绿体，是绿色植物进行光合作用的主要场所，因而它属于同化基本组织。在异面叶中，叶肉可分为栅栏组织和海绵组织两部分。

a. 栅栏组织　位于上表皮之下，细胞呈长圆柱形，排列整齐紧密，细胞的长轴与上表皮相垂直，细胞间隙小，呈栅栏状。细胞内含有大量叶绿体，而使叶片上表面的颜色较深，其光合作用效能也较强。各种植物叶肉中栅栏组织细胞排列的层数，可作为叶类药材鉴定的特征。

b. 海绵组织　位于栅栏组织与下表皮之间，由一些近圆形或不规则形的薄壁细胞构成，细胞间隙较大，排列疏松，呈海绵状；细胞内所含的叶绿体比栅栏组织少，所以叶片下表面的绿色较浅。

叶肉组织在上表皮和下表皮的气孔处常有较大的空隙，称孔下室。这些空隙与栅栏组织和海绵组织的胞间隙相通，构成叶片的通气组织，并通过气孔与外界相通，有利于内外气体交换和光合作用。

有些植物叶肉组织中，含有分泌腔，如桉叶；有的含有各种单个分布的石细胞，如茶叶；还有的在薄壁细胞中常含有结晶体，如曼陀罗叶中的砂晶。

③ 叶脉　主要由维管束和机械组织组成，在叶肉中呈束状结构，并通过叶柄中的维管束与茎的维管束相连，其维管束的构造和叶柄的维管束也大致相同，木质部位于腹面，韧皮部位于背面。在木质部和韧皮部之间还有形成层，不过活动期很短，只产生少量的次生组织。在维管束的上、下方常有多层机械组织，尤其下方的机械组织更为发达，因此，主脉和大的侧脉在叶片的背面常形成显著的突起。随着侧脉越分越细，其构造也越趋简化。先是形成层消失，然后机械组织逐渐减少，甚至完全没有，木质部和韧皮部的组成分子数目也逐渐减少，到达脉梢时，木质部仅有1～2个螺纹管胞，韧皮部仅有短狭的筛管分子和增大的伴胞，甚至由长型的薄壁细胞完成输导作用。

叶片主脉部位的上下表皮内方，一般为厚角组织和薄壁组织，而无栅栏组织和海绵组织。但有些植物在主脉的上方有一层或几层栅栏组织，与叶肉中的栅栏组织相连接，如番泻叶、石楠叶，形成叶类药材的鉴定特征。

(2) 单子叶植物叶的构造　单子叶植物的叶多为等面叶，在外形上多种多样，在内部构造上同样分为表皮、叶肉和叶脉三部分（图2-74），现以禾本科植物叶片为例加以说明。

① 表皮　禾本科植物叶表皮结构比较复杂，由表皮细胞、泡状细胞和气孔器等有规律地排列组成。表皮细胞有长细胞和短细胞两种类型。长细胞是构成表皮的主要部分，细胞长径与叶的纵长轴相平行，外壁角质化，且硅质化，形成一些硅质的乳突；短细胞又分为硅质细胞和栓质细胞，硅质细胞向外突出如齿，细胞中常充满着硅质体，栓质细胞则细胞壁木栓化，细胞内常含有有机物质。长细胞与短细胞的形状、数目和相对位置，常因植物种类而异，有时一个长细胞和两个短细胞（一个硅质细胞和一个栓质细胞）交互排列，有时可见五个以上

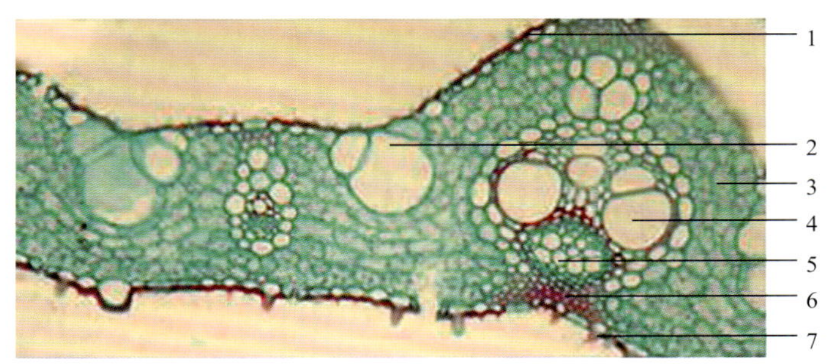

图 2-74 水稻叶片的横切面详图

1—上表皮；2—泡状细胞；3—薄壁细胞；4—木质部；5—韧皮部；6—厚壁细胞；7—表皮毛

的短细胞聚集在一起等。上表皮中还有一些特殊的大型薄壁细胞，称泡状细胞，这些细胞壁较薄，有大的液泡，一般不含叶绿体。泡状细胞在横切面上略呈展开的扇形排列，中间的一个细胞最大，两侧的细胞较小。当气候干燥时，叶片蒸腾失水过多，泡状细胞收缩，使叶片卷曲呈筒；当气候湿润时，蒸腾作用减少，泡状细胞吸水膨胀，使叶片重新展开。由于泡状细胞与叶片的卷曲和伸展有关，因此又称之为运动细胞。表皮的上下两面都有数目近相等的气孔分布，且成行排列。气孔由 2 个狭长的呈哑铃状的保卫细胞组成，保卫细胞外侧连接近圆三角形的副卫细胞。

② 叶肉 由于禾本科植物叶片生长多呈直立状态，两面受光条件相近，因此，叶肉中无栅栏组织和海绵组织的明显分化，属于等面叶。叶肉细胞或呈典型的薄壁细胞状，或细胞壁向内凹陷，呈折叠状、分叉状或具臂状等。

③ 叶脉 禾本科植物的叶脉为平行脉，中脉明显粗大，维管束中无形成层，为有限外韧型维管束。在较大维管束的上、下方与上、下表皮间有厚壁组织，外有一或二层细胞组成维管束鞘，以增强叶片的支持作用。维管束鞘可以作为禾本科植物分类上的特征。

气孔指数、栅表比、脉岛数

同一株植物单位面积（mm²）上的气孔数目，称为气孔数。气孔数有很大的差异，然而同种植物叶的单位面积上气孔数与表皮细胞的比例则是恒定的，称气孔指数。

叶肉中栅栏细胞与表皮细胞之间有一定的关系。一个表皮细胞下的平均栅栏细胞数目称为栅表比，同种植物的栅表比是恒定的，可用来区别不同种植物的叶。

叶片中最末端细小的叶脉所包围的叶肉组织为一个脉岛。大多数双子叶植物的脉岛中有叶脉的自由末梢突入，而单子叶植物的脉岛中则无自由末梢，由此可区分双子叶与单子叶植物的叶。每单位面积（mm²）中的脉岛个数称为脉岛数。同种植物单位面积叶中脉岛的数目通常是恒定的，可作为鉴定的依据。

第三节 植物分类学基础知识

植物分类学是研究植物的不同类群起源、植物间的亲缘关系和进化发展规律，以及对植物界进行分门别类的科学。学习植物分类的相关知识和方法，在准确鉴定天然药物的来源，寻找天然药物的新资源，保证天然药物的研究、生产和用药安全等方面都有着重要意义。

发表，后来的特征描述者在发表该名称时，双方名字则用前置词 ex（意为“从”、“自”）连接，后来的特征描述者的名字放在后面，如虎杖 *Polygonum cuspidatum* Sieb. et Zucc. 由德国 P. F. von Siebold 和 J. G. Zuccarini 两位植物学家共同命名。延胡索 *Corydalis yanhusuo* W. T. Wang ex Z. Y. Su et C. Y. Wu，该植物名称由我国植物分类学家王文采创建，后苏志云和吴征镒在整理罂粟科紫堇属（Corydalis）植物时，描记了特征并合格发表，所以在 W. T. Wang 之后用 ex 相连。

2. 植物种下等级名称

种以下植物的学名，命名方法是采用“三名法”，即一个完整的植物种以下单位的学名包括属名、种加词、种以下单位的加词及命名人姓氏或姓氏缩写。

(1) 亚种学名命名方法　一个完整的亚种学名应包括：属名＋种加词＋命名人＋亚种（subspecies）缩写 ssp. ＋亚种加词＋亚种命名人。如紫花地丁：

Viola	*philippica*	Cav.	ssp.	*munda*	W. Beck.
属名	种加词	命名人	亚种缩写	亚种加词	亚种命名人

(2) 变种学名命名方法　一个完整的变种学名应包括：属名＋种加词＋命名人＋变种（varletas）缩写 var. ＋变种加词＋变种命名人。如山里红：

Crataegus	*pinnatifida*	Bge.	var.	*major*	N. E. Br.
属名	种加词	命名人	变种缩写	变种加词	变种命名人

(3) 变型学名命名方法　一个完整的变型学名应包括：属名＋种加词＋命名人＋变型（forma）的缩写 f. ＋变型加词＋变型命名人。如重齿毛当归：

Angelica	*pubescens*	Maxin.	f.	*biserrata*	Shan et Yuan
属名	种加词	命名人	变型缩写	变型加词	变型命名人

3. 栽培植物的名称

《国际栽培植物命名法规》处理农业、林业和园艺上使用特殊植物类别的独立的命名，定义了品种（*cultivar*），并规定了品种加词（*cultivar epithet*）的构成和使用，栽培品种命名时在种加词后加栽培品种加词，首字母大写，外加单引号，后不加命名人。如菊花 *Dendranthema morifolium*（Ramat.）Tzvel. 作为药用植物长期栽培后，培育出不同的品种，形成了不同的道地药材，分别被命名为亳菊 *Dendranthema morifolium* ‘Boju’、滁菊 *Dendranthema morifolium* ‘Chuju’、贡菊 *Dendranthema morifolium* ‘Gongju’、湖菊 *Dendranthema morifolium* ‘Huju’（药材杭白菊的品种之一）及小黄菊 *Dendranthema morifolium* ‘Xiaohuangju’（药材杭黄菊的品种之一）。

4. 学名的重新组合

有的植物学名种加词后有一括号，括号内为人名或人名缩写，表示该学名已经重新组合而成。重新组合包括属名的更动，一个亚种转属于另一种等。重新组合时应保留原命名人，并加括号以示区别。如射干 *Belamcanda chinensis*（L.）DC.，林奈（Linnaeus）最初将射干归于 *Iris* 属，学名为 *Iris chinensis* L.，后瑞士康道尔（Candolle）研究认为应归于射干属 *Belamcanda* 更为合适，经过重新组合而成现名。

三、植物分类系统简介

植物分类系统包括人为分类系统和自然分类系统。其中人为分类系统是人们按照自己的目的和方法，选择植物的一个或几个特征为标准进行分类，然后根据一些人为的标准，将植物类群顺序排列形成的分类系统，如我国明朝的李时珍所著的《本草纲目》，就依据植物的外形及用途分为草部、木部、谷部、果部和菜部等。自然分类系统则是以植物亲缘关系的亲疏远近作为分类的原则，按照生物进化的观点，力求客观地反映植物界的亲缘关系和演化发展历程。由于植物界在长期的发展进程中，许多古老种群灭绝，化石材料残缺不全，造成植物界的进化过程和种群间亲缘关系的考证比较困难。因此，植物分类工作者只能根据现存的资料来编制自然分类系统。由于观点和认识不同，各家掌握的证据有限，因此所创立的系统也不完全相同。目前得到多数植物分类学家认同的自然分类系统可归纳为：

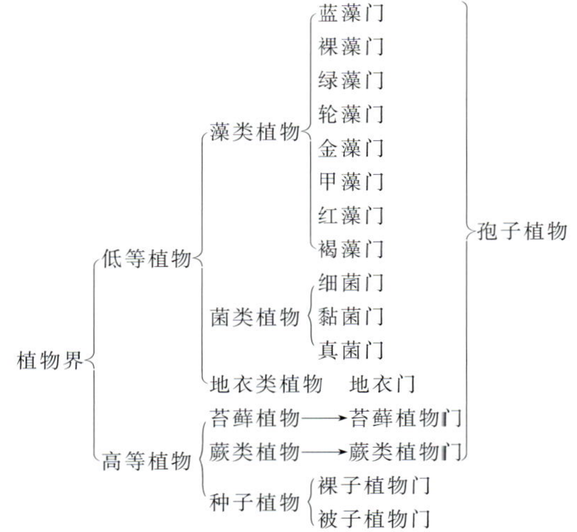

人们把一群自养性的原始低等植物包括蓝藻门到褐藻门 8 个门统称为藻类植物；将不具有光合作用色素、营寄生或腐生生活的细菌门、黏菌门、真菌门合称为菌类植物；藻类、菌类、地衣、苔藓、蕨类植物均以孢子进行繁殖，不开花，不结果，把它们合称为孢子植物（隐花植物）。裸子植物和被子植物均能开花和生成种子，以种子繁殖后代，称种子植物（显花植物）。藻类、菌类和地衣植物，植物体构造简单，没有根、茎、叶的分化，生殖器官是单细胞，合子不形成胚，称低等植物（无胚植物）。苔藓植物、蕨类植物、裸子植物出现颈卵器，将这三类合称为颈卵器植物。蕨类植物、裸子植物和被子植物均有维管束出现，合称维管植物。苔藓、蕨类和种子植物均有根、茎、叶的分化，生殖器官为多细胞，合子发育经过胚的阶段，称高等植物（有胚植物）。

在世界上影响较大，又被广泛应用的被子植物自然分类系统是恩格勒系统和哈钦松系统。前者在分类原则上首先考虑的是花被的性质（无瓣、离瓣、合瓣），其次考虑花被与子房的位置关系，而后者则相反。目前，我国多数地区的植物标本室和植物志的被子植物分类系统采用的是恩格勒系统。广东、广西、云南等地采用的是哈钦松系统。恩格勒系统是分类史上第一个比较完整的自然分类系统，该系统修订后将被子植物分为 62 目、344 科，其中双子叶植物 290 科，单子叶植物 54 科。哈钦松系统将被子植物分为 411 科，其中双子叶植物 342 科，单子叶植物 69 科。除此之外还有塔赫他间系统、克朗奎斯特系统等。

植物分类学的奠基人——林奈

林奈（C. Linnaeus，1707—1778）是瑞典植物分类学家。1735 年林奈在《自然系统》一书中，依雄蕊和雌蕊的类型、大小、数量及相互排列等特征，将植物分为 24 纲、116 目、1000 多个属和 10000 多个种。1753 年完成了《植物种志》，将约 7700 种植物归于 1105 个属，并首次使用拉丁文双名法命名植物学名，统一了术语，促进了交流，一直沿用至今。林奈的最大功绩是选择了自然分类方法，创造性地提出双名命名法，包括了 8800 多个种，可以说达到了“无所不包”的程度，被人们称为万有分类法，这一伟大成就使林奈成为 18 世纪最杰出的科学家之一，被称为“分类学之父”。

四、植物分类检索表的编制和应用

目前我们认识植物种类的方法是在对植物标本进行全面观察后，查阅各种工具书（如植物志、图鉴、图谱手册及各科、属、种的专著等）对其进行鉴定，为了能快速、方便地得出所需的结果，各种工具书中的检索表成为鉴定植物种类不可缺少的工具，也是认识植物的一把钥匙。

1. 植物分类检索表的编制

植物分类检索表的编制是根据法国人拉马克（Lamarck）二歧分类原理编制而成的。编制时抓住各种植物关键特征为区别点，将特征相同的归在一项下，特征不同的归在另一项下。在同一项下，又根据其他不同特征再次分开，如此下去直到区分出某类植物为止。为了便于使用，在各分支的前边按其出现的先后顺序加上一定的顺序数字或符号，相对应的两个分支前的顺序数字或符号应是相同的。在编制植物检索表的过程中，首先必须对每种植物的特征进行认真的观察和记录，根据编制目标不同，要求列出相似特征和区别特征的比较表，同时找出它们之间突出的区别和共同点。在编制植物检索表中的成对性状时，一般都选用相反或容易区别的特征（如单叶和复叶，草本和木本植物等），而不是不确定的特征（如叶大小等）。门、纲、目、科、属、种各分类等级都有检索表，其中最常用的是分科、分属、分种三种检索表。

检索表的编排有定距式、平行式和连续平行式三种。定距式检索表将每一对相区别的特征分开编排在一定的距离处，并标以相同的项号，每进一项号退后一字排列。平行式检索表是将每一对相互区别的特征编以同样的项号，紧密并列，项号发生变化但排列不退格，项末注明应查的项号或已查到的分类等级。连续平行式是将一对相互区别的特征用两个不同的序号表示，其中后一序号加括号，以表示是相互对应关系。目前通常使用的是定距式检索表。

植物界部分植物门分门检索表（定距式）

1\. 植物无种子，以孢子繁殖
　2\. 植物体是藻类和菌类的共生体……………………………………………………地衣门
　2\. 植物体不为藻类和菌类的共生体
　　3\. 植物体结构简单，仅有茎叶之分；不具有真正的根和维管束…………苔藓植物门
　　3\. 植物体有根茎叶的分化，具有维管束……………………………………蕨类植物门
1\. 植物有种子，以种子繁殖
　　4\. 胚珠裸露，不包在子房内………………………………………………裸子植物门
　　4\. 胚珠包于子房内…………………………………………………………被子植物门

2. 植物分类检索表的应用

鉴定植物标本是确定植物名称的一种手段，它不同于对植物的命名，即利用现有资料（检索表、植物志等）核对出某一植物标本的名称，须做好以下工作：

(1) 必须对所要鉴定的植物标本有一个全面的了解　植物标本鉴定主要是根据植物的各部分形态特征来进行的，首先要对该种植物标本进行全面细致的解剖观察，并按照检索要求作好记录，这是鉴定工作能否成功的关键所在。所要采集植物的标本要完整；要用科学的形态术语对所采集的植物标本的各部分特征进行描述，包括植物的营养器官和生殖器官，对于种子植物，花、果实的形态结构最为重要；对植物的生活习性、生态环境等也要有全面的了解。

(2) 选择合适的检索表　不同的检索表包含的范围各不相同，有包括全国范围的植物检索表，也有包括某一地区的植物检索表和包括某一类植物的检索表等。因此在拥有完整的检索表资料的同时，应根据鉴定目标选用合适的检索表，这样就能够达到事半功倍的效果。如鉴定较大的植物分类等级要选用植物分门、分纲、分目和分科检索表；鉴定种级分类等级，

需查阅分种检索表；鉴定不同地区的植物类群，需选择不同地区的植物分类检索表；研究已知科、属的植物分类群，可查阅分科、分属植物专著。

(3) 根据植物特征，利用检索表对植物标本进行鉴定 查阅过程中，根据标本的特征与检索表上所记载的特征进行比较，若标本与记载相符合，则按序号逐次查阅；如其特征不符，则查阅同序号的另一项，如此逐条查阅，直至查出该分类等级的名称。当查阅到某一分类等级名称时，还要将标本特征与该分类等级的特征进行全面核对，若两者相符合，才表示所查阅的结果是正确的。

(4) 鉴定植物标本时应注意事项 首先，为了保证鉴定结果的准确性，需防止先入为主、主观臆断等情况的发生；其次，检索表的结构都是以两个相对的性状编写的，且两个序号相同。因此，鉴定时要根据植物特征应用检索表从上往下的顺序向后查找，不得随意跳过一项或多项。每查一项，都必须查阅检索表中相对编写的另一项，比较符合程度，否则只要有一项出错，会导致整个鉴定工作的失误。最后，在鉴定结束后还应查阅有关专著或相关资料核对，比较鉴定结果是否完全符合该植物特征，该标本上的形态特征是否和书上的图文描述一致。

复习思考题

1. 如何从外形上区别根与根茎？
2. 如何从外形上区别块根与块茎？
3. 二叉脉序、平行脉序、网状脉序主要分布于何类植物的叶片中？
4. 如何区别单叶与复叶？
5. 简述无限花序和有限花序的特征。
6. 如何判断组成雌蕊的心皮数？
7. 列出干果的类型，并举例说明。
8. 何谓高等植物、低等植物？各包括哪些类群？
9. 植物界的分类等级单位有哪些？

（袁国卿 张婉晴 权博文）

第三章 天然药物的质量保证

知识目标

（1）掌握：天然药物的一般采收原则；天然药物鉴定的依据、程序及主要方法。
（2）熟悉：天然药物鉴定的常规项目；天然药物贮藏中常见的变异现象及其防治。
（3）了解：天然药物的加工炮制目的及常用方法；天然药物的贮藏保管方法。

技能目标

（1）熟练查阅《中国药典》；正确处理天然药物贮藏中常见的变异现象。
（2）熟练掌握性状鉴定和显微鉴定的基本操作技能。

思政与职业素养目标

（1）通过假冒伪劣药材引发严重后果的案例，说明鉴定药材真伪的重要性，做正直守法的药学工作者。
（2）通过熟地黄的“九蒸九晒”传统炮制工艺，感受中医药传统炮制文化和理论的匠心独运，培养工匠精神和职业使命感。

第一节 天然药物的采收、加工炮制和贮藏

天然药物中的有效成分往往受外界环境条件的影响，包括采收、加工炮制及贮藏等环节，评价天然药物质量的标准主要是以所含有效成分的种类和含量或生物效应强度为依据。

一、天然药物的采收

天然药物品质的好坏取决于有效成分含量的高低，而有效成分含量的高低与天然药物的产地、采收的季节、时间、方法等有着密切的关系。如天麻茎未出土时采者为“冬麻”，有鹦哥嘴，质坚体重，质优；茎已出土时采者为“春麻”，无鹦哥嘴，质地轻泡，质次。近代天然药物化学研究也证实：人参中人参皂苷含量以8月最高；麻黄中生物碱含量以秋季最高；青蒿中青蒿素含量以7～8月花蕾出现前为高峰，故青蒿应在开花前采收最好。再如甘草在生长初期甘草甜素的含量为6.5%，开花前期为10%，开花期为4.5%，生长末期为3.5%，所以甘草在开花前期采收为宜。因此，科学的采收应包括：天然药物的药用部位中有效成分积累动态和生长发育阶段这两个指标，既要考虑有效成分含量，又要注意产量。

目前，很多天然药物中的有效成分及其在植物生长发育过程中的变化规律还不清楚，因此根据传统的采药经验，结合各种药用部位的生长特点，制定采收的原则。

1. 植物药类

（1）根及根茎类 一般在秋末或春初，即植物地上部分开始枯萎时及春初发芽前或刚露

苗时采收，此时根或根茎中贮藏的营养物质最丰富，通常有效成分含量也较高，如黄连、大黄、天麻、玉竹、怀牛膝等。但也有少数例外，如明党参、柴胡在春天采收较好，半夏、太子参、延胡索、浙贝母等则在夏天采收。

（2）茎木类　一般在秋、冬两季采收，如鸡血藤、钩藤、首乌藤等。有些木类药材全年可采，如沉香、苏木、降香等。

（3）皮类　分干皮、枝皮和根皮。干皮和枝皮一般在春末夏初采收，此时树皮养分及液汁增多，有效成分含量较高，形成层细胞分裂较快，容易剥离，伤口易愈合，如黄柏、厚朴、杜仲等。根皮则以秋后采收为宜，通常在挖根后剥取，或趁鲜抽取木心，如牡丹皮、五加皮等。

（4）叶类　一般在植物生长最茂盛，开花前或果实未成熟前采收，如艾叶、大青叶、紫苏叶等。但桑叶需在深秋经霜后采收。

（5）花类　一般在花含苞待放时采收，如金银花、辛夷、丁香、槐米等，或初开放时采收，如洋金花。菊花、番红花在花盛开时采收。红花则在花冠由黄变红时采摘。

（6）果实、种子类　果实一般多在成熟时采收，如瓜蒌、山楂、栀子、槟榔等；少数在果实未成熟时采收，如枳实、青皮、乌梅等。种子类药材应在果实完全成熟时采收，如决明子、牵牛子、白芥子等。

（7）全草类　多在植物充分生长、茎叶茂盛时采收，如穿心莲、青蒿、淡竹叶等；有的在开花时采收，如香薷、荆芥、益母草等。茵陈有两个采收时间，春季幼苗高 6～10cm 时或秋季花蕾长成时，春季采收的习称“绵茵陈”，秋季采收的习称“茵陈蒿”。

（8）藻类、菌类、地衣类　采收情况不一，如茯苓在立秋后采收质量较好；马勃宜在子实体刚成熟期采收，过期则孢子飞散；冬虫夏草在夏初子座出土孢子未发散时采挖；海藻在夏、秋两季采捞；松萝全年均可采收。

2. 动物药类

不同的种类和药用部位，采收时间不同。桑螵蛸应在 3 月中旬前采收，过时卵鞘就已孵化；土鳖虫等以成虫入药的，应在活动期捕捉；斑蝥、红娘等有翅昆虫，在清晨露水未干时捕捉；蟾酥、乌梢蛇等应在夏秋两季捕捉；乌龟、鸡内金、穿山甲等全年均可采收。

3. 矿物药类

没有季节限制，可全年采挖，如石膏、滑石、雄黄、自然铜等。

二、天然药物的加工炮制

1. 产地加工

天然药物采收后，为确保药材质量，符合商品规格，便于包装、运输及贮藏，大多数药材（少数要求鲜用去外，如鲜芦根、鲜白茅根、生姜等）均需要进行产地加工。常用的产地加工方法有：

（1）挑、拣、洗　将采收的新鲜药材采用挑、拣、洗的方法除去杂质和非药用部位，如白芍、桔梗、山药刮去外皮；牡丹皮、远志去木心；牛膝去芦头、须根；金樱子、香附去毛刺；花类药材去枝梗等。具有芳香气味的药材一般不用水洗，如薄荷、细辛、木香、防风等；生地、紫草等亦不可水洗，洗则有效成分损失。

（2）切　较大的根及根茎类、坚硬的藤茎类、肉质的果实类药材大多趁鲜切成块、片，以利干燥，如乌药、大黄、山楂、木瓜、土茯苓等。近年来产地趁鲜切片干燥的药材越来越多，这不仅减去药材炮制的切片操作过程，而且使药材体积缩小，便于运输和炮制。但是对于某些具挥发性成分或有效成分容易氧化的药材，则不宜切成薄片干燥，否则会降低药材质量，如川芎、常山、当归、槟榔等。

及腥臭味的药物，如枳壳、僵蚕、苍术等。

b. 米炒　将净选或切制后的药物与米同炒的方法。米炒法多适用于补脾和胃的药物和某些有毒昆虫类药物，如党参、斑蝥、红娘子等。

c. 土炒　将净选或切制后的药物与灶心土拌炒的方法。土炒法多适用于补脾止泻的药物，如山药、白术等。

d. 砂炒　将净选或切制后的药物与热砂共同拌炒的方法，亦称砂烫法。砂烫法多适用于质地坚硬的药物，如鳖甲、骨碎补、马钱子等。

e. 蛤粉炒　将净选或切制后的药物与蛤粉共同拌炒的方法，亦称蛤粉烫。蛤粉烫适用于胶类药物，如阿胶、鹿角胶等。

f. 滑石粉炒　将净选或切制后的药物与滑石粉共同拌炒的方法，亦称滑石粉炒。滑石粉炒适用于韧性较大的动物类药物，如水蛭、黄狗肾、刺猬皮等。

⑤ 加液体辅料炒　将净选或切制后的药物加入一定量的液体辅料拌炒，使液体辅料逐渐渗入药材组织内部的方法，称为炙法。炙法根据所用辅料不同分为酒炙法、醋炙法、盐炙法、蜜炙法、姜炙法、油炙法。

a. 酒炙法　将净选或切制后的药物加入一定量酒拌炒的方法。酒炙法多适用于活血化瘀、祛风通络的药物和动物类药物，如大黄、黄芩、乌梢蛇等。

b. 醋炙法　将净选或切制后的药物加入一定量食醋拌炒的方法。醋炙法多适用于疏肝解郁、化瘀止痛、攻下逐水的药物，如甘遂、香附、延胡索等。

c. 盐炙法　将净选或切制后的药物加入一定量食盐水溶液拌炒的方法。盐炙法多适用于补肾固精、疗疝、利尿和泻相火的药物，如黄柏、知母、车前子等。

d. 蜜炙法　将净选或切制后的药物加入一定量炼蜜拌炒的方法。蜜炙法多适用于止咳平喘、补脾益气的药物，如甘草、黄芪、麻黄等。

e. 姜炙法　将净选或切制后的药物加入一定量姜汁拌炒的方法。姜炙法多适用于祛痰止咳、降逆止呕的药物，如厚朴、竹茹、草果等。

f. 油炙法　将净选或切制后的药物与一定量的食用油脂共同加热处理的方法。油炙法多适用于补虚助阳的药物，如淫羊藿、三七、蛤蚧等。

⑥ 煅法　将药物直接放于无烟炉火上或置于适宜的耐火容器内煅烧的方法，称为煅法。有些药物煅红后，还要趁炽热投入规定的液体辅料中淬之，称“煅淬”法。根据操作方法和要求的不同，煅法分为明煅法、煅淬法和煅炭法。

a. 明煅法　将药物直接放于无烟炉火上或置于适宜的耐火容器内，不隔绝空气进行煅烧的方法。明煅法多适用于矿物类、贝壳类及化石类药物，如白矾、石膏、硼砂等。

b. 煅淬法　将药物按明煅法煅烧至红透后，立即投入规定的液体辅料中骤然冷却，如此反复煅淬至酥松的方法。常用的淬液有醋、酒、药汁、清水等。煅淬法适用于质地坚硬，经高温仍不能疏松的矿物药，以及临床上因特殊需要而煅淬的药物，如自然铜、磁石、赭石等。

c. 煅炭法　药物在高温缺氧条件下煅烧成炭的方法。该法适用于质地疏松炒炭时易灰化，以及某些中成药在制备过程中需要综合制炭的药物，如血余炭、棕榈、灯心草等。

⑦ 蒸、煮、焯法

a. 蒸法　将净制或切制后的药物加入规定的辅料（酒、醋、药汁等），或不加辅料放入蒸制容器内隔水加热至一定程度的方法。蒸法的目的是改变药物性能，扩大药用范围，如蒸何首乌、熟地黄；保存药效，利于贮存，如桑螵蛸；减小副作用，如熟大黄；便于软化切片，如蒸天麻。

b. 煮法　将净选后的药物加辅料或不加辅料放入煮制器具内（固体辅料需先捣碎或切制），与适量清水同煮的方法。煮法可降低药物毒性，如煮川乌、附子等。

c. 焯法　将药物置沸水中浸煮短暂时间，取出，分离种皮的方法。如焯杏仁、桃仁等。

⑧ 复制法 将净选或切制后的药物置一定容器内，加入一种或数种辅料，按规定的程序，反复炮制的方法，称复制法。该法适用于辛辣有毒药物的炮制，如天南星、半夏、白附子等。

⑨ 煨法 将药物用湿面或湿纸包裹，置于加热的滑石粉中；或将药物直接置于加热的麦麸中；或将药物摊铺在吸油纸上，层层隔纸加热，以除去部分油质，这些炮制方法统称为煨法。煨后能除去药物中的部分挥发性及刺激性成分，缓和药性，降低副作用，增强疗效。

⑩ 制霜法 药物去油制成松散粉末，或渗透析出细小结晶，或升华的方法，称为制霜法。制霜法可消除或降低药物的毒性或副作用，如巴豆霜、柏子仁霜等。

⑪ 发芽法 指净选后的果实或种子，置容器内，加适量水浸泡后，在一定的温度和湿度下，使其萌发幼芽的方法，如麦芽、谷芽、大豆黄卷。

⑫ 发酵法 将净制或加规定的辅料处理后的药物制成一定的形状后，在一定的温度和湿度条件下，由于霉菌和酶的催化分解作用，使药物发泡、生衣的方法，如六神曲、半夏曲、沉香曲等。注意发酵过程中发现有黄曲霉菌，应禁用。

⑬ 水飞法 某些不溶于水的矿物药，利用粗细粉末在水中的悬浮性不同，加适量水反复研磨药物，最后合并混悬液，静置，分离制备极细粉末的方法，称为水飞法，如朱砂、雄黄等。

三、天然药物的贮藏

天然药物品质的好坏，除与采收加工、炮制是否得当有密切关系外，贮藏保管对其品质亦有直接影响。如果贮藏不当，药材就会产生不同程度的变质现象，降低质量和影响疗效。

1. 贮藏中常见的变异现象

天然药物在贮藏期间，因受保存条件和自然环境的影响，常会发生虫蛀、生霉、变色、走油、跑味等现象，导致药材变质，进而影响或失去药效。

(1) 虫蛀 虫蛀是指药材及其炮制品被害虫蛀蚀的现象，是药材贮藏过程中最严重的变异现象之一。虫蛀一般在夏季炎热、潮湿时发生，含有蛋白质、脂肪、淀粉、糖类的药材易虫蛀。害虫的来源，主要是药材在采收中受到污染，干燥时未能将成虫或虫卵杀灭，或在贮藏过程中害虫由外界入侵等。一般害虫的生长繁殖需要适宜的温度和湿度，通常温度在16～35℃，相对湿度在70%以上，药材中含水量在13%，是害虫生长、繁殖的有利条件。虫蛀使药材出现空洞、破碎，严重时可被蛀空而成粉末。另外，害虫的排泄物、分泌物及尸体，均可污染药物，影响药材的质量和疗效。

(2) 生霉 生霉是指药物受潮后，在适宜的温度下造成霉菌的滋生和繁殖，在药物表面布满菌丝的现象。大气中存在着大量的霉菌孢子，散落在药材表面上，在适当的温度（20～30℃）、湿度（空气相对湿度在75%以上，或药材含水率在15%以上）、足够的营养条件下，即萌发为菌丝，分泌酵素，使药材变质，影响质量和疗效。

虫蛀和生霉是药材贮藏中常见的两大变异现象，严重危害药材的质量和疗效，应严加防范。

(3) 变色 变色是指药材的固有色泽发生了变化。色泽的变化既造成药材外观的混淆，又可造成药材内在质量的下降。药材的变色既与本身所含的化学成分有关，又与外界环境的变化有关。如含黄酮类、羟基蒽醌类、鞣质类的药材在温度、湿度、日光等外界环境变化时较易变色。防止药材变色的办法是将药材干燥、冷藏和避光保存。

(4) 泛油 泛油又称“走油”，是指某些药材的油质泛出药材表面，或因药材受潮、变色、变质后表面泛出油样物质。含脂肪油较多的柏子仁、桃仁、杏仁等，含挥发油较多的当归、肉桂等；含糖较多的麦冬、天冬、枸杞等，均亦发生泛油现象。防止泛油的办法是将药材干燥、冷藏和避光保存。

此外，有些药材在贮藏过程中，还可发生气味散失、风化、自燃、潮解融化等变异现象。

（2）天然药物取样法 天然药物取样法是指供检验用药材或饮片样品的取样方法。取样的代表性直接影响到鉴定结果的正确性，因此，必须重视取样的各个环节。取样时均应符合下列有关规定：

① 抽取样品前的记录 应核对品名、产地、规格等级及包件式样，检查包装的完整性、清洁程度以及有无水迹、霉变或其他物质污染等情况，并详细记录。凡有异常情况的包件，应单独检验并拍照。

② 抽取样品的原则

a. 从同批药材和饮片包件中抽取供检验用样品的原则 药材总包件数不足5件的，逐件取样；5～99件，随机抽5件取样；100～1000件，按5%比例取样；超过1000件的，超过部分按1%比例取样；贵重药材和饮片，不论包件多少均逐件取样。

b. 检定样品量的抽取原则 每一包件至少在2～3个不同部位各取样品1份；包件大的应从10cm以下的深处在不同部位分别抽取；对破碎的、粉末状的或大小在1cm以下的药材和饮片，可用采样器（探子）抽取样品；对包件较大或个体较大的药材，可根据实际情况抽取有代表性的样品。

c. 每一包件取样量的一般规定 一般药材和饮片抽取100～500g；粉末状药材和饮片抽取25～50g；贵重药材和饮片抽取5～10g。

d. 供检验用样品量 将抽取的样品混匀，即为抽取样品总量。若抽取样品总量超过检验用量数倍时，可按四分法再取样，即将所有样品摊成正方形，依对角线画“×”，使分为四等份，取用对角两份；再如上操作，反复数次，直至最后剩余量能满足供检验用样品量。

最终抽取的供检验用样品量，一般不得少于检验所需用量的3倍，即1/3供实验室分析用，另1/3供复核用，其余1/3留样保存，保存期至少1年。

（3）天然药物的鉴定

① 真实性鉴定 即依照药品标准鉴定天然药物的真伪优劣，其方法主要包括性状鉴定法、显微鉴定法、理化鉴定法、聚合酶链式反应鉴定法等。根据检验要求，一般是对供鉴定用的天然药物样品先进行性状鉴定，然后是显微鉴定及理化鉴定。遇到不能确定样品的原植（动）物来源时，还须从天然药物流通渠道深入到产地进一步调查研究。

② 纯度和品质优良度的检定 主要是对天然药物的纯净程度、可溶性物质、有害或有毒物质进行的限量检查，包括水分、灰分、杂质、毒性成分、重金属及有害元素、二氧化硫残留、农药残留、黄曲霉毒素等。除另有规定外，饮片水分通常不得超过13%；药屑杂质通常不得超过3%；药材及饮片（矿物类除外）的二氧化硫残留量不得超过150mg/kg。

（4）报告 报告即根据实验结果，对检品的真实性、纯度、品质优良度做出“是否合格”“能否药用”“是否符合规定”的结论。上述各项检定项目都须有完整的、真实的和原始的检验记录，以备审核。报告书须经部门主管审核后签发，并做好检品留样工作。药品检验机构签发的报告具法律效力。如果送检单位对检验结果有异议，应向检验单位申请复验或向上一级药品检验机构申请仲裁检验。

2. 天然药物鉴定的常规项目

（1）杂质检查 天然药物杂质系指来源与规定相同，但其性状或部位与规定不符；或来源与规定不同的物质以及无机杂质，如沙石、泥块、尘土等。天然药物中杂质的混存，直接影响药材的纯度。检查方法是可取规定量的样品，摊开，用肉眼或放大镜（5～10倍）观察，将杂质拣出；如其中含有可筛分的杂质，应通过适当的筛箩将杂质筛出。然后将各类杂质分别称重，计算出所占样品的百分比。如药材中混存的杂质与正品相似，难以用肉眼鉴定时，应用显微鉴定、理化鉴定试验，证明其为杂质后，计入杂质重量中。对个体大的药材，必要时可破开，检查有无蛀虫、霉烂或变质情况。杂质检查所用的样品量，一般按药材取样法称取。

（2）水分测定 药材中含有过量的水分，不仅易霉烂变质，使有效成分分解，且相对地减少了实际用量而不能达到治疗目的。因此，控制水分含量对保证药材质量有密切关系。《中国药典》规定水分的含量限度，如牛黄不得超过9.0%、红花不得超过13.0%、阿胶不得超过10.0%等。测定药材中水分的方法，2020年版《中国药典》规定有：费休氏法、烘干法、甲苯法、减压干燥法和气相色谱法。其中烘干法适用于不含或少含挥发性成分的药材；甲苯法适用于含挥发性成分的药材；减压干燥法适用于含有挥发性成分的贵重药材；气相色谱法适用范围较广。

目前有用红外线干燥器测定水分的，仪器上装有称量指示，可直接读出干燥失重数量，方法较简便，但有一定误差。又有报道利用无水乙醇吸收药材中的水分，以甲醇作内标剂进行气相色谱分析测定药材中水分的方法，具有迅速、灵敏度高的优点。

(3) 灰分测定　药材中的灰分，包括药材本身经过灰化后遗留的不挥发性无机盐类，以及药材表面附着的不挥发性无机盐，即总灰分。各种药材在无外来掺杂物时，总灰分应在一定范围以内，故所测灰分数值高于正常范围时，表示有可能在加工或运输贮存等环节中有其他无机物污染或掺杂。药材中最常见的无机物质为泥土、沙石等，测定灰分的目的是限制药材中泥沙等杂质。《中国药典》已将灰分测定作为一项常规检查，对大多数药材设定了总灰分的最高限量，如阿胶饮片不得超过4.0%、阿魏不得超过5.0%、安息香不得超过0.50%等，它对保证药材的纯度具有重要意义。

有些药材的总灰分本身差异较大，特别是组织中含草酸钙较多的药材如大黄，可以测其酸不溶性灰分。即加10%盐酸处理，得到不溶于10%盐酸的灰分，这就使总灰分中的钙盐等溶去，而泥土、沙石等主要是硅酸盐因不溶解而残留，这样就能较精确地反映药材的质量。除酸不溶性灰分外，亦可测定硫酸化灰分，即样品在炽灼前加一定浓度的硫酸适量处理，然后升温至600℃，灼烧灰化。

(4) 浸出物测定　对某些有效成分尚未清楚或有效成分尚无精确定量方法的药材，可根据已知成分的溶解性质，进行浸出物的测定。药材中的成分在水或不同浓度乙醇中，在一定条件下其浸出物的含量大致有一定的范围。因此以浸出物含量控制药材的质量，目前具有实际意义。常用溶剂是水或不同浓度的乙醇，少数用乙醚和氯仿等，测定时根据《中国药典》的规定选用溶剂。如药典规定降香乙醇浸出物不得少于8.0%；枇杷叶75%乙醇浸出物不得少于18.0%；独活甲醇浸出物二氢欧山芹醇当归酸酯不得少于0.080%。药典收载浸出物含量的天然药物正在逐年增加，这是天然药物科技发展的必然趋势。用浸出物的含量来评价质量，目前也用在中成药制剂中，如七厘散的乙醇浸出物不得少于60.0%、龟龄集的挥发性醚浸出物不得少于0.25%。

(5) 挥发油测定　本法利用挥发油的挥发性，用水蒸气蒸馏法将其提取完全；再利用其较强的亲脂性与水不相溶而分层，读取挥发油的体积，并计算其含量。

挥发油测定有甲、乙二法。甲法适用于测定相对密度在1.0以下的挥发油，乙法适用于测定相对密度在1.0以上的挥发油。测定用的供试品，除另有规定外，须粉碎使能通过二至三号筛，并混合均匀。应初步了解供试品中挥发油的含量，以确保所用样品量能蒸出不少于0.5ml挥发油。

(6) 有毒、有害物质检测　应用毒理学和理化分析等方法，检测天然药物的毒性和有害物质，制定其限量标准，是保证天然药物安全有效的重要措施。天然药物的有毒、有害物质包括内源性和外源性。

① 内源性有毒、有害物质检测　天然药物在生长或形成过程中本身所产生的具有毒副作用的化学物质，目前已知的主要有生物碱类、蒽醌类、苷类、有机酸类、毒素类、蛋白质以及无机成分等，如马钱子中的马钱子碱，附子、川乌中的乌头碱，可以根据其有毒成分的化学性质选择紫外、红外、荧光分光光度法以及高效液相色谱法等进行检测。对于天然药物中既有毒副作用、又有疗效作用的化学成分，应制定出合理的限度范围以及安全用药剂量，使

其能够发挥最佳临床疗效而不对人体造成损害。

② 外源性有毒、有害物质检测　主要指天然药物在生产、加工、运输、贮藏过程中由外部带入的二氧化硫、有机氯农药残留、重金属及有害元素、黄曲霉毒素等。

a. 二氧化硫的检测　二氧化硫对食品有漂白和防腐作用，使用二氧化硫能够达到使产品外观光亮、洁白的效果，是食品加工中的漂白剂和防腐剂。但由于二氧化硫具有酸性，可与空气中的其他物质发生反应，生成微小的亚硫酸盐和硫酸盐颗粒，因此当其被人体吸入或接触过多时，可造成严重的毒副反应。《中国药典》规定，可用酸碱滴定法、气相色谱法、离子色谱法分别作为第一法、第二法、第三法测定经硫黄熏蒸处理过的药材或饮片。《中国药典》还规定，除另有规定外，中药材及饮片（矿物类除外）的二氧化硫残留量不得过150mg/kg，山药、天冬、天花粉、天麻、牛膝、白及、白术、白芍、党参、粉葛10味中药及其饮片的二氧化硫残留量不得超过400mg/kg。

b. 有机氯农药残留量检测　农药种类很多，其中有机氯类农药中六六六、滴滴涕是使用最久、数量最大的农药，它们能在土壤或生物体内长期残留和蓄积而危害人体健康。《中国药典》规定，可用GC法、GC-MS法和HPLC-MS法测定六六六、滴滴涕及五氯硝基苯等多种有机氯农药残留量。拟除虫菊酯类农药残留量检测与有机氯类农药残留量的检测方法相似，多用色谱分析方法，但如测定某一药材的多种农药残留量时，可选用质谱法如气相色谱-串联质谱法及液相色谱-串联质谱法。

c. 重金属检测　重金属是指在实验条件下能与硫代乙酰胺或硫化钠作用显色的金属杂质，常见的有Ag^{+}、Pb^{2+}、Hg^{2+}、Cu^{2+}、Bi^{2+}、Cb^{2+}等。《中国药典》收载重金属检查的药材主要有矿物药类，如石膏含重金属不得过10mg/kg；少数挥发油，如薄荷脑含重金属铅不得过5mg/kg，镉不得过0.3mg/kg，汞不得过0.2mg/kg，铜不得过20mg/kg；个别加工品，如阿胶含重金属铅不得过5mg/kg，镉不得过0.3mg/kg，汞不得过0.2mg/kg，铜不得过20mg/kg。

d. 砷盐的检测　某些药材及其制剂用的常水等都可能含有微量的砷盐。砷盐如果超过一定量就会对人体产生毒性，因此有些药材及其制剂都规定有砷盐检查。测定方法主要有古蔡氏法、二乙基二硫代氨基甲酸银法等。《中国药典》规定，西瓜霜含砷盐不得过10mg/kg，石膏、阿胶含砷盐不得过2mg/kg。

e. 氯化物的检测　利用氯离子在含硝酸的酸性溶液中与硝酸银作用生成氯化银混浊，与一定量的标准氯化钠和硝酸银生成的混浊比较，即可判断药物中所含氯化物是否超过限量。

f. 黄曲霉毒素检测　黄曲霉毒素是黄曲霉菌等一些菌类的代谢产物，对人类的危害极大，因此世界各国对食品和药品中黄曲霉毒素的限量做了严格规定。《中国药典》规定，用高效液相色谱法或高效液相色谱-串联质谱法测定药材中的黄曲霉毒素（以黄曲霉毒素中毒性最大的成分黄曲霉毒素B_1、B_2、G_1、G_2总量计）的量。《中国药典》规定进行黄曲霉毒素限量检测的药材主要有：大枣、水蛭、地龙、肉豆蔻、全蝎、决明子、麦芽、远志、陈皮、使君子、柏子仁、胖大海、莲子、桃仁、蜈蚣、槟榔、酸枣仁、僵蚕、薏苡仁等。

四、天然药物鉴定的方法

天然药物常用的鉴定方法有：来源（原植物、原动物、原矿物）鉴定法、性状鉴定法、显微鉴定法、理化鉴定法、生物鉴定法。各种方法有其特点及适用对象，有时还需要几种方法配合进行工作。

1. 来源鉴定法

来源鉴定就是应用植（动）物的分类学知识，对天然药物的来源进行鉴定，确定其正确的学名；应用矿物学的基本知识，确定矿物天然药的来源，以保证在应用中品种准确无误。因天然药物中植物药占绝大多数，故现以原植物鉴定为例，其鉴定步骤如下：

(1) 观察植物形态 对具有完整植物体的天然药物检品，应注意其根、茎、叶、花、果实等部位的观察，其中对繁殖器官（花、果实或孢子囊、子实体等）尤应仔细观察。在观察微小特征时，可借助放大镜或解剖镜，如小花、短毛、腺点等。同时注意对药用部位进行观察。在实际工作中经常遇到检品不完整的情况，除少数品种的鉴定特征十分突出外，一般都要追究其原植物，包括深入产地调查，采集实物，进行对照鉴定。

(2) 核对文献 根据已观察到的形态特征核对文献。在核对文献时，首先应查考植物分类学著作，如《中国高等植物科属检索表》《中国植物志》《中国高等植物图鉴》及有关地区性植物志等；其次再查阅中药品种鉴定方面的著作，如《中药志》《全国中草药汇编》《中药大辞典》《中华本草》等。必要时还须查对原始文献，以便正确鉴定。原始文献指第一次发现该种（新种）植物的工作者，描述其特征，予以初次定名的文献。

(3) 核对标本 当知道未知种是什么科属时，可以到标本馆核对已定学名的该科属标本。要得到正确的鉴定，必须要求标本馆中已定学名的标本正确可靠。如有条件，可与模式标本（发表新种时所描述的植物标本）核对，更有利于正确鉴定。

2. 性状鉴定法

性状鉴定

性状鉴定就是用眼看、手摸、鼻闻、口尝、水试、火试等十分简便的鉴定方法，来鉴定药材的外观性状。这种方法在我国医药宝库中积累了丰富的传统鉴定经验，它具有简单、易行、迅速的特点。性状鉴定的内容，一般包括以下几个方面：

(1) 形状 天然药物的形状与药用部位有关，每种药材的形状一般比较固定。如根类药材有圆柱形、圆锥形、纺锤形等；皮类药材有板片状、卷筒状等；种子类药材有卵形、圆球形、扁圆形等。经验鉴定形象生动，如“鹦哥嘴”（天麻）、“怀中抱月”（川贝母）、“翘鼻头、方胜纹、佛指甲”（蕲蛇）、“马头蛇尾瓦楞身”（海马）。观察药材形状时，一般不需要预处理，但有些皱缩的花、叶、全草类药材，需先用热水浸泡，展平后观察。

(2) 大小 大小指天然药物的长短、粗细、厚薄。要得出比较正确的大小数值，应观察较多的样品。一般药材的大小都有一定的幅度。但测量时，允许有少量高于或低于规定的数值。

(3) 颜色 天然药物的颜色一般比较固定。药材的颜色与质量关系密切，因此，药材颜色是衡量药材质量好坏的重要因素。在观察药材颜色时，应在白天自然光下或日光灯下进行。药材的颜色不是单一的，如用两种以上的复合色调描述时，则以后一种色调为主，如黄棕色，即以棕色为主。

(4) 表面特征 表面特征是指药材表面是光滑还是粗糙，有无皱纹、皮孔或毛茸等。如枇杷叶的绒毛，紫苏子的网纹，大黄的星点，这些特征是鉴定天然药物的重要依据。

(5) 质地 质地是指天然药物的软硬、柔韧、疏松、致密、坚实、黏性或粉性等特征。在经验鉴定中，用于形容药材质地的术语很多，如质轻而松、断面多裂隙，谓之“松泡”（南沙参）；富含淀粉，折断时有粉尘散落，谓之“粉性”（山药）；质地柔韧，含油而润泽，谓之“油润”（当归）；质坚实，半透明，谓之“角质”（天麻）等。

(6) 折断面 折断面是指天然药物折断时的现象及折断时的断面特征。如易折断或不易折断，有无粉尘散落，是否平坦，断面有无胶丝，是否可以层层剥离等。对于根及根茎类、茎和皮类药材的鉴定，折断面的特征十分重要。如白苍术不易折断，断面放置不“起霜”；杜仲折断时有胶丝相连；黄柏折断面，显纤维性，裂片状分层；牡丹皮折断面较平坦，显粉性。

对于不易折断或折断面不平坦的药材，可用刀切成横切面，以便观察皮部与木部的比例、维管束的排列形状、射线的分布等。对于横切面特征的描述，经验鉴定有很多术语，如粉防己有“车轮纹”，茅苍术有“朱砂点”，黄芪有“菊花心”，何首乌有“云锦状花纹”等。

(7) 气 气是指用鼻闻到的天然药物特征。含挥发性成分的天然药物，通常有特殊的香气、臭气或腥气，如檀香、阿魏、麝香、肉桂、鱼腥草等。对气味不明显的药材，可切碎后或用热水浸泡一下再闻。

（8）味 味是指用口尝到的天然药物特征。药有酸、苦、甘、辛、咸等不同的味道，但每种药材的味道是比较固定的，如乌梅、山楂、木瓜味酸，黄连、黄柏、穿心莲味极苦，甘草、党参味甜等，这些都与其所含成分及含量有密切关系。注意对有强烈刺激性和剧毒的药材，口尝时要特别小心，取样要少，尝后应立即吐出，漱口，洗手，以免中毒，如草乌、雪上一枝蒿、半夏、白附子等。

（9）水试 有些天然药物在水中或遇水能产生特殊的现象，可作为鉴定特征之一。如西红花加水泡后，水液染成黄色；秦皮加水浸泡，浸出液在日光下显碧蓝色荧光；车前子、葶苈子加水浸泡，则种子黏滑，且体积膨胀；小通草遇水表面显黏性。这些现象常与天然药物的化学成分或组织构造有关。

（10）火试 有些天然药物用火烧之，可产生特殊的气味、颜色、烟雾、闪光或响声等现象，作为鉴定特征之一。如降香微有香气，点燃则香气浓烈，有油流出，烧后留有白灰。麝香少许用火烧时有轻微爆鸣声，起油点如珠，似烧毛发但无臭气，灰为白色；海金沙易点燃，发出爆鸣声及闪光。

以上所述，是天然药物性状鉴定的基本顺序和内容，在描述天然药物的性状或制定质量标准时，都要全面仔细地观察这几个方面，但对具体天然药物的各项取舍可以不同。

3. 显微鉴定法

显微鉴定是利用显微镜来观察天然药物的组织结构、细胞形状以及内含物的特征，用以鉴定天然药物的真伪、纯度甚至品质的一种方法。显微鉴定常配合来源鉴定、性状鉴定及理化鉴定等方法解决实际问题。

（1）天然药物的显微鉴定

① 完整药材的显微鉴定 适用于完整药材组织构造的观察。方法：选择药材的适当部位；用徒手切片法、滑走切片法、石蜡切片法制成横切片或纵切片；用甘油乙酸试液、水合氯醛试液或其他试液处理后在显微镜下观察。

② 破碎药材的显微鉴定 适用于破碎、不完整药材的观察。方法：对大块片亦可制组织片，方法大体上和完整药材的显微鉴定方法相同；块片较小难于制成切片时，可用化学试剂把植物组织解剖开，制成解离组织片进行观察，或刮取粉末观察。

③ 粉末药材的显微鉴定 适用于粉末类药材的观察。方法：将药材用粉碎机粉碎成适当粗细的粉末；取药材粉末少许，置载玻片上，摊平；用稀甘油试液、水合氯醛试液或其他试液处理后在显微镜下观察。

④ 动物、矿物类药材的显微鉴定 对坚硬的动物、矿物类天然药物可采用磨片法进行制片。制片时选取厚度为1～2mm的药材，置粗磨石（或磨砂玻璃板）上，加适量水，用食指、中指夹住或压住材料，在磨石上往返磨砺，待两面磨平，且厚度约为数百微米时，将材料移至细磨石上，加水，用软木塞压在材料上，往返磨砺至透明，用水冲洗，再用乙醇处理和甘油乙醇试液装片在偏光显微镜下进行观察。

（2）中成药的显微鉴定 该法适用于用天然药物细粉制成的散剂、丸剂、片（锭）剂、丹剂、颗粒剂等成方制剂的观察。一般需根据处方，明确处方及药用部位，对各组成药材粉末特征分析比较，排除某些类似成分的干扰，选取各药在该成药中专属性较强的显微特征，作为鉴定依据，但单一粉末药材的显微特征一般不作为鉴定依据。中成药显微鉴定方法，一般与单味药的粉末显微鉴定相同。

4. 理化鉴定法

理化鉴定是指利用物理、化学或仪器分析方法，对药材和饮片中所含的某些化学成分进行定性和定量分析，来鉴定天然药物的真实性、纯度和品质优劣程度的一种方法。理化鉴定的实验方法，一般是用少量的药材干粉、切片、浸出液或经过初步提取分离后进行定性定量分析。

（1）物理常数测定 物理常数测定包括相对密度、旋光度、折射率、黏稠度、沸点、凝固点、熔点等的测定。这对挥发油、油脂类、树脂类、液体类药材（如蜂蜜等）和加工品类药材（如阿胶等）的真实性和纯度鉴定具有重要意义。药材中如掺有其他物质时，物理常数就会随之改变，如蜂蜜中掺水就会使密度降低，影响黏稠度；如在蜂蜜中掺蔗糖，经旋光度检查，正品蜂蜜（含蔗糖约为5%）为左旋，掺蔗糖的蜂蜜（蔗糖含量超过20%）变为右旋。因此《中国药典》规定：蜂蜜相对密度在1.349以上，薄荷素油为0.888～0.908；冰片（合成龙脑）的熔点为205～210℃；肉桂油的折射率为1.602～1.614等。天竺黄规定检查体积比，即取天竺黄粉末（过4号筛）10g，轻轻装入量筒内，其体积不得少于24ml。这是一种类似测定相对密度的方法，也可用于测定其他药材，特别是对经验鉴定习用“质轻”或“质重”术语时，这是容易区分轻重的标准。

（2）膨胀度检查 药材中含有黏液、果胶、树脂等成分，有吸水膨胀的性质，如葶苈子、车前子等果实、种子类药材，种皮含有丰富的黏液质，其吸水膨胀的程度和其所含的黏液成正比关系。葶苈子有南葶苈子和北葶苈子之分，外形上有时不易区分，如测定其膨胀度就能帮助区分，按药典检查北葶苈子膨胀度不得低于12，远远大于南葶苈子膨胀度（不得低于3）。《中国药典》规定，检查天竺黄的吸水量，也是鉴定天竺黄纯度和品质优劣的质量指标之一。

（3）色度检查 含挥发油或油脂类成分的天然药物，常易在贮藏过程中氧化、聚合而致变质，经验鉴定称为“走油”。目前市场大多数中药还是靠感官评价变色与“走油”的程度，缺乏科学的量化指标来判断其是否变质或可用。现药典规定检查白术的色度，应利用比色鉴定法，检查有色杂质的限量，这也能更好地从量化的角度来评价控制药材走油变质的程度。

（4）泡沫指数和溶血指数测定 利用皂苷的水溶液振摇能产生持久性泡沫和溶解红细胞的性质，可测定含皂苷类成分药材的泡沫指数或溶血指数作为质量指标，通常用标准皂苷同时进行比较。如《中国药典》对猪牙皂的鉴定利用了泡沫反应。溶血指数测定时，应说明温度和应用何种动物的血，以能产生溶血的最低浓度表示之。但由于此种溶血指数受动物特异性、生理状态以及放置温度、时间等方面影响，因而所得数据难以重复印证，所以较少用。

（5）微量升华 微量升华是利用天然药物中所含的某些化学成分，在一定温度下能升华的性质，获得升华物，在显微镜下观察其结晶形状、颜色及化学反应。具体操作方法是取金属片或载玻片，置石棉网上，金属片或载玻片上放一高约8mm的金属圈，圈内放置适量供试品粉末，圈上覆盖载玻片，在石棉网下用酒精灯缓缓加热，至粉末开始变焦，去火待冷，载玻片上会有升华物凝集，然后将载玻片反转后，置显微镜下观察结晶形状、色泽，或取升华物加试液观察反应。如大黄粉末升华物有黄色棱状针晶（低温时）、片状和羽状（高温时）结晶，在结晶上加碱液则溶解并呈红色，可进一步确证其为蒽醌类成分。牡丹皮中牡丹酚、安息香中的香脂酸等均可利用升华进行检查。少数中成药制剂也能使用微量升华法进行鉴定，如在大黄流浸膏（1味药）中鉴定大黄、在万应锭（9味药）中鉴定胡黄连、小儿化毒散（12味药）中鉴定冰片等。

（6）荧光分析 利用天然药物中所含的某些化学成分，在紫外光或常光下能产生一定颜色的荧光性质进行鉴定。通常可直接取药材片块、粉末或浸出物在紫外光灯下进行荧光分析。如黄连含有小檗碱成分，折断面在紫外光下，显金黄色荧光，木部尤为显著。含有伞形花内酯的药材，新鲜切片显亮绿色荧光。如常山等。浙贝母粉末在紫外光下显亮淡绿色荧光，秦皮水浸液在日光下显淡蓝色荧光。有的药材浸出液需加一定的试剂才能产生荧光，如芦荟水溶液加硼砂共热则有绿色荧光。据报道，用水、氯仿、稀盐酸等不同溶液，对百种药材粗粉浸出液进行荧光鉴定的结果说明，该法鉴定药材真伪的特征明显。有的药材如附有地衣或有某些霉菌或菌毒素时，也会有荧光现象，应注意区别。一般观察荧光的紫外光波长为365nm，但如用短波 254～265nm 时，应加以说明，因两者荧光现象不同。

(7) 显微化学反应 显微化学反应是将药材的干粉、手切片或浸出液少量，置于载玻片上，滴加某些化学试剂使产生沉淀、结晶或产生特殊的颜色后在显微镜下观察。此法亦可用于细胞壁和细胞内含物性质的鉴定。

① 药材切片或粉末 将药材切片或粉末置于载玻片上，滴加相关试液，加盖玻片，稍放置，在显微镜下观察产生的颜色和沉淀。如紫苏叶的表面制片，表皮细胞中某些细胞内含有紫色素，滴加 10％盐酸溶液，立即显红色；或滴加 5％氢氧化钾溶液，即显鲜绿色，后变为黄绿色。黄连粉末滴加稀盐酸，可见针簇状小檗碱盐酸盐结晶析出；或滴加 30％硝酸，可见针状小檗碱硝酸盐结晶析出。丁香切片滴加 3％氢氧化钠的氯化钠饱和溶液，油室内有针状丁香酚钠结晶析出。

② 药材浸出物 取药材粗粉加适当溶剂浸提成分，将浸出液置载玻片上，滴加相关试液，加盖玻片，在显微镜下观察：槟榔粉末 0.5g 加水 3～4ml 及稀硫酸 1 滴，微热数分钟，取滤液于玻片上，加碘化铋钾试液 1 滴，即发生混浊，放置后于显微镜下可见石榴红色球形或方形结晶（槟榔碱反应）。黄藤粗粉 1g，加 45％乙醇 5～10ml，浸泡 10～24h，取浸液于玻片上，略干，滴加 30％硝酸，立即观察，可见多数黄色短棒状生物碱硝酸盐结晶析出。

(8) 蛋白电泳法 药材中含有的蛋白质、氨基酸种类很多，特别是动物和果实种子类药。以往多用氨基酸测定仪测定种类和含量，但成本高，难以做定性分析而广泛使用。近年来用聚丙烯酰胺凝胶蛋白电泳法定性鉴定天然药物，有操作简便、重现性好、电泳谱稳定可靠的特点。其原理是利用天然药物含有蛋白质带电荷的成分，在同一电场作用下，由于各组分所带电荷性质、电荷数目以及分子质量不同，并且泳动方向和速度不同，在一定时间内，各成分移动距离不同，结合谱带条数和染色不同达到分离鉴定的目的。

(9) 化学定性分析 利用药材的化学成分能与某些试剂产生特殊的颜色反应或沉淀反应来进行鉴定。这是最常用的方法，《中国药典》已经收载了用试管鉴定天然药物的方法，化学定性分析一般在试管中进行，亦有直接在药材切片或粉末上观察以了解该成分存在的部位。如柴胡横切片，加无水乙醇-浓硫酸等量混合液后则凡是含有皂苷的组织开始呈黄绿色，渐至绿色，最终呈蓝色。

(10) 化学定量分析 定性分析可初步提示有无某种成分，如需要了解其含量多少和是否符合药用标准，则必须做含量测定。《中国药典》对有些药材规定要做含量测定，如安息香中总香脂酸以苯甲酸计算不得少于 27.0％，马钱子中士的宁应为 1.20％～2.20％等。含挥发油类、脂肪油类或树脂、腊等的药材，除进行其中油、脂、蜡等的含量测定外，尚需进行物理常数和化学常数测定，如羟值、皂化值、碘值等，以表示品质优劣度。

(11) 色谱法 色谱法又称层析法，是将天然药物进行化学成分分离的重要方法。其基本原理是利用不同物质在不同的两相中所表现的物理化学性质上的差异，当一相固定而另一相流动时，这些物质在两相中就要反复进行物理化学运动，使得那些在物理化学性质上只有微小差异的组分也能产生差速移行，从而使不同组分得到充分分离。按色谱方法不同，有柱色谱法、纸色谱法、薄层色谱法、气相色谱法和高效液相色谱法等。

① 薄层色谱法 是将供试品溶液点于薄层板上，在展开容器内用展开剂展开，使供试品所含成分分离，从而进行定性和定量分析的一种方法。定性时，一般选用已知主成分的化学纯品或标准天然药物样品的相同提取物为对照品，经薄层展开后，用一定方法显色，样品应与对照品有相同对应斑点。当前应用较多的是薄层色谱扫描法。薄层色谱扫描法是用一定波长的光照射在薄层斑点上，对有吸收或能产生荧光的部分，使产生一定强度的吸收或荧光，用反射或透射法进行扫描鉴定的方法。由于薄层扫描仪不必经洗脱等操作，因而方便快速、测定灵敏度高。薄层色谱鉴定天然药物不仅单味药可用，对中成药的鉴定亦可应用，如参苓白术散中，在一块薄层板上可以同时鉴定出人参和甘草。

② 气相色谱法 气相色谱法的流动相为气体，称为载气；色谱柱内装吸附剂、高分子多孔小球或涂有固定液的载体。注入进样口的供试品被加热汽化，被载气带入色谱柱内进行分离，各成分先后进入检测器，用数据处理系统记录色谱信号，根据组分的量与峰面积和峰高成正比的关系，进行定性、定量分析。气相色谱法可以分析气体及有一定挥发性的液体和固体样品。天然药物及中成药中常含有挥发油及其他挥发性组分，最适用于气相色谱法进行分析。气相色谱法一般用于相类似天然药物的对比鉴定。

③ 高效液相色谱法 高效液相色谱法的流动相是具有不同极性的单一溶剂或不同比例的混合溶剂、缓冲液等。用高压输液泵将流动相泵入装有填充剂的色谱柱，注入供试品，经流动相带入柱内，在填充剂上分离后，各成分先后进入检测器，用数据处理系统记录和处理色谱信号。高效液相色谱法只要求样品能制成溶液而不需要汽化，因此不受样品挥发性的约束，对于挥发性低、热稳定性差、分子量大的高分子化合物以及离子型化合物尤为有利，如氨基酸、蛋白质、生物碱、核酸、甾体、类脂、维生素以及无机盐类都可利用高效液相色谱法进行分离和分析。

(12) 分光光度法 通过测定物质在特定波长处或一定波长范围内的吸光度或发光强度，从而对物质进行定性和定量分析的方法。一般常用波长为：紫外光区 190～400nm，可见光区 400～760nm，红外光区 2.5～40μm。所用仪器为紫外分光光度计、可见分光光度计（或比色计）、红外分光光度计和原子吸收分光光度计等。

① 紫外-可见分光光度法 对主成分或有效成分在 200～400nm 处有最大吸收波长的天然药物常可选用此法。此法不仅能测定有色物质，对有共轭双键等结构的无色物质也能精确测定，它具有灵敏、简便、准确，既可做定性分析又可做含量测定等优点。目前紫外-可见分光光度计的种类较多，由于在测定技术上摆脱了纯化合物的框架，因此比其他理化方法和光谱法有更广泛的用途。

② 红外分光光度法 是在 4000～400cm^{-1} 波数范围内测定物质的吸收光谱，用于化合物的鉴别、检查或含量测定的方法。除部分光学异构体及长链烷经同系物外，几乎没有两个化合物具有相同的红外光谱，据此可以对化合物进行定性和结构分析；化合物对红外辐射的吸收程度与其浓度的关系符合朗伯-比尔定律，是红外分光光度法定量分析的依据。

③ 原子吸收分光光度法 原子吸收分光光度法是基于从光源辐射出的待测元素特征光波通过供试品蒸气时，被蒸气中待测原子所吸收，测定辐射光强度减弱的程度以求出供试品中待测元素含量的一种方法。原子吸收分光光度计的特点为专属性强，检测灵敏度和精密度均高，测定快速，是目前用于测定天然药物及其制剂中微量元素的常用仪器之一。

(13) 质谱法 质谱法是通过电场和磁场将分子解离成气态离子，测定生成离子的质量和强度，进行定性和定量分析的一种常用谱学分析方法。质谱法是纯物质鉴定的有力工具之一，但对复杂有机化合物分析就无能为力了。而色谱法对有机化合物是一种有效的分离和分析方法，特别适合进行有机化合物的定量分析，但定性分析则比较困难，因此两者的有效结合将提供一个进行复杂化合物高效的定性定量分析的工具。

(14) 色谱光谱联仪分析法 由于色谱仪器和光谱仪器的迅速发展，发挥了各种分析仪器的优点，也显示了自己的弱点，而高科技的发展形势，要求分离检测手段应快速、灵敏、准确，需要量少，仪器种类简化。所以有关仪器联机、用微机分析达到取长补短、协同发挥的目的而不断更新方法。如气相质谱（GC-MS）、红外质谱（IR-MS）、高效液相质谱（HPLC-MS）、质谱质谱（MS-MS）等。后者在国外称“串联质谱”，分析时不需要对药材进行提取分离，可直接以粉末进样，对粉末药材非常适用。

5. 生物鉴定法

生物鉴定法又称“生物测定法”，主要是利用天然药物或其所含的化合物对生物体作用强度的大小，以及用 DNA 特异性遗传标记特征和基因表达差异等来鉴定天然药物的品种和质量的一种方法。通常分为生物效应鉴定法和基因鉴定法两大类。

(1) 生物效应鉴定法 以药物的生物效应为基础，以生物统计为工具，运用特定的实验设计，测定药物有效性的一种方法，从而达到控制药品质量的作用。常用的方法有免疫鉴定法、细胞生物学鉴定法、药物效价测定法和单纯指标测定法等。

(2) 基因鉴定法 基因是生物最基本的遗传单位。基因是一种叫脱氧核糖核酸（DNA）的物质的一个片段，含有决定某个生物生存、繁殖的全部遗传密码，操纵着生物的诞生及生命的延续。天然药物的基因鉴定包括 DNA 遗传标记鉴定法和 mRNA（信使核糖核酸）差异显示鉴定法等。

复习思考题

1. 天然药物贮藏保管中会产生哪些变质现象？如何保管？
2. 《中国药典》规定的测定天然药物含水量的方法有哪几种？
3. 天然药物鉴定的方法有哪些？
4. 说出性状鉴定的观察方法及内容。

（靳森）

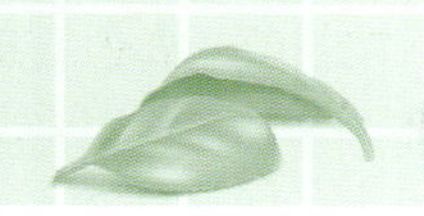

第二篇

各　论

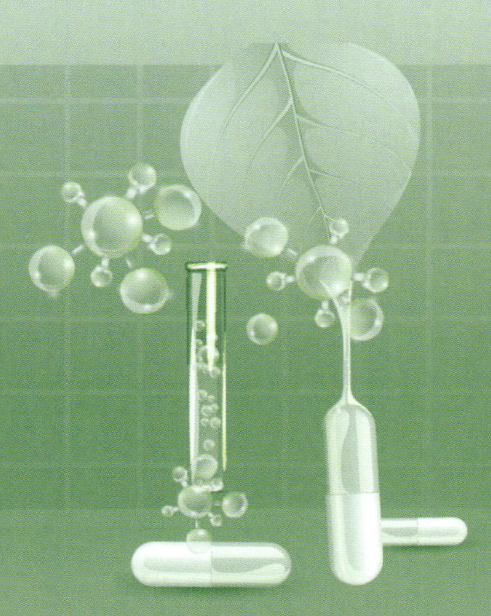

第四章

根及根茎类天然药物

知识目标

（1）掌握：大黄、牛膝、附子、黄连、甘草、人参、三七、白芷、当归、黄芩、地黄、苍术、半夏、川贝母、天麻等重点天然药物的来源、性状、显微及主要理化鉴定；白芍与赤芍，牛膝与川牛膝等易混淆天然药物的性状比较。
（2）熟悉：根及根茎类天然药物鉴定的一般规律；重点药的有效成分及功效主治；人参、三七、天麻等天然药物的常见伪品。
（3）了解：人参、三七、天麻等重点天然药物的产地、采收加工及主要药理作用。

技能目标

（1）熟练应用性状鉴定法及显微鉴定法对根及根茎类天然药物进行真实性鉴定。
（2）学会显微观察临时制片技术及绘图技术。

思政与职业素养目标

（1）通过对人参、天麻等名贵药材的真伪鉴定，进一步明确制售假冒伪劣药材属于违法行为，培养诚信经营的职业操守。
（2）通过对附子、川乌等大毒天然药物的减毒应用，要重视天然药物的毒副作用，树立“生命至上、安全至上”的理念。

根与根茎是植物的两种不同器官，具有不同的外形和内部构造。但很多药材同时具有根和根茎两部分，如人参、龙胆等，两者互有联系，难以严格区分。因此为了便于学习比较，我们将根及根茎类天然药物并入一章叙述。

第一节 根类天然药物

一、根类天然药物鉴定的一般规律

1. 性状鉴定

根类药物包括药用为根或以根为主带有部分根茎的药材。就根部而言，表面没有节、节间和叶，一般无芽。

（1）根的形状 通常为圆柱形或长圆锥形，有的肥大为块根，呈圆锥形或纺锤形等。双子叶植物根一般主根明显，常有分枝，形成直根系；少数根细长，集生于根茎上，形成须根系，如龙胆等。

（2）根的表面 常有纹理，有的可见皮孔；有的顶端带有根茎或茎基，根茎俗称“芦头”，上有茎痕俗称“芦碗”，如人参等。

（3）根的质地和断面特征　常因品种而异，有的质重坚实，有的体轻松泡；折断时或有粉尘散落（淀粉粒），或呈纤维性、角质状等。

观察根的横断面，首先应注意区分双子叶植物根和单子叶植物根。一般来说，双子叶植物根有一圈形成层的环纹，环内的木部范围较环外的皮部大；中央无髓部，自中心向外有放射状的射线纹理，木部尤为明显；外表常有栓皮。单子叶植物根有一圈内皮层的环纹；中柱一般较皮部小；中央有髓部，自中心向外无放射状纹理；外表无木栓层，有的具较薄的栓化组织。

其次，应注意根的断面组织中有无分泌组织散布，如伞形科植物当归、白芷等含有黄棕色油点。

2. 显微鉴定

选取根的横切面，在显微镜下观察组织构造，可进一步区分双子叶植物和单子叶植物根。

（1）双子叶植物根

① 正常构造　一般均具次生构造。最外层大多为周皮，由木栓层、木栓形成层及栓内层组成。

木栓形成层通常发生于中柱鞘部位，形成周皮后原有的表皮及皮层细胞均已死亡脱落。

栓内层通常为数列细胞，有的比较发达，又名次生皮层。少数根的次生构造不发达，无周皮而有表皮，如龙胆；或表皮死亡脱落由微木栓化的外皮层细胞行保护作用，称为后生表皮，如细辛；或由皮层的外部细胞木栓化起保护作用，称为后生皮层，如川乌。这些根的内皮层均较明显。

维管束一般为无限外韧型，由初生韧皮部、次生韧皮部、形成层、次生木质部和初生木质部组成。初生韧皮部细胞大多颓废；形成层连续成环，或束间形成层不明显；次生木质部占根的大部分，有导管、管胞、木薄壁细胞或木纤维组成，射线较明显；初生木质部位于中央，其原生木质部束呈星角状，星角的数目随科属种类而不同，有鉴定参考意义，如怀牛膝为二个角，属二原型。双子叶植物根一般无髓；少数次生构造不发达的根初生木质部未分化到中心，中央为薄壁组织区域，形成明显的髓部，如龙胆等。

② 异常构造　双子叶植物根除上述正常构造外，还可形成异常构造，主要有下列几种类型：

a. 多环性同心环维管束　中央正常维管束形成后，中柱外方部位细胞恢复分裂机能产生新的形成层环，并形成第一轮同心环维管束。以后随着外方薄壁细胞继续分裂，又相继形成第二、三轮等同心环维管束，如此构成多环性同心环维管束的异常构造。如怀牛膝、商陆等。

b. 附加维管束　当根部中央正常维管束形成后，在木栓层的内方和韧皮部外侧的薄壁组织中，产生新的形成层，形成异常的外韧型维管束，如何首乌。

c. 内涵韧皮部　是在次生木质部中包埋有次生韧皮部。这种异常构造是形成层活动不规则的结果，形成层不仅向外也可向内产生韧皮部，如茄科植物华山参等。

d. 木间木栓　即在次生木质部内形成的木栓带，如黄芩的老根中央可见木栓环。

（2）单子叶植物根　一般均具初生构造。最外层通常为一列表皮细胞，无木栓层，有的细胞分化为根毛，细胞外壁一般无角质层。少数根的表皮细胞进行切线分裂为多层细胞，形成根被，又称复表皮，如百部、麦冬等。皮层宽厚，占根的大部分，内皮层及其凯氏点通常明显。中柱与皮层的界限分明，直径较小。维管束为辐射型，韧皮部与木质部相间排列，呈辐射状，无形成层。髓部通常明显。

总之，根类天然药物的横切面显微鉴定，首先应根据维管束的类型、有无形成层等，区分为双子叶或单子叶植物根。其次，根中常有分泌组织存在，如桔梗、党参等有乳管；人参、三七等有树脂道；当归、木香等有油室。草酸钙结晶也有可能看到，如人参有簇晶，甘草有方晶，怀牛膝有砂晶，麦冬有针晶。有的根含有多量淀粉粒，如葛根（甘葛藤）；有的根含有菊糖，不含淀粉粒，如桔梗等。厚壁组织的有无也应注意，通常根类药材可以见到韧皮纤维或木纤维，石细胞比较少见。

二、根类天然药物的鉴定

何首乌　Polygoni Multiflori Radix

【来源】 为蓼科植物何首乌 *Polygonum multiflorum* Thunb. 的干燥块根。

【产地】 主产于河南、湖北、广西、广东、贵州、四川、江苏等省区。

【采收加工】 秋、冬二季枯萎时采挖，洗净，切去两端，大者可对半剖开，或切片晒干。

【性状鉴定】（图 4-1）

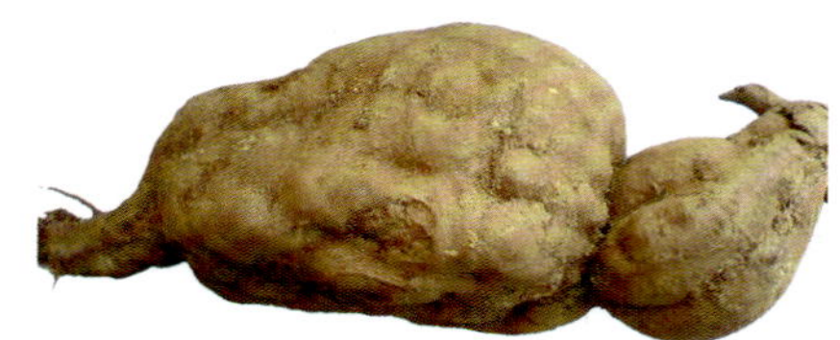

图 4-1　何首乌药材图

①呈团块状或不规则纺锤形，长 6～15cm，直径 4～12cm。②表面红棕色或红褐色，皱缩不平，有浅沟，并有横长皮孔样突起和细根痕。③体重，质坚实，不易折断，断面浅黄棕色或浅红棕色，显粉性，皮部有 4～11 个类圆形异型维管束环列，形成“云锦花纹”，中央木部较大，有的呈木心。④气微，味微苦而甘涩。

以个大、体重、质坚实、断面无裂隙、显粉性者为佳。

【显微鉴定】 横切面（图 4-2）

①木栓层为数列细胞，充满棕色物。②韧皮部较宽，散有类圆形的外韧型异型维管束 4～11 个，导管稀少。③根的中央形成层成环。④木质部导管较少，周围有管胞和少数木纤维。⑤块根的中心为初生木质部。⑥薄壁细胞含草酸钙簇晶和淀粉粒。

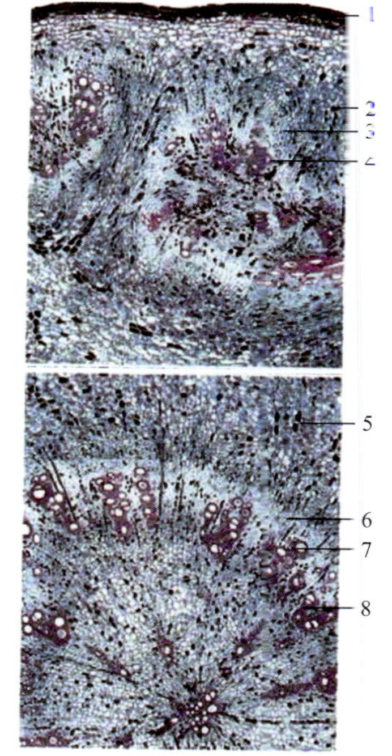

图 4-2　何首乌横切面
1—木栓层；2—草酸钙簇晶；3—异型维管束（韧皮部）；4—异型维管束（木质部）；5—韧皮部；6—形成层；7—木质部；8—木纤维

【化学成分】 含蒽醌衍生物约 1.1%，主要为大黄酚、大黄素，其次为大黄酸、大黄素甲醚、大黄酚蒽酮等；含卵磷脂（约 3.7%）、芪类成分、氨基酸及丰富的锰、钙、锌、铁，含铁量是补血药中最高者，含锌量高于 48 种补血药中含锌量的平均值。

【药理作用】 何首乌提取物腹腔注射可使小鼠骨髓造血干细胞数等比例显著增加；可明显延缓老龄鼠胸腺的退化，增加胸腺和脾脏重量；对家兔、鸽、大鼠、鹌鹑等多种高脂动物模型都有明显的降脂作用，并能延长老年鹌鹑的生存时间；有养血益肝的功效，对过氧化玉米油所致大鼠脂肪及肝功能损害有对抗作用。

【性味功用】 性微温，味苦、甘、涩。何首乌解毒、截疟、润肠通便、消痈，常用于治疗瘰疬、疮痈、风疹瘙痒、肠燥便秘；制首乌益精血、乌须发、强筋骨、补肝肾，用于血虚萎黄、眩晕耳鸣、须发早白、腰膝酸软等。

【用法与用量】 3～6g；制何首乌 6～12g。

牛膝　Achyranthis Bidentatae Radix

【来源】 为苋科植物牛膝 *Achyranthes bidentata* Bl. 的干燥根。

【产地】 主产于河南武陟、沁阳等地，故又称"怀牛膝"。河北、山西、山东、江苏、辽宁等省亦产。为栽培品。

【采收加工】 冬季茎叶枯萎时采挖，除去地上茎、须根及泥沙，捆成小把，晒至干皱后，将顶端切齐，晒干。

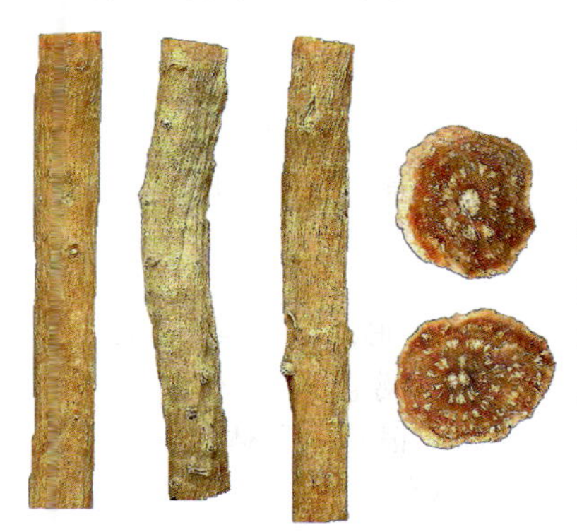

图 4-3　牛膝药材图

【性状鉴定】（图 4-3）

①呈细长圆柱形，挺直或稍弯曲，上端较粗，长 15～70cm，直径 0.4～1cm。②表面灰黄色或淡棕色，有微扭曲的细纵皱纹、排列稀疏的侧根痕和横长皮孔样的突起。③质硬脆，易折断，受潮后变软，断面平坦，淡棕色，略呈角质样而油润，中心维管束木质部较大，黄白色，其外周散有多数黄白色小点（点状维管束），断续排列成 2～4 轮同心环。④气微，味微甜而稍苦涩。

以身干、皮细、肉肥、条长、色淡黄、质坚实者为佳。

【显微鉴定】 横切面（图 4-4）

①木栓层为数列扁平细胞，切向延伸。②栓内层较窄。③异型维管束外韧型，断续排列成 2～4 轮，最外轮的维管束较小，有的仅一至数个导管，束间形成层连接成环，向内维管束较大；木质部主要由导管及小的木纤维组成，根中心木质部集成 2～3 群。④薄壁细胞含有草酸钙砂晶。

【化学成分】 含蜕皮甾酮、牛膝甾酮等多种昆虫变态激素，β-谷甾醇、豆甾烯醇、红苋甾醇、三萜皂苷，尚含肽多糖、活性寡糖、氨基酸、生物碱类、香豆素类、琥珀酸及多种无机元素等。

【理化鉴定】

（1）取药材断面，置紫外光灯（365nm）下观察，显黄色荧光；滴加 1% 氨水后，显淡黄绿色荧光。

（2）取本品粉末少量，加 10 倍量水充分振摇，产生大量泡沫，经久不消。（用于检查皂苷。）

（3）取本品粉末少许，滴加冰醋酸及浓硫酸，显紫红色。

【药理作用】 蜕皮甾酮和牛膝甾酮具有显著促进蛋白质合成功能及降低血糖等作用；抗生育作用的有效成分为蜕皮甾酮；牛膝多糖有抗肿瘤和免疫增强作用。

【性味功用】 性平，味苦、甘、酸。逐瘀通经，补肝肾，强筋骨，利尿通淋，引血下行。用于经闭，痛经，腰膝酸痛，筋骨无力，淋证，吐血，衄血等。

【用法与用量】 5～12g。孕妇慎用。

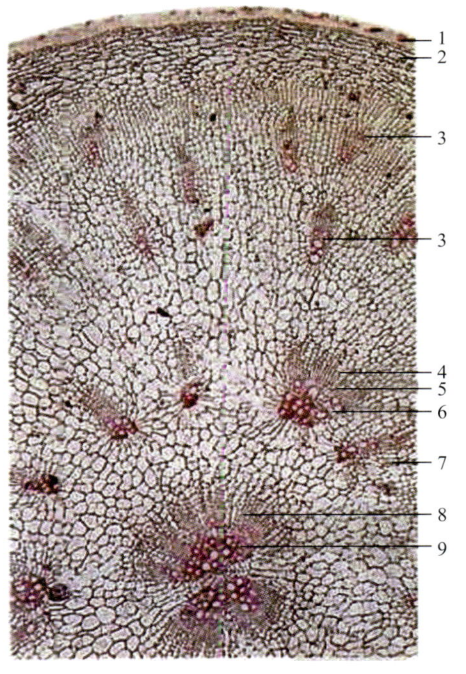

图 4-4　牛膝横切面

1—木栓层；2—栓内层；3—维管束；4—韧皮部；5—形成层；6—木质部；7—射线；8—中心韧皮部；9—中心木质部

相关药物

1. 川牛膝

川牛膝为苋科植物川牛膝的干燥根。主产于四川、云南、贵州等地，野生或栽培。秋、冬二季采挖，除去芦头、须根及泥沙，烘或晒干。呈类圆柱形，微扭曲，偶有分枝；表面黄棕色或灰褐色，有纵皱纹、支根痕及多数横向突起的皮孔。质坚韧，不易折断；断面黄白色或棕黄色，点状维管束排成4～11轮同心环。气微，味甜。性平，味甘、微苦。功能：逐瘀通经，通利关节，利尿通淋。

2. 土牛膝

土牛膝为苋科植物牛膝的野生品的干燥根，以及同属植物柳叶牛膝和粗毛牛膝的根。牛膝野生品根茎圆柱形，根长圆柱形，有细密纵皱纹，干后易折断，气微，味微甜，主产于华东地区；柳叶牛膝根粗短，新鲜时断面带紫红色，又名“红牛膝”，产于湖南、湖北等地；粗毛牛膝主根较短，分枝较多，产于福建、广东等地，广东以全草入药，名“倒扣草”。功能：活血散瘀，祛湿利尿，清热解毒。治淋病，尿血，水肿，咽喉肿痛。

附子 Aconiti Lateealis Radix Praeparrka

【来源】 为毛茛科植物乌头 *Aconitum carmichaelii* Debx. 子根的加工品。

【产地】 主产于四川、陕西和湖北等省。以四川江油、陕西城固种植历史悠久，产量大，质量好，销往全国并出口。四川江油所产附子为道地药材，习称“川附子”。

【采收加工】 6月下旬至8月上旬采挖，摘取母根、须根及泥沙，习称“泥附子”，再按大小分档，进行加工。

附子的产地加工

1. 盐附子

泥附子洗净，放入胆巴水溶液中浸泡，再加食盐，继续浸泡，每日取出晒晾，并逐渐延长晒晾时间，直至附子表面出现大量结晶盐粒（盐霜）、体质变硬为止，习称“盐附子”。

2. 黑顺片

泥附子洗净，浸入食用胆巴水溶液中数日，连同浸液煮至透心，捞出水漂，纵切成厚约5mm的片，再用水浸漂，用染色液将附片染成浓茶色，取出，蒸至出现油面有光泽后，干燥，习称“黑顺片”。

3. 白附片

选择大小均匀的泥附子，洗净，浸入食用胆巴的水溶液中数日，连同浸液煮至透心，捞出剥去外皮，纵切成厚约3mm的片，用水浸漂，取出，蒸透，晒干，习称“白附片”。

4. 黄附片

泥附子洗净，浸入食用胆巴的水溶液中数日，连同浸液煮至透心，捞出剥去外皮，横切成厚约5mm的片，用水浸漂，取出用染色液将附片染成黄色，晒干，习称“黄附片”。

黑顺片、白附片与黄附片可直接入药，盐附子需经炮制加工后方可入药。

【性状鉴定】（图 4-5）

1. 盐附子

①呈圆锥形，长 4～7cm，直径 3～5cm。②表面灰黑色，被盐霜，顶端有凹陷的芽痕，周围有瘤状突起的支根（称钉角）或支根痕。③体重，横切面灰褐色，可见充满盐霜的小空隙及多角形形成层环纹，环纹内侧导管束排列不整齐。④气微，味咸而麻，刺舌。

2. 黑顺片

①为纵切片，上宽下窄，长 1.7～5cm，宽 0.9～3cm。厚 0.2～0.5cm。②外皮黑褐色，切面暗黄色，油润具光泽，半透明状，并有纵向导管束。③质硬而脆，断面角质样。④气微，味淡。

3. 白附片

无外皮，黄白色，半透明，厚约 0.3cm。

4. 黄附片

无外皮的横切片，黄色，切面可见多角形的形成层环。各种加工品均以个大身干、质坚实、色泽好者为佳。

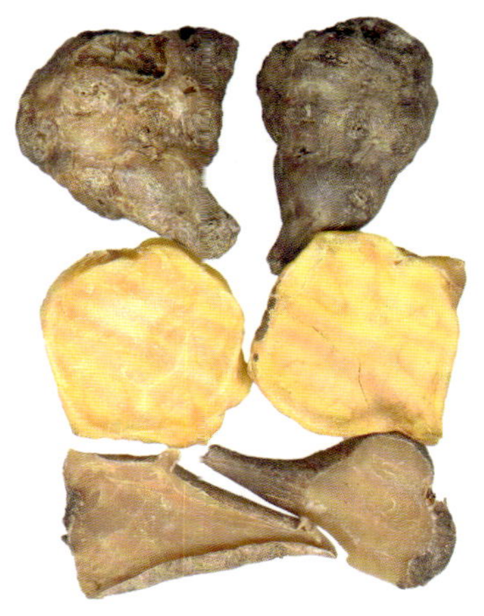

图 4-5　附子药材图

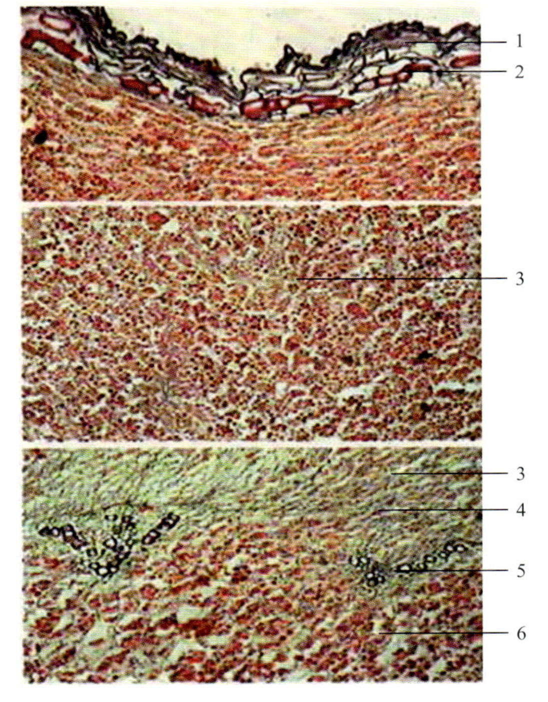

图 4-6　附子横切面

1—后生皮层；2—皮层石细胞；3—韧皮部（筛管群）；4—形成层；5—木质部；6—髓

【显微鉴定】横切面（图 4-6）：

①后生皮层为数列淡黄色木栓化细胞。②皮层细胞切向延长，偶见石细胞，类长方形胞腔较大；有时可见根迹维管束；内皮层明显。③韧皮部宽广，散有筛管群；内侧偶见纤维束。④形成层常呈多角形环。⑤木质部导管位于形成层内侧，多单列或略呈“V”形排列。⑥髓部明显。薄壁细胞充满淀粉粒。

【化学成分】生品中含剧毒的双酯类生物碱乌头碱、中乌头碱、次乌头碱。附子加工品，在加工炮制过程中双酯类生物碱易水解，失去 1 分子乙酸，生成毒性较小的单酯类生物碱（苯甲酰乌头胺、苯甲酰中乌头胺、苯甲酰次乌头胺），甚至被水解为毒性更小的胺醇类碱（乌头胺、中乌头胺、次乌头胺）。因此，炮制品的毒性均较其生品为小，盐附子的毒性则较蒸煮过的黑顺片、白附片为大。此外，尚含强心成分去甲乌药碱和棍掌碱等。

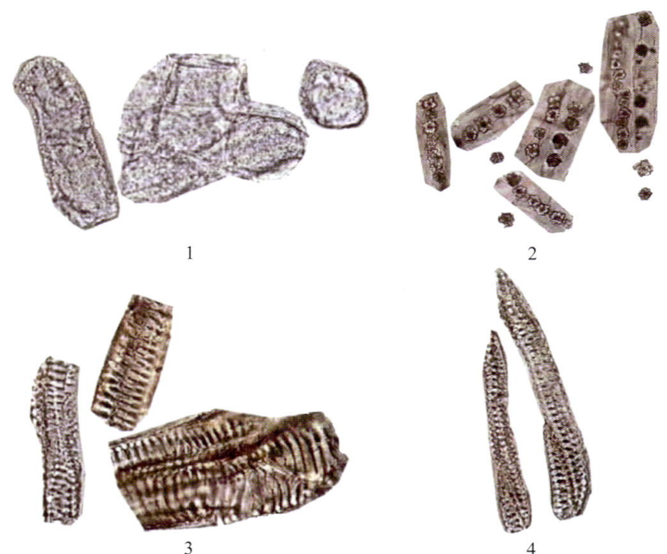

图 4-9　白芍粉末图

1—含糊化淀粉粒细胞；2—草酸钙簇晶；3—导管；4—纤维管胞

（2）取本品粉末 0.5g，加水 3ml 振摇，滤过。取滤液 2 滴，点于滤纸上，置紫外光灯下观察，显蓝色荧光。

【药理作用】 芍药苷具有解痉、镇静、镇痛、解热、扩张血管、抗炎、抗溃疡、免疫调节等作用，对肝脏亦有一定的保护作用。

【性味功用】 性微寒，味苦、酸。养血调经，敛阴止汗，柔肝止痛，平抑肝阳。用于血虚萎黄，月经不调，自汗，盗汗，胁痛，腹痛，四肢挛痛，头痛眩晕。不宜与藜芦同用。

【用法与用量】 6～15g。

相关药物

赤芍：为毛茛科植物芍药或川赤芍的干燥根。主产于东北、内蒙古、四川、甘肃等地，主为野生资源。春、秋二季采挖，洗净晒干。呈圆柱形，稍弯曲。表面棕褐色，粗糙，有纵沟纹，并有须根痕和横长的皮孔样突起，有的外皮易脱落。质硬而脆，易折断。断面粉白色或粉红色，皮部窄，木部放射状纹理明显，有的有裂隙。气微香，味微苦、酸涩。功能：清热凉血，散瘀止痛。用于热入营血，温毒发斑，肝郁胁痛，经闭痛经等。不宜与藜芦同用。

防己　Stephaniae Tetrandrae Radix

【来源】 为防己科植物粉防己 *Stephania tetrandra* S. Moore 的干燥根。

【产地】 主产于浙江、安徽、湖北、湖南、江西等地。

【采收加工】 秋季采挖，洗净，除去粗皮，晒至半干，切段，个大者再纵切，干燥。

【性状鉴定】（图 4-10）

①主根呈不规则圆柱形、半圆柱形或块片状，常弯曲不直，结节状，形如“猪大肠”，长 5～10cm，直径 1～5cm；②表面淡灰黄色，弯曲处有深陷的横沟；③质坚实而重，断面平坦，

灰白色，有粉性，木部占大部分，有稀疏的放射状纹理，显车轮纹状；④气微，味苦。

以质坚实、粉性足、去净外皮者为佳。

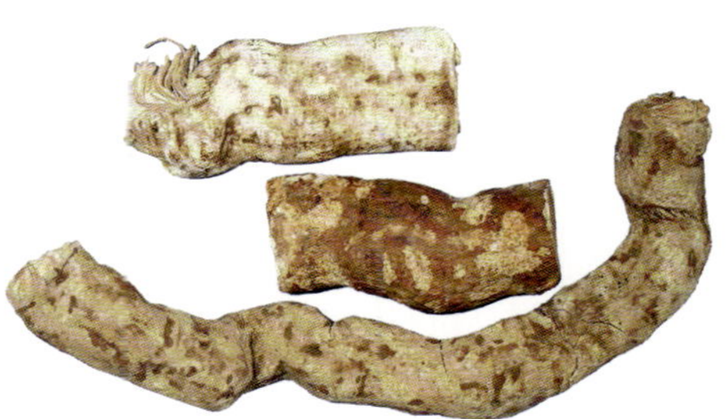

图 4-10　防己药材图

【化学成分】 根含异喹啉类生物碱，主要有粉防己碱（汉防己甲素）、防己诺林碱（汉防己乙素）、汉防己丙素和轮环藤酚碱等。此外，还含有黄酮苷、酚类、有机酸、挥发油等。

【药理作用】 粉防己碱具有抗过敏、镇痛、抗肿瘤、扩冠、降压、抗心肌缺血、抗心律失常等作用。防己诺林碱具有镇痛、抗炎、抗肿瘤及降压等作用。

【性味功用】 性寒，味苦。祛风止痛，利水消肿。用于风湿痹痛，水肿脚气，小便不利，湿疹疮毒。

【用法与用量】 5～10g。

防己的地方用药

(1) 防己科植物木防己的根。河南、陕西等地习用。

(2) 防己科植物秤钩风的根及老茎。湖南习用，称"湘防己"。

以上均非正品，应注意鉴别。

相关药物

广防己： 为马兜铃科植物广防己的干燥根。主产于广东、广西。呈圆柱形或半圆柱形，略弯曲，表面灰棕色，粗糙，有纵沟纹，除去粗皮的呈淡黄色；体重，质坚实，不易折断，断面类白色，粉性，有"车轮纹"；无臭，味苦。**因含马兜铃酸，对肾脏有毒性，2005 年版《中国药典》起已不再收载使用，凡成方制剂中有广防己的改用防己科植物粉防己的根，应注意鉴别。**

甘草　Glycyrrhizae Radix et Rhizoma

【来源】 为豆科植物甘草 *Glycyrrhiza uralensis* Fisch.、胀果甘草 *G. inflata* Bat. 或光果甘草 *G. glabra* L. 的干燥根及根茎。

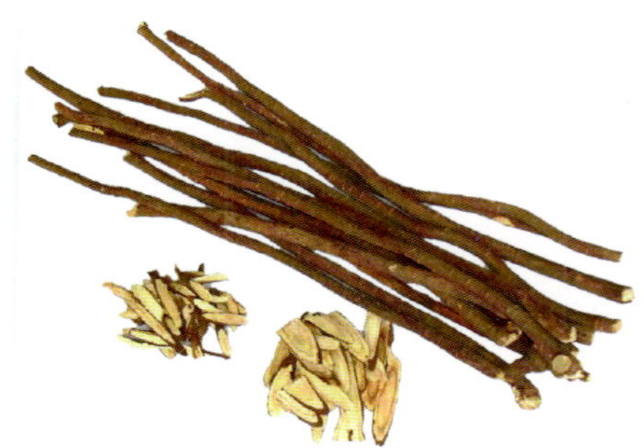

图 4-11　甘草药材图

【产地】 甘草主产于内蒙古、甘肃、新疆。此外，东北及河北、山西等省亦产。光果甘草及胀果甘草主产于新疆、甘肃等省区。

【采收加工】 春秋两季均可采挖，以春季产者为佳。趁鲜切去茎基、幼芽、支根及须根，再切成长段后晒干。亦有将外面红棕色栓皮刮去者，称"粉甘草"。

【性状鉴定】

1. 甘草（图 4-11）

① 根长圆柱形，长 25～100cm，直径 0.6～

3.5cm。②外皮松紧不一。表面红棕色或灰棕色，具显著的纵皱及沟纹、皮孔和细根痕。③质坚实，断面略显纤维性，黄白色，粉性，形成层环明显，射线放射状，有的有裂隙。根茎呈圆柱形，表面有芽痕，断面中部有髓。④气微，味甜而特殊。

2. 胀果甘草

①根和根茎木质粗壮，有的分枝，外皮粗糙，多灰棕色或灰褐色。②质坚硬，木质纤维多，粉性小。根茎不定芽多而粗大。

3. 光果甘草

根和根茎质地较坚实，有的分枝，外皮不粗糙，多灰棕色，皮孔细而不明显。

以条粗匀、皮细紧、色红棕、质坚实、断面色黄白、粉性足、味甜者为佳。

【显微鉴定】

1. 根横切面（图 4-12）

①木栓层为数列棕色细胞。②栓内层较窄。③韧皮部射线宽广，多弯曲，常现裂隙；纤维多成束，非木化或微木化，周围薄壁细胞常含草酸钙方晶；筛管群常因压缩而变形。④束内形成层明显。⑤木质部射线宽 3～5 列细胞；导管较多，直径约至 160μm；木纤维成束，周围薄壁细胞亦含草酸钙方晶。⑥根中心无髓；根茎中心有髓。

2. 粉末（图 4-13）

淡棕黄色。①纤维成束，直径 8～14μm，壁厚，微木化，周围薄壁细胞含草酸钙方晶，形成晶纤维。草酸钙方晶多见。②具缘纹孔导管较大，稀有网纹导管。③木栓细胞红棕色，多角形，微木化。

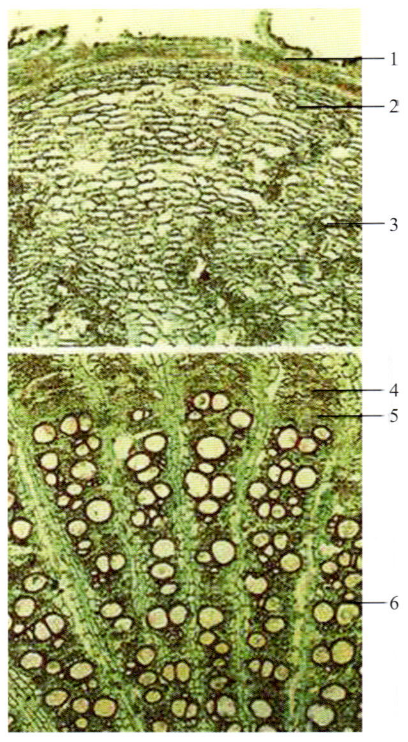

图 4-12　甘草（根）横切面

1—木栓层；2—皮层；3—晶鞘纤维；4—韧皮部；5—形成层；6—木质部（导管）

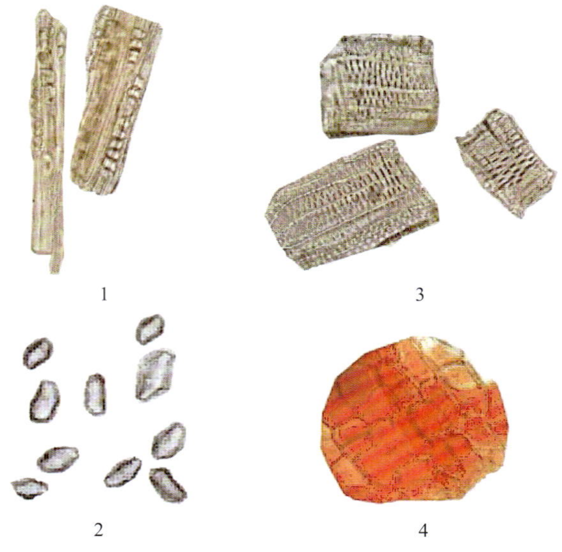

图 4-13　甘草粉末图

1—晶纤维；2—草酸钙方晶；3—导管；4—木栓细胞

甘草地方习用品及混伪品

（1）国产甘草尚有黄甘草、粗毛甘草和云南甘草。

（2）甘草商品药材中混有一种“苦甘草”，为豆科植物苦豆子的根，产于内蒙古、甘肃、青海、新疆、山西等地，又名苦豆根，有的地方作苦豆根药用。

【化学成分】主要含三萜类化合物甘草甜素，系甘草酸的钾、钙盐，是甘草的甜味成分，水解后产生2分子葡萄糖醛酸和1分子甘草次酸。黄酮类成分有甘草苷、甘草苷元（甘草素）等数十个。另含香豆素、生物碱、内酯、多糖、有机酸等成分。

【理化鉴定】取本品粉末置白瓷板上，加80%（体积分数）硫酸数滴，显黄色，渐变橙黄色（甘草甜素反应）。

【药理作用】本品具有免疫调节作用、抗溃疡作用、盐皮质激素样作用、糖皮质激素样作用、中枢性镇咳作用及解毒作用。

【性味功用】性平，味甘。补脾益气，清热解毒，祛痰止咳，缓急止痛，调和诸药。用于脾胃虚弱，倦怠乏力，心悸气短，咳嗽痰多，脘腹及四肢挛急疼痛，痈肿疮毒，缓解药物毒性、烈性。不宜与京大戟、红大戟、芫花、甘遂、海藻同用。

【用法与用量】2～10g。

人参　Ginseng Radix et Rhizoma

【来源】为五加科植物人参 *Panax ginseng* C. A. Mey. 的干燥根及根茎。栽培品称“园参”；播种在山林野生状态下自然生长的称“林下参”，习称“籽海”；野生者称“山参”。

【产地】主产于吉林、辽宁及黑龙江省。主为栽培品，野生品产量少。

【采收加工】园参栽种5～6年后，于秋季（白露至秋分）采挖，除去茎叶及泥土，新鲜者称“水子”或“水参”，分别加工成不同规格的商品。野山参则于7月下旬至9月果红熟时采挖，保持完整，洗净，加工成“全须生晒参”。园参的商品规格主要有：

（1）生晒参　全根晒干称“全须生晒参”；剪去小支根，晒干者称“生晒参”；刮去外皮晒干者，称“白干参”。

（2）红参　将鲜参捏去须根，蒸透（3～6h）后干燥，剪去支根和细根，再烘干。剪下的支根、细根和须根，扎成小把，再烘干，称“红参须”。

（3）糖参（白参）　人参鲜根用沸水烫15min左右，用排针扎孔，灌糖，晾晒，再灌糖1～2次，晾晒，烘干。现已少生产。

（4）活性参　将洗净的鲜参采用真空冷冻的方法干燥，制得的人参称为“活性人参”。

【性状鉴定】（图4-14）

1. 生晒参

①根茎（习称“芦头”）长1～4cm，直径0.3～1.5cm，多拘挛而弯曲，具不定根（艼）和稀疏的凹窝状茎痕（习称“芦碗”）。②主根呈纺锤形或圆柱形，长3～15cm，直径1～2cm。③表面灰黄色，上部有疏浅断续的粗横纹，下部有明显的纵皱，有支根2～3条，并着生多数细长的须根（全须生晒参），须根上常有不明显的细小疣状突起。④质较硬，断面黄白色，显粉性，形成层环纹棕黄色，皮部有黄棕色的点状树脂道及放射状裂隙。⑤香气特异，味微苦、甘。

2. 红参

①主根呈纺锤形或圆柱形，长3～10cm。②表面半透明，红棕色，偶有不透明的暗黄褐

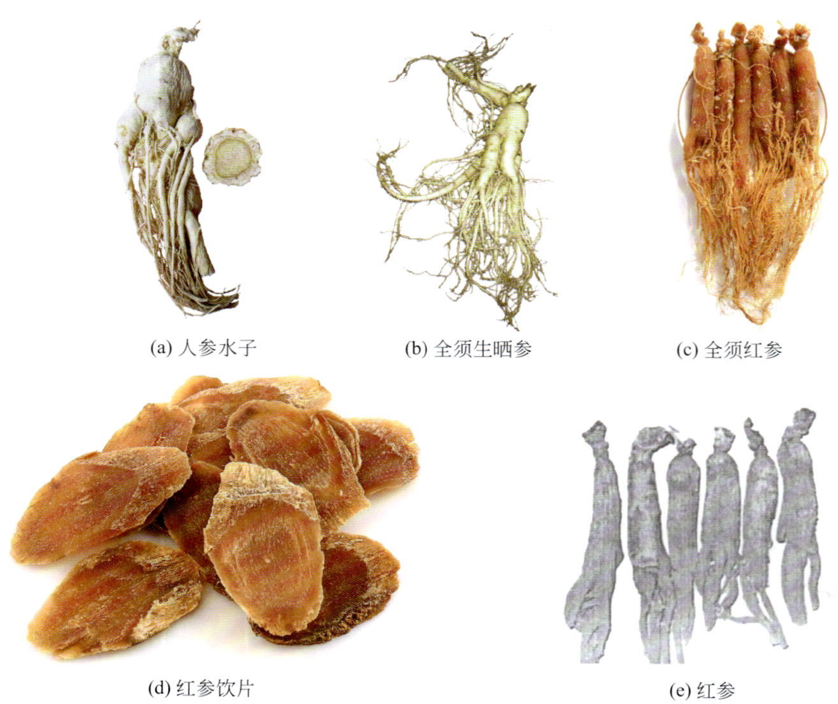

图 4-14　人参药材图

色斑块（习称“黄马褂”），具纵沟、皱纹及细根痕，上部有断续的不明显环纹；下部有 2～3 条扭曲交叉的支根。③质硬而脆，断面平坦，角质样。④气微香而特异，味甘、微苦。

3. 白参

①主根长 3～15cm，直径 0.7～3cm。②表面淡黄白色，上端有较多断续的环纹，下部有 2～3 条支根，全体可见加工时的点状针刺痕。③味较甜。

4. 生晒山参

①主根与根茎等长或较短，支根多为 2 条，呈人字形或圆柱形，长 2～10cm。②表面灰黄色，具纵纹，上端有紧密而深陷的环状横纹（习称“铁线纹”）。须根细长，清晰不乱，有明显的疣状突起（习称“珍珠疙瘩”）。根茎细长，上部具密集的茎痕（习称“芦碗”），不定根较粗，纺锤形下垂（习称“枣核艼”）。

山参在各种人参中品质最佳。各类山参中均以武形（支根八字分开）及五形（体、芦、纹、须、艼）俱佳者为优。园参一般以条粗、质硬、完整者为佳。生晒参以体重、无杂质、无破皮者为佳。红参以体长、色棕红或棕黄半透明、皮纹细、有光泽、无黄皮、无破疤者为佳。

【显微鉴定】

1. 主根横切面（图 4-15、图 4-16）

①木栓层为数列扁平细胞，栓内层窄。②韧皮部外

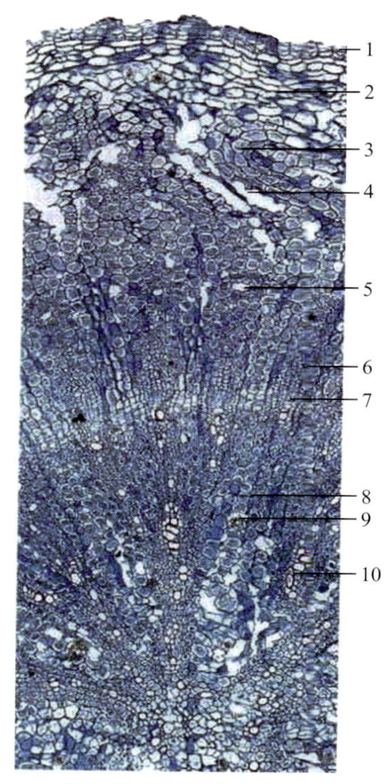

图 4-15　人参（根）横切面

1—木栓层；2—栓内层；3—韧皮射线；4—裂隙；5—树脂道；6—韧皮部；7—形成层；8—木射线；9—草酸钙簇晶；10—木质部

侧有裂隙，内侧薄壁细胞排列较紧密，有树脂道散在，内含黄色分泌物。③形成层成环。④木质部射线宽广，导管单个散在或数个相聚，断续排列成放射状，导管旁偶有非木化的纤维。⑤薄壁细胞含草酸钙簇晶，并含众多细小淀粉粒（红参中淀粉粒已糊化）。

2. 粉末（图 4-17）

黄白色（生晒参）或红棕色（红参）。①树脂道碎片易见，含黄色块状分泌物。②草酸钙簇晶直径 20～68μm，棱角锐尖。③木栓细胞表面观类方形或多角形，壁细波状弯曲。④网纹导管和梯纹导管直径 10～56μm。⑤淀粉粒甚多，单粒类球形、半圆形或不规则多角形，直径 4～20μm，脐点点状或裂缝状；复粒由 2～6 分粒组成（红参中淀粉粒已糊化）。

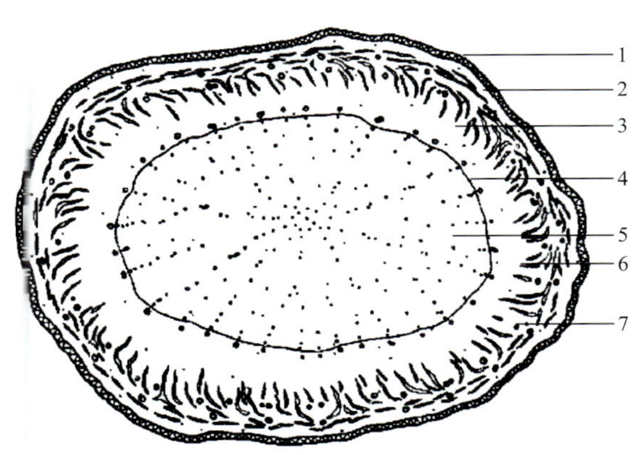

图 4-16 人参（根）横切面简图

1—木栓层；2—皮层；3—韧皮部；4—形成层；5—木质部；6—裂隙；7—树脂道

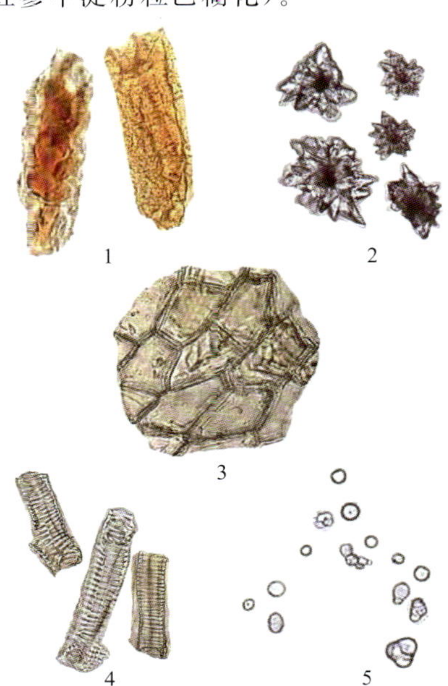

图 4-17 人参粉末图

1—树脂道碎片；2—草酸钙簇晶；3—木栓细胞；4—导管；5—淀粉粒

【化学成分】根中主要含人参皂苷类化合物，含量通常为 2%～12%，目前已从红参、生晒参或白参中共分离出 30 余种人参皂苷，多数为达玛烷型四环三萜皂苷。人参多糖包括水溶性多糖和碱性多糖等，其中含 20%人参果胶，为其主要活性成分。挥发油含量约为 0.12%，油中含榄香烯、人参炔醇、α-愈创烯、β-金合欢烯等 20 余种成分。此外，尚含有多种氨基酸和人参酸、糖类、胆碱、维生素 C、β-谷甾醇及其葡萄糖苷等。

人参常见伪品

(1) 茄科植物华山参的根；
(2) 马齿苋科土人参（栌兰）的根；
(3) 商陆科植物商陆或美洲商陆的根；
(4) 豆科植物野豇豆的根；
(5) 桔梗科植物桔梗的根。

伪品人参与正品人参可从性状、显微及理化鉴定上加以区分。例如：伪品参虽头如人参，但无芦头或芦头较长，芦碗新月形；断面中央有髓或具数层同心环；有的无树脂道；闻之无人参的特殊香气等。

【理化鉴定】

（1）取药材置紫外灯下，生晒参断面木部显蓝色荧光；红参断面显蓝紫色荧光；白参断面呈亮蓝色荧光。

（2）取本品粉末约0.5g，加乙醇5ml，振摇5分钟，过滤。滤液少量置蒸发皿中蒸干，滴加三氯化锑饱和氯仿溶液，再蒸干，呈紫色（甾萜类反应）。

【药理作用】人参皂苷有调整中枢神经系统及改善学习记忆、保护和刺激骨髓的造血功能、抗心律失常、抗心肌缺血、抗动脉粥样硬化、降压、降血糖、降血脂、抗疲劳、抗应激、抗突变、增强机体免疫功能及抗肿瘤等多种作用。人参多糖有降血糖、保肝、增强机体免疫力、抗应激能力及抗突变、抗肿瘤等作用。

【性味功用】性微温（红参性温），味甘、微苦。大补元气，复脉固脱，补脾益肺，生津养血，安神益智。用于体虚欲脱，肢冷脉微，脾虚食少，肺虚喘咳，津伤口渴，内热消渴，气血亏虚，久病虚羸，惊悸失眠，阳痿宫冷。不宜与藜芦、五灵脂同用。

【用法与用量】3～9g。另煎兑服；也可研粉吞服，一次2g，每日2次。

相关药物

1. 西洋参

西洋参为五加科植物西洋参的干燥根。原产于美国和加拿大，我国东北、华北等地已成功引种栽培。秋季采挖，去除芦头、支根及须根，洗净干燥。主根圆柱形或圆锥形；表面浅黄褐色，有密集的横环纹及细纵皱纹；体重质坚；断面平坦，浅黄白色。皮部可见黄棕色点状树脂道，形成层环纹棕黄色。气微而特异，味微苦、甘，性凉。功能：补气养阴，清热生津。用于气虚阴亏，咳喘痰血，虚热烦倦，消渴等。

2. 太子参

太子参为石竹科植物孩儿参的干燥块根。主产于江苏、山东、安徽等地。夏季茎叶大部分枯萎时采挖，洗净，除去须根，置沸水中略烫后晒干或直接晒干。呈长纺锤形，表面光滑，黄白色，半透明，有细皱纹及凹下的须根痕，根头钝圆，其上常有残存的茎痕，下端渐细如鼠尾。质脆易折断，断面平坦，黄白色，角质样或粉性，气微，味微甘。性平，能补益脾肺，益气生津。用于肺虚咳嗽，脾虚食少，精神疲乏等。应注意，古代所用太子参是小的五加科人参。

三七　Notoginseng Radix et Rhizoma

【来源】为五加科植物三七 *Panax notoginseng*（Burk.）F. H. Chen 的干燥根及根茎。

【产地】主产于云南东部（滇七）及广西西部右江流域的田东、田阳等县（田七）。

【采收加工】秋季花开前采挖，洗净，分开主根、支根及根茎，干燥。支根习称“筋条”，根茎习称“剪口”，须根习称“绒根”。

【性状鉴定】（图4-18）

①主根呈类圆锥形或圆柱形，长1～6cm，直径1～4cm。②表面灰黄色或灰棕色，习称“铜皮”；常有蜡样光泽，有断续的纵皱纹及支根痕。顶端有茎痕，周围有瘤状突起（习称“狮子头”）。③体重，质坚实，断面灰绿色、黄绿色或灰白色，皮部与木部较易分离，习称“铁骨”；木部微呈放射状排列。④气微，味苦回甜。

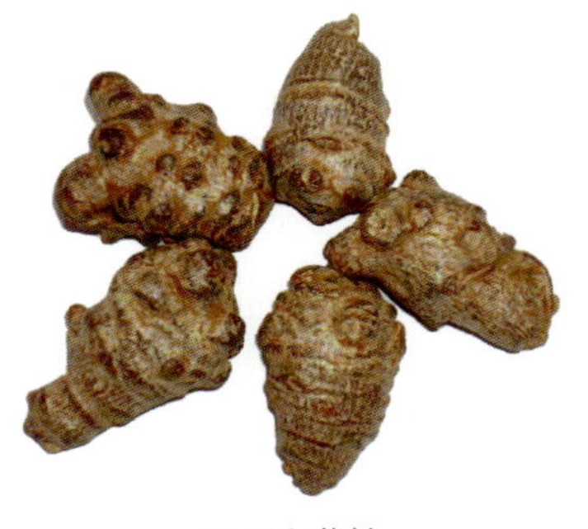
(a) 三七药材

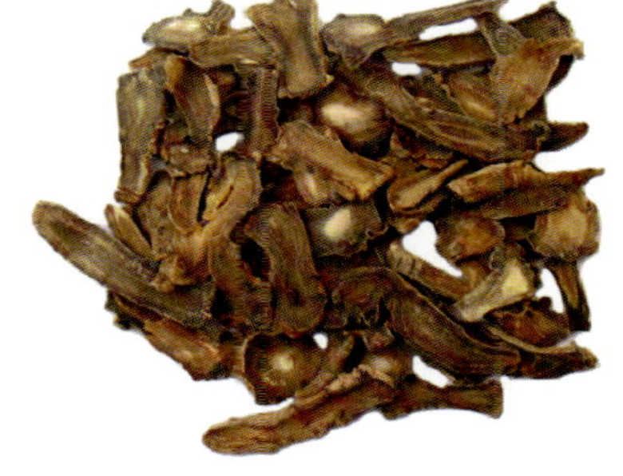
(b) 三七饮片

图 4-18　三七

以根粗壮、个头圆大饱满、体重、质坚、表面光滑、断面灰绿色或黄绿色者为佳。

【显微鉴定】 根横切面（图 4-19）

①木栓层为数列细胞。栓内层不明显。②韧皮部散布树脂道。③形成层成环，常呈波状弯曲。④木射线宽广，木质部导管 1～2 列作径向排列。⑤薄壁细胞含淀粉粒。草酸钙簇晶稀少。

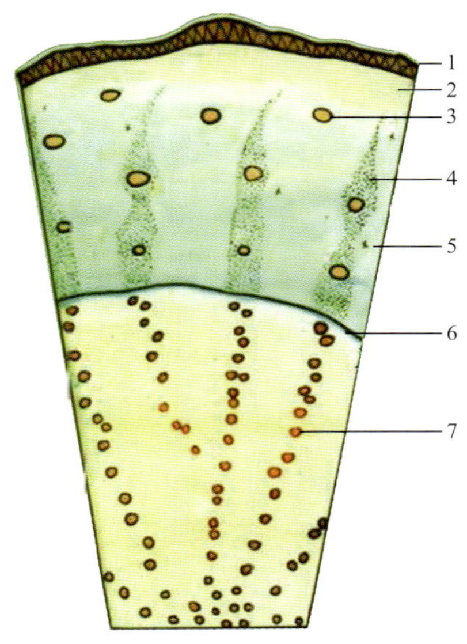

图 4-19　三七横切面图

1—木栓层；2—栓内层；3—树脂道；4—韧皮部；5—簇晶；6—形成层；7—导管

【化学成分】 三七中含多种皂苷，与人参所含皂苷相似，但主要为达玛脂烷系皂苷。另含挥发油、少量黄酮类、多种氨基酸类及多糖等。三七的活性止血成分三七素亦是一种特殊的氨基酸。

【药理作用】 三七总皂苷有增加冠状动脉血流量、扩张血管、降血压、降血脂、抗心肌缺血、抗心律失常、抗炎、抗动脉粥样硬化、镇静、镇痛、免疫增强等多种作用。三七素有极强的止血作用，能显著缩短出血和凝血时间。

三七商品等级

商品三七按每斤（500g）所称的个数进行分级，习称“××头”。一等“20 头”，二等“30 头”，三等“40 头”，四等“60 头”，五等“80 头”，等等。“筋条”为十二等，“绒根”为十三等。

【性味功用】 性温，味甘、微苦。散瘀止血，消肿定痛。用于咯血，吐血，衄血，便血，崩漏，外伤出血，胸腹刺痛，跌扑肿痛。

【用法与用量】 3～9g；研末吞服，每次 1～3g；外用适量。

三七常见伪品

1. 冒充类伪品

常见的有菊三七、藤三七和景天三七，这些植物在民间都作为三七使用，但和正品三七来源、成分、功效都有较大差别，不可混淆。菊三七为菊科植物的根茎，称“土三七”，呈拳块状，表面灰棕色或棕黄色，全体有瘤状突起，质地坚实，断面中心疏松或有时中空，其所含成分菊三七碱可引起广泛性肝坏死，并有致癌作用；藤三七为落葵科植物的块茎，呈不规则块状，断面粉性，味微甜，嚼之有黏性；景天三七为景天科植物的根和根茎，块根数条，粗细不均，表面灰棕色，质硬而脆，断面暗棕色或类灰白色，支根圆柱形或略呈圆锥形，表面呈剥裂状。

2. 加工类伪品

以姜科植物莪术、高良姜的根茎经手工雕刻伪充，或以兰科植物白及、落葵科植物藤三七的珠芽伪充，甚至以树脂或木薯粉等经模压仿制。

白芷　Angelicae Dahuricae Radix

【来源】为伞形科植物白芷 *Angelica dahurica*（Fisch. ex Hoffm.）Benth. et Hook. f. 或杭白芷 *A. dahurica*（Fisch. ex Hoffm.）Benth. et Hook. f. var. *formosana*（Boiss.）Shan et Yuan 的干燥根。

【产地】白芷产于河南长葛、禹州者习称“禹白芷”，产于河北安国者习称“祁白芷”。此外陕西和东北亦产。杭白芷产于浙江、福建、四川等省，习称“杭白芷”和“川白芷”。

【采收加工】夏、秋间，叶黄时，挖取根部，除去地上部分及须根，洗净泥土，晒干或烘干。杭州地区将处理干净的白芷放入缸内，加石灰拌匀，放置一周后，取出，晒干。

【性状鉴定】（图 4-20）

白芷：①根圆锥形，头粗尾细，长 10～25cm，直径 1.5～2.5cm，顶端有凹陷的茎痕，具同心性环状纹理；②表面灰黄色至黄棕色，有多数纵皱纹，可见皮孔样横向突起散生，习称“疙瘩丁”，有支根痕；③质硬，断面灰白色，显粉性，皮部散有多数棕色油点（分泌腔），形成层环圆形，木部约占断面的 1/3；④气香浓烈，味辛、微苦。

杭白芷与白芷相似，主要不同点为：横向皮孔样突起多四纵行排列，使全根呈类圆锥形而具四纵棱，形成层环略呈方形，木部约占断面的 1/2。

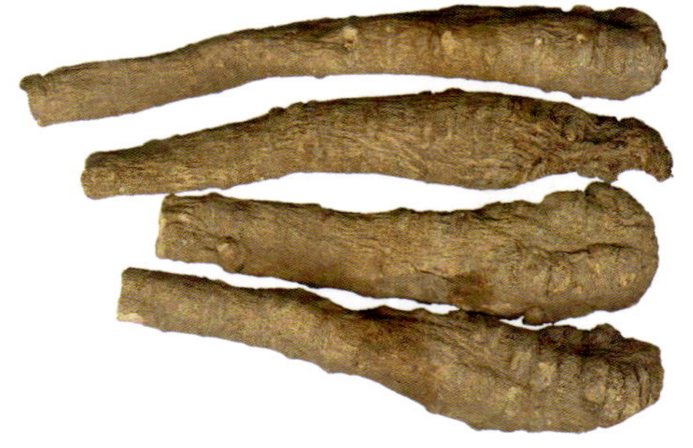

(a) 白芷药材

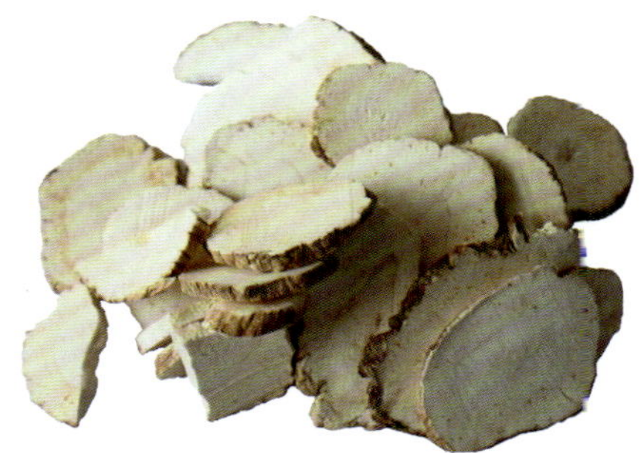

(b) 白芷饮片

图 4-20　白芷药

以独条、支头粗壮、少有分枝、质坚体重、粉性足、香气浓者为佳。

【化学成分】 主含挥发油及多种香豆素及其衍生物，如白当归素、白芷醚、氧化前胡素、欧前胡素等。

【理化鉴定】 取粉末 0.5g，加乙醚适量冷浸，振摇后滤过，取滤液 2 滴，滴于滤纸上，置紫外光灯下观察，显蓝色荧光（检查香豆素类）。

【药理作用】 白芷和杭白芷醇提醚溶性成分对离体兔耳血管有显著的扩张作用，而白芷的水溶性成分有血管收缩作用；白芷或杭白芷的醚溶性或水溶性成分均能抑制家兔离体小肠的自发性运动。尚有解热、镇痛、抗炎及抗菌等作用。

【性味功用】 性温，味辛。解表散寒，祛风止痛，宣通鼻窍，燥湿止带，消肿排脓。用于感冒头痛，眉棱骨痛，鼻塞流涕，鼻渊，牙痛，带下，疮疡肿痛。

【用法与用量】 3～10g。

当归 Angelicae Sinensis Radix

【来源】 为伞形科植物当归 *Angelica sinensis* (Oliv.) Diels 的干燥根。

【产地】 主产于甘肃岷县、武都等地，云南、四川等省亦产。主为栽培。

【采收加工】 秋末采挖，除去须根和泥沙，待水分稍蒸发后，捆成小把，上棚，用烟火慢慢熏干。

【性状鉴定】（图 4-21）

①全体（全归）略呈圆柱形，下部有支根 3～5 条或更多，长 15～25cm。②表面浅棕色至棕褐色，具纵皱纹及横长皮孔样突起。根头（归头）直径 1.5～4cm，具环纹，上端圆钝，有紫色或黄绿色的茎及叶鞘的残基；主根（归身）表面凹凸不平；支根（归尾）直径 0.3～1cm，上粗下细，多扭曲，有少数须根痕。③质柔韧，断面黄白色或淡黄棕色，皮部厚，有裂隙及多数棕色点状分泌腔，木部色较淡，形成层环黄棕色。根茎部分断面中心通常有髓和空腔。④有浓郁香气，味甘、辛、微苦。

以粗壮、皮薄肉白、质结体重、气味浓郁者为佳，柴性大、干枯无油或断面呈绿褐色者不可供药用。

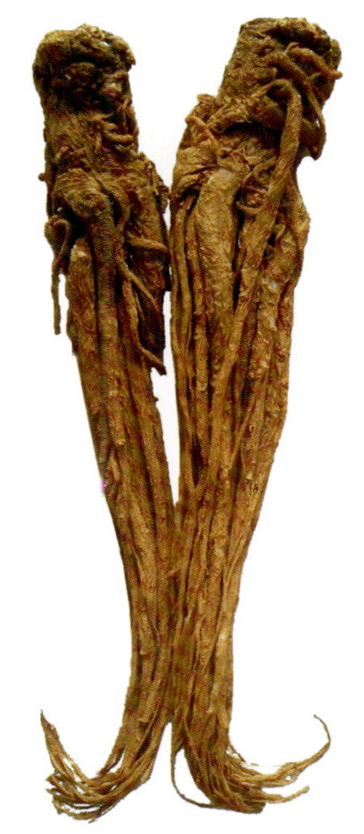

图 4-21 当归药材图

【显微鉴定】

1. 主根横切面（图 4-22）

①木栓层为数列细胞。②栓内层窄，有少数油室。③韧皮部宽广，多裂隙，油室及油管类圆形，直径 25～160μm，外侧较大，向内渐小，周围分泌细胞 6～9 个。④形成层成环。⑤木质部射线宽 3～5 列细胞；导管单个散在或 2～3 个相聚，呈放射状排列。⑥薄壁细胞含淀粉粒。

2. 粉末（图 4-23）

淡棕黄色。①韧皮薄壁细胞纺锤形，壁略厚，表面有极微细的斜向交错纹理，有时可见菲薄的横隔。②梯纹导管和网纹导管多见，直径约至 80μm。③有时可见油室碎片。

【化学成分】 含挥发油及水溶性成分。挥发油主要成分为藁本内酯、正丁烯基酞内酯，为解痉主要成分。水溶性成分有阿魏酸、烟酸、丁二酸、棕榈酸、尿嘧啶、腺嘧啶、胆碱等。尚含蔗糖、多糖、多种氨基酸、维生素 B_{12}、维生素 E 以及多种微量元素。

【理化鉴定】 断面置紫外光灯下（254nm）下观察，药材皮部呈蓝色荧光，木部呈紫蓝色荧光。

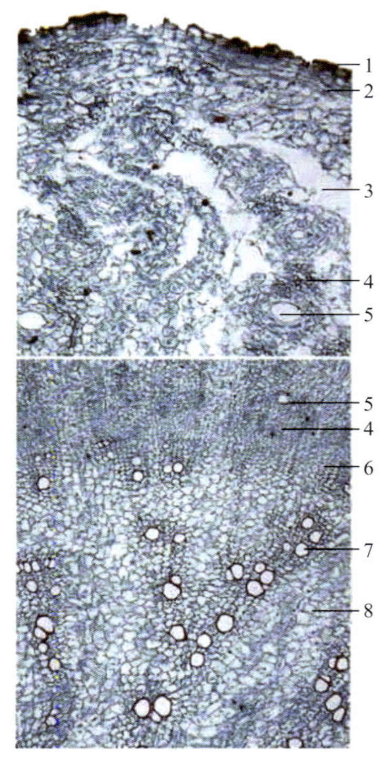

图 4-22　当归（根）横切面

1—木栓层；2—栓内层；3—裂隙；4—韧皮部筛管群；5—油室；6—形成层；7—木质部导管；8—木射线

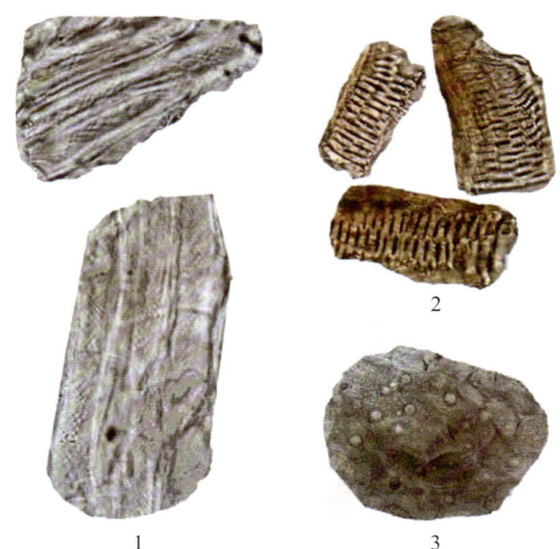

图 4-23　当归粉末图

1—韧皮薄壁细胞；2—导管；3—油室碎片

【药理作用】 当归对已孕、未孕的离体和在体子宫均有双向调节作用；其水煎液及阿魏酸对花生四烯酸等各种诱导剂诱导的血小板聚集均有显著抑制作用，并有明显的抗血栓作用；水煎液对多种致炎剂引起的急、慢性炎症均有显著的抑制作用，并能降低血管通透性，尚有明显的镇痛作用。

【性味功用】 性温，味甘、辛。补血活血，调经止痛，润肠通便。用于血虚萎黄，眩晕心悸，月经不调，经闭痛经，虚寒腹痛，风湿痹痛，跌扑损伤，痈疽疮疡，肠燥便秘。

【用法与用量】 6～12g。

当归地方习用品种

（1）同属植物东当归的根，东北地区作当归用。其主根粗短，有多数支根，主要成分含藁本内酯、正丁烯基酞内酯及挥发油等，功效与当归相似。

（2）同科植物欧当归的根，华北地区习用作当归。含挥发油 22%，亦含藁本内酯、正丁烯基酞内酯等。

防风　Saposhnikoviae Radix

【来源】 为伞形科植物防风 *Saposhnikovia divaricata*（Turcz.）Schischk. 的干燥根。药材习称“关防风”。

【产地】 主产于东北及内蒙古东部。现有栽培。

【采收加工】 春、秋二季采挖未抽花茎植株的根，除去须根及泥沙，晒至八九成干，捆成小把，再晒干。

【性状鉴定】（图 4-24）

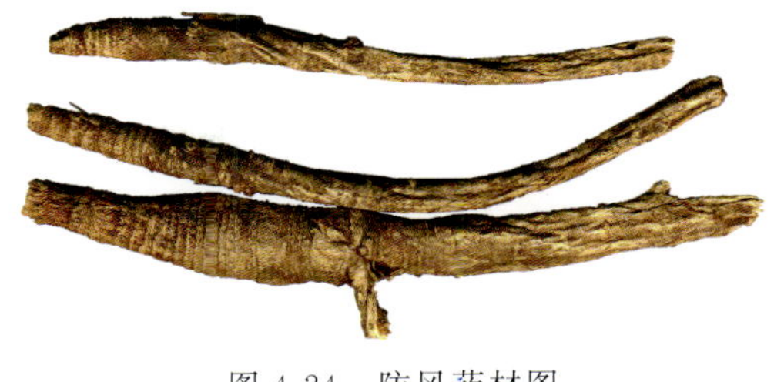

图 4-24　防风药材图

①呈长圆锥形或长圆柱形，下部渐细，有的略弯曲，长 15～30cm，直径 0.5～2cm。②表面灰棕色，粗糙，有纵皱纹，多数横长皮孔样突起及点状的细根痕。根头部有明显密集的环纹，习称“蚯蚓头”，有的环纹上残存棕褐色毛状叶基。③体轻，质松，易折断，断面不平坦，皮部浅棕色，有裂隙，习称“菊花心”，散生黄棕色油点，木部浅黄色。④气特异，味微甘。

以条粗长、单枝顺直、根头部环纹紧密（“蚯蚓头”明显）、质松软滋润，断面菊花心明显者为佳。

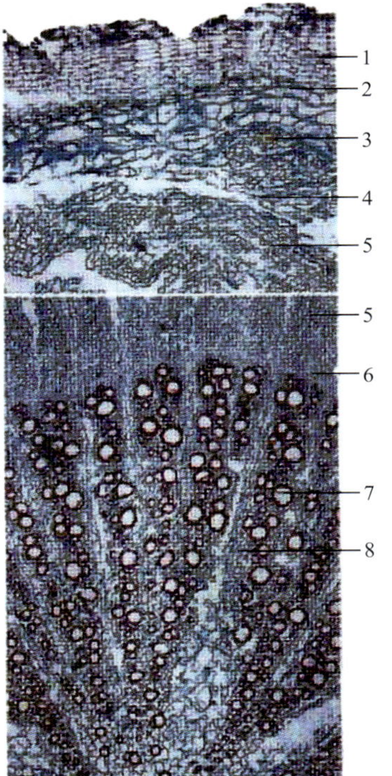

图 4-25　防风横切面

1—木栓层；2—栓内层；3—油管；4—裂隙；5—韧皮部；6—形成层；7—木质部；8—木射线

【显微鉴定】 横切面（图 4-25）

①木栓层为 5～30 列细胞。②栓内层窄，有较大的椭圆形油管。③韧皮部较宽，有多数类圆形油管，周围分泌细胞4～8 个，管内可见金黄色分泌物；射线多弯曲，外侧常成裂隙。④形成层明显。⑤木质部导管甚多，呈放射状排列。⑥根头处有髓，薄壁组织中偶见石细胞。

【化学成分】 含挥发油、升麻素苷、5-*O*-甲基维斯阿米醇苷、4 种色原酮、升麻素、亥茅酚苷及亥茅酚等。

【药理作用】 具有增强免疫功能及抗炎、抗凝、抗菌、抗肿瘤、镇痛、解热作用；并有抗癫痫和镇静、降压作用。

【性味功用】 性微温，味辛、甘。祛风解表，胜湿止痛，止痉。用于感冒头痛，风湿痹痛，风疹瘙痒，破伤风。

【用法与用量】 5～10g。

防风的地方习用品及混用品

1. 川防风

川防风为短裂藁本的根。产于四川。

2. 云防风

云防风为竹叶西风芹（竹叶邪蒿）的根。产于云南。

3. 小防风

小防风为贡蒿（藏茴香）的根。产于西北、华北、东北及四川、西藏。

此外，多毛西风芹（多毛邪蒿）的根，在云南、四川作防风入药。

柴胡　Stellariae Radix

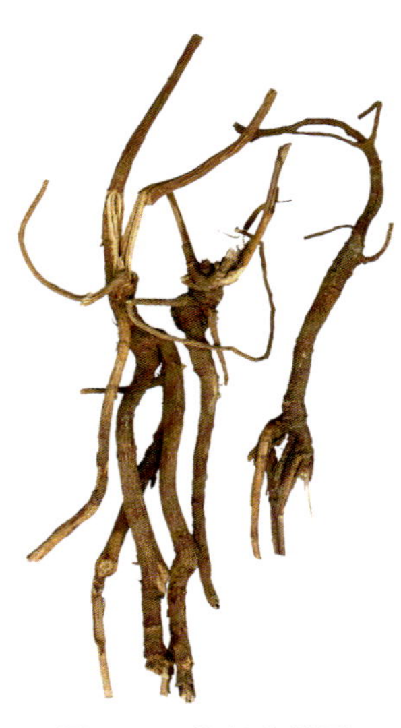
图 4-26　柴胡药材图

【来源】 为伞形科植物柴胡 *Bupleurum chinense* DC. 或狭叶柴胡 *B. scorzonerifolium* Willd. 的干燥根。按性状不同，分别习称“北柴胡”和“南柴胡”。

【产地】 北柴胡主产于东北及华北地区，南柴胡主产于湖北、四川、安徽等地。

【采收加工】 春、秋二季采挖根，晒干。

【性状鉴定】（图 4-26）

1. 北柴胡

①呈圆柱形或长圆锥形，长 6～15cm，直径 0.3～0.8cm。根头膨大，顶端残留 3～15 个茎基或短纤维状叶基，下部分枝。②表面黑褐色或浅棕色，具纵皱纹、支根痕及皮孔。③质硬而韧，不易折断，断面显纤维性，皮部浅棕色，木部黄白色。④气微香，味微苦。

2. 南柴胡

①较细，圆锥形，顶端有多数细毛状枯叶纤维，下部多不分枝或稍分枝。②表面红棕色或黑棕色，靠近根头处多具细密环纹。③质稍软，易折断，断面略平坦，不显纤维性。④具败油气。

以主根粗长、分枝少、残留茎基少者为佳。北柴胡以质硬、去净须根者为佳；南柴胡以单枝、质软具败油气者为佳。

柴胡的习用品与伪品

1. 习用品

我国分布有柴胡属植物有 36 种、17 个变种，多习作柴胡药用。如东北和华北地区用兴安柴胡；西南地区用膜缘柴胡；陕西、甘肃等地用银州柴胡，据考证认为，古代本草记载的品质最佳的“银州柴胡”即为此种。

2. 伪品

同属植物大叶柴胡的干燥根茎，分布于东北、河南、陕西、甘肃、安徽等地，表面密生环节，有毒，不可作柴胡使用。

某些地区将柴胡地上部分或带根全草作“竹叶柴胡”或“苗柴胡”入药，应予纠正。

【显微鉴定】 横切面（图 4-27）

1. 北柴胡

①木栓层为 7～8 列木栓细胞。②皮层窄，有油室 7～11 个，类圆形，周围分泌细胞 6～8 个。③韧皮部油室较小。④形成层环状。⑤木质部占大部分，大型导管切向排列，木纤维与木薄壁细胞聚积成群，环状排列。

2. 南柴胡

①木栓层约 6～10 列细胞排列成整齐的帽顶状。②皮层油室较多且大。③木质部导管多径向排列，木纤维少而散列，多位于木质部外侧。老根木纤维及木薄壁细胞群有时连成圆环。

【化学成分】 主要含柴胡皂苷、挥发油、植物甾醇、多糖等，尚含多元醇、香豆素、脂肪酸等成分。

【理化鉴定】

（1）取生药粉末0.5g，加水10ml，用力振摇，产生持久性泡沫（皂苷类）。

（2）取根的横切片，滴加无水乙醇和浓硫酸的等量混合液，置显微镜下观察，数分钟后产生黄绿色，渐变为绿色、蓝绿色、蓝色，持续1h以上（柴胡皂苷反应）。

【药理作用】 柴胡皂苷具有解热、镇痛、镇静、抗炎、保肝等作用；柴胡挥发油有解热、抗炎等作用。

【性味功用】 性微寒，味辛、苦。疏散退热，疏肝解郁，升举阳气。用于感冒发热，寒热往来，胸胁胀痛，月经不调，子宫脱垂，脱肛。

【用法与用量】 3～10g。

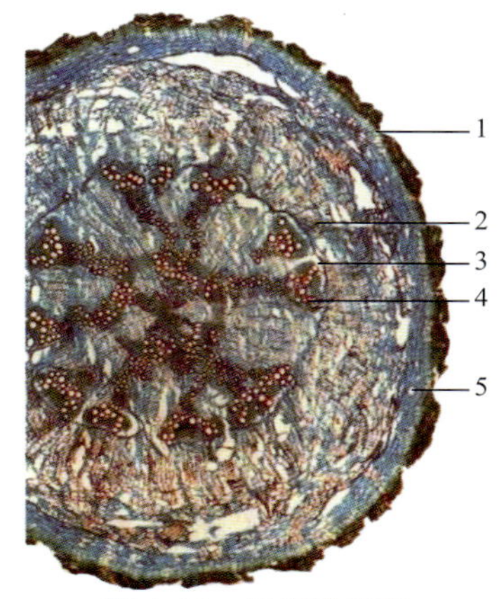

图4-27 柴胡横切面

1—木栓层；2—韧皮部；3—形成层；4—木质部；5—油室

龙胆 Gentianae Radix et Rhizoma

【来源】 为龙胆科植物龙胆 *Gentiana scabra* Bge.、三花龙胆 *G. triflora* Pall.、条叶龙胆 *G. manshurica* Kitag. 或坚龙胆 *G. rigescens* Franch. 的干燥根及根茎。前三种习称“龙胆”，后一种习称“坚龙胆”。

【产地】 龙胆主产于东北地区，全国各地除西北和西藏外均产。三花龙胆主产于东北及内蒙古等省区。条叶龙胆主产于东北地区，河南、江苏、浙江、山东、安徽等省亦产。坚龙胆主产云南，四川、贵州等省亦产。

【采收加工】 春、秋二季挖根，除去地上残茎，洗净泥土，晒干。以秋季采者质量较好。

【性状鉴定】

1. 龙胆［图4-28(a)］

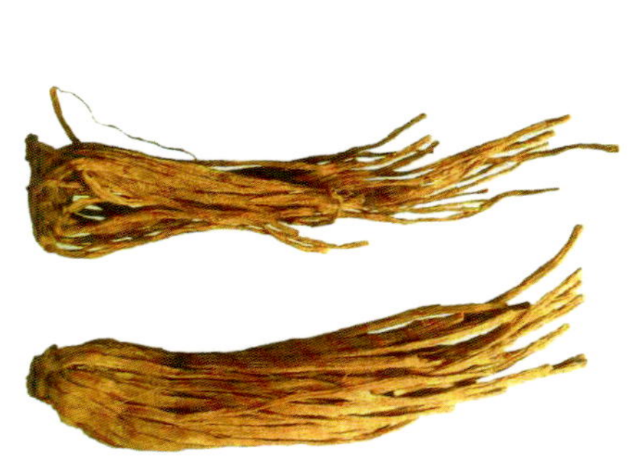

(a) 龙胆药材

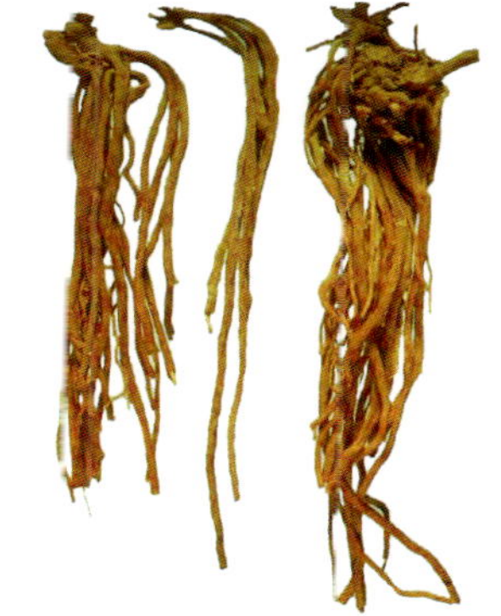

(b) 坚龙胆药材

图4-28 龙胆药材图

①根茎呈不规则的块状，长1～3cm，直径0.3～1cm；表面暗灰棕色或深棕色，上端有茎痕或残留茎基，周围和下端着生多数细长的根。②根细长呈圆柱形或扁圆柱形，略扭曲，长10～20cm，直径0.2～0.5cm；表面淡黄色或黄棕色，上部多有显著的横皱纹，下部较细，有纵皱纹及支根痕。③质脆，易折断，断面略平坦，皮部黄白色或淡黄棕色，木部色较淡，有5～8个木质部束环状排列，习称“筋脉点”。④气微，味极苦。

2. 坚龙胆［图 4-28(b)］

表面无横皱纹，外皮膜质，易脱落，木部黄白色，易与皮部分离。

龙胆以根条粗大饱满、长条顺直、根上有环纹、质柔软、色黄或黄棕、不带茎枝、味极苦者为佳。各商品中以东北产关龙胆为最佳，坚龙胆最次。

【显微鉴定】 横切面（图 4-29）

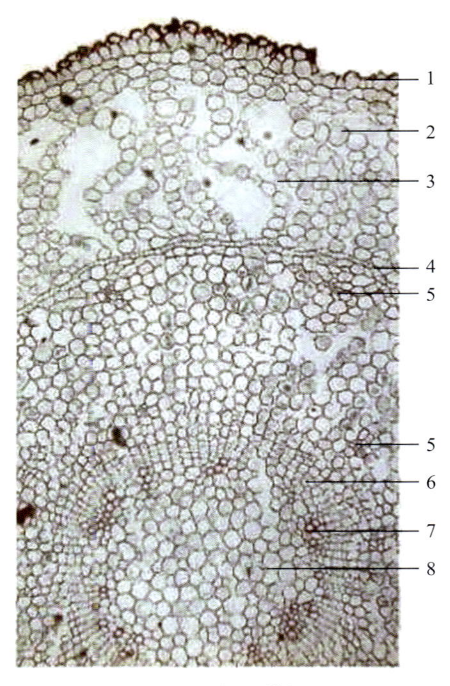

图 4-29　龙胆横切面

1—外皮层；2—皮层；3—裂隙；4—内皮层；5—韧皮部；6—形成层；7—木质部；8—髓

1. 龙胆

①表皮细胞有时残存，外壁较厚。②皮层窄；外皮层细胞类方形，壁稍厚，木栓化；内皮层细胞切向延长，每一细胞由纵向壁分隔成数个类方形小细胞。③韧皮部宽广，有裂隙。④形成层不甚明显。⑤木质部导管为 3～10 个群束，楔形或“V”字形排列。⑥髓部明显。薄壁细胞含细小草酸钙针晶。

2. 坚龙胆

内皮层以外组织多已脱落。木质部导管发达，均匀密布。无髓部。

【化学成分】 主要含龙胆苦苷等苦味成分，龙胆碱、龙胆黄碱等生物碱。龙胆苦苷能促进胃液和胃酸分泌，助消化，增进食欲，还可促进胆汁分泌，有利胆和保肝作用。

【理化鉴定】 取该品粉末约 2g，加甲醇 10ml，冷浸过夜，滤过，滤液浓缩成约 4ml，取 2ml 加稀酸稀释后，滴加碘化铋钾试液，有橘红色沉淀产生。(用于检查生物碱)。

【药理作用】 龙胆苦苷能促进胃液和胃酸分泌，助消化，增进食欲；还可促进胆汁分泌，有利胆和保肝作用。

【性味功用】 性寒，味苦。清热燥湿，泻肝胆火。用于湿热黄疸，阴肿阴痒，带下，湿疹瘙痒，肝火目赤，耳鸣耳聋，胁痛口苦强中，惊风抽搐。

【用法与用量】 3～6g。

相关药物

秦艽：为龙胆科植物秦艽、麻花秦艽、粗茎秦艽或小秦艽的干燥根。主产于陕西、甘肃、内蒙古等地。春、秋二季采挖，除去泥沙。秦艽及麻花艽晒软，堆置“发汗”至表面呈红黄色或灰黄色时，摊开晒干，或不经“发汗”直接晒干；小秦艽趁鲜时搓去黑皮，晒干。

秦艽，呈类圆柱形，上粗下细，扭曲不直，长 10～30cm，直径 1～3cm。表面黄棕色或灰黄色，有纵向或扭曲的纵皱纹，顶端有残存茎基及纤维状叶鞘。质硬而脆，易折断，断面略显油性，皮部黄色或棕黄色，木部黄色。气特异，味苦、微涩。

麻花秦艽，呈类圆锥形，多由数个小根纠聚而膨大，直径可达 7cm。表面棕褐色，粗糙，有裂隙呈网状孔纹。质松脆，易折断，断面多呈枯朽状。

小秦艽，呈类圆锥形或类圆柱形，长 8～15cm，直径 0.2～1cm。表面棕黄色。主根通常 1 个，残存的茎基有纤维状叶鞘，下部多分枝。断面黄白色。

秦艽性平，味辛、苦。祛风湿，清湿热，止痹痛，退虚热。用于风湿痹痛，中风半身不遂，筋脉拘挛，骨节酸痛，湿热黄疸，骨蒸潮热，小儿疳积发热。

黄芩　Scutellariae Radix

【来源】 为唇形科植物黄芩 *Scutellaria baicalensis* Georgi 的干燥根。

【产地】 主产于东北、华北及陕西、甘肃等地，以山西产量多，河北承德产者质好。

【采收加工】 春、秋二季采挖，以春季采收较好。除去茎叶及须根，晒至半干后撞去粗皮，再晒干。

【性状鉴定】（图 4-30）

①呈圆锥形，扭曲，长 8～25cm，直径 1～3cm。②表面棕黄色或深黄色，有稀疏的疣状细根痕，上部较粗糙，有扭曲的纵皱纹或不规则的网纹，下部有顺纹和细皱纹。③质硬而脆，易折断，断面黄色，中心红棕色；老根中心呈暗棕色或棕黑色，枯朽状或中空者称为“枯芩”。新根中央坚实称“子芩”或“条芩”。④气微，味苦。

栽培品较细长，多有分枝。表面浅黄棕色，外皮紧贴，纵皱纹较细腻。断面黄色或浅黄色，略呈角质样。味微苦。

以条粗长、质坚实、色黄、除净外皮者为佳。各商品中以野生子芩为优。

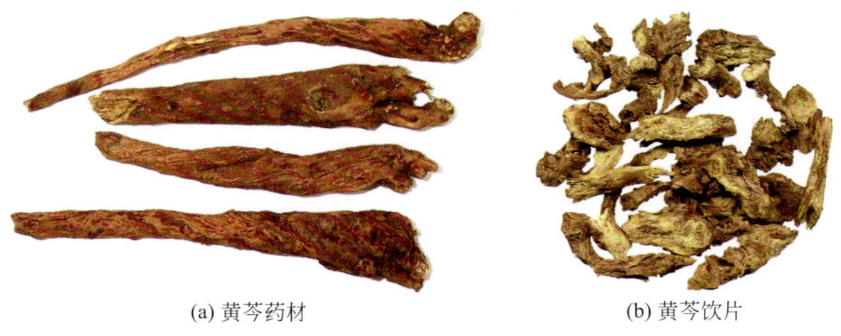

(a) 黄芩药材　　(b) 黄芩饮片

图 4-30　黄芩药材图

【显微鉴定】

1. 横切面（图 4-31）

①木栓层为 8～20 列扁平细胞组成，其中散在石细胞；木栓组织外缘多破裂，栓内层狭窄。②皮层狭窄，散在纤维及石细胞。③韧皮部较宽广，有多数纤维与石细胞，石细胞多分布于外侧，纤维单个散在或数个成群，多分布于内侧。④形成层环状明显。⑤木质部导管单个散在或数个成群，周围有木纤维束；木射线较宽。老根中央有一至多个同心状的木栓组织环。⑥薄壁细胞中含有淀粉粒。

2. 粉末（图 4-32）

黄色。①韧皮纤维单个散在或数个成束，梭形，长 60～250μm，直径 9～33μm，壁厚，孔沟细。②石细胞类圆形、类方形或长方形，壁较厚或甚厚。③木栓细胞棕黄色，多角形。④网纹导管多见，直径 24～72μm。⑤木纤维多碎断，直径约 12μm，有稀疏斜纹孔。⑥淀粉粒甚多，单粒类球形，直径 2～10μm，脐点明显，复粒由 2～3 分粒组成。

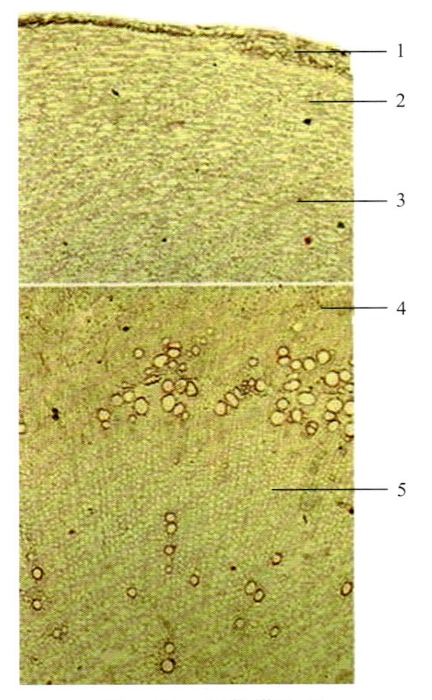

图 4-31　黄芩横切面

1—木栓层；2—皮层；3—韧皮部；
4—形成层；5—木质部

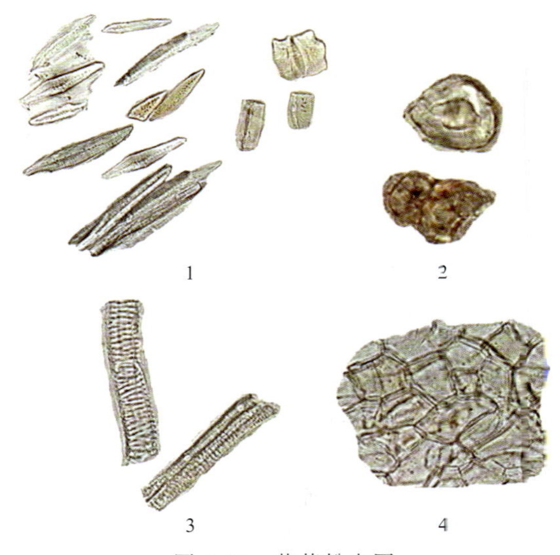

图 4-32　黄芩粉末图

1—韧皮纤维；2—石细胞；
3—导管；4—木栓细胞

【化学成分】 含多种黄酮类化合物，其中主要有黄芩苷、黄芩素、汉黄芩苷、汉黄芩素、黄芩新素Ⅰ、黄芩新素Ⅱ等。此外，尚含黄芩酶、甾醇、挥发油、多糖及多种氨基酸等。

【理化鉴定】 取粉末 2g，置 100ml 锥形瓶中，加乙醇 20ml，置水浴上回流 15min，滤过。取滤液 1ml，加醋酸铅试液 2～3 滴，即生成橘黄色沉淀；另取滤液 1ml，加镁粉少量与盐酸 3～4 滴，显红色。（用于检查黄酮）

【药理作用】 黄芩煎剂对多种革兰阳性和阴性菌、皮肤真菌、钩端螺旋体及流感病毒等均有抑制作用；黄芩的甲醇提取物、黄芩素、黄芩苷和汉黄芩素等均能抑制由醋酸诱导的小鼠血管通透性增加，减少由合成多胺诱导的大鼠急性足跖肿胀及抑制大鼠辅助性关节炎骨质退行性变的继发损害；黄芩及黄芩苷有利胆作用。

【性味功用】 性寒，味苦。清热燥湿，泻火解毒，止血，安胎。用于湿温，暑湿，胸闷呕恶，湿热痞满，泻痢，黄疸，肺热咳嗽，高热烦渴，血热吐衄，痈肿疮毒，胎动不安。

【用法与用量】 3～10g。

黄芩的地方用药

1. 滇黄芩的根

云南、贵州、四川等省使用。根呈圆锥形的不规则条状，常有分枝。表面黄褐色或棕黄色，常有粗糙的栓皮。断面现纤维性，鲜黄色或微带绿色。根中含黄酮类成分，主要有汉黄芩素、黄芩素、汉黄芩苷、黄芩苷和滇黄芩素等。

2. 黏毛黄芩的根

河北、山西、内蒙古、山东等省区使用。根呈细长的圆锥形或圆柱形，表面与黄芩相似，很少中空或腐朽。

地黄　Rehmanniae Radix

【来源】 为玄参科植物地黄 *Rehmannia glutinosa* Libosch. 的新鲜或干燥块根。

【产地】 主产于河南、山西、山东等地，多为栽培品。以河南武陟、博爱等地所产“怀地黄”量大质佳，为道地药材，是著名的“四大怀药”。辽宁、河北、山东、浙江有野生地黄，作鲜地黄入药。

【采收加工】 秋季采挖，除去芦头、须根及泥沙，鲜用；或将地黄缓缓烘焙至约八成干。前者习称“鲜地黄”，后者习称“生地黄”；取生地黄蒸至内外全黑色为“熟地黄”。

【性状鉴定】

1. 鲜地黄（图 4-33）

①呈纺锤形或条状，长 8～24cm，直径 2～9cm。②外皮薄，表面浅红黄色，具弯曲的纵皱纹、芽痕、横长皮孔样突起及不规则疤痕。③肉质，易折断，断面皮部淡黄白色，可见橘红色油点，木部黄白色，导管呈放射状排列。④气微，味微甜、微苦。

以粗壮、色红黄者为佳。

2. 生地黄（图 4-34）

①多呈不规则的团块状或长圆形，长 6～12cm，直径 2～6cm。中间膨大，两端稍细，有的细小，长条状，稍扁而扭曲。②表面棕黑色或棕灰色，极皱缩，具不规则的横曲纹。③体重，质较软而韧，不易折断，断面棕黑色或乌黑色，有光泽，具黏性。④气微，味微甜。

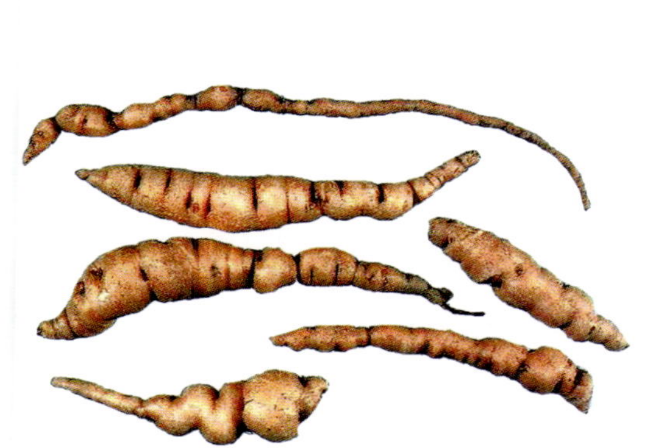

图 4-33　鲜地黄药材

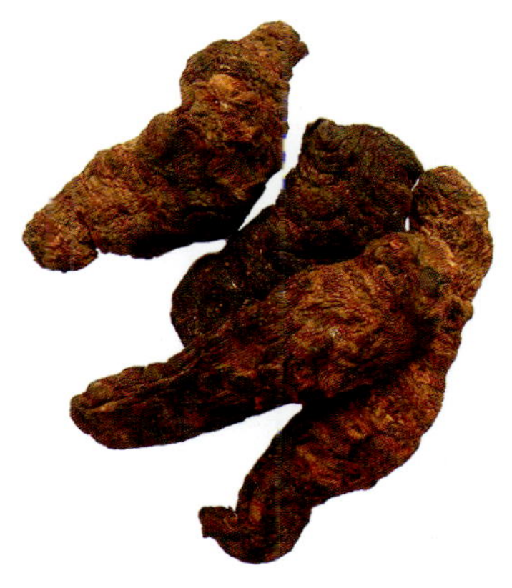

图 4-34　生地黄药材

以个大、体重、断面乌黑、味甜者为佳。

【化学成分】 含多种苷类成分，其中以环烯醚萜苷类为主，为地黄的主要活性成分，如梓醇、二氢梓醇、地黄素等。此外，含有水苏糖及多种氨基酸等。

【药理作用】 地黄能对抗地塞米松对垂体-肾上腺皮质系统的抑制作用，并能缓解肝细胞对皮质醇的分解代谢；生地黄水提物有显著的免疫促进作用；地黄及梓醇有降血糖作用，并可抑制和预防血糖升高；生地黄与熟地黄能明显缩短出血时间，并能加快失血性贫血动物体征的恢复，促进造血干细胞（CFU-S）和骨髓红系造血祖细胞（CFU-E）的分化、增殖以及红细胞、血红蛋白的回升；熟地黄还有抗凝血酶和激活纤溶系统的作用。

【性味功用】

1. 鲜地黄　性寒，味甘、苦。清热生津，凉血，止血。用于热病伤阴，舌绛烦渴，温毒发斑，吐血衄血，咽喉肿痛。

2. 生地黄　性寒，味甘。清热凉血，养阴生津。用于热入营血，温毒发斑，吐血衄血，热病伤阴，舌绛烦渴，津伤便秘，阴虚发热，骨蒸劳热，内热消渴。

【用法与用量】 鲜地黄 12～30g，生地黄 10～15g。

相关药物

1. 熟地黄

熟地黄，又名熟地，为生地黄的炮制加工品。常以“色黑如漆，味甘如饴”概括其特征。呈不规则的块片、碎块，大小、厚薄不一；表面乌黑色，有光泽；质柔软而带韧性，不易折断，断面乌黑色，有光泽。气微，味甜，性微温。功能：补血滋阴，益精填髓。

2. 玄参

玄参为玄参科植物玄参的干燥根（图 4-35）。主产于浙江东阳、杭州、临安等地。冬季采挖，洗净，晒或烘至半干，堆放“发汗”至内部变黑色，约 3～6 天，反复数次至干燥。呈类圆柱形，中间略粗或上粗下细，有的微弯曲。表面灰黄色或灰褐色，有不规则的纵沟、横长皮孔样突起。质坚难折，断面黑色，微有光泽。气特异似焦糖。味甘、微苦，性微寒。功能：清热凉血，滋阴降火，解毒散结。用于热入营血，温毒发斑，热病伤阴，舌绛烦渴，津伤便秘，骨蒸劳嗽，目赤，咽痛，白喉，瘰疬，痈肿疮毒。

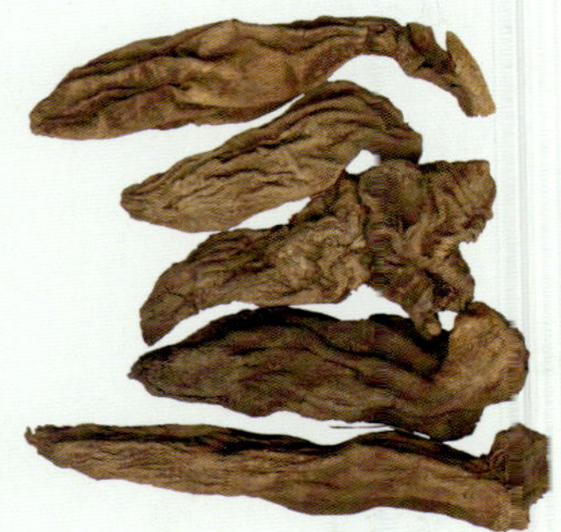

图 4-35　玄参药材

天花粉　Trichosanthis Radix

【来源】 为葫芦科植物栝楼 *Trichosanthes kirilowii* Maxim. 或双边栝楼 *T. rosthornii* Harms 的干燥根。

【产地】 栝楼主产于河南、山东、江苏、安徽等省，以河南安阳所产量大质优，为道地药材；双边栝楼主产于四川、湖南等省。

【采收加工】 秋、冬二季采挖，洗去泥土，刮去粗皮，切成段、块片或纵剖成瓣，晒干或烘干。

【性状鉴定】（图 4-36）

①呈不规则圆柱形、纺锤形或瓣块状，长 8～16cm，直径 1.5～5.5cm。②表面黄白色或淡棕黄色，有纵皱纹、细根痕及略凹陷的横长皮孔，有的有黄棕色外皮残留。③质坚实，断面白色或淡黄色，富粉性，横切面可见黄色木部，点状小孔明显，略呈放射状排列，纵切面可见黄色条纹状筋脉纹。④气微，味微苦。

以条均匀、肥壮、色粉白、粉性足、味微苦者为佳。

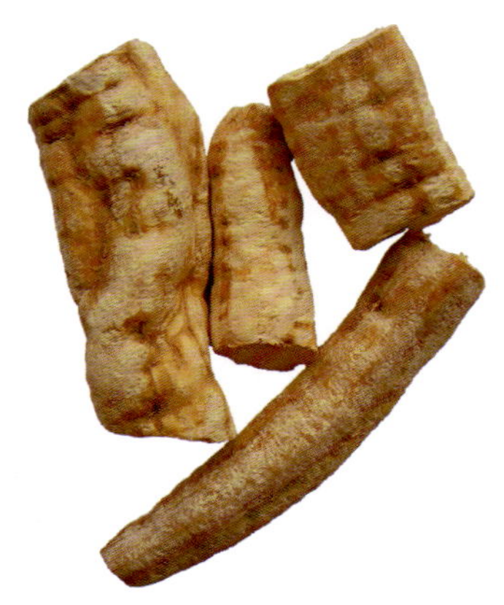

图 4-36　天花粉药材图

【化学成分】 主要含天花粉蛋白、天花粉多糖、多种氨基酸、栝楼酸、皂苷、多种酶和淀粉等。

【药理作用】 天花粉蛋白是中期妊娠引产的有效蛋白质，同时其亦具有抗葡萄胎活性及抗艾滋病病毒的活性；天花粉多糖有明显的免疫调节作用，具有显著的抗肿瘤和细胞毒活性。

【性味功用】 性微寒，味甘、微苦。清热泻火，生津止渴，消肿排脓。用于热病烦渴，肺热燥咳，内热消渴，疮疡肿毒。孕妇慎用。不宜与乌头类药材同用。

【用法与用量】 10～15g。

天花粉地方用药

1. 日本栝楼

同属植物日本栝楼主产于江西、湖北。其根作天花粉用，药材性状及组织与栝楼相似。

2. 湖北栝楼

同属植物湖北栝楼主产于湖北、湖南及四川。其根形似天花粉，断面粉性差，筋脉点较多，味极苦，有毒。因其含有毒成分葫芦素B，服后有恶心、呕吐的不良反应，应注意鉴别。

相关药物

1. 瓜蒌皮

瓜蒌皮为葫芦科植物栝楼或双边栝楼的干燥成熟果皮（图4-37）。秋季采摘成熟果实，剖开，除去果瓤及种子，阴干。药材常切成二至数瓣，边缘向内卷曲，长6～12cm。外表面橙红色或橙黄色，皱缩，有的有残存果梗，内表面黄白色。质较脆，易折断。具焦糖气，味淡、微酸。功能：清化热痰，利气宽胸。

2. 瓜蒌子

瓜蒌子为葫芦科植物栝楼或双边栝楼的干燥成熟种子（图4-38）。秋季采摘成熟果实，剖开，取出种子，洗净，晒干。

① 栝楼　呈扁平椭圆形，长12～15mm，宽6～10mm，厚约3.5mm；表面浅棕色至棕褐色，平滑，沿边缘有一圈沟纹；顶端较尖，有种脐，基部钝圆或较狭；种皮坚硬；内种皮膜质，灰绿色，子叶2，黄白色，富油性；气微，味淡。

② 双边栝楼　较大而扁，长15～19mm，宽8～10mm，厚约2.5mm；表面棕褐色，沟纹明显而环边较宽，顶端平截。

功能：润肺化痰，滑肠通便。

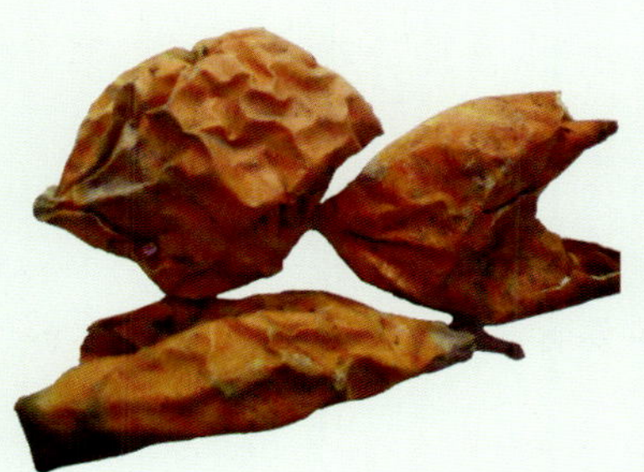

图4-37　瓜蒌皮药材

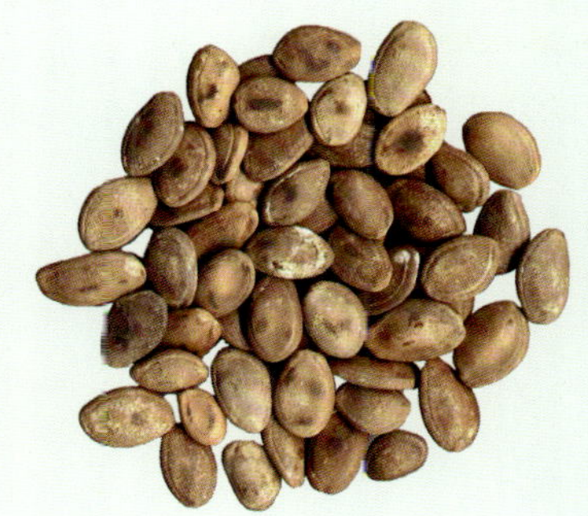

图4-38　瓜蒌仁药材

桔梗 Platycodonis Radix

【来源】 为桔梗科植物桔梗 *Platycodon grandiflorum*（Jacq.）A. DC. 的干燥根。

【产地】 全国大部分地区均产，以东北、华北产量较大，华东地区质量较好。

【采收加工】 春、秋两季采挖，去净泥土、须根，趁鲜刮去外皮或不去外皮，晒干。

【性状鉴定】（图 4-39）

①呈圆柱形或略呈纺锤形，下部渐细，有的有分枝，略扭曲，长 7～20cm，直径 0.7～2cm。②表面淡黄白色至黄色，不去外皮者表面黄棕色至灰棕色，具纵扭皱沟，并有横长的皮孔样斑痕及支根痕，上部有横环纹。有的顶端有较短的根茎或不明显，其上有数个半月形茎痕。③质脆，断面不平坦，形成层环棕色，皮部黄白色，有裂隙，木部淡黄色，较紧密，俗称“金井玉栏”。④气微，味微甜后苦。

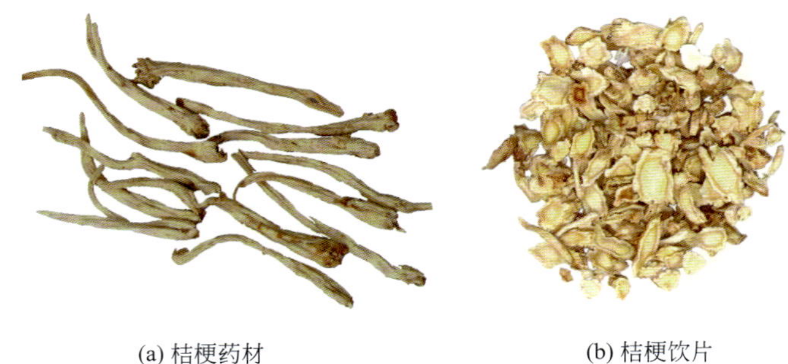

(a) 桔梗药材　　(b) 桔梗饮片

图 4-39 桔梗药材图

以条粗、淡黄白色、体实、味苦者为佳。

【化学成分】 含多种皂苷、甾醇类、桔梗聚果糖、菊糖、多种氨基酸、脂肪油、脂肪酸及微量元素等。

【理化鉴定】

（1）取本品粉末 1g，加甲醇 10ml，于水浴中加热回流 30min，滤过。滤液置蒸发皿中，于水浴上蒸干，加乙酐 2ml 溶解，倾出上清液于干燥试管中，沿管壁加入硫酸 1ml，接界面呈棕红色环，上层由蓝色立即变为污绿色。（检查皂苷及植物甾醇）

（2）取本品粉末 0.5g，加水 10ml，放入水浴中加热 10min，放冷，倾取上清液，置带塞试管中，用力振摇，产生持久性蜂窝状泡沫。（检查皂苷）

【药理作用】 桔梗皂苷有镇静、镇痛、解热等中枢抑制作用，并有镇咳祛痰、抗炎、抗溃疡等作用。

【性味功用】 性平，味苦、辛。宣肺，利咽，祛痰，排脓。用于咳嗽痰多，胸闷不畅，咽痛音哑，肺痈吐脓。

【用法与用量】 3～10g。

相关药物

1. 南沙参

南沙参为桔梗科植物轮叶沙参或沙参的干燥根（图 4-40）。主产于华东地区及湖南等地，以安徽、江苏所产质佳。春、秋二季采挖，除须根，趁鲜刮去粗皮，干燥。呈圆锥形，略弯曲。表面黄白色，上部有环纹，下部有纵沟纹。顶端具 1 个或 2 个根茎。体轻，质松泡，易折断，断面不平坦，黄白色，多裂隙。气微，味微甘。功能：养阴清肺，益胃生津，化痰，益气。用于肺热燥咳，阴虚劳嗽，干咳痰黏，胃阴不足，食少呕吐，气阴不足，烦热口干。

2. 北沙参

北沙参为伞形科植物珊瑚菜的干燥根（图 4-41）。主产于山东、河北、江苏等地。以山东莱阳所产为道地药材。夏、秋二季采挖，沸水中烫后除去外皮，干燥。呈细长圆柱形；表面淡黄白色，略粗糙，有细沟纹和点状根痕；质硬脆，易折断，断面角质样，皮部浅黄白色，木部黄色；气特异，味微甘。功能：养阴清肺，益胃生津。用于肺热燥咳，劳嗽痰血，胃阴不足，热病津伤，咽干口渴。

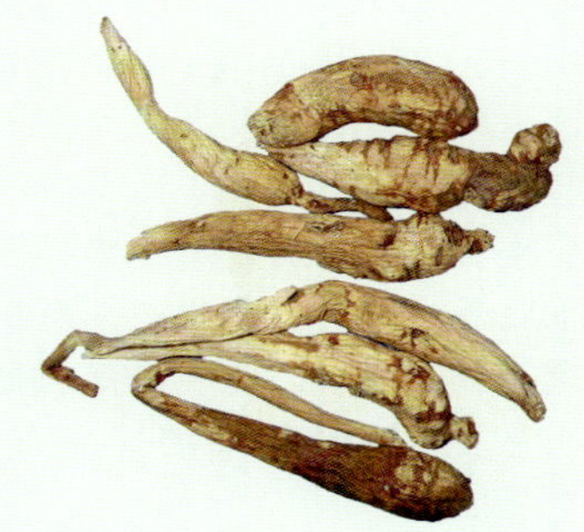

图 4-40　南沙参药材

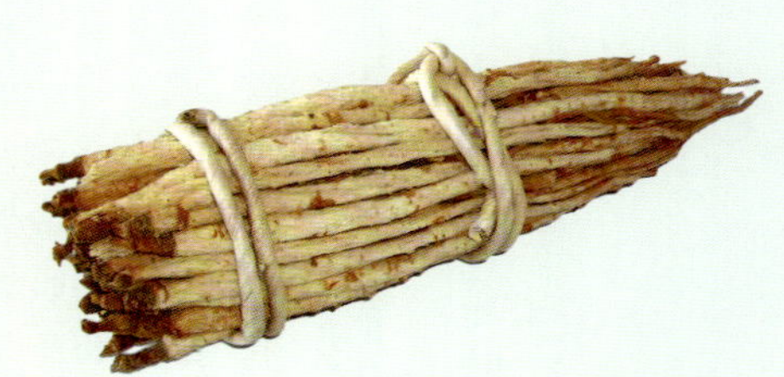

图 4-41　北沙参药材

党参　Codonopsis Radix

【来源】 为桔梗科植物党参 *Codonopsis pilosula*（Franch.）Nannf.、素花党参 *C. pilosula* Nannf. var. *modesta*（Nannf.）L. T. Shen 或川党参 *C. tangshen* Oliv. 的干燥根。

【产地】 党参主产于山西、甘肃、河南、东北。素花党参主产于四川、甘肃、陕西等地。川党参主产于四川、湖北。多为栽培。

【采收加工】 秋季采挖，洗净，按大小分别用绳串起晒至半干，用手或木板搓揉，使皮部与木部紧贴，再晒，反复 3～4 次，至干透。

【性状鉴定】

1. 党参（图 4-42）

① 呈长圆柱形，稍弯曲。②表面灰黄色、灰棕色或红棕色，根头部膨大，有多数突起的茎痕及芽痕，集成球状，习称“狮子盘头”；每个茎痕的顶端呈凹下的圆点状；根头下有致密的环状横纹，向下渐稀疏，有的达全长的一半，栽培品环状横纹少或无。全体有纵皱纹及散在的横长皮孔样突起，支根断落处常有黑褐色胶状物。③质稍硬或略带韧性，断面稍平坦，有裂隙或放射状纹理，皮部淡黄白色至淡棕色，木部淡黄色。④有特殊香气，味微甜。

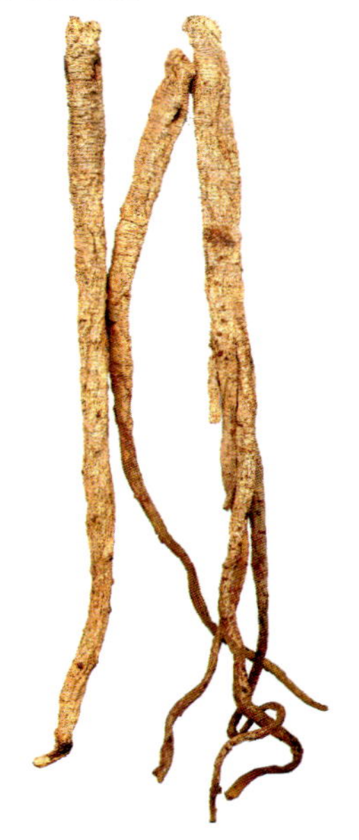

图 4-42　党参药材

2. 素花党参

表面黄白色至灰黄色，根头下致密的环状横纹常达全长的一半以上。断面裂隙较多，皮部灰白色至淡棕色。

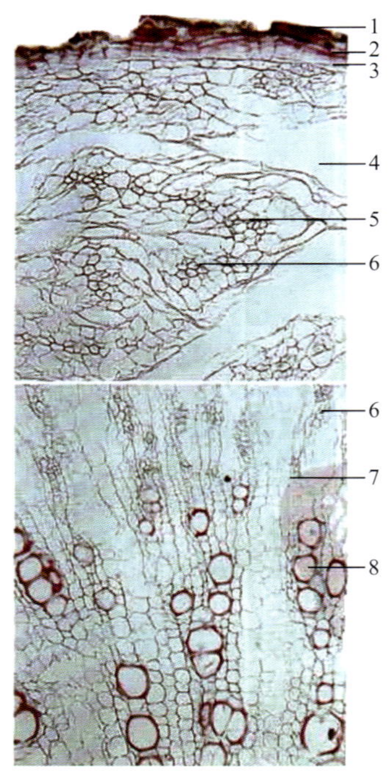

图 4-43 党参横切面
1—石细胞；2—木栓层；3—栓内层；4—裂隙；5—韧皮部乳管群；6—韧皮部筛管群；7—形成层；8—木质部

3. 川党参

表面灰黄色至黄棕色，有明显不规则的纵沟。质较软而结实，断面裂隙较少，皮部黄白色。

以条大粗壮、皮松肉紧、有狮子盘头及横纹、质油润、味香甜、嚼之无渣者为佳。

【显微鉴定】 横切面（图 4-43）

① 木栓细胞数列至 10 数列，外侧有石细胞，单个或成群。②栓内层窄。③韧皮部宽广，外侧常现裂隙，散有淡黄色乳管群，并常与筛管群交互排列。④形成层成环。⑤木质部导管单个散在或数个相聚，呈放射状排列。⑥薄壁细胞含菊糖。

【化学成分】 含甾醇、三萜类、糖和苷类等，另外尚含微量生物碱、挥发油、多种氨基酸及微量元素等。

【药理作用】 党参及党参多糖能显著增强巨噬细胞的吞噬功能，并对细胞免疫有调节作用；党参水提取物及醇提取物能增加心、脑、下肢及内脏的血流量，并有抗缺氧、抗急性心肌缺血、改善微循环的功效。此外，尚有显著增加红细胞和血红蛋白数、明显提高实验动物的抗高温、抗低温、抗辐射、耐疲劳及耐缺氧能力。

【性味功用】 性平，味甘。补中益气，健脾益肺，养血生津。用于脾肺气虚，食少倦怠，咳嗽虚喘，气血不足，面色萎黄，心悸气短，津伤口渴，内热消渴。不宜与藜芦同用。

【用法与用量】 9～30g。

相关药物

明党参：为伞形科植物明党参的干燥根。主产于安徽、江苏、浙江、湖北、江西等地。多为栽培品。4～5 月采挖，除去须根，洗净，置沸水中煮至无白心，取出，刮去外皮，漂洗，干燥。呈细长圆柱形、长纺锤形或不规则条块，表面黄白色或淡棕色，光滑具红棕色斑点。质硬而脆，断面角质样，皮部较薄，黄白色，有的易与木部剥离，木部类白色。气微，味淡。功能：润肺化痰，养阴和胃。用于肺热咳嗽，呕吐反胃，食少口干。

党参的混淆品

同属多种植物的根在部分地区作党参药用，主要有：管花党参（主产于云南、贵州、四川）、球花党参（主产于四川、云南）、灰毛党参（主产于四川甘孜）、新疆党参（主产于新疆伊犁等）。曾发现以伞形科植物迷果芹及石竹科石生蝇子草的根伪充党参。两者均无“狮子盘头”，前者尚有胡萝卜气，组织构造亦与正品明显不同，容易区别。

木香　Aucklandiae Radix

【来源】 为菊科植物木香 *Aucklandia lappa* Decne. 的干燥根。

【产地】 主产于云南省（称“云木香”）。四川、西藏亦产。多为栽培品。

【采收加工】 秋、冬二季采挖，除去泥沙和须根，切段，大的再纵剖成瓣，干燥后撞去粗皮。

【性状鉴定】（图 4-44）

①略呈圆柱形、枯骨形或纵剖片，长 5～10cm，直径 0.5～5cm。②表面黄棕色至灰褐色，有明显的皱纹、纵沟及侧根痕。③体重，质坚，不易折断，断面灰褐色至暗褐色，周边灰黄色或浅棕黄色，形成层环棕色，有放射状纹理及散在的褐色点状油室。老根中心常呈朽木状。④气香浓烈而特异，味微苦，稍刺舌。

以质坚实、香气浓、油性大者为佳。

【显微鉴定】 横切面（图 4-45）

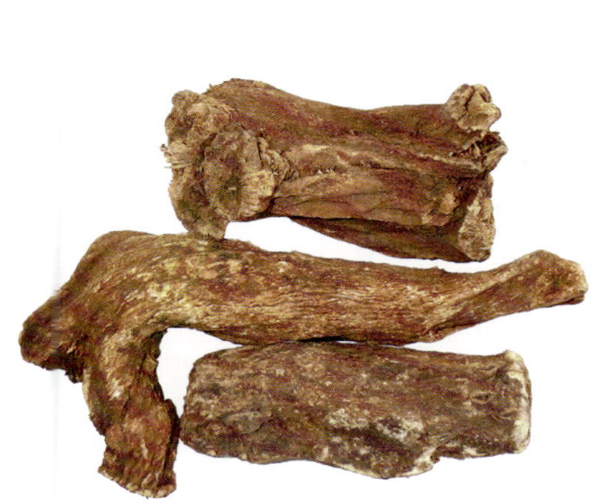

图 4-44　木香药材图

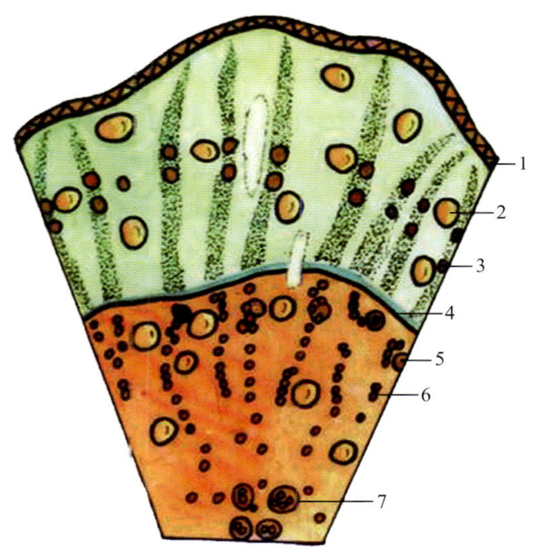

图 4-45　木香横切面

1—木栓层；2—油室；3—韧皮纤维；4—形成层；5—木纤维；6—导管；7—纤维束

①木栓层由多列木栓细胞组成，有时可见残存的落皮层。②韧皮部宽广，筛管群明显；韧皮纤维成束，稀疏散在或排成 1～3 环列。③形成层成环。④木质部导管单列径向排列；木纤维存在于近形成层处及中心导管旁；初生木质部四原型。⑤韧皮部、木质部中均有类圆形或椭圆形油室散在，常含有黄色分泌物。薄壁细胞中含有菊糖。

【化学成分】 含挥发油、木香碱、树脂、菊糖等成分。挥发油的主要成分为木香烃内酯、去氢木香内酯等。

【药理作用】 木香生物碱能抑制迷走神经、中枢神经，对支气管、小肠、平滑肌痉挛有明显的解痉作用；木香挥发油及对支气管平滑肌和肠平滑肌亦有较好的解痉作用。

【性味功用】 性温，味辛、苦。行气止痛，健脾消食。用于胸胁、脘腹胀痛，泻痢后重，食积不消，不思饮食。煨木香实肠止泻，用于泄泻腹痛。

【用法与用量】 3～6g。

相关药物

川木香：为菊科植物川木香或灰毛川木香的干燥根。主产于四川。秋季采挖，除去须根、泥沙及根头上的胶状物，干燥。呈圆柱形或有纵槽的半圆柱形，稍弯曲；表面黄褐色，具纵皱纹，外皮脱落处可见丝瓜络状细筋脉；根头偶有黑色发黏的胶状物，习称“油头”。体较轻，质硬脆，易折断，断面黄白色或黄色，有深黄色稀疏油点及裂隙，木部宽广，有放射状纹理；有的中心呈枯朽状。气微香，味苦，嚼之粘牙。功能：行气止痛。用于胸胁、脘腹胀痛，肠鸣腹泻，里急后重。

百部　Stemonae Radix

【来源】为百部科植物直立百部 *Stemona sessilifolia*（Miq.）Miq.、蔓生百部 *S. japonica*（Bl.）Miq. 或对叶百部 *S. tuberosa* Lour. 的干燥块根。

【产地】主产于浙江、安徽、江苏、湖北、广东等地。

【采收加工】春、秋二季采挖，除去须根，洗净，置沸水中略烫或蒸至无白心，取出，晒干。

【性状鉴定】（图 4-46、图 4-47）

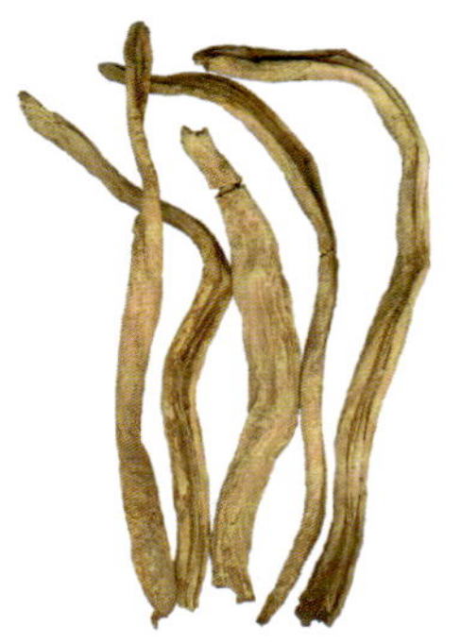
图 4-46　百部药材图

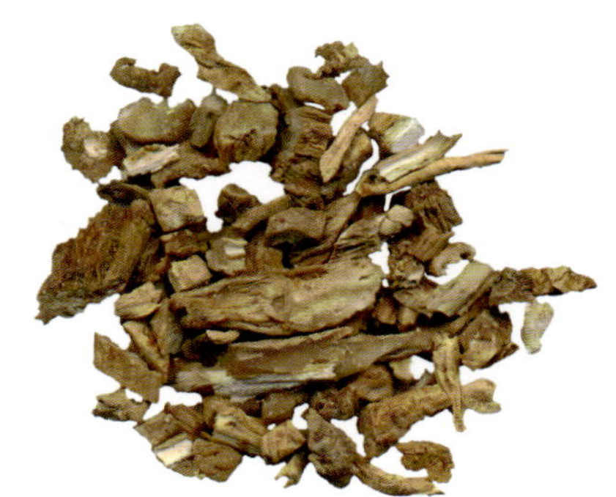
图 4-47　百部饮片

1. 直立百部

①呈纺锤形，上端较细长，皱缩弯曲。②表面黄白色或淡棕黄色，有不规则深纵沟，间或有横皱纹。③质脆，易折断，断面平坦，角质样，淡黄棕色或黄白色，皮部较宽，中柱扁缩。④气微，味甘、苦。

2. 蔓生百部

两端稍狭细，表面多不规则皱褶和横皱纹。

3. 对叶百部

①呈长纺锤形或长条形。②表面浅黄棕色至灰棕色，具浅纵皱纹或不规则纵槽。③质坚实，断面黄白色至暗棕色，中柱较大，髓部类白色。

以条肥足饱满、质坚实、无杂质者为佳。

【显微鉴定】横切面

1. 直立百部［图 4-48(a)］

①根被为 3～4 列细胞，壁木栓化及木化，具致密的细条纹。②皮层宽广，外皮层细胞排

列整齐，内皮层细胞隐约可见凯氏点。③中柱韧皮部束与木质部束各19～27个，间隔排列，韧皮部束内侧有少数非木化纤维。④木质部束导管2～5个，并有木纤维和管胞，导管类多角形，径向直径约至48μm，偶有导管深入至髓部。⑤髓部散有少数细小纤维。

2. 蔓生百部［图4-48(b)］

①根被为3～6列细胞。②韧皮部纤维木化。③导管径向直径约至184μm，通常深入至髓部，与外侧导管束作2～3轮排列。

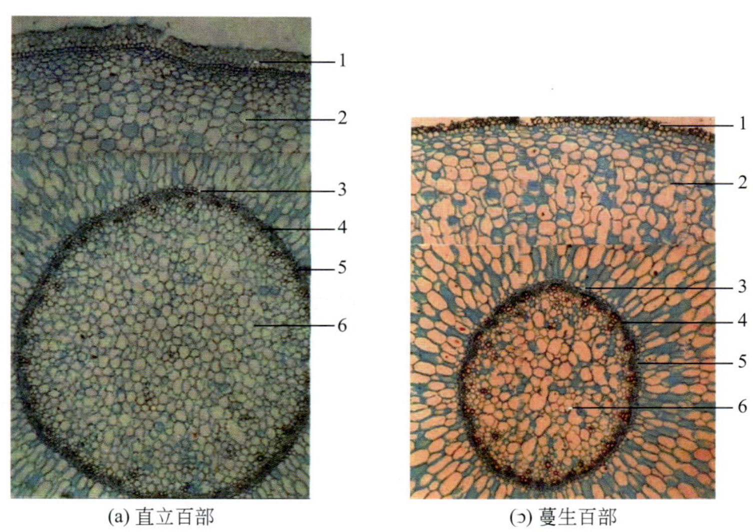

(a) 直立百部　(b) 蔓生百部

图4-48　百部横切面

1—根被；2—皮层；3—内皮层；4—木质部束；5—韧皮部束；6—髓

3. 对叶百部

①根被为3列细胞，细胞壁无细条纹，其最内层细胞的内壁特厚。②皮层外侧散有纤维，类方形，壁微木化。③中柱韧皮部束与木质部束各32～40个。木质部束导管圆多角形，直径至107μm，其内侧与木纤维和微木化的薄壁细胞连接成环层。

【化学成分】 各种百部的根含多种生物碱、糖、脂类、蛋白质及多种有机酸等。

【理化鉴定】 取本品粉末5g，加70%乙醇50ml，加热回流1h，滤过，滤液蒸去乙醇，残渣加浓氨试液调节pH值至10～11，再加三氯甲烷5ml振摇提取，分取三氯甲烷层，蒸干，残渣加1%盐酸溶液5ml使溶解，滤过。滤液分为两份：一份滴加碘化铋钾试液，生成橙红色沉淀；另一份滴加硅钨酸试液，生成乳白色沉淀（检查生物碱）。

【药理作用】 百部碱能降低动物呼吸中枢的兴奋性，抑制咳嗽反射；百部煎剂及酒精浸液对多种致病菌如肺炎球菌、乙型溶血型链球菌、脑膜炎球菌等都有不同程度的抑制作用；百部水浸液及乙醇浸液对蚊蝇幼虫、头虱、衣虱以及臭虫等皆有杀灭作用。

【性味功能】 性微温，味甘、苦。润肺下气止咳，杀虫灭虱。用于新久咳嗽，肺痨咳嗽，顿咳；外用于头虱，体虱，蛲虫病，阴痒。蜜百部润肺止咳，用于阴虚劳嗽。

【用法与用量】 水煎或酒浸，3～9g。外用适量。

麦冬　Ophiopogonis Radix

【来源】 为百合科植物麦冬 *Ophiopogon japonicus*（L. f）Ker-Gawl. 的干燥块根。

【产地】 主产于浙江慈溪、余姚、萧山、杭州及江苏者称“浙麦冬”或“杭麦冬”，最为地道，是有名的“浙八味”之一；主产于四川绵阳、三台者称“川麦冬”。

【采收加工】 浙江于栽培后第三年小满至夏至采挖。四川于栽培第二年清明至谷雨采

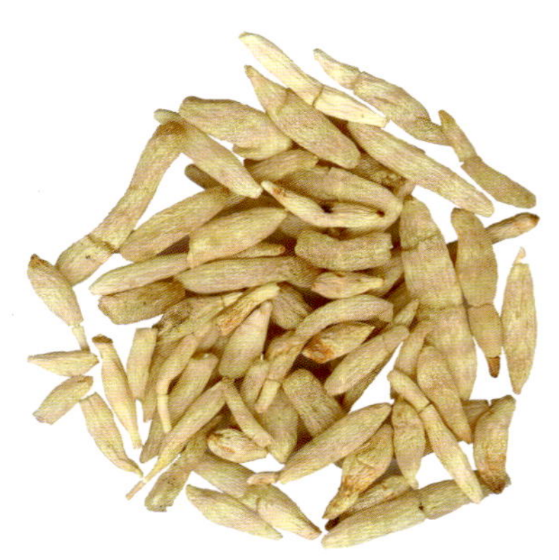

图 4-49　麦冬药材图

挖，剪取块根，洗净，反复暴晒，堆放，至七八成干，除去须根，再干燥。

【性状鉴定】（图 4-49）

①呈纺锤形，两端略尖，长 1.5～3cm，直径 0.3～0.6cm。②表面黄白色或淡黄色，有细纵纹。③质柔韧，断面黄白色，半透明，中柱细小。④气微香，味甘、微苦。

以粒大、饱满、色白、质滋润、身干、嚼之发黏者为佳。

【显微鉴定】 横切面（图 4-50）

①表皮细胞 1 列或脱落，根被为 3～5 列木化细胞。②皮层宽广，散有含草酸钙针晶束的黏液细胞。③内皮层细胞壁均匀增厚，木化，有通道细胞，外侧为 1 列石细胞，其内壁及侧壁增厚，纹孔细密。④中柱较小，韧皮部束 16～22 个，木质部由导管、管胞、木纤维以及内侧的木化细胞联结成环层。⑤髓小，薄壁细胞类圆形。

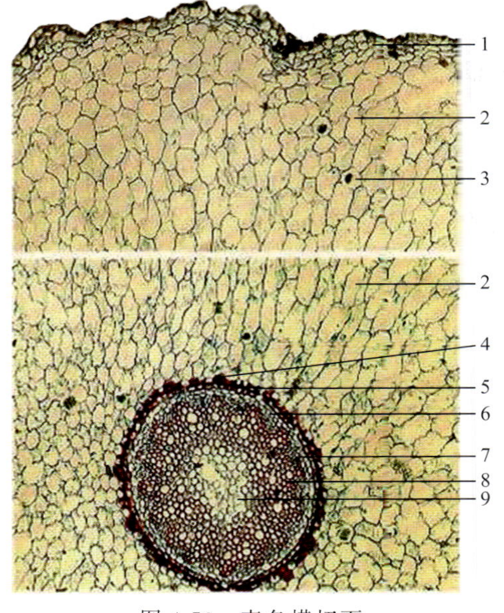

图 4-50　麦冬横切面

1—根被；2—皮层；3—草酸钙针晶；4—石细胞层；5—内皮层；6—中柱鞘；7—韧皮部束；8—木质部束；9—髓

【化学成分】 含多种甾体皂苷及多种黄酮类化合物、挥发油、麦冬多糖等成分。

【理化鉴定】 取本品的薄片，置紫外光灯（365nm）下观察，显浅蓝色荧光。

【药理作用】 麦冬对失血性休克大鼠具有改善左心室功能与抗休克的作用；能明显增强离体蟾蜍及兔心脏的心肌收缩力，具有抗疲劳作用；麦冬提取物及多糖对四氧嘧啶糖尿病小鼠有降血糖作用；麦冬多糖有免疫增强作用，能增加小鼠脾脏重量，显著增强小鼠的炭粒廓清作用，对抗实验性小鼠白细胞下降。

【性味功用】 性微寒，味甘、微苦。养阴生津，润肺清心。用于肺燥干咳，阴虚痨嗽，喉痹咽痛，津伤口渴，内热消渴，心烦失眠，肠燥便秘。

【用法与用量】 6～12g。

相关药物

山麦冬：为百合科植物湖北麦冬或短葶山麦冬的干燥块根。夏季采挖，洗净，反复曝晒堆积至近干，除去须根，干燥。

1. 湖北麦冬

呈纺锤形，两端略尖，长 1.2～3cm，直径 4～7mm；表面淡黄色，具不规则纵皱纹；质柔韧，干后硬脆，易折断，断面淡黄色至棕黄色，角质样，木心细小；气微，味甘，嚼之发黏。

2. 短葶山麦冬

稍扁，长 2～5cm，直径 3～8mm；具粗纵纹；味甘、微苦。余同湖北麦冬。

第二节　根茎类天然药物

一、根茎类天然药物鉴定的一般规律

1. 性状鉴定

根茎类天然药物是指地下茎或带有少许根部的药材。以根状茎多见，还有鳞茎、假鳞茎、块茎及球茎等。其性状鉴定内容亦涵盖形状、大小、颜色、表面特征、质地、断面、气味等。其中，形状、表面和断面特征尤为重要。

（1）形状与表面特征　常因根茎的种类不同而异：

① 根状茎　常呈圆柱形、纺锤形等；表面有节和节间，单子叶植物尤为明显。蕨类植物的根茎常有鳞片或密生棕黄色鳞毛。

② 鳞茎　常呈球形或扁球形，节间极短，上有肉质鳞叶和顶芽，基部有不定根或不定根痕。

③ 块茎　常呈不规则块状或类球形，肉质肥大；表面有短的节间，节上具芽、芽痕、退化的鳞叶或叶痕。

④ 球茎　常呈球形或扁球形，肉质肥大；表面具明显的节和缩短的节间，节上有膜质鳞叶；顶芽发达，基部具不定根。

（2）横断面　首先应注意区分双子叶与单子叶植物根茎。一般说来，双子叶植物根茎外表常有木栓层，维管束环状排列，中央有明显的髓部；单子叶植物根茎外表常有表皮或具较薄的栓化组织，内皮层环纹明显，皮层及中柱均有维管束小点散布，髓部不明显。其次，应注意有无分泌物分布，有无异常构造，如苍术断面有油点，大黄有星点等。

2. 显微鉴定

（1）双子叶植物根茎

① 正常构造　一般均具次生构造。外表常有木栓层，少数有表皮。如木栓形成层发生在皮层外方，则初生皮层仍然存在，如黄连等；有些根茎仅有发达的栓内层细胞构成次生皮层；皮层中有根迹维管束或叶迹维管束斜向通过，内皮层多不明显。中柱外方部位有的具厚壁组织，如纤维或石细胞群，常排成不连续的环。草本植物的根茎维管束多呈环状排列，束间被髓射线分隔。中央有髓部。

② 异常构造　双子叶植物根茎的异常构造，主要有下列两种类型：

a. 髓部异常维管束　其韧皮部和木质部的位置常与正常维管束相反，即韧皮部在内侧，木质部在外侧，如大黄等。

b. 内生韧皮部　就是位于木质部里端的韧皮部。有的与木质部里端密切接触，构成正常的双韧型维管束；有的在髓部的周围形成多个分离的韧皮部束，如茄科、葫芦科植物等。内生韧皮部存在的位置和形成均与内涵韧皮部不同，应注意区别。

（2）单子叶植物根茎　一般均具初生构造。外表通常为一列表皮细胞，皮层明显，常有叶迹维管束散在；内皮层通常明显，较粗大的根茎则不明显。中柱散有多数有限外韧型或周木型维管束。髓部不明显。

（3）蕨类植物根茎　外表通常为一列表皮细胞；表皮下为下皮层，为数列厚壁细胞；内部为薄壁细胞组成的基本组织。一般具网状中柱，因根茎叶隙的纵向延伸和互相重叠，将维管系统分割成束，横切面观可见断续环状排列的周韧型维管束，每一维管束外围有内皮层，网状中柱的一个维管束称为分体中柱。分体中柱的形状、数目和排列方式因植物的品种不同而异，具有鉴别意义。在环列的分体中柱的外方，有叶迹维管束，如绵马贯众等。有的根茎具双韧管状中柱，木质部排成环圈，其内外两侧均有韧皮部及内皮层环，中央有髓部，如狗脊。

二、根茎类天然药物的鉴定

大黄　Rhei Radix Et Rhizoma

【来源】 为蓼科植物掌叶大黄 *Rheum palmatum* L.、唐古特大黄 *R. tanguticum* Maxim. ex Balf. 或药用大黄 *R. officinale* Baill. 的干燥根和根茎。

【产地】 掌叶大黄主产于甘肃、青海与四川，产量占大黄的大部分；唐古特大黄主产于青海与甘肃；药用大黄产于四川、云南、贵州与陕西南部，产量很小。前两者习称“北大黄”，后者习称“南大黄”。

【采收加工】 秋末茎叶枯萎或次春发芽前采挖，除去细根，刮去外皮，根茎按大小横切或纵切成块或片，或加工成卵圆形和圆柱形，粗根截成段，烘干或阴干。出口商品需除尽外皮。

【性状鉴定】（图 4-51、图 4-52）

①呈类圆柱形、圆锥形、卵圆形或不规则块状；长 3～17cm，直径 3～10cm。②除尽外皮者表面黄棕色至红棕色，有的可见类白色网状纹理，习称“锦纹”（系类白色薄壁组织与红棕色射线所形成），或有部分棕褐色栓皮残留，多具绳孔及粗皱纹。③质坚实，有的中心稍松软；断面淡红棕色或黄棕色，显颗粒性；根茎髓部宽广，有“星点”环列或散在；根形成层环明显，木部发达，具放射状纹理，无髓部及星点。④气清香，味苦而微涩，嚼之粘牙，有沙粒感，唾液被染成黄色。

以个大、质坚实、气清香、味苦而微涩者为佳。

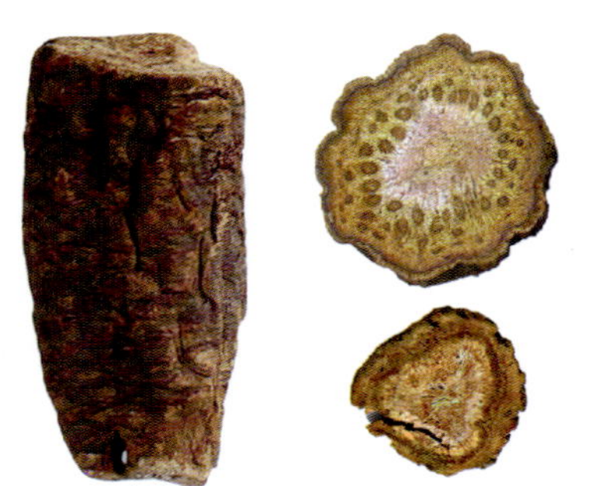

图 4-51　大黄药材图

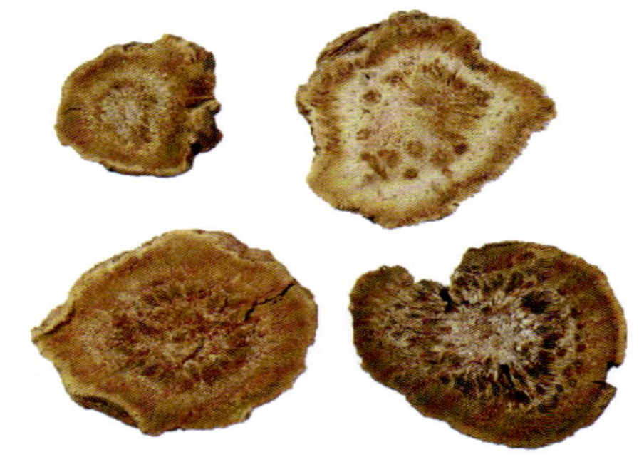

图 4-52　大黄饮片图

【显微鉴定】

1. 横切面（图 4-53）

（1）根茎

①木栓层及皮层多已除去，偶有残留。②韧皮部筛管群明显，薄壁组织发达，有黏液腔。③形成层成环。④木质部射线较密，宽 2～4 列细胞，内含棕色物；导管非木化，常一至数个相聚，稀疏排列。⑤髓部宽广，有异常维管束（星点）环列或散在；异常维管束的形成层呈环，外侧为木质部，内侧为韧皮部，射线呈星状射出；韧皮部中有黏液腔，内含红棕色物质。⑥薄壁细胞含草酸钙簇晶及淀粉粒。

（2）根　木质部发达，中央无髓。余同根茎。

2. 粉末（图 4-54）

黄棕色。①草酸钙簇晶直径 20～160μm，有的至 190μm。②多为网纹导管，并有具缘纹孔导管、螺纹导管及环纹导管，非木化。③淀粉粒甚多，单粒类球形或多角形，直径 3～45μm，脐点星状；复粒由 2～8 分粒组成。

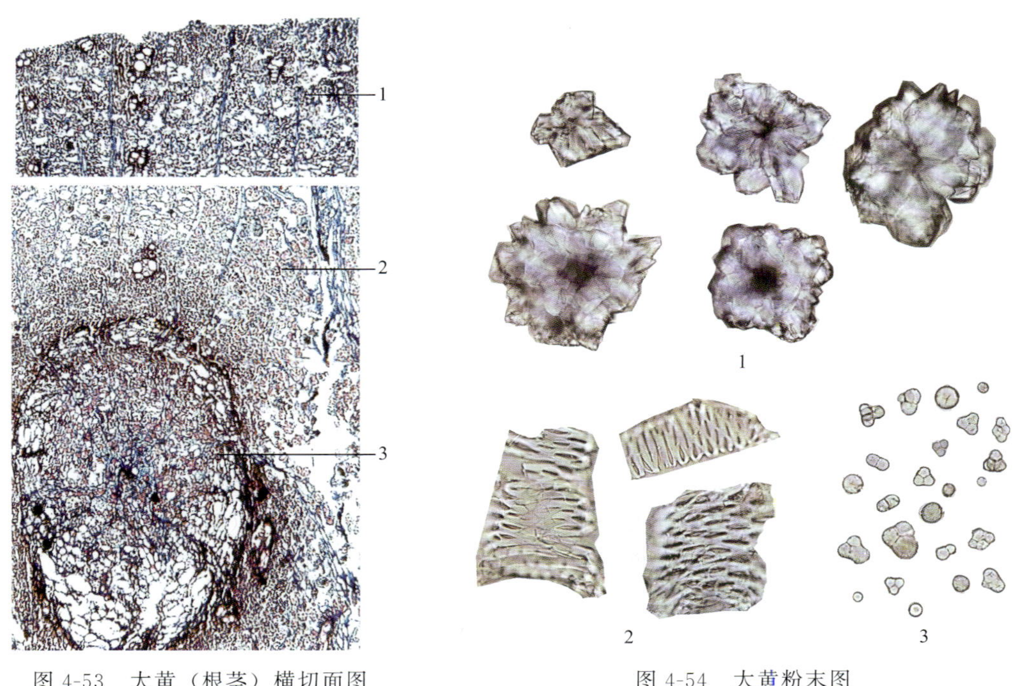

图 4-53　大黄（根茎）横切面图
1—次生木质部；2—髓；3—异型维管束

图 4-54　大黄粉末图
1—草酸钙簇晶；2—导管；3—淀粉粒

【化学成分】 主含蒽醌类衍生物，包括泻下作用的结合性蒽醌和抗菌作用的游离蒽醌。另含苷类化合物、鞣质类、有机酸类、挥发油类等。

【理化鉴定】

（1）取大黄粉末少量，进行微量升华。随升华温度增高，依次可见黄色菱状针晶、羽毛状结晶。结晶加氢氧化钠（钾）液或氨水，溶解并显红色（羟基蒽醌类反应）。

（2）取本品粉末 0.2g，加甲醇 2ml，温浸 10min，放冷，取上清液 10μl，点于滤纸上，以 45%乙醇展开，取出，晾干，放置 10min，置紫外光灯（365nm）下检视，不得显持久的亮紫色荧光（土大黄苷检查）。

【药理作用】 大黄煎剂有明显的泻下作用，其泻下有效成分主要是番泻苷类与大黄酸苷等结合性蒽醌，以番泻苷 A 的泻下作用最强，游离蒽醌几无泻下作用；大黄对葡萄球菌、淋病双球菌、痢疾杆菌等多种细菌，流感病毒以及常见致病真菌均有抑制作用；大黄能促进血小板聚集，显著缩短凝血时间；大黄对急性黄疸肝炎患者有明显的退黄作用，能降低血清谷丙转氨酶、减轻肝脏损害。

【性味功用】 性寒，味苦。泻下攻积，清热泻火，凉血解毒，逐瘀通经，利湿退黄。用于实热积滞便秘，血热吐衄，目赤咽肿，痈肿疔疮，肠痈腹痛，瘀血经闭，产后瘀阻，跌打损伤，湿热痢疾，黄疸尿赤，淋证，水肿；外治烧烫伤。

【用法与用量】 3～15g；用于泻下不宜久煎。外用适量，研末调敷患处。孕妇及月经期、哺乳期慎用。

常见伪品

同属植物藏边大黄、河套大黄（波叶大黄）、天山大黄等的根和根茎，在部分地区以“山大黄”或“土大黄”入药，亦常混入大黄商品中。这些伪品不含或仅含痕量结合类蒽醌成分，故泻下作用很差。因含土大黄苷（为二苯乙烯苷类物质），在紫外灯下显亮紫色荧光；除藏边大黄根茎横切面有少数星点外，其他均无星点。

黄连 Coptidis Rhizoma

【来源】 为毛茛科植物黄连 *Coptis chinensis* Franch.、三角叶黄连 *C. deltoitea* C. Y. Cheng et Hsiao、云连 *C. teeta* Wall. 的干燥根茎。药材分别习称为“味连”“雅连”“云连”。

【产地】 味连主产于四川东部、湖北西部，多为栽培，产量大；雅连主产于四川峨眉、洪雅、乐山等地，均为栽培；云连野生于云南西北部，现有栽培。

【采收加工】 味连秋季采挖，除去地上部分及泥土，干燥，在“竹笼”内撞去须根。云连在干燥后，再喷水使表面湿润，干燥。

【性状鉴定】（图 4-55）

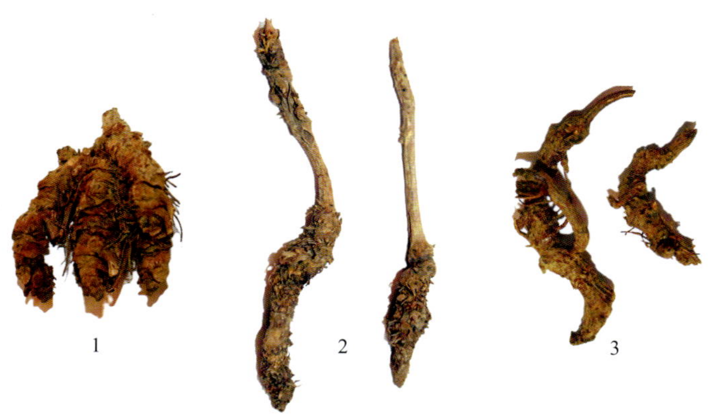

图 4-55 黄连药材图

1—味连；2—云连；3—雅连

1. 味连

①多分枝，集聚成簇，常弯曲，形如鸡爪，习称“鸡爪连”。单枝长 3～6cm，直径 0.3～0.8cm。②表面灰黄色或黄褐色，粗糙，有不规则结节状隆起、须根或须根残基，有的节间表面平滑如茎秆，习称“过桥”；上部多残留褐色鳞叶，顶端常有叶柄残基。③质硬，断面不整齐，皮部橙红色或暗棕色，木部鲜黄色或橙黄色，呈放射状排列，髓部有的中空。④气微，味极苦。

2. 雅连

①多为单枝，略呈圆柱形，微弯曲，长 4～8cm，直径 0.5～1cm。②“过桥”较长；顶端有少许残茎。

3. 云连

①多为单枝，弯曲呈钩状，较细小；长 2～5cm，直径 0.2～0.4 cm。②表面棕黄色或暗黄色，折断面黄棕色。③“过桥”较短。

均以粗壮、坚实、断面皮部橙红色、木部鲜黄色或橙黄色、味苦者为佳。

【显微鉴定】

1. 横切面（图 4-56）

（1）味连　木栓层为数列细胞；皮层较宽，石细胞单个或成群散在，有根迹维管束；中柱鞘纤维成束或伴有少数石细胞，均显黄色；维管束外韧型，环列，束间形成层不明显，木质部黄色，均木化，木纤维较发达；髓部均为薄壁细胞，无石细胞。

（2）雅连　髓部有石细胞，余同味连。

（3）云连　皮层、中柱鞘及髓部均无石细胞。

2. 粉末（图 4-57）

味连黄棕色或黄色。①石细胞黄色，壁厚，壁孔明显。②中柱鞘纤维黄色，纺锤形或梭形，壁厚。③木纤维较细长，壁较薄，有稀疏点状纹孔。④木薄壁细胞类长方形或不规则形，壁稍厚，有纹孔。⑤鳞叶表皮细胞绿黄色或黄棕色，壁微波状弯曲，或作连珠状增厚。⑥导管为网纹或孔纹导管，短节状。⑦淀粉粒多单粒，类圆形，直径 2～3μm。

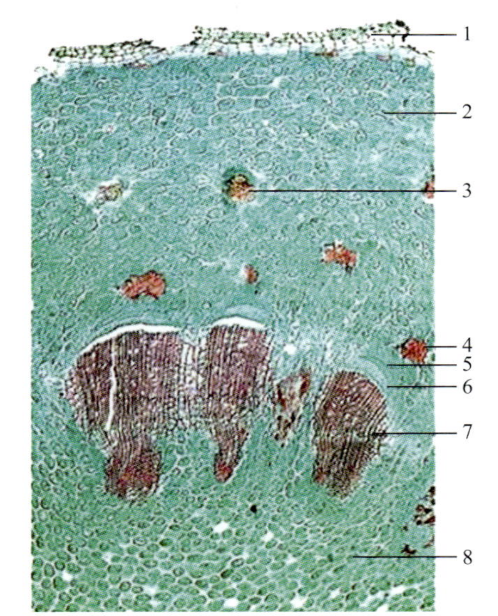

图 4-56　黄连横切面图

1—木栓层；2—皮层；3—石细胞；4—中柱鞘纤维；5—韧皮部；6—形成层；7—木质部；8—髓

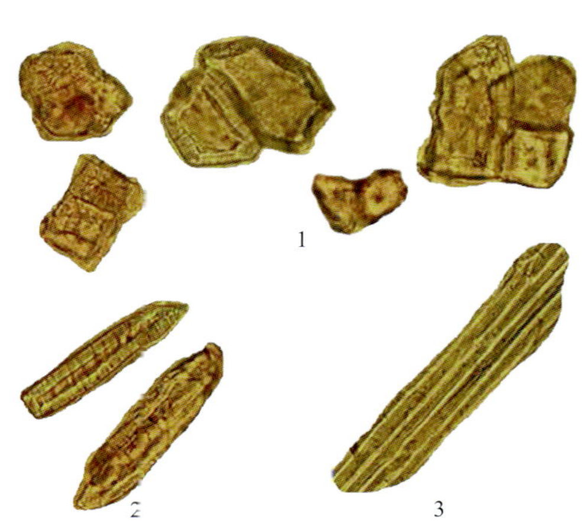

图 4-57　黄连粉末图

1—石细胞；2—中柱鞘纤维；3—木纤维

【化学成分】 三种黄连均含多种异喹啉类生物碱，主要为小檗碱，呈盐酸盐存在，含量 5.2%～7.69%；其次为黄连碱、甲基黄连碱（云连无）、巴马亭、药根碱等。

【理化鉴定】

（1）根茎折断面在紫外光灯下观察显金黄色荧光，木质部尤为显著（荧光检查）。

（2）取粉末或切片，加 95%乙醇 1～2 滴，片刻后加稀盐酸或 30%硝酸 1 滴，置显微镜下观察，可见黄色针状或针簇状结晶析出（小檗碱盐酸盐或硝酸盐），加热结晶溶解并显红色（小檗碱检查）。

【药理作用】 黄连及小檗碱对革兰阳性和阴性菌、流感病毒、原虫及皮肤真菌有较强的抑制作用；小檗碱能抑制大肠杆菌和霍乱弧菌的肠毒素引起的肠水分和电解质分泌亢进以及硫酸镁引起的肠腔内液体潴留，并能对抗番泻叶或蓖麻油引起的腹泻；黄连与小檗碱对多种实验性动物炎症模型均有显著的抗炎作用。

【性味功用】 性寒，味苦。清热燥湿，泻火解毒。用于湿热痞满，呕吐吞酸，泻痢，黄疸，心火亢盛，高热神昏，心悸不宁，心烦不寐，血热吐衄，目赤，牙痛，消渴，痈肿疔疮；外治湿疮，湿疹，耳道流脓。

【用法与用量】 2～5g。外用适量，研末调敷或制成散剂、软膏、滴眼剂。

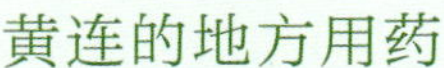

黄连的地方用药

黄连属尚有多种植物的根茎亦作黄连药用，常见的有：

1. 短萼黄连

野生于广西、广东、福建、浙江、安徽、江西等地，习称“土黄连”。根茎呈连珠状。分枝少，弯曲，无“过桥”。皮层和髓部均有石细胞。含生物碱 9.25%。

2. 线萼黄连

产于四川马边、雷波一带，习称“草连”。根茎少分枝，略弯曲，节较密集，顶端带有约 10cm 的叶柄，常捆扎成小把。切面皮部与髓部亦有石细胞。含生物碱 9.81%。

3. 古蔺野连

含生物碱 11.25%。

4. 爪萼黄连

含生物碱 11.79%。

以上四种所含生物碱的组成与味连或雅连相似，均含小檗碱、黄连碱、药根碱、巴马汀等。

延胡索　Corydalis Rhizoma

【来源】 为罂粟科植物延胡索 *Corydalis yanhusuo* W. T. Wang 的干燥块茎。又称“元胡”。

【产地】 主产于浙江东阳、磐安。湖北、湖南、江苏等省亦产。多为栽培。

【采收加工】 夏初茎叶枯萎时采挖，除去须根，洗净，置沸水中煮至恰无白心时，取出，晒干。

【性状鉴定】 （图 4-58）

①呈不规则扁球形，直径 0.5～1.5cm。②表面黄色或黄褐色，有不规则网状皱纹，顶端有略凹陷的茎痕，底部常有疙瘩状凸起，或稍凹陷呈脐状。③质硬而脆，断面黄色，角质样，有蜡样光泽。④气微，味苦。

以个大、饱满、质坚实、断面色黄者为佳。

【显微鉴定】 （图 4-59）

粉末绿黄色。①石细胞淡黄色，类圆形或长圆形，壁较厚，纹孔细密。②下皮厚壁细胞多角形、类方形或长条形，壁稍弯曲，木化，纹孔细密。③导管多为螺纹导管，少数为网纹导管。④糊化淀粉团块充满薄壁细胞中，淡黄色或近无色。

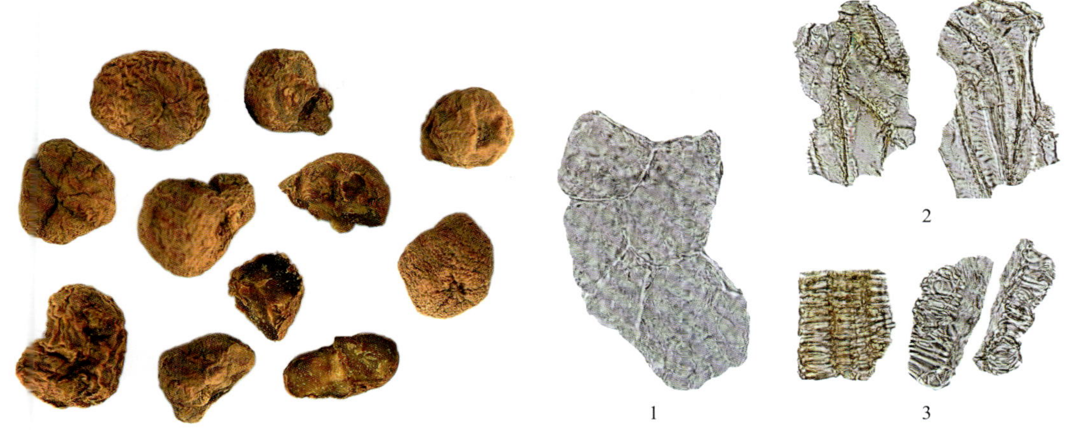

图 4-58 延胡索药材图

图 4-59 延胡索粉末图
1—糊化淀粉团块；2—下皮厚壁细胞；3—导管

【化学成分】 含多种异喹啉类生物碱，主要有延胡索甲素、去氢延胡索甲素、延胡索乙素、延胡索丙素、延胡索丁素、延胡索戊素等。

【药理作用】 延胡索总碱的镇痛效价约为吗啡的40%；延胡索及其有效成分乙素有中枢安定作用，可用于镇静、催眠；延胡索能增加冠脉血流量，提高小鼠耐缺氧和减轻异丙肾上腺素引起的心肌坏死；延胡索有保护实验性胃溃疡的作用。

【性味功用】 性温，味苦、辛。活血，行气，止痛。用于胸胁、脘腹疼痛，胸痹心痛，跌扑肿痛等。

【用法与用量】 3～10g。研末吞服，一次1.5～3g。

延胡索的地方用药

除上述种外，尚有多种同属植物的块茎在部分地区作元胡或土元胡药用。其中主要有：

1. 齿瓣延胡索

主产于东北、河北北部。块茎呈不规则球形，表面黄棕色，皱缩。总生物碱和延胡索乙素的含量均较延胡索低，含*d*-紫堇碱、普罗托品、元胡球茎碱。

2. 全叶延胡索

主产于东北、河北、河南、山东、江苏、安徽等地。块茎圆球形，表面棕色，皱。含比枯枯灵等多种生物碱，但不含延胡索乙素。

3. 东北延胡索

东北延胡索又名土元胡。主产于我国东北地区及俄罗斯、日本。块茎球形，内部白色。亦含多种生物碱，但不含延胡索乙素。

川芎 Chuanxiong Rhizoma

【来源】 为伞形科植物川芎 *Ligusticum chuanxiong* Hort. 的干燥根茎。

【产地】 主产于四川、江西、湖北等地，多为栽培。

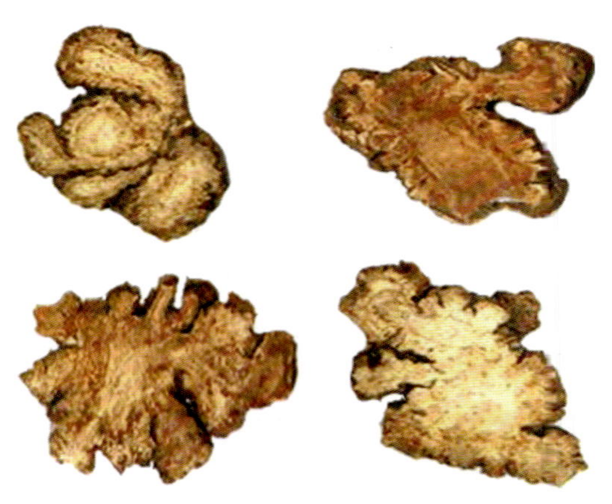
图 4-60　川芎药材图

【采收加工】 夏季当茎上的节盘显著突出，并略带紫色时采挖，除去泥沙，晒后烘干，再去须根。

【性状鉴定】（图 4-60）

①呈不规则结节状拳形团块，直径 2～7cm。②表面黄褐色，粗糙皱缩，有多数平行隆起的轮节，顶端有凹陷的类圆形茎痕，下侧及轮节上有多数小瘤状根痕。③质坚实，不易折断，断面黄白色或灰黄色，散有黄棕色油室小点，形成层环呈波状。④香气浓郁，味苦、辛、稍有麻舌感，微回甜。

以个大、质坚实、断面色黄白、油性大、香气浓者为佳。

【显微鉴定】

1. 横切面（图 4-61）

①木栓层为 10 余列细胞。②皮层狭窄，散有根迹维管束。③韧皮部较宽广。④形成层环呈波状或不规则多角形。⑤木质部导管多单列或排成“V”形，偶有木纤维束。⑥髓部较大。⑦薄壁组织中散有多数油室。薄壁细胞中富含淀粉粒，有的含草酸钙晶体。

2. 粉末（图 4-62）

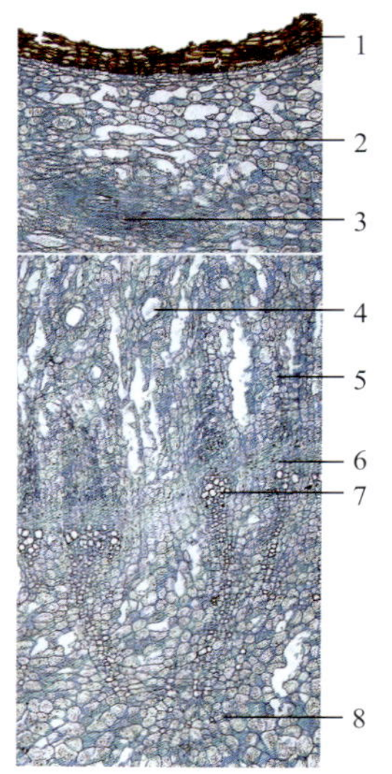

图 4-61　川芎横切面图
1—木栓层；2—皮层；3—根迹维管束；4—油室；5—韧皮部；6—形成层；7—木质部；8—髓

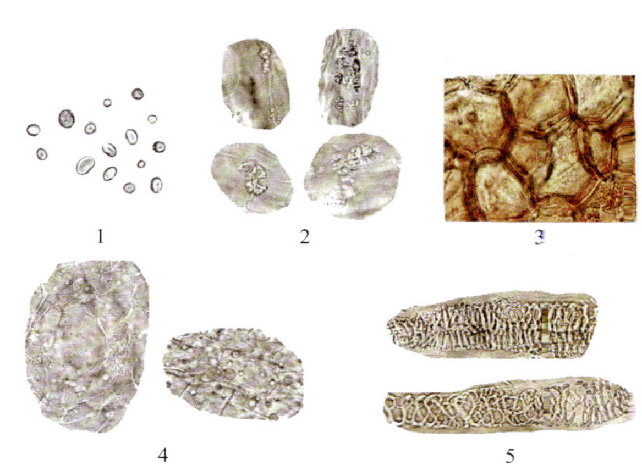

图 4-62　川芎粉末图
1—淀粉粒；2—草酸钙晶体；3—木栓细胞；4—油室碎片；5—导管

淡黄棕色或灰棕色。①淀粉粒较多，单粒椭圆形、长圆形、类圆形、卵圆形或肾形，直径 5～16μm，长约 21μm，脐点点状、长缝状或人字状；偶见复粒，由 2～4 分粒组成。②草酸钙晶体存在于薄壁细胞中，呈类圆形团块或类簇晶状，直径 10～25μm。③木栓细胞深黄棕色，表面观呈多角形，微波状弯曲。④油室多已破碎，偶可见油室碎片，分泌细胞壁薄，含有较多的油滴。⑤导管主为螺纹导管，亦有网纹导管及梯纹导管的，直径 14～50μm。

【化学成分】 主含挥发油、生物碱类、内酯类、酚类及阿魏酸等。

【药理作用】 所含成分川芎嗪可改善微循环和脑血流量，临床常用于治疗冠心病、心绞痛。

【性味功用】 性温，味辛。活血行气，祛风止痛。用于胸痹心痛、跌扑肿痛、胸胁刺痛、头痛等。

【用法与用量】 3～10g。

苍术 Atractylodis Rhizoma

【来源】 为菊科植物茅苍术 *Atractylodes lancea* (Thunb.) DC. 或北苍术 *A. chinensis* (DC.) Koidz. 的干燥根茎。

【产地】 茅苍术主产于江苏、湖北，河南、浙江、安徽、江西等省亦产，称“南苍术”，产于江苏茅山一带者称“茅苍术”，质量最好。北苍术主产于河北、山西、陕西等地，辽宁、内蒙古、甘肃等省区亦产。

【采收加工】 春、秋二季挖取根茎，除去茎叶、细根、泥土，晒干，撞去须根。

【性状鉴定】（图 4-63）

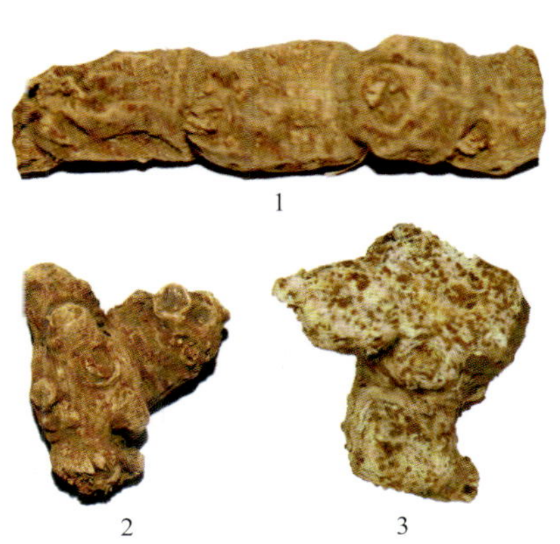

图 4-63 苍术药材图

1—茅苍术；2—北苍术；3—苍术饮片

1. 茅苍术

①呈不规则连珠状或结节状圆柱形，略弯曲，偶有分枝，长 3～10cm，直径 1～2cm。②表面灰棕色，有皱纹、横曲纹及残留须根，顶端具茎痕或残留茎基。③质坚实，断面黄白色或灰白色，散有多数橙黄色或棕红色点状油室，习称“朱砂点”；暴露稍久，可析出白色细针状结晶，习称“起霜”或“吐脂”。④气香特异，味微甘、辛、苦。

2. 北苍术

①呈疙瘩状或结节状圆柱形，长 4～9cm，直径 1～4cm。②表面黑棕色，除去外皮者黄棕色。③质较疏松，断面散有黄棕色点状油室。④香气较淡，味辛、苦。

均以个大、质坚实、断面朱砂点多、香气浓者为佳。

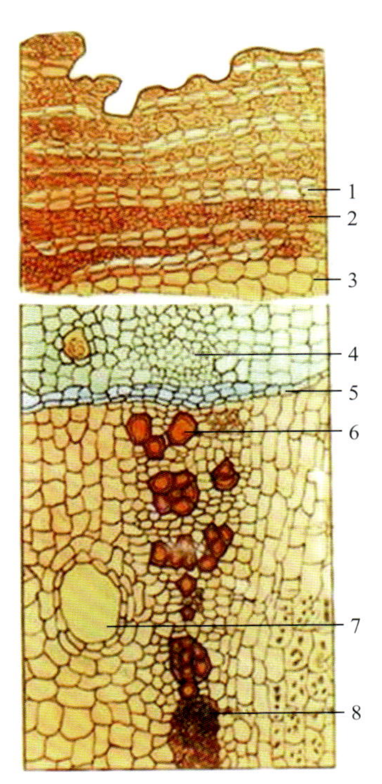

图 4-64 苍术横切面图

1—木栓细胞；2—石细胞层；3—皮层；4—韧皮部；5—形成层；6—木质部；7—油室；8—木纤维

【显微鉴定】

1. 横切面（图 4-64）

(1) 茅苍术

①木栓细胞 10～40 层，其间夹有石细胞环带 3～8 条不等，每一环带约由 2～3 层类长方形的石细胞集成。②皮层宽广，其间散有大型油室。③韧皮部狭小。④形成层环状。⑤木质部内侧纤维束与导管相间排列。⑥射线和髓部均散有油室。薄壁细胞含有菊糖及细小的草酸钙针晶。

(2) 北苍术 皮层有纤维束；木质部纤维束较大，与导管群相间排列。

2. 粉末（图 4-65）

棕色。① 石细胞单个或成群，多角形、类圆形或类长方形，直径 20～80μm，壁极厚，纹孔或孔沟明显，常与木栓细胞相连。② 纤维大多成束，长梭形，壁甚厚，木化。③ 导管短节状，主为网纹，亦可见具缘纹孔。④ 草酸钙针晶细小，长 5～30μm，不规则充塞于薄壁细胞中。⑤ 油室碎片多见。⑥ 菊糖呈扇形或块状，表面显放射状纹理。

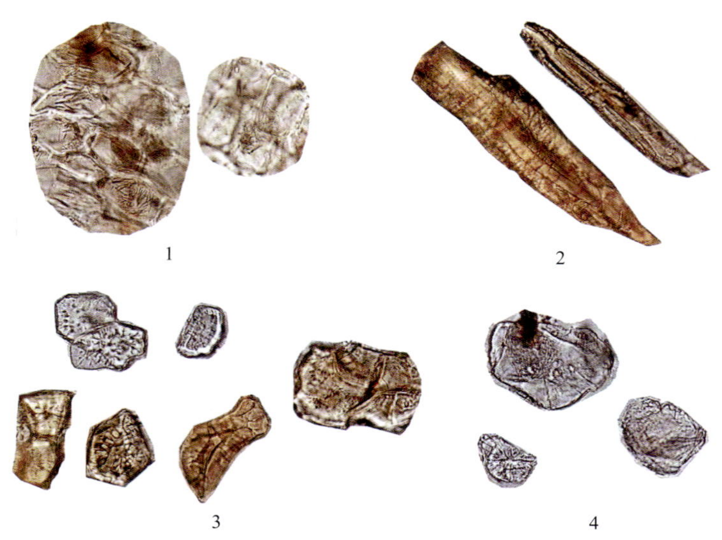

图 4-65 苍术粉末图

1—草酸钙针晶；2—纤维；3—石细胞；4—菊糖

【化学成分】 含挥发油 3%～9%。油中主要成分为茅术醇、β-桉油醇、苍术素、苍术醇等。

【药理作用】 苍术丙酮提取物及β-桉油醇和茅术醇能明显促进胃肠运动；苍术能显著抑制胃液分泌，对应激性溃疡与幽门结扎、胃黏膜循环障碍及阿司匹林引起的溃疡均有预防和治疗作用；苍术与苍术酮、β-桉油醇、茅术醇对四氯化碳和氨基半乳糖引起的肝细胞损害有显著的预防作用。

【性味功用】 性温，味辛、苦。燥湿健脾，祛风散寒，明目。用于湿阻中焦、脘腹胀满、泄泻、水肿、风湿痹痛等。

【用法与用量】 3～9g。

白术 Atractylodis Macrocephalae Rhizoma

【来源】 为菊科植物白术 *Atractylodes macrocephala* Koidz. 的干燥根茎。

【产地】 主产于浙江、安徽、湖南等地。

【采收加工】 冬季下部叶枯黄，上部叶变脆时采挖，除去泥沙，烘干，称“烘术”；晒干，称“生晒术”。

【性状鉴定】（图 4-66）

①呈不规则的肥厚团块，长 3～13cm，直径 1.5～7cm。②表面灰黄色或灰棕色，有瘤状突起、须根痕、断续的纵皱和沟纹，顶端有残留茎基和芽痕。③质坚硬，不易折断，断面不平坦。生晒术黄白色至淡棕色，有棕黄色点状油室散在；烘术断面色较深，角质样。④气清香，味甘、微辛，嚼之略带黏性。

以个大、质坚实、断面色黄白、香气浓者为佳。

【显微鉴定】

1. 横切面（图 4-67）

①木栓细胞数列，其内侧常夹有断续的石细胞环。②皮层、韧皮部、木射线及髓中散有

多数油室，油室内含棕色油滴。③形成层环明显。④木质部外侧的导管径向排列，其旁无木纤维束，其余导管间常夹有木纤维束。⑤中央有髓部。薄壁细胞中含草酸钙针晶和菊糖。

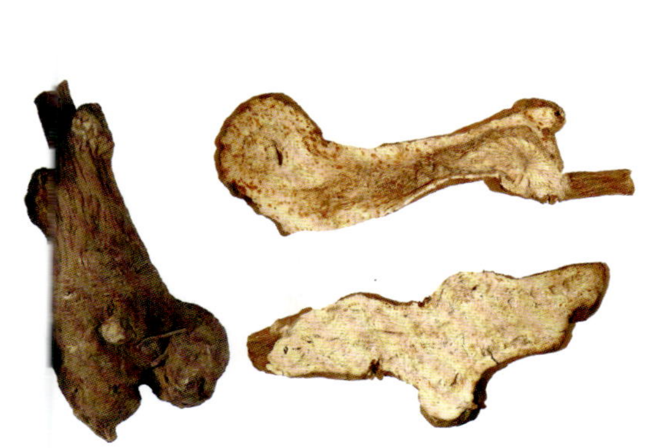

图 4-66　白术药材图

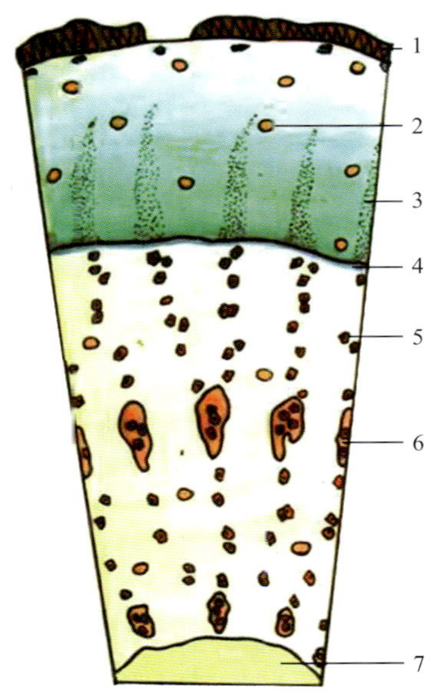

图 4-67　白术横切面简图

1—木栓层；2—油室；3—韧皮部；4—形成层；5—导管；6—木纤维及导管；7—髓

2. 粉末（图 4-68）

淡黄棕色。①草酸钙针晶细小，长 10～32μm，不规则地聚集于薄壁细胞中。②纤维黄色，多成束，壁甚厚，木化，孔沟明显。③石细胞淡黄色，类圆形、多角形、长方形或少数纺锤形。④导管为网纹或具缘纹孔导管，分子短小，直径至 48μm。⑤薄壁细胞含菊糖，表面显放射状纹理。

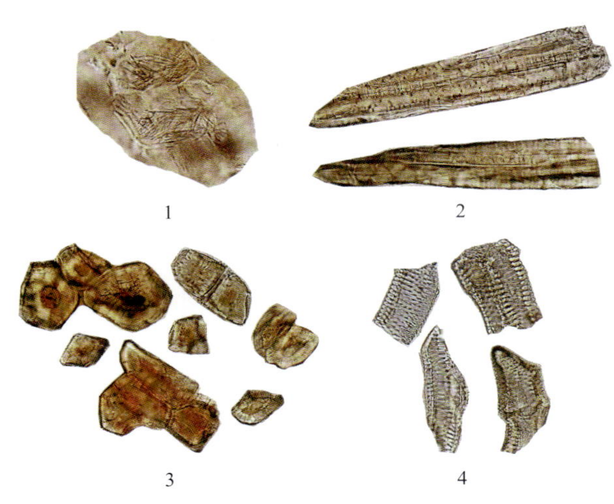

图 4-68　白术粉末图

1—草酸钙针晶；2—纤维；3—石细胞；4—导管

【化学成分】 主要含挥发油。油中主要成分为苍术酮、苍术醇、白术内酯等。

【性味功用】 性温，味苦、甘。健脾益气，燥湿利水，止汗，安胎。用于脾虚食少、腹胀泄泻、水肿、胎动不安等。

【用法与用量】 6～12g。

泽泻　Alismatis Rhizoma

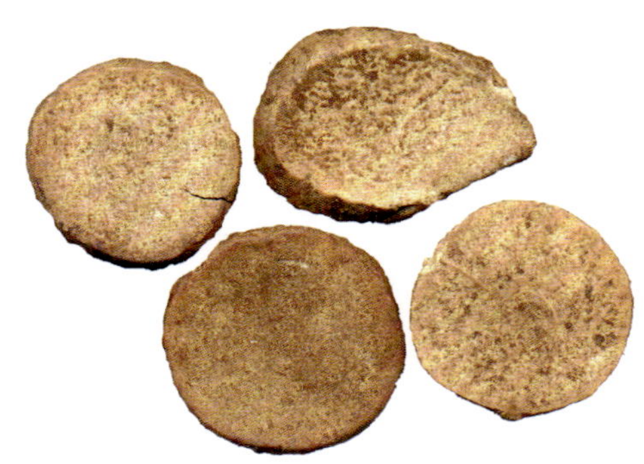

图 4-69　泽泻药材图

【来源】 为泽泻科植物东方泽泻 *Alisma orientalis*（Sam.）Juzep. 或泽泻 *A. plantago-aquatica* Linn. 的干燥块茎。

【产地】 主产于福建（建泽泻）、四川（川泽泻）等地。

【采收加工】 冬季茎叶开始枯萎时采挖，洗净，除去须根及粗皮，干燥。

【性状鉴定】（图 4-69）

1. 建泽泻

①呈类球形、椭圆形或卵圆形，长 2～7cm，直径 2～6cm。②表面黄白色或淡黄棕色，有多条横向凸起的环纹，习称“岗纹”，岗纹之间形成浅沟，全体密布细小突起的点状须根痕。③质坚实，断面黄白色，粉性，有多数细孔及散在的筋脉点。④气微，味微苦。

2. 川泽泻

形状与建泽泻相似，但个较小；皮较粗糙，岗纹不明显，四周多有数个大小疙瘩状突起；质较轻松，粉性小。

以个大、坚实、色黄白、粉性大者为佳。通常以建泽泻质量为佳。

【化学成分】 含四环三萜酮醇衍生物、胆碱、挥发油、卵磷脂等。

【性味功用】 性寒，味甘、淡。利水渗湿，泄热，化浊降脂。用于小便不利、痰饮眩晕、水肿胀满等。

【用法与用量】 6～10g。

半夏　Pinelliae Rhizoma

【来源】 为天南星科植物半夏 *Pinellia ternata*（Thunb.）Breit. 的干燥块茎。

【产地】 主产于四川、浙江、湖北、湖南、河南、贵州等地。

【采收加工】 夏、秋二季采挖，洗净，除去外皮及须根，晒干。

【性状鉴定】（图 4-70）

①呈类球形，直径 0.7～1.6cm。②表面白色或浅黄色，顶端有凹陷的茎痕，周围密布麻点状根痕；下面钝圆，较光滑。③质坚实，断面洁白，富粉性。④气微，味辛辣、麻舌而刺喉。

以色白、质坚实、粉性足者为佳。

【显微鉴定】（图 4-71）

粉末类白色。①淀粉粒甚多，单粒类圆形、半圆形或圆多角形，直径 2～20μm，脐点裂缝状、人字状或星状，复粒由 2～6 分粒组成。②草酸钙针晶束存在于椭圆形黏液细胞中，或随处散在，针晶长20～144μm。③导管为螺纹或环纹，直径 10～24μm。

【化学成分】 含淀粉、生物碱类、β-谷甾醇-D-葡萄糖苷、多种氨基酸、微量元素、黑尿酸、半夏蛋白、原儿茶醛、鸟嘌呤核苷酸等。

【药理作用】 生半夏、姜半夏、清半夏的煎剂对碘液注入猫胸腔或电刺激喉上神经所致咳嗽均有明显的抑制作用，其作用与可待因相似，但较弱；生半夏及其流浸膏有催吐作用姜制半夏有镇吐作用；半夏的稀醇或水浸出液对动物实验性肿瘤 HCA、S_{180} 和 Hela 细胞具有明显的抑制作用。

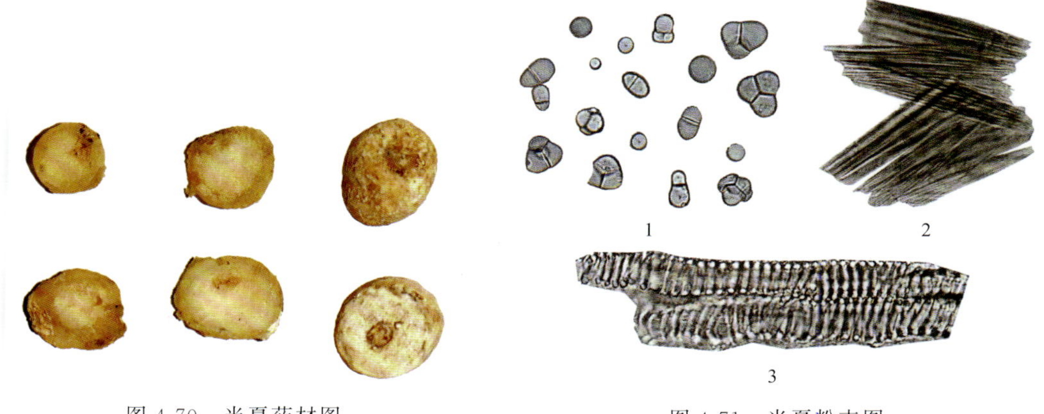

图 4-70　半夏药材图

图 4-71　半夏粉末图
1—淀粉粒；2—草酸钙针晶束；3—导管

【性味功用】 性温，味辛；有毒。燥湿化痰，降逆止呕，消痞散结。用于湿痰寒痰、痰饮眩悸、咳喘痰多、风痰眩晕、胸脘痞闷、呕吐反胃等。

【用法与用量】 内服一般炮制后使用，3～9g。外用适量。

相关药物

1. 水半夏

水半夏为天南星科植物鞭檐犁头尖的干燥块茎（图 4-72）。广东、广西等地作半夏用。药材呈圆锥形、半圆形或椭圆形，高 0.8～3cm，直径 0.5～1.5cm；表面类白色或浅黄色，全体有多数隐约可见的点状根痕；上端有凸起的叶痕或芽痕；质坚实，断面白色，粉性；气微，味辛辣、麻舌而刺喉。本品有毒。有燥湿化痰功效，无降逆止呕作用。

2. 天南星

天南星为天南星科植物天南星、异叶天南星或东北天南星的干燥块茎（图 4-73）。呈扁球形，高 1～2cm，直径 1.5～6.5cm。表面类白色或淡棕色，较光滑，顶端有凹陷的茎痕，周围有麻点状根痕，有的块茎周边有小扁球形侧芽。坚硬，不易破碎，断面不平坦，白色，粉性。气微辛，味麻辣。性温，味苦、辛；有毒。功能：燥湿化痰，祛风止痉，散结消肿。生品外用治痈肿，蛇虫咬伤。

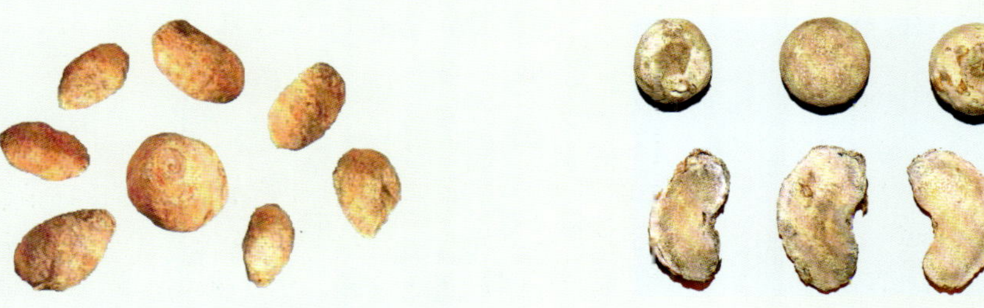

图 4-72　水半夏药材图

图 4-73　天南星药材图

川贝母　Fritillariae Cirrhosae Bulbus

【来源】 为百合科植物川贝母 *Fritillaria cirrhosa* D. Don.、暗紫贝母 *F. unibracteata* Hsiao et K. C. Hsia、甘肃贝母 *F. przewalskii* Maxim.、梭砂贝母 *F. delavayi* Franch.、太白贝母 *F. taipaiensis* P. Y. Li 或瓦布贝母 *F. unibracteata* Hsiao et K. C. Hsia var. *wabuensis* (S. Y. Tang et S. C. Yue) Z. D. Liu, S. Wang et S. C. Chen 的干燥鳞茎。按药材性状的不同分别习称"松贝""青贝""炉贝"和"栽培品"。

【产地】 川贝母主产于四川、西藏、云南等省区。暗紫贝母主产于四川阿坝州。甘肃贝母主产于甘肃、青海、四川等省。梭砂贝母主产于云南、四川、青海、西藏等省区。太白贝母主产于陕西、甘肃、四川、湖北等省。瓦布贝母主产于四川西北部。

【采收加工】 夏、秋二季或积雪融化后采挖，除去须根、粗皮及泥沙，晒干或低温干燥。

【性状鉴定】（图 4-74）

1. 松贝

①呈类圆锥形或近球形，先端钝圆或稍尖，底部平，微凹入，中心有一鳞茎盘；高 0.3～0.8cm，直径 0.3～0.9cm。②表面类白色；外层鳞叶 2 瓣，大小悬殊，大瓣紧抱小瓣，未抱部分呈新月形，习称"怀中抱月"；顶部闭合，内有心芽和小鳞叶 1～2 枚。③质硬而脆，断面白色，富粉性。④气微，味微苦。

2. 青贝

①呈类扁球形，高 0.4～1.4cm，直径 0.4～1.6cm。②表面白色或黄白色；外层鳞叶 2 瓣，大小相近，相对抱合，顶部开裂，内有心芽和小鳞叶 2～3 枚及细圆柱形的残茎。

3. 炉贝

①呈长圆锥形，高 0.7～2.5cm，直径 0.5～2.5cm。②表面类白色（白炉贝）或浅棕黄色（黄炉贝），有的具棕色斑块，习称"虎皮斑"；外层鳞叶 2 瓣，大小相近，顶部开裂而略尖，底部稍凸尖或较钝。

4. 栽培品

①呈类扁球形或短圆柱形，高 0.5～2.0cm，直径 1.0～2.5cm。②表面类白色或浅棕黄色，稍粗糙，有的具浅黄色斑点；外层鳞叶 2 瓣，大小相近，顶部多开裂而较平。

均以质坚实、粉性足、色白者为佳。

【显微鉴定】（图 4-75）

粉末类白色或淡黄色。

1. 松贝、青贝及栽培品

①淀粉粒甚多，广卵形、长圆形或不规则圆形，有的边缘不平整或略作分枝状，直径 5～64μm，脐点短缝状、点状、人字状或马蹄状，层纹隐约可见。②表皮细胞类长方形，垂周壁微波状弯曲，偶见不定式气孔，圆形或扁圆形。③螺纹导管直径 5～26μm。

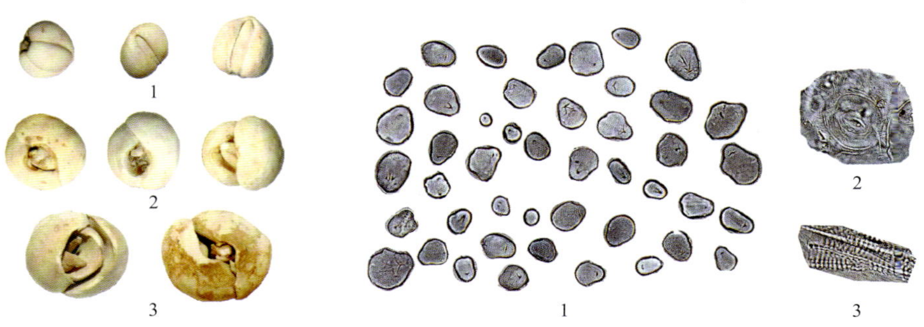

图 4-74　川贝母药材图
1—松贝；2—青贝；3—炉贝

图 4-75　川贝母粉末图
1—淀粉粒；2—气孔；3—导管

2. 炉贝

①淀粉粒广卵形、贝壳形、肾形或椭圆形，脐点人字状、星状或点状，层纹明显。②导管为螺纹及网纹导管，直径可达64μm。

【化学成分】主要含异甾体和甾体生物碱类成分，如西贝母碱、贝母素甲、贝母素乙、贝母辛、茄啶等，尚含β-谷甾醇、胡萝卜苷、尿嘧啶、胸嘧啶、腺苷等。

【药理作用】川贝母皂苷能使小鼠咳嗽潜伏期明显延长；总生物碱和非生物碱部分对氨水引咳的小鼠，均有镇咳作用；川贝母流浸膏、川贝母生物碱、川贝母皂苷均有不同程度的祛痰作用；猫静脉注射川贝母生物碱，可产生持久性血压下降，并伴有短暂的呼吸抑制；西贝素对麻醉犬也有降压作用。

【性味功用】性微寒，味苦、甘。清热润肺，化痰止咳，散结消痈。用于肺热燥咳、干咳少痰、阴虚痨嗽、瘰疬、乳痈、肺痈。

【用法与用量】3～10g。研粉冲服，一次1～2g。

相关药物

1. 浙贝母

浙贝母为百合科植物浙贝母的干燥鳞茎（图4-76）。主产于浙江。①完整的鳞茎呈扁圆形，上下略平，形似算盘珠，故称“珠贝”，高1～1.5cm，直径1～2.5cm。②表面类白色，外层鳞叶2瓣，大小相近，肥厚，略呈肾形，相对抱合。③质硬而脆，易折断，断面白色至黄白色，富粉性。④气微，味微苦。性寒，味苦。功能：清热化痰止咳，解毒散结消痈。

2. 平贝母

平贝母为百合科植物平贝母的干燥鳞茎（图4-77）。主产于东北。①呈扁球形，高0.5～1cm，直径0.6～2cm。②表面乳白色或淡黄白色。③外层鳞叶2瓣，肥厚，大小相近或一片稍大，抱合。④顶端略平或微凹入，常开裂，内有小鳞叶和残茎。⑤质坚实而脆，断面白色，粉性。⑥气微，味苦。性微寒，味苦、甘。功能：清热润肺，化痰止咳。

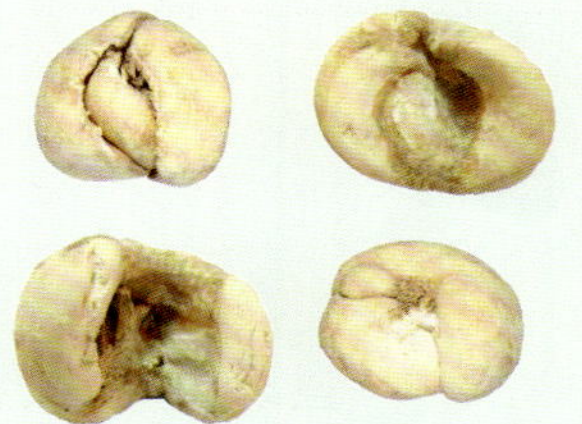

图4-76　浙贝母药材图

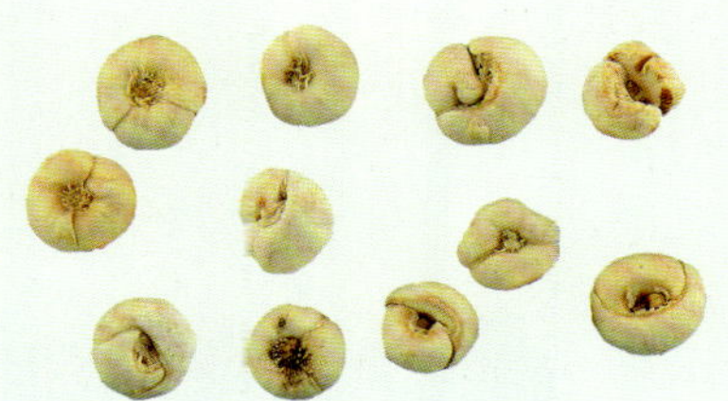

图4-77　平贝母药材图

3. 伊贝母

伊贝母为百合科植物新疆贝母或伊犁贝母的干燥鳞茎（图4-78）。主产于新疆。新疆贝母呈扁球形，高0.5～1.5cm，直径0.6～1.2cm；表面类白色，光滑；外层鳞叶2瓣，月牙形，肥厚，大小相近而紧靠，顶端平展而开裂，基部圆钝，内有较大的鳞片及残茎、心芽各1枚。

伊犁贝母呈圆锥形，较大；表面淡黄白色，稍粗糙；外层鳞叶2瓣，心形，肥大，一片较大或近等大，抱合；顶端稍尖，少有开裂，基部微凹陷。

性微寒，味苦、甘。功能：清热润肺，化痰止咳。

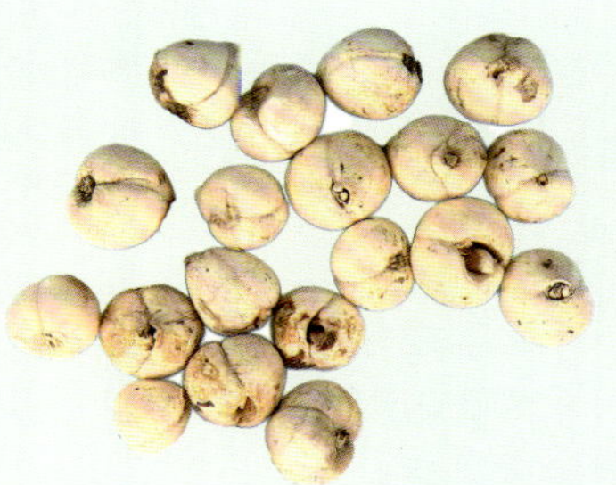

图4-78　伊贝母药材图

黄精 Polygonati Rhizoma

【来源】 为百合科植物黄精 *Polygonatum sibiricum* Red.、多花黄精 *P. cyrtonema* Hua 或滇黄精 *P. kingianum* Coll. et Hemsl. 的干燥根茎。按药材形状不同，分别习称“鸡头黄精”“姜形黄精”“大黄精”。

【产地】 黄精主产于河北、内蒙古、陕西等省区。多花黄精主产于贵州、湖南、云南、安徽、浙江等省。滇黄精主产于贵州、广西、云南等省区。

【采收加工】 春、秋二季采挖，除去须根，洗净，置沸水中略烫或蒸至透心，干燥。

【性状鉴定】 （图 4-79）

1. 鸡头黄精

①略呈圆锥形，结节状弯曲，常有分枝，形似“鸡头”，长 3～10cm，直径 0.5～1.5cm，结节长 2～4cm。②表面黄白色或灰黄色，半透明，有纵皱纹；茎痕圆形，直径 5～8mm。

2. 姜形黄精

①呈长条结节块状，长短不等，常数个块状结节相连，略似姜形。②表面灰黄色或黄褐色，粗糙，结节上侧有突出的圆盘状茎痕，直径 0.8～1.5cm。

均以块大、肥润、色黄、断面透明、味甜者为佳。味苦者不可药用。

3. 大黄精

①呈肥厚肉质的结节块状，长达 10cm 以上，宽 3～6cm，厚 2～3cm。②表面淡黄色至黄棕色，具环节，有皱纹及根痕，结节上侧茎痕呈圆盘状，周围凹入，中部突出。③质硬而韧，不易折断，断面角质，淡黄色至黄棕色。④气微，味甜，嚼之有黏性。

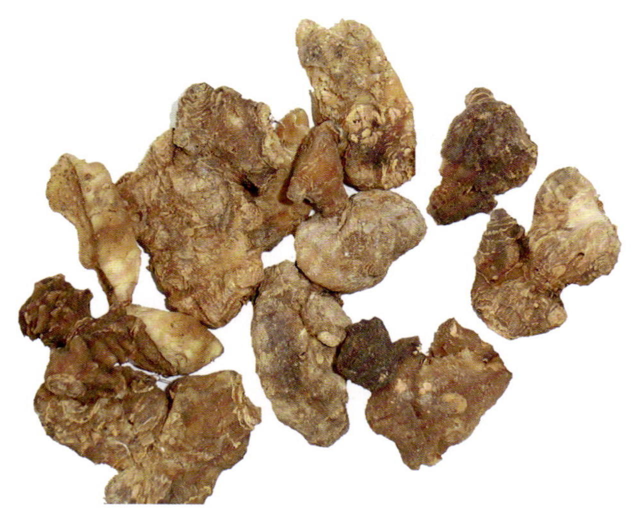

图 4-79 黄精药材图

【化学成分】 含多糖、低聚糖、氨基酸等。

【性味功用】 性平，味甘。补气养阴，润肺，健脾，益肾。用于脾胃气虚、胃阴不足、劳嗽咳血、精血不足、肺虚燥咳、体倦乏力、腰膝酸软等。

【用法与用量】 9～15g。

相关药物

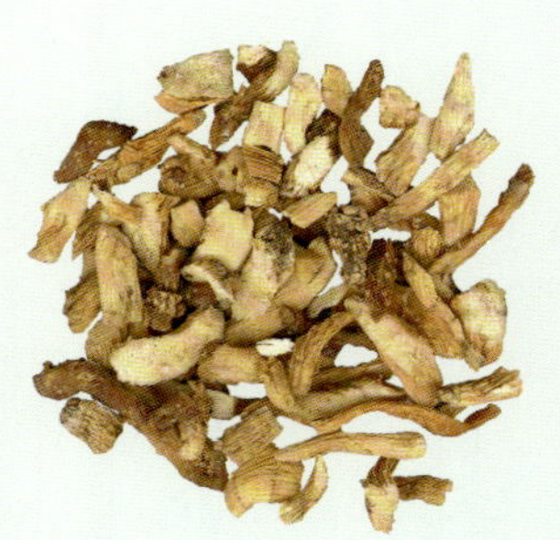
图 4-80　玉竹饮片图

玉竹：为百合科植物玉竹的干燥根茎（图 4-80）。主产于湖南、江苏、河南、广东等地。略呈扁长圆柱形，长4～18cm，直径0.3～1.6cm。表面黄白色或淡黄棕色，半透明，具纵皱纹、微隆起的波状环节、白色圆点状的须根痕和圆盘状茎痕。质硬而脆或稍软，易折断，断面黄白色，角质样或显颗粒性，可见散在的筋脉点。气微，味甘，嚼之发黏。性微寒，味甘。功能：养阴润燥，生津止渴。

山药　Dioscoreae Rhizoma

【来源】 为薯蓣科薯蓣 *Dioscorea opposita* Thunb. 的干燥根茎。

【产地】 主产于河南省温县、武陟、博爱、沁阳等地，称“怀山药”，河南“四大怀药”之一。湖南、江西、广东、广西等省区亦产。均为栽培品。

【采收加工】 冬季茎叶枯萎后采挖，切去根头，洗净，除去外皮和须根，干燥，习称“毛山药”；或除去外皮，趁鲜切厚片，干燥，称为“山药片”；也有选择肥大顺直的干燥山药，置清水中，浸至无干心，闷透，切齐两端，用木板搓成圆柱状，晒干，打光，习称“光山药”。

【性状鉴定】（图 4-81）

1. 毛山药

①略呈圆柱形，弯曲而稍扁，长15～30cm，直径1.5～6cm。②表面黄白色或淡黄色，有纵沟、纵皱及须根痕。③体重质坚，不易折断，断面白色，颗粒状，富粉性，中央无木心。④气微，味淡、微酸，嚼之发黏。

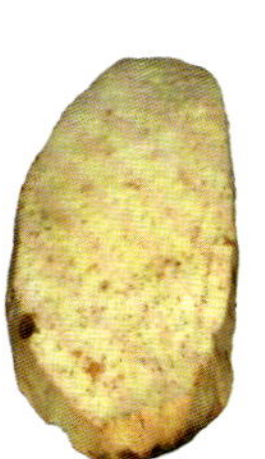
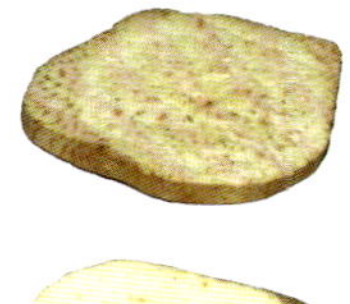
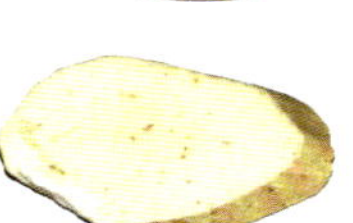
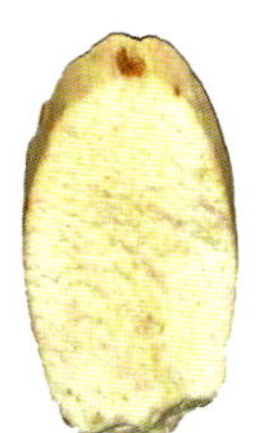
图 4-81　山药药材图

2. 光山药

①呈圆柱形，两端平齐；长9～18cm，直径1.5～3cm。②表面光滑，白色或黄白色。

以条长、体粗、质坚实、粉性足、色洁白者为佳。

【显微鉴定】 粉末类白色。①淀粉粒单粒众多，呈扁卵形、类圆形、椭圆形或矩圆形，直径8～35μm，脐点点状、人字状、十字状或短缝状，可见层纹，复粒稀少，由2～3分粒组成。②草酸钙针晶束存在于黏液细胞中，长80～240μm，针晶粗2～5μm。③导管为具缘纹孔、网纹、螺纹及环纹导管，直径12～48μm。④纤维少见，细长，木化。

【化学成分】 含薯蓣皂苷元、多巴胺、盐酸山药碱、多酚氧化酶、尿囊素、糖蛋白、氨基酸、山药多糖等。

【性味功用】 性平，味甘。补脾养胃，生津益肺，补肾涩精。用于脾虚食少、久泻不止、肺虚喘咳、肾虚遗精、带下、虚热消渴等。

【用法与用量】 15～30g。

山药的混伪品

（1）同属植物参薯　其根茎在广东、广西、云南、江西、湖南等地作山药用。药材呈不规则圆柱形、扁圆柱形、纺锤形或扁块状，长 8～15cm，直径 2～4cm。表面黄白色或淡棕黄色，断面黄白色或白色，富粉性，气微，味淡，嚼之发黏。本品横切面，中柱鞘部位有石细胞组成的环带。

（2）同属植物野山药　野生于全国各地。叶呈宽披针形至三角状狭卵形，基部心形，蒴果表面无白粉。其根茎也作山药入药，但质较逊。

（3）伪品　近年来发现有将大戟科植物木薯的块根伪充山药。本品多切成段或片，外皮多已除去，表面类白色，残留外皮呈棕褐色或黑褐色。断面类白色，靠外侧有一明显的黄白色或淡黄色的形成层环纹；向内可见淡黄色筋脉点成放射状稀疏散在，中央有一细小黄色木心，有的具裂隙，或形成一细小空洞。气微，味淡，嚼之粉性。不能作山药用。

莪术　Curcumae Rhizoma

【来源】为姜科植物温郁金 *Curcuma wenyujin* Y. H. Chen et C. Ling、广西莪术 *C. kwangsiensis* S. G. Lee et C. F. Liang、蓬莪术 *C. phaeocaulis* Val. 的干燥根茎。商品分别称“温莪术”“桂莪术”“文术”或“蓬莪术”。

【产地】温莪术主产于浙江温州地区；桂莪术主产于广西南宁地区；文术三产于四川、福建、广东等地。

【采收加工】冬季茎叶枯萎后采挖，洗净，蒸或煮至透心，晒干或低温干燥后，除去须根及杂质。

【性状鉴定】（图 4-82）

1. 蓬莪术

①呈卵圆形、长卵形、圆锥形或长纺锤形，顶端多钝尖，基部钝圆，长 2～8cm，直径 1.5～4cm。②表面灰黄色至灰棕色，有凸起的环节及圆形微凹陷的须根痕，有的两侧各有 1 列下凹的芽痕和类圆形的侧生根茎痕。③体重，质坚实，难折断，断面灰褐色至蓝褐色，蜡样，常附有灰棕色粉末，皮部与中柱易分离，内皮层环纹棕褐色。④气微香，味微苦而辛。

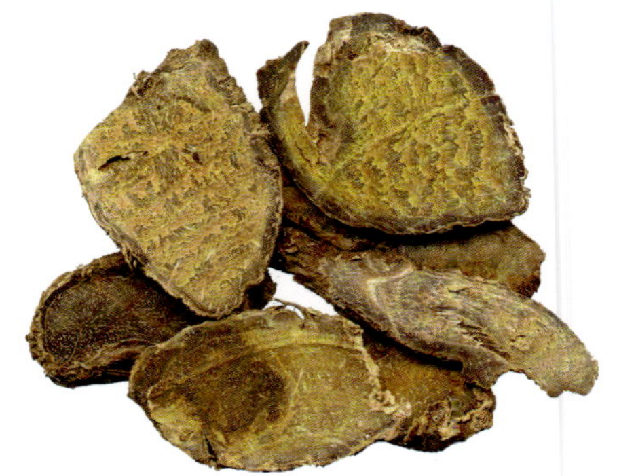

图 4-82　莪术药材图

2. 温莪术

①断面黄棕色至棕褐色，常附有淡黄色或黄棕色粉末。②气香或微香。

3. 广西莪术

①环节稍凸起。②断面黄棕色至棕色，常附有淡黄色粉末。③内皮层环纹黄白色。

以质坚实、气香者为佳。

【化学成分】主要含挥发油，油中主要为莪术醇、吉马酮等。

【药理作用】莪术油制剂及莪术醇、莪二酮对多种实验性癌瘤有明显的抑制和破坏作用，而对正常组织无明显影响；莪术的水提液与水煎醇沉制剂能显著抑制血小板聚集和血栓形成，并能促进实验动物自身血液和血块的吸收；莪术、莪术醇浸膏、莪术油及其中的萜类、倍萜类化合物，对大、小鼠均有非常明显的抗着床和抗早孕作用。

【性味功用】 性温，味辛、苦。行气破血，消积止痛。用于癥瘕痞块，瘀血经闭，胸痹心痛，食积胀痛。

【用法与用量】 煎服，6～9g。孕妇禁用。

相关药物

1. 姜黄

姜黄为姜科植物姜黄的干燥根茎。主产于四川、广东、福建等地。呈不规则卵圆形、圆柱形或纺锤形（称“圆形姜黄”或“蝉肚姜黄”），常弯曲，有的具短叉状分枝（称“指形姜黄”）；长2～5cm，直径1～3cm。表面深黄色，有皱缩纹理和明显环节，并有圆形分枝痕及须根痕。质坚实，不易折断，断面棕黄色至金黄色，角质样，有蜡样光泽，内皮层环纹明显，维管束呈点状散在。气香特异，味苦、辛。性温，味辛、苦。功能：破血行气，通经止痛。

2. 片姜黄

片姜黄为姜植物温郁金的根茎，经切片后晒干而成。药材为纵切的薄片，长3～6cm，宽1～3cm，厚1～4mm；外皮灰黄色，粗糙皱缩，切面淡黄色至棕黄色，有一圈环纹及多数筋脉小点；质坚脆，断面灰白色至淡棕黄色；气香，味辛凉，微苦。性味、功效同姜黄。

3. 郁金

郁金为姜科植物温郁金、姜黄、广西莪术或蓬莪术的干燥块根。前两者分别习称“温郁金”和“黄丝郁金”，其余按性状不同习称“桂郁金”或“绿丝郁金”。主产于浙江、四川、广西等地。

（1）温郁金　呈长圆形或卵圆形，稍扁，两端渐尖，长3.5～7cm，直径1.2～2.5cm。表面灰褐色或灰棕色，具不规则的纵皱纹。质坚实，难折断，断面灰棕色，角质样，内皮层环纹明显。气微香，味微苦。

（2）黄丝郁金　呈纺锤形，长2.5～4.5cm，直径1～1.5cm。表面棕灰色或灰黄色，有细皱纹。断面橙黄色，外周棕黄色至棕红色。气芳香，味辛辣。

（3）桂郁金　呈长圆锥形或长圆形，长2～6.5cm，直径1～1.8cm。表面具疏浅纵纹或较粗糙网状皱纹。质较脆，易折断，断面浅棕色。气微，味微辛、苦。

（4）绿丝郁金　呈长椭圆形，较粗壮，长1.5～3.5cm，直径1～1.2cm。气微，味淡。

各种郁金临床应用相同，功能：行气化瘀，清心解郁，利胆退黄。

天麻　Gastrodiae Rhizoma

【来源】 为兰科植物天麻 *Gastrodia elata* Bl. 的干燥块茎。

【产地】 主产于四川、云南、湖北、陕西、贵州等地，东北及华北各地亦产。原为野生，今多栽培。

【采收加工】 立冬后至次年清明前采挖，3～5月间采者称“春麻”，10～12月采者称“冬麻”，以冬麻的质量较佳。挖出后立即洗净，擦去外皮，蒸透，敞开，低温烘干。

相关知识

天麻又名赤箭、定风草。称之为“赤箭”，是因为天麻茎直立，橙黄色，圆柱形，叶鳞片状，花橙红色，茎顶生20～50朵斜壶状花被筒，形成总状花序，远望“如箭有羽”。称之为“定风草”，是因为天麻功能平肝息风，疗效确切，并将其原植物神化为“有风不动，无风自摇”。天麻虽不像古代本草文献上所说的那样神奇，但其生长要求的确较为严格，天麻块茎须被白蘑科真菌密环菌侵入，蜜环菌为天麻块茎的生长提供营养才能使块茎长大。天麻种子的萌发，需要真菌紫萁小菇提供营养。

【性状鉴定】（图 4-83）

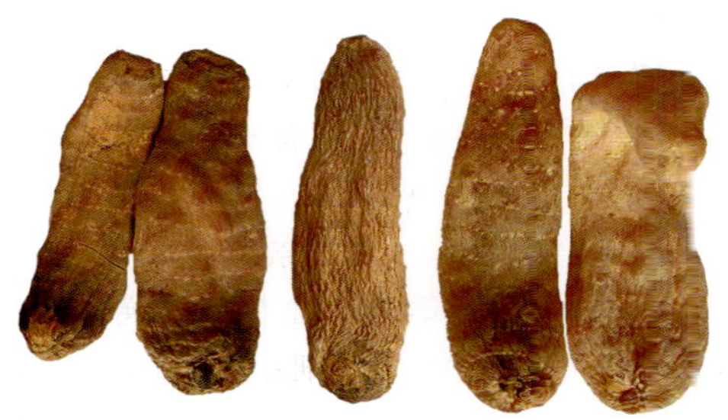

图 4-83　天麻药材图

①呈椭圆形或长条形，略扁，皱缩而稍弯曲，长 3～15cm，直径 1.5～6cm，厚 0.5～2cm。②表面黄白色至淡黄棕色，有纵皱纹及由潜伏芽排列而成的多轮横环纹，习称“竹节环纹”，有时可见棕褐色菌索；顶端有残留茎基（春麻）或红棕色至深棕色鹦嘴状的芽苞（冬麻），习称“红小辫”或“鹦哥嘴”，另一端有圆脐形疤痕，习称“肚脐疤”。③质坚硬，不易折断，断面较平坦，黄白色至淡棕色，角质样。④气微，味甘。

以个大体重、质坚实、有鹦哥嘴，断面角质明亮、半透明、无空心者为佳。

天麻商品规格

1. 特等天麻

外观色泽黄白色，断面平坦呈角质半透明状。平均单体重 55g 以上，每千克 18 个以内，无空心、霉变、虫蛀等现象。

2. 一等天麻

外观色泽黄白色，体结实，断面半透明呈角质状，黄白色。平均单体重 50g 以上，每千克 20～22 个，无空心、虫、霉变以及炕枯等现象。

3. 二等天麻

块茎呈长椭圆形，稍弯曲，表面黄白色或黄褐色，半透明，断面角质状牙白色或棕黄色。单体均重 40g 以上，每千克 22～26 个。无霉变、虫蛀。

4. 三等天麻

块茎扁缩、多皱、弯曲，单体平均重 30g 左右，1kg 约 26～32 个。

5. 四等天麻

1kg 32 个以上。

6. 等外品

空心、不完整的碎块、灰末等色次的天麻为等外品。

【显微鉴定】

1. 横切面（图 4-84）

①表皮残留，下皮由2～3列栓化细胞组成。②皮层为10余列多角形细胞，有的含草酸钙针晶束，较老块茎皮层与下皮相接处有2～3列椭圆形厚壁细胞，木化，纹孔明显。③中柱大，散列小型周韧型或外韧型维管束，薄壁细胞亦含草酸钙针晶束，髓部细胞类圆形，具纹孔。

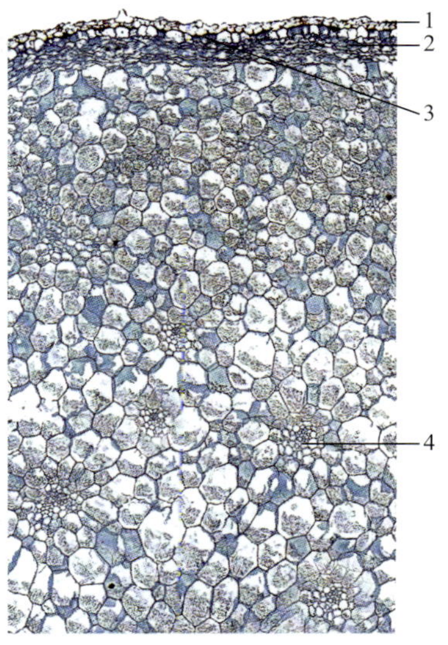

图 4-84　天麻横切面图

1—表皮；2—皮层；3—下皮；4—维管束

2. 粉末（图 4-85）

黄白色至黄棕色。①厚壁细胞椭圆形或类多角形，直径70～180μm，壁厚3～8μm，木化，纹孔明显。②草酸钙针晶成束或散在，长25～75(～93)μm。③导管螺纹、网纹或环纹导管，直径8～30μm。④薄壁细胞含黏液质及长卵形或长椭圆形多糖颗粒，加碘液显棕色或淡棕紫色。

【化学成分】主要含香荚兰醛、香荚兰醇、天麻素、β-谷甾醇等。

【药理作用】天麻素及其苷元有镇静、催眠、抗惊厥、抗血小板聚集、抗血栓、改善记忆、延缓衰老作用。天麻素还能保护脑神经细胞并有迅速降压作用。天麻多糖有增强机体非特异性免疫和细胞免疫的作用，尚有抗眩晕、抗炎、镇痛及抗心肌缺血等作用。

【性味功用】性平，味甘。息风止痉，平抑肝阳，祛风通络。用于小儿惊风，癫痫抽搐，头痛眩晕，风湿痹痛等。

【用法与用量】3～10g。

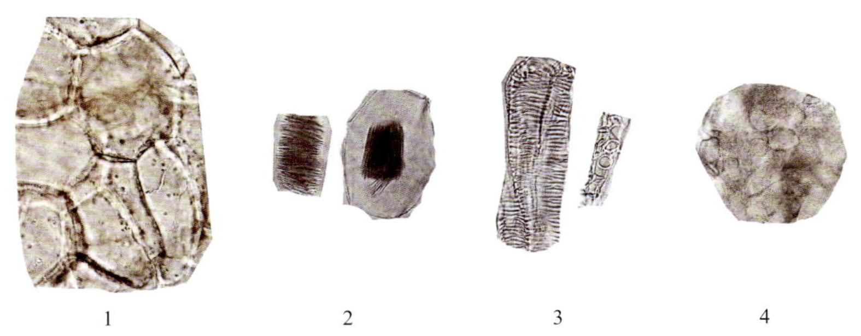

图 4-85　天麻粉末图

1—厚壁组织；2—草酸钙针晶束；3—导管；4—糊化多糖类团块

天麻常见伪品

天麻是一种名贵的药材，市场曾发现以多种植物的根茎、块茎或根伪充天麻。常见的有紫茉莉（紫茉莉科）；大丽菊（菊科）；马铃薯（茄科）；羽裂蟹甲草（菊科）；芭蕉芋（美人蕉科）等。

伪品均不具备正品天麻所具有的“竹节环纹”“鹦哥嘴”或“红小辫”“肚脐疤”等。

狗脊　Cibotii Rhizoma

【来源】为蚌壳蕨科植物金毛狗脊 *Cibotium barometz*（L.）J. Sm. 的干燥根茎。

【产地】主产于福建、四川等地。

【采收加工】秋、冬二季采挖，除去泥沙，干燥；或去硬根、叶柄及金黄色绒毛，切厚片，干燥，称“生狗脊片”；蒸后晒至六七成干，切厚片，干燥，称“熟狗脊片”。

【性状鉴定】（图 4-86）

1. 药材

①呈不规则的长块状，长 10～30cm，直径 2～10cm。②表面深棕色，残留金黄色绒毛，上部有数个红棕色的木质叶柄，下部残存黑色细根。③质坚硬，不易折断。④气微，味淡、微涩。

2. 生狗脊片

①呈不规则长条形或圆形，厚 1.5～5mm。②切面浅棕色，近边缘 1～4mm 处有一条棕黄色隆起的木质部环纹或条纹，边缘不整齐，偶有金黄色绒毛残留。③质坚脆，易折断，有粉性。

3. 熟狗脊片

呈黑棕色，质坚硬。

狗脊药材以肥大、质坚实、无空心、表面有金黄色茸毛者为佳。狗脊片以厚薄均匀、坚实无毛、无空心者为佳。

【显微鉴定】根茎横切面（图 4-87）：

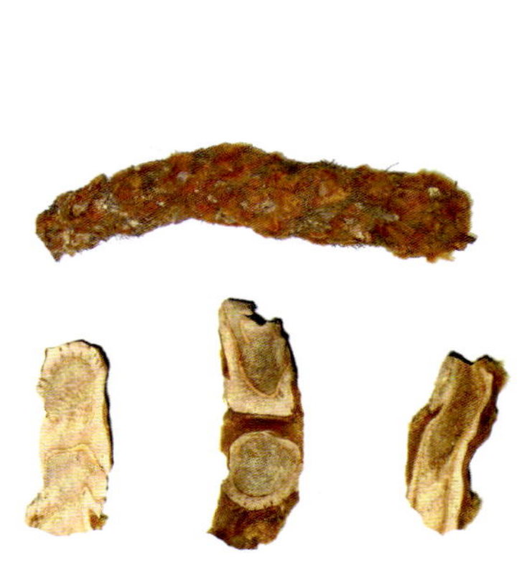

图 4-86　狗脊药材图

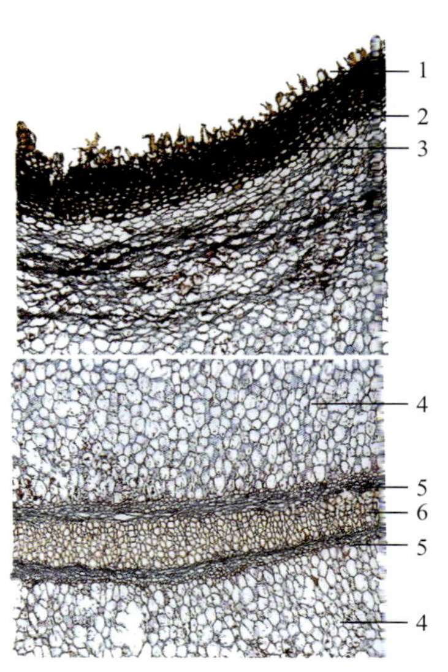

图 4-87　狗脊根茎横切图
1—非腺毛；2—表皮细胞；3—厚壁细胞；4—皮层；5—韧皮部；6—木质部

①表皮细胞 1 列，残存金黄色非腺毛。②厚壁细胞，棕黄色，壁孔明显。③双韧管状中柱，木质部排列成环，其内外均有韧皮部及内皮层。④皮层及髓均由薄壁细胞组成，细胞充满淀粉粒，有的含黄棕色物。

【化学成分】根茎含原儿茶醛、原儿茶酸、绵马酚等；毛茸含鞣质及色素。

【性味功用】 性温，味苦、甘。祛风湿，补肝肾，强腰膝。用于风湿痹痛，腰膝酸软，下肢无力。

【用法与用量】 6～12g。

绵马贯众　Dryopteridis Crassirhizomatis Rhizoma

【来源】 为鳞毛蕨科植物粗茎鳞毛蕨 *Dryopteris crassirhizoma* Nakai 的干燥根茎和叶柄残基。

【产地】 主产于黑龙江、吉林、辽宁三省。

【采收加工】 秋季采挖，削去叶柄、须根，晒干。

【性状鉴定】 （图 4-88）

①呈长倒卵形，稍弯曲，上端钝圆或截形，下端较尖；长 7～20cm，直径 4～8cm。②外表黄棕色至黑褐色，密被排列整齐的扁圆柱形叶柄残基和条状披针形的鳞片，每个叶柄残基的外侧常有 3 条须根。③根茎及叶柄残基质地坚硬，断面深绿色至棕色，有黄白色维管束小点 5～13 个，环列；根茎断面外侧散有较多的叶迹维管束。④气特异，味初淡而微涩，后渐苦、辛。

以个大、质坚实、叶柄残基断面深绿色者为佳。

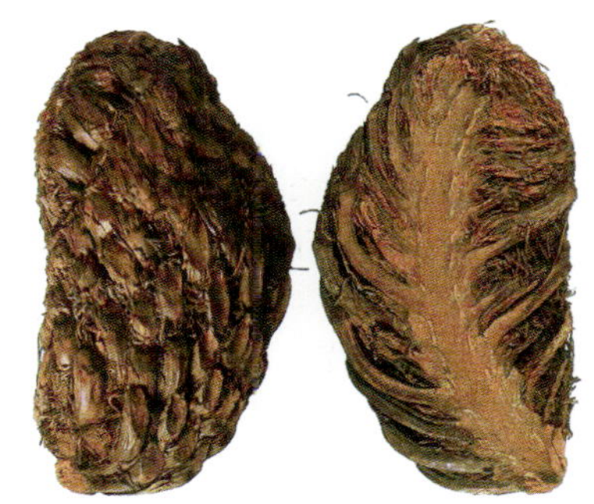

图 4-88　绵马贯众药材图

【显微鉴定】

1. 根茎横切面［图 4-89(a)］　与叶柄基部横切面的主要区别为：其外侧基本组织中有多数较小的叶迹维管束。

2. 叶柄基部横切面［图 4-89(b)］

①表皮为 1 列外壁增厚的小形细胞。②下皮为 10 余列厚壁细胞，棕色至褐色。③基本组织由薄壁细胞组成，内含棕色物及淀粉粒；细胞间隙中常有间隙腺毛，腺头单细胞，内含棕色分泌物，具短柄。④周韧维管束（分体中柱）5～13 个，环列，木质部由管胞组成，每一维管束周围有 1 列扁小的内皮层细胞，凯氏点明显。

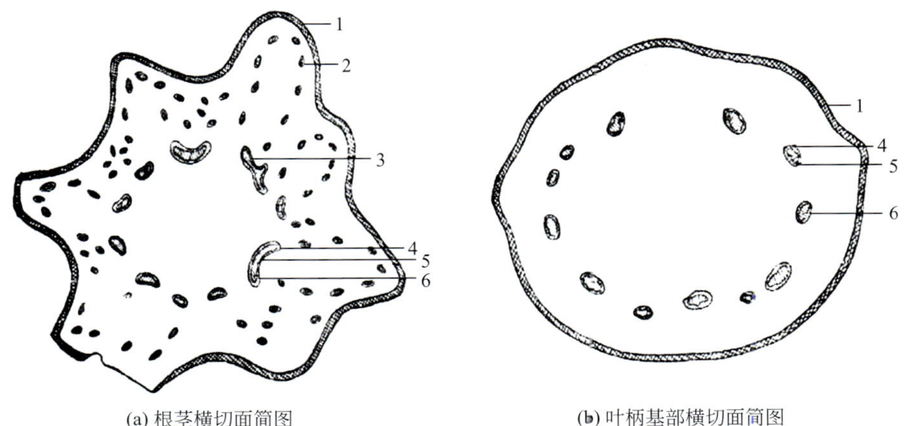

(a) 根茎横切面简图　　(b) 叶柄基部横切面简图

图 4-89　绵马贯众横切面简图

1—厚壁组织；2—叶迹维管束；3—分体中柱；4—内皮层；5—韧皮部；6—木质部

【化学成分】 含间苯三酚类、绵马三萜、羊齿三萜、挥发油、鞣质、树脂等。间苯三酚类成分为绵马酸类、黄绵马酸类、白绵马素类、去甲绵马素类等。

【药理作用】 绵马贯众对绦虫有强烈的毒性而显驱虫效果；其煎剂体外试验对各型流感

病毒均有不同程度的抑制作用，尚能抗皮肤真菌感染；东北贯众素及含间苯三酚衍生物的提取物对多种移植性动物癌瘤均有显著抑制作用；其乙醚提取物对家兔和豚鼠的离体子宫有较强的收缩作用。

【性味功用】 性微寒，味苦；有小毒。清热解毒，驱虫。用于疮疡虫积腹痛。

【用法与用量】 4.5～9g。

相关药物

紫萁贯众：为紫萁科紫萁的带叶柄残基的根茎（图4-90）。主产于河南、甘肃、山东等省。略呈圆柱形，稍弯曲，长10～17cm，直径3～6cm；根茎无鳞片，上侧密生叶柄残基，下侧着生棕黑色弯曲的细根；叶柄基部弯曲；表面棕色或棕黑色，横断面呈新月形或扁圆形，维管束组织呈U形，且常与外层组织分离；味微涩。性寒，味苦。

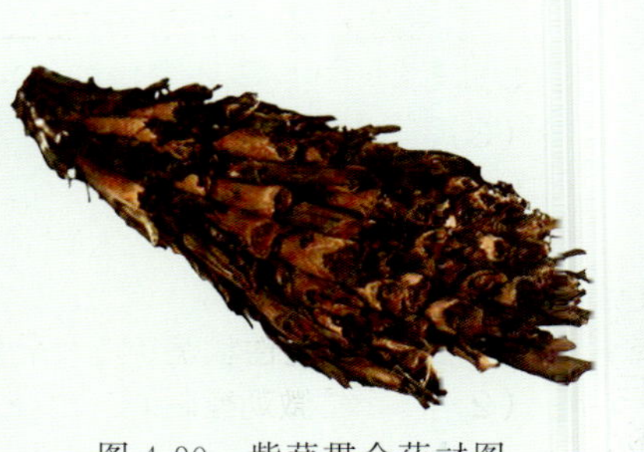

图4-90　紫萁贯众药材图

复习思考题

1. 黄连有哪几种商品药材？其性状特征有何不同？
2. 人参商品药材分哪几类？如何鉴定山参与园参？
3. 川贝母的商品药材分为哪几类？如何用性状鉴定方法区别？
4. 天麻的来源、性状特征各是什么？常见伪品有哪些？
5. 试述附子的商品规格及性状鉴定特征。
6. 比较北苍术和南苍术的性状特点。
7. 如何用性状鉴定法区别北柴胡和南柴胡？
8. 用性状鉴定法区分半夏和水半夏。
9. 三七的性状鉴定特征是什么？常见伪品有哪些？
10. 比较牛膝和川牛膝在性状特征方面的异同点。
11. 解释下列药材鉴定术语：星点　锦纹　罗盘纹　云锦花纹　过桥　芋　芦碗　珍珠疙瘩　金井玉栏　起霜　朱砂点　怀中抱月　菊花心　剪口　筋条　铜皮铁骨狮子头　狮子盘头　疙瘩丁

（吴三明）

第五章 茎木类天然药物

知识目标

（1）掌握：木通、沉香等重点天然药物的来源、性状、显微及主要理化鉴定。
（2）熟悉：茎木类天然药物鉴定的一般规律；重点药的有效成分及功效主治。
（3）了解：木通、沉香等重点天然药物的产地、采收加工及主要药理作用。

技能目标

（1）熟练应用性状鉴定法及显微鉴定法对茎木类天然药物进行真实性鉴定。
（2）学会显微观察临时制片技术及绘图技术。

思政与职业素养目标

（1）通过关木通超剂量用药引发不良反应的案例，强调药材来源鉴定的重要性，重视名称相近药材造成的用药混乱现象。
（2）严格遵照《中国药典》规定品种用药，树立科学严谨的工作态度。

第一节 茎木类天然药物鉴定的一般规律

茎木类天然药物是茎类和木类天然药物的总称。

茎类天然药物，包括木本植物的茎藤，如木通、大血藤、鸡血藤等；草本植物的茎藤，如首乌藤、天仙藤；茎枝，如桂枝、桑枝、桑寄生等；茎刺，如钩藤、皂角刺；茎的翅状附属物，如鬼箭羽；茎髓，如通草、小通草、灯心草等。

木类天然药物，指木本植物茎的形成层以内的部分，通称木材。木材有边材和心材，边材颜色稍浅；心材蓄积了较多的物质，如树脂、树胶、单宁、油类等，颜色较深，质地较致密。木类药材多用心材，如降香、檀香、苏木等，少数用含有树脂的木材，如沉香。

一、性状鉴定

性状鉴定时应注意其形状、大小、表面、颜色、粗细、质地、折断面及气、味等。

1. 木质藤本和茎枝

多呈圆柱形、扁圆柱形。有的扭曲不直，粗细大小不一。黄棕色，少数具特殊颜色，如大血藤呈红紫色。表面粗糙，可见深浅不一的裂纹及皮孔。节膨大，具叶痕及枝痕。质地坚实。断面纤维状或裂片状，平整横切面木部占大部分，呈放射状结构，有的导管小孔明显可见，如木通、青风藤；有的可见特殊环纹，如鸡血藤。气味常可帮助鉴别，如海风藤味苦，有辛辣感，青风藤味苦而无辛辣感。

2. 草质藤本

较细长，圆柱形或干缩时因维管束和机械组织的存在，而形成数条纵向的隆起棱线，也有呈类方柱形的。表面多呈现枯绿色，也有呈紫红褐色的，如首乌藤；节和节间、叶痕和枝痕均较明显。质脆，易折断，断面可见明显的髓部，类白色，疏松，有的呈空洞状。有些草本植物的茎列入全草类，如麻黄、石斛等。

3. 木类

木类药材多呈不规则块状、厚片状或长条状。表面黄白色如沉香，紫红色如降香，棕红色如苏木，许多木类天然药物表面具有棕褐色树脂状条纹或斑块。质地和气味常可以帮助鉴别，如沉香质重，具香气；白木香质轻，香气较淡。

二、显微鉴定

茎木类药材在显微鉴定时，应制横切片、纵切片、解离组织片、粉末制片等进行观察。木类药材根据木材学方法应制作三个方向的切面，即横切面、径向纵切面、切向纵切面，以便观察下列组织特征：

1. 导管

被子植物中双子叶植物木质茎应注意导管的形状、宽度及长度，导管壁上纹孔的类型。通常木类药材的导管大多为具缘纹孔导管及网纹导管；导管壁上的纹孔类型呈大的圆形或斜梯形，在解离组织及纵切面上易见。应注意导管中有无侵填体及侵填体的形状和颜色。松科、柏科植物的木材没有导管，全为管胞。管胞呈长管状，侧壁上的纹孔通常是具缘纹孔。

2. 木纤维

木纤维占木材大部分，纵切面观为狭长的厚壁细胞，长度为宽度的 30～50 倍，胞腔狭小，壁厚，有斜裂隙状的单纹孔（大多向一侧倾斜）；少数胞腔较宽。有些胞腔内有横隔的纤维，称为分隔纤维。横切面观多呈类三角形。

3. 木薄壁细胞

木薄壁细胞是贮藏养料的细胞，有的内含淀粉粒或草酸钙结晶。细胞壁有的增厚或有单纹孔，大多木化。

4. 木射线

射线细胞形状与木薄壁细胞相似，而切面上的位置和排列形式则不同，射线细胞长轴通常为半径向，和导管及纤维长轴垂直。不同切面的射线表现形式不同，横切面所见射线是从中心向四周放射的辐射状线条，显示射线的宽度和长度。切向切面所见轮廓略呈纺锤状，显示射线的宽度和高度，是射线的横切（其他组成细胞均系纵切）。径向切面所见各细胞均是纵切，射线是多列长形细胞，从中部向外周横叠，显示射线的高度和长度。射线细胞是由薄壁细胞组成，细胞壁木化，有的可见壁孔，有的胞腔内含淀粉粒和草酸钙结晶。

第二节　茎木类天然药物的鉴定

槲寄生　Visci Herba

【来源】 为桑寄生科植物槲寄生 *Viscum coloratum*（Komar.）Nakai 的干燥带叶茎枝。

【产地】 主产于东北、华北、陕西、甘肃等地。

【采收加工】 冬季至次春采割，除去粗茎，切段，干燥或蒸后干燥。

【性状鉴定】 （图 5-1）

①茎枝呈圆柱形，2～5 叉状分枝，长约 30cm，直径 0.3～1cm。②表面黄绿色、金黄色或黄棕色，有纵皱纹；节膨大，节上有分枝或枝痕；体轻，质脆，易折断，断面不平坦，皮部黄色，木部色较浅，射线放射状，髓部常偏向一边。叶对生于枝梢，易脱落，无柄。③叶片呈长椭圆状披针形；先端钝圆，基部楔形，全缘；表面黄绿色，有细皱纹，主脉 5 出，中间 3 条明显，革质。④浆果球形，皱缩。⑤气微，味微苦，嚼之有黏性。

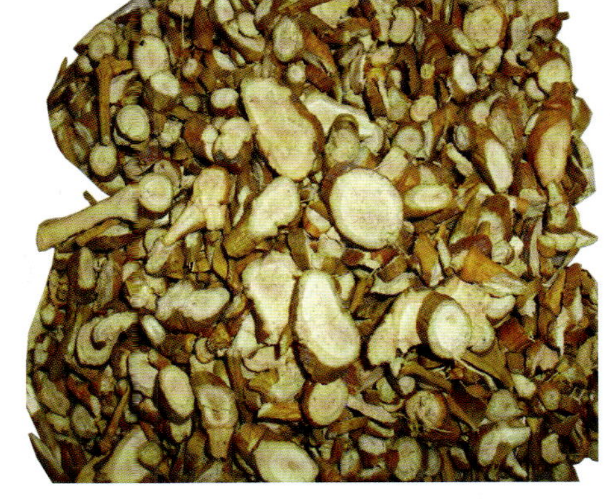

图 5-1　槲寄生饮片图

【化学成分】 主要含齐墩果酸、β-乙酸香树脂素脂、中肌醇、羽扇豆醇及多种黄酮类化合物。

【性味功用】 性平，味苦、甘。祛风湿，补肝肾，强筋骨，安胎元。用于风湿痹痛，崩漏经多，妊娠漏血，胎动不安等。

【用法与用量】 9～15g。

相关药物

桑寄生：为桑寄生科植物桑寄生的干燥带叶茎枝（图 5-2）。主产于福建、广东、广西、海南等地。冬季至次春采割，除去粗茎，切段干燥或蒸后干燥。茎枝圆柱形；表面红褐色或灰褐色，质地坚硬；断面皮部红棕色，易与木部分离，木部色浅；叶展开后呈卵形或椭圆形；气微，味涩。功能：补肝肾，强筋骨，祛风湿，安胎元。

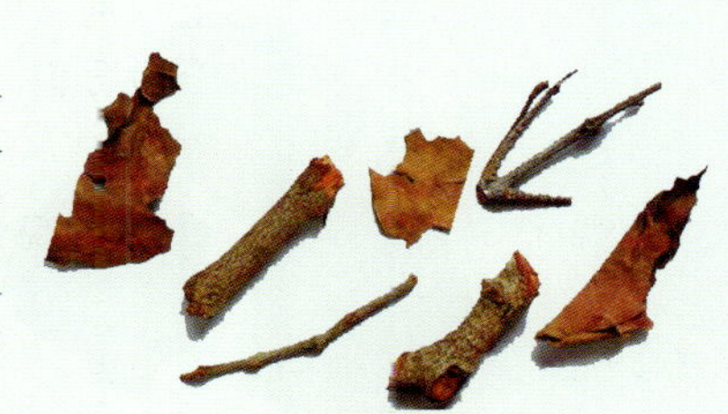

图 5-2　桑寄生药材图

木通　Akebiae Caulis

【来源】 为木通科植物木通 *Akebia quinata*（Thunb.）Decne.、三叶木通 *A. trifoLiata*（Thunb.）Koidz. 或白木通 *A. trifoliata*（Thunb.）Koidz. var. *australis*（Diels）Rehd. 的干燥藤茎。

【产地】 木通主产于华东地区，三叶木通主产于浙江等地，白木通主产于四川等地。

【采收加工】 秋季采收，截取茎部，除去细枝，阴干。

【性状鉴定】 （图 5-3）

①藤茎呈圆柱形，稍弯曲。②表面灰棕色至灰褐色，外皮粗糙，具突起的皮孔。节部膨大或不明显。皮部易与木部剥离，木部灰白色或黄白色。③体轻，质坚实，不易折断，断面射线呈放射状排列，髓小或中空，黄白色或黄棕色。④气微，味微苦而涩。

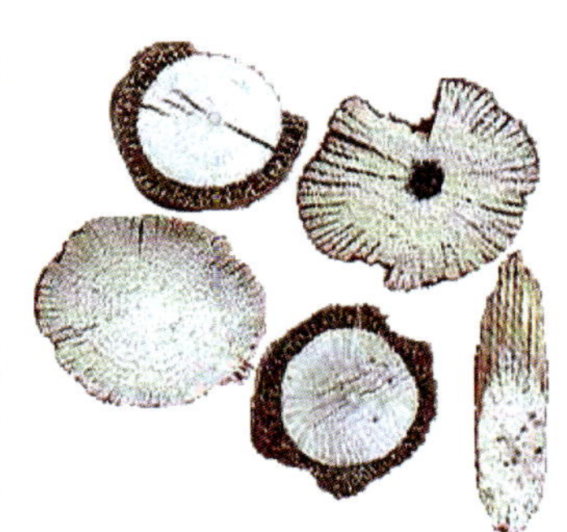

图 5-3　木通饮片图

【化学成分】含多种皂苷类成分，主要是齐墩果酸苷和常春藤皂苷元。

【性味功用】性寒，味苦。利尿通淋，清心除烦，通经下乳。用于淋证，水肿，心烦尿赤，口舌生疮，经闭乳少，湿热痹痛。

【用法与用量】3～6g。

相关药物

1. 关木通

关木通为马兜铃科东北马兜铃的干燥藤茎（图 5-4）。主产于东北。长圆柱形，长约 1m，直径 1.5～3cm，两端平截；具微膨大的节，节上有枝痕。表面灰黄色，有浅纵沟及残余栓皮；质坚体轻，不易折断。断面淡黄色，皮部窄，木部宽广，有整齐环列的小孔与类白色射线相间排列成蜘蛛网状，髓部扁缩成条状。气微，味苦。摩擦残余粗皮，有樟脑样香气。关木通因所含马兜铃酸具有肾毒性，2005 年版起《中国药典》未再收载。

2. 川木通

川木通为毛茛科植物小木通、绣球藤的干燥藤茎（图 5-5）。主产于四川、湖南、陕西、贵州等地。长圆柱形，略扭曲，直径 2～3.5cm。表面黄棕色，有纵向凹沟及棱线，节膨大，残余皮部易撕裂。质坚硬，不易折断。断面皮部黄棕色，木部浅棕色宽广，导管小孔密布排列成若干同心环状层纹，具黄白色放射状纹理及裂隙。髓部较小，类白色或黄棕色，偶有空腔。气微，味淡。功能：利尿通淋，清心除烦，通经下乳。

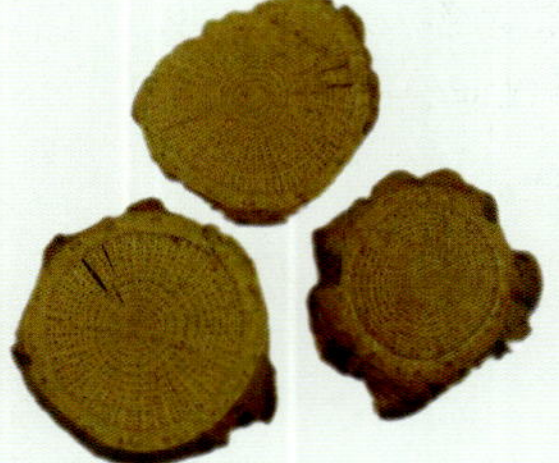

图 5-4　关木通药材图

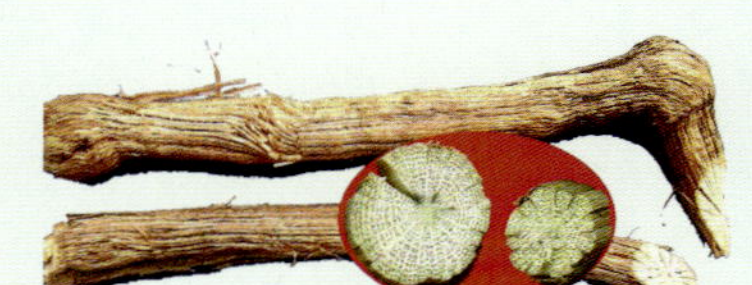

图 5-5　川木通药材图

通草　Tetrapanacis Medulla

【来源】为五加科植物通脱木 *Tetrapanax papyrifer*（Hook.）K. Koch 的干燥茎髓。

【产地】主产于贵州、云南、四川、湖北等省。

【采收加工】秋季割取 2～3 年生植物茎干，截段，趁鲜用细木棍顶出茎髓，理直后晒干，或纵向旋刨成厚约 0.5mm 的薄片，也有切成丝状，称通丝。

【性状鉴定】（图 5-6）

①呈圆柱形。②表面白色或淡黄色，有浅纵纹。③体轻，质松软，稍有弹性，易折断。④断面平坦，显银白色光泽，中部有空心或半透明的薄膜，纵剖面可见梯状排列的薄膜。⑤气微，味淡。

【化学成分】含肌醇、多聚戊糖、葡萄糖、果糖、乳糖、果胶、半乳糖醛酸等。

【性味功用】性寒，味甘、淡。清热利尿，通气下乳。用于湿热淋证，水肿尿少，乳汁不下。

【用法与用量】3～5g。孕妇慎用。

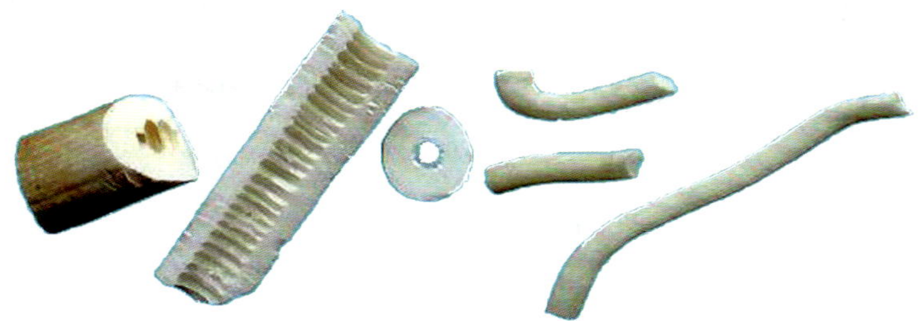

图 5-6 通草药材图

相关药物

1. 小通草

小通草为旌节花科植物喜马山旌节花、中国旌节花或山茱萸科植物青荚叶的干燥茎髓。功效与通草类似，因茎髓较细，商品习称“小通草”。旌节花：表面无纹理。质松软，捏之能变形。水浸后有黏滑感。青荚叶：表面有浅纵条纹。质较硬，捏之不易变形。水浸后无黏滑感。

2. 梗通草

梗通草为豆科植物田皂角茎的木质部。9～10 月采收。取茎刮去外皮，晒干。呈圆柱形，顶端渐细，直径 1～2cm；表面平滑，具细密的纵横纹理，乳白色，质轻松软，折断面白色，不平整，中央有小孔洞；有时茎的基部具棕黄色须根。以粗壮质软、色白干燥者为佳。功效与通草类似。有的地区作通草用，应予纠正。

鸡血藤 Spatholobi Caulis

【来源】 为豆科植物密花豆 *Spatholobus suberectus* Dunn 的干燥藤茎。

【产地】 主产于广东、广西、云南等省区。

【采收加工】 秋、冬二季采收，除去枝叶，切片，晒干。

【性状鉴定】 （图 5-7）

①呈椭圆形、长矩圆形或不规则的斜切片，厚 0.3～1cm。②栓皮灰棕色，有的可见灰白色斑，栓皮脱落处显红棕色。③质坚硬，难折断。④切面木部红棕色或棕色，导管孔多数；

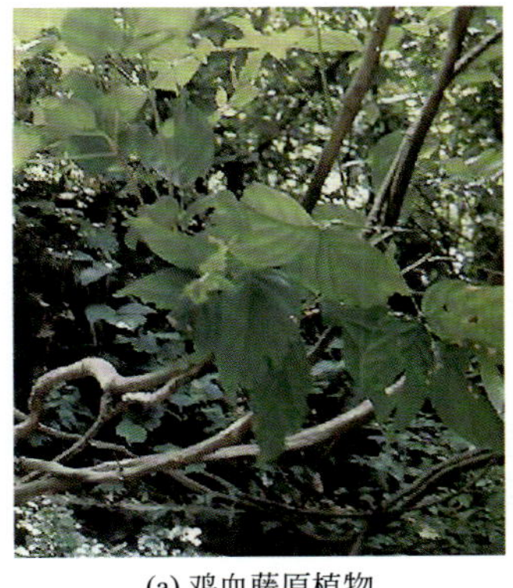

(a) 鸡血藤原植物

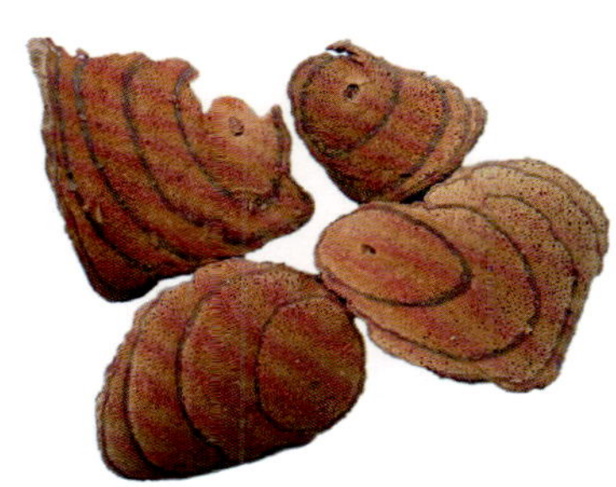

(b) 鸡血藤饮片

图 5-7 鸡血藤

韧皮部有树脂状分泌物呈红棕色至黑棕色，与木部相间排列呈 3～8 个同心性椭圆形环或偏心性半圆形环；髓小偏向一侧。⑤ 气微，味涩。

会流血的植物——鸡血藤

在云南西双版纳热带雨林中，长着一种会“流血”的植物——鸡血藤。其特别之处在于当它的茎被切断以后，其内部就会有一种鲜红色汁液流出来，很像鸡血，因此，人们称它为鸡血藤。

【化学成分】主要含黄酮类、甾醇类、三萜类等多种化合物。

【药理作用】鸡血藤能增加冠脉血流量及心肌营养性血流量，扩张外周血管，抑制血小板聚集，对抗血栓形成；对迟发型变态反应的诱导相和效应相均有较强的抑制作用；煎剂能增强子宫收缩力。

【性味功用】性温，味苦、甘。活血补血，调经止痛，舒筋活络。用于月经不调，血虚萎黄，麻木瘫痪，风湿痹痛等。

【用法与用量】9～15g。

相关药物

大血藤：为木通科植物大血藤的干燥藤茎（图 5-8）。茎呈圆柱形，略弯曲。表面灰棕色，粗糙，栓皮有时呈鳞片状剥落而露出暗红棕色皮部。节部略膨大，有时可见凹陷的枝痕及叶痕。质硬，体轻，折断面裂片状。横断面皮部红棕色，有六处向木部内嵌（习称“红韧嵌木”）。木部黄白色，有多数细孔状导管及红棕色放射状排列射线。气微，味微涩。功能：清热解毒，活血，祛风止痛。用于肠痈腹痛，经闭痛经，风湿痹痛，跌扑肿痛。华北、东北、中南地区有将大血藤作鸡血藤使用的习惯。二者的临床功效存在很大差异，不能相互替代或混用。

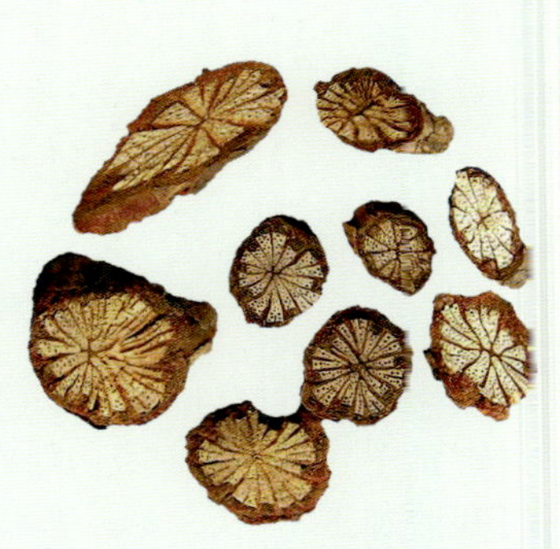

图 5-8　大血藤饮片

沉香　Aquilariae Lignum Resinatum

【来源】为瑞香科植物白木香 *Aquilaria sinensis*（Lour.）Gilg 含有树脂的木材，习称“国产沉香”或“土沉香”。

【产地】主产于广东、海南省，广西、福建等省区亦产。

【采收加工】选择树干直径在 30cm 以上的壮龄白木香树，在距地面 1.5～2m 处顺砍数刀称开门香，刀距 30～50cm、深 3～4cm，促使结香。伤面及附近的木材逐渐被一种真菌侵入而腐烂，此真菌可刺激沉香酶使细胞内淀粉解体并逐渐消失，继而出现黄色物，腐烂面脱落，其下方露出聚积了黄褐色或赤褐色香脂的木材，即可采割沉香。采香形成伤口，又可形成新的香脂。亦有在已枯死的树干或根内觅取沉香的。全年均可采收，割取含树脂的木材，除去不含树脂的部分，阴干。

【性状鉴定】（图 5-9）国产沉香（白木香）：

①呈不规则块状、片状。②表面凹凸不平，有加工的刀痕、孔洞和凹窝（图 5-10），表面多呈朽木状。③断面刺状。可见棕黑褐色树脂和黄白色木部相间的斑纹。④质较坚实，大多不沉于水。⑤有特异香气，味微苦。⑥燃烧时发浓烟及强烈香气，并有黑色油状物渗出。

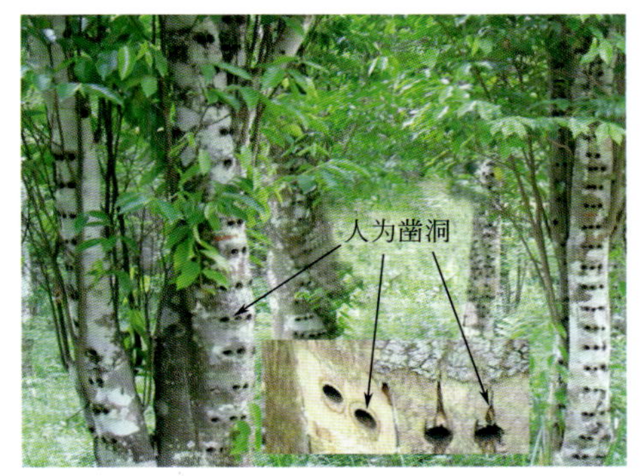

图 5-9　白木香原植物

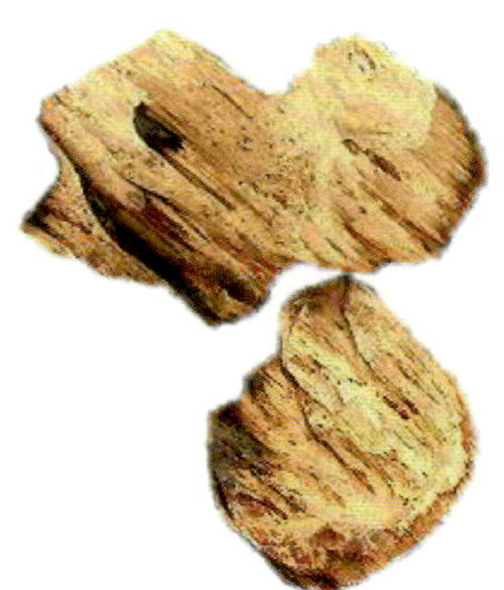
图 5-10　沉香药材图

【显微鉴定】（图 5-11）

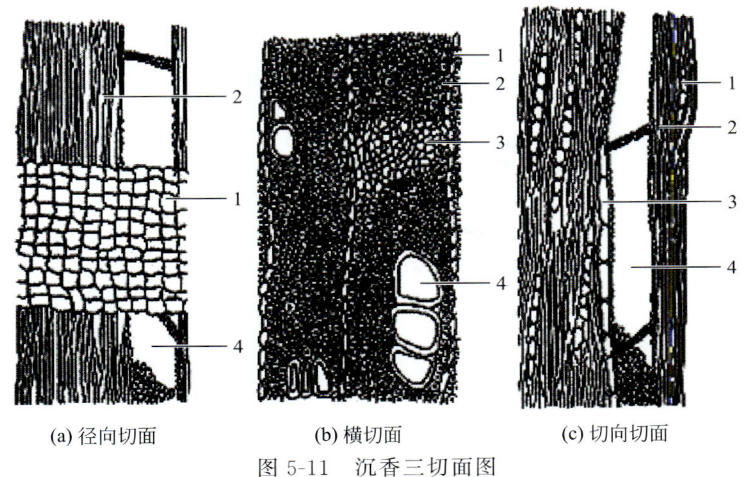

图 5-11　沉香三切面图

1—射线；2—木纤维；3—木间韧皮部；4—导管

沉香的鉴定

1. 横切面

①导管呈圆多角形，直径 42～128μm，常 2～10 个成群，有的含棕色树脂。②木纤维多角形，直径 20～45μm，壁稍厚，木化。③木射线宽 1～2 列细胞，壁非木化或微木化，有的具壁孔，含棕色树脂。④内涵韧皮部呈扁长椭圆形或条带状，常与射线相交，细胞壁薄，非木化，内含棕色树脂及丝状物（菌丝），其间散有少数纤维，有的薄壁细胞含草酸钙柱晶。

2. 径向纵切面

①木射线呈横带状，高约 4～20 层细胞。②细胞呈方形或长方形，径向壁上有单纹孔。

3. 切向纵切面

①木射线高 4～20 个细胞，宽 1～2 列细胞。②导管分子长短不一，多数较短，两端平截，具缘纹孔排列紧密。③纤维细长，壁较薄，有单纹孔。④内涵韧皮部薄壁细胞长方形。

【化学成分】 含挥发油约 0.8%，主要含倍半萜类化合物沉香螺旋醇、去氢白木香醇、异白木香醇、β-沉香呋喃以及苄基丙酮、羟基何帕酮等。

【理化鉴定】 取醇浸出物（热浸法）少量，微量升华，得黄褐色油状物，香气浓郁，加盐酸1滴与香草醛颗粒少量，再滴加乙醇1～2滴，显樱红色，放置后颜色加深。

【药理作用】沉香醇提取物能促进体外豚鼠气管抗组胺作用，而发挥止喘效果；提取物能使环己巴比妥引起的小鼠睡眠时间延长；白木香酸对小鼠有一定的麻醉作用；热板实验对小鼠有良好的镇痛作用；水煎液对离体豚鼠回肠自主收缩有抑制作用，并能对抗组胺引起的痉挛性收缩。

【性味功用】性微温，味辛、苦。行气止痛，温中止呕，纳气平喘。用于胸腹胀闷疼痛，胃寒呕吐呃逆，肾虚气逆喘急。

【用法与用量】1～5g，后下。

相关药物

进口沉香：为同属植物沉香含有树脂的木材（图5-12）。主产于印度尼西亚、马来西亚、柬埔寨及越南等国。药材呈圆柱状或不规则棒状，表面有刀劈痕。黄棕色或灰黑色，密布断续棕黑色的细纵纹（系含树脂的部分）；有时可见黑棕色树脂斑痕。质坚硬而重，能沉水或半沉水，气味较浓。燃之发浓烟，香气强烈，其性味功用与国产沉香相似。

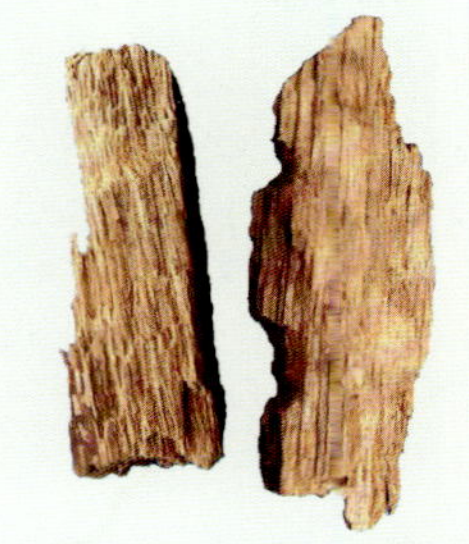

图5-12 进口沉香药材图

钩藤 Uncariae Ramulus Cum Uncis

【来源】为茜草科植物钩藤 *Uncaria rhynchophylla* (Miq.) Miq. ex Havil.、大叶钩藤 *U. macrophylla* Wall.、毛钩藤 *U. hirsuta* Havil.、华钩藤 *U. sinensis* (Oliv.) Havil.、无柄果钩藤 *U. sessilifructus* Roxb. 的干燥带钩茎枝。

【产地】钩藤主产于广西、广东、湖北、湖南、浙江等省区；大叶钩藤主产于广西、广东、云南等省区；华钩藤主产于广西、贵州、湖南、湖北等省区；毛钩藤主产于福建、广东、广西、台湾等省区；无柄果钩藤主产于广东、广西、云南等省区。

【采收加工】秋、冬二季采收带钩的嫩枝，剪成短段，晒干或蒸后晒干。

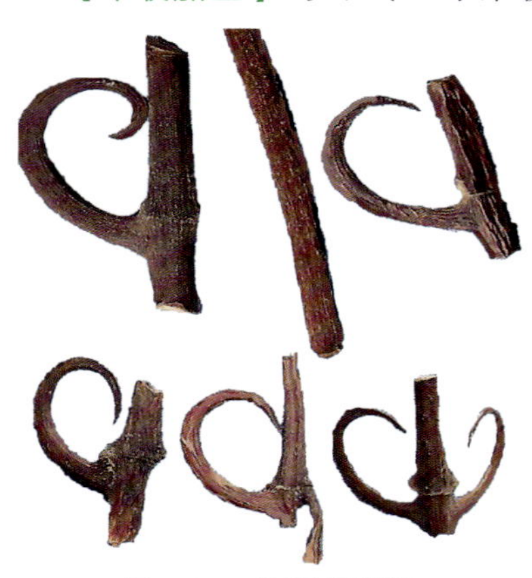

图5-13 钩藤药材图

【性状鉴定】（图5-13）

①茎枝呈圆柱形或类方柱形，长2～3cm，直径0.2～0.5cm。②表面红棕色或紫红色者具细纵纹；多数枝节上对生双钩或仅一侧有钩，另一侧为凸起的疤痕。③体轻质硬，坚韧不易折断，断面外层棕红色，髓部淡黄色。④气微，味淡。

【化学成分】含多种吲哚类生物碱约0.2%，其中钩藤碱占28%～50%，异钩藤碱占15%（均为降血压的有效成分）。另含毛钩藤碱、去氢毛钩藤碱、去氢钩藤碱、去氢异钩藤碱等多种生物碱。

【理化鉴定】乙醇回流提取物加1%盐酸溶液1ml，使溶解，滤过。①滤液1ml加碘化铋钾试液1滴显黄色沉淀；②滤液1ml加碘化汞钾试液或硅钨酸试液1滴白色沉淀（检查生物碱）。

【药理作用】钩藤对各种动物的正常血压及高血压均有降压作用，并能扩张血管，使心率减慢，大叶钩藤、毛钩藤、华钩藤亦有相似的降压作用；钩藤碱能明显抑制实验性大鼠血小板聚集和血栓形成；钩藤煎剂对小鼠有明显的镇静作用；醇浸剂对豚鼠实验性癫痫有防治作用，能抑制癫痫发作。

【性味功用】 性凉，味甘。息风定惊，清热平肝。用于头痛眩晕，高热抽搐，妊娠子痫，高血压。

【用法与用量】 3～12g。入煎剂宜后下。

复习思考题

1. 简述鸡血藤与大血藤性状特征的主要鉴别点。
2. 简述沉香的性状鉴定主要特征。
3. 简述木通、川木通、关木通的断面性状鉴定特征。

（李雪莹）

第六章

皮类天然药物

知识目标

（1）掌握：厚朴、肉桂、黄柏等重点天然药物的来源、性状、显微及主要理化鉴定。

（2）熟悉：皮类天然药物鉴定的一般规律；重点药的有效成分及功效主治。

（3）了解：厚朴、肉桂、黄柏等重点药的产地、采收加工及主要药理作用。

技能目标

（1）熟练应用性状鉴定法及显微鉴定法对皮类天然药物进行真实性鉴定。

（2）学会显微观察临时制片技术及绘图技术。

思政与职业素养目标

（1）通过对杜仲、厚朴药材的“发汗法”加工处理，感悟中医药文化的博大精深，传承工匠精神。

（2）通过对黄柏、厚朴粉末的显微比较鉴定，激发科学探究精神和严谨的治学态度。

第一节　皮类天然药物鉴定的一般规律

皮类天然药物是指来源于裸子植物或被子植物茎干、枝条和根形成层以外部分的一类药材。其中大多为木本双子叶植物茎干的皮，少数为根皮或枝皮。

一、性状鉴定

1. 形状

老树的干皮，多粗大而厚，呈长条状或板片状；枝皮呈细条状或卷筒状；根皮呈短片状或短小筒状。常见描述皮类药材形状的术语有：平坦，呈板片状，较平整，如杜仲、黄柏等；管状或筒状，常见于加工时用抽心法抽去木部的皮类药材，如牡丹皮；单卷筒状，皮片一侧向内表面卷曲，以至两侧重叠，如肉桂；双卷筒状，皮片两侧各自向内卷起，如厚朴；复卷筒状，几个单卷或双卷的皮重叠在一起呈筒状；槽状或半管状，皮片向内弯曲呈半圆形；反曲，皮片向外表面略弯曲，皮的外层呈凹陷状，如石榴根皮。

2. 表面

（1）外表面　皮孔的颜色、形状和分布密度常是鉴别皮类药材的重要特征。少数药材外面有刺毛，如红毛五加皮；或有钉状物，如海桐皮。

（2）内表面　一般色浅而平滑，常有粗细不等的纵向皱纹或网状皱纹，平滑坚硬。

3. 折断面

皮类药材横向折断面的特征与组织构造和排列方式密切相关，其特征是皮类药材鉴定的重要依据。平坦，富有薄壁组织，无纤维束，如牡丹皮；颗粒状，含石细胞群多，如肉桂；纤维状或刺状，因组织中含较多纤维，如桑白皮、合欢皮；层片状，纤维束和薄壁组织成环带状间隔排列，如苦楝皮等。

有些皮的断面外侧较平坦或颗粒状，内侧显纤维状，说明纤维主要存在于韧皮部，如厚朴；有的皮类药材在折断时有胶质丝状物相连，如杜仲；亦有些皮在折断时有粉尘出现，这些皮的组织均较疏松，富含淀粉，如白鲜皮。

4. 气味

香加皮有特殊香气，味苦而有刺激感；地骨皮气、味均较微弱；肉桂味甜而微辛，桂皮则味辛辣而凉。

二、显微鉴定

1. 周皮

包括木栓层、木栓形成层与栓内层三部分。有的木栓细胞壁不均匀增厚并木化，如杜仲的木栓细胞内壁特厚；肉桂的最内一列木栓细胞的外壁特别增厚；海桐皮木栓细胞呈石细胞状，有明显的壁孔或层纹，并强木化。栓内层有的含叶绿素而显绿色，则又称绿皮层。

2. 皮层

细胞大多是薄壁细胞组成，略切向延长，常可见细胞间隙，靠近周皮部分常分化成厚角组织。注意观察皮层中的厚壁组织（纤维、石细胞）、分泌组织（油细胞、乳管、黏液细胞）、细胞内含物（淀粉粒或草酸钙结晶），以上均为重要的鉴别特征。

3. 中柱鞘部位

中柱鞘部位常有厚壁组织如纤维束、石细胞群或纤维和石细胞群形成的环带。

4. 韧皮部

包括射线、韧皮部束两部分。射线主要是韧皮射线，常呈弯曲状，外侧渐宽成喇叭口状；韧皮部束主要由初生韧皮部和次生韧皮部组成。筛管群常压缩，成为颓废筛管组织。注意观察韧皮部中的纤维、石细胞的有无，并注意其形状、壁的厚度、纹孔、木化程度、存在形式和排列情况。注意有无分泌组织、淀粉粒及草酸钙结晶等。

第二节　皮类天然药物的鉴定

桑白皮　Mori Cortex

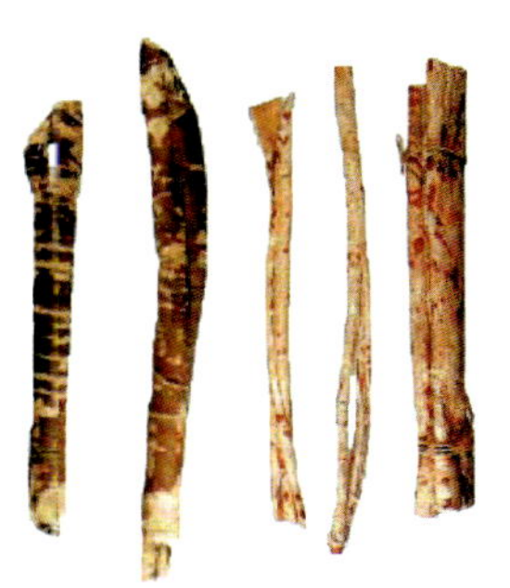

图 6-1　桑白皮药材图

【来源】为桑科植物桑 *Morus alba* L. 的干燥根皮。

【产地】主产于安徽、河南、浙江、江苏、湖南等地。

【采收加工】秋末叶落时至次春发芽前采挖根部，刮去黄棕色粗皮，纵向剖开，剥取根皮，晒干。

【性状鉴定】（图 6-1）

①呈扭曲的卷筒状、槽状或板片状，长短宽狭不一，厚1～4mm。②外表面白色或淡黄白色，有纵向裂纹，可见稀疏纤维。

引起全身松弛性运动麻痹现象；厚朴煎剂对兔离体肠管及支气管均呈兴奋作用，对小鼠及豚鼠离体肠管，小剂量时兴奋，大剂量时抑制；厚朴酚及和厚朴酚亦有显著的中枢抑制作用；厚朴乙醇提取物有明显镇痛作用，并能明显抑制盐酸性溃疡，明显对抗番泻叶性小鼠腹泻。

【性味功用】 性温，味苦、辛。燥湿消痰，下气除满。用于湿滞伤中，脘痞吐泻，食积气滞，腹胀便秘，痰饮喘咳。

【用法与用量】 3～9g。

相关药物

厚朴花：为木兰科植物厚朴或凹叶厚朴的干燥花蕾（图 6-6）。春季花未开放时采摘，稍蒸后，晒干或低温干燥。呈长圆锥形，长 4～7cm，基部直径 1.5～2.5cm；红棕色至棕褐色；花被多为 12 片，肉质，外层的呈长方倒卵形，内层的呈匙形；雄蕊多数，花药条形；雌蕊心皮多数，分离，螺旋状排列在圆锥形的花托上；气香，味淡。功能：理气宽中，芳香化湿。治疗胸脘痞闷胀满，纳谷不香等。

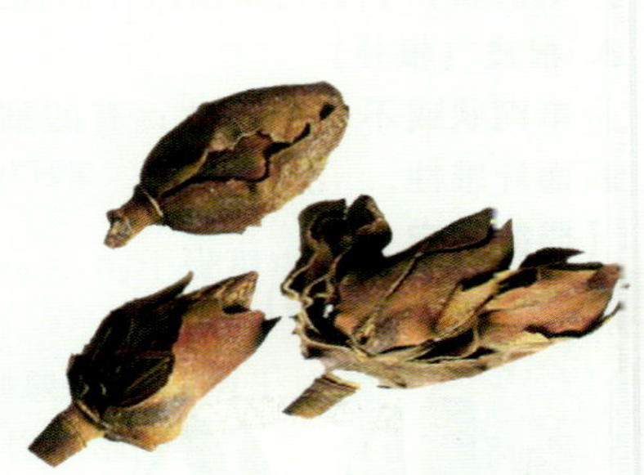

图 6-6　厚朴花药材图

肉桂　Cinnamomi Cortex

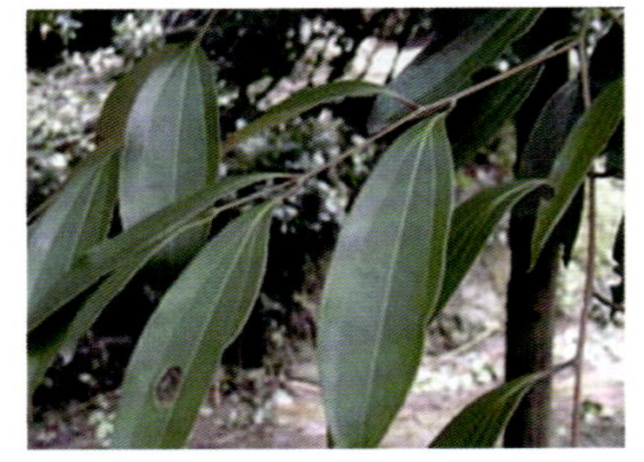

图 6-7　肉桂原植物

【来源】 为樟科植物肉桂 *Cinnamomum cassia* Presl（图 6-7）的干燥树皮。

【产地】 主产于广东、广西等省区，云南、福建等省亦产，多为栽培。

【采收加工】 多于秋季剥取栽培 5～10 年的树皮和枝皮，晒干或阴干，加工成不同的规格。

肉桂的商品规格

肉桂因产地加工方法不同，有不同规格的商品：

（1）桂通　为 5～6 年生树的干皮、粗枝皮或老树枝皮，不经压制，自然卷曲呈筒状。

（2）企边桂　为 10 余年生树的干皮，将两端削成斜面，夹在木制的凹凸板中晒干。

（3）板桂　为老树茎的干皮，夹在木制的桂夹内，晒至九成干，经纵横堆叠，加压，约 1 个月完全干燥，成为扁平板状。

（4）桂碎　在肉桂加工过程中剩下的碎块。

【性状鉴定】（图 6-8）

①呈浅槽状或卷筒状，长 30～40cm，宽或直径 3～10cm，厚 0.2～0.8cm。②外表面灰棕色，有不规则的细皱纹及横向突起的皮孔，有的可见灰白色的斑纹；内表面红棕色，有细纵纹，划之显油痕。质硬而脆。③易折断，断面颗粒状，外层棕色而较粗糙，内层红棕色而油润，两层间有 1 条黄棕色的线纹。④气香浓烈，味甜而辣。

断面1条黄棕色的线纹（石细胞环带）
肉桂断面（放大）

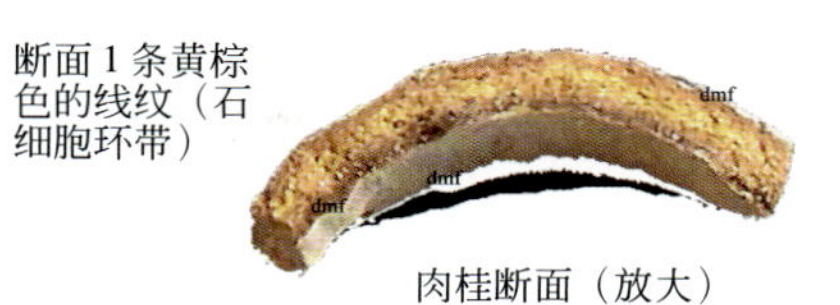

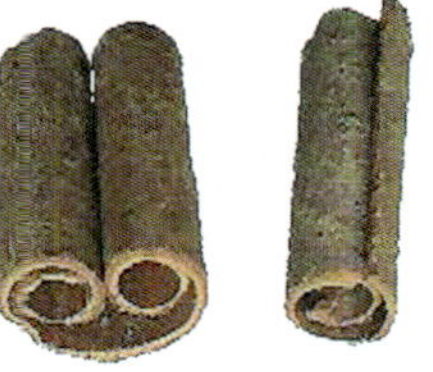

图 6-8　肉桂药材图

【显微鉴定】

1. 横切面（图 6-9）

①木栓细胞数列。②皮层散有石细胞及油细胞。③中柱鞘部位有石细胞群，断续排列成环。④韧皮部射线宽 1～2 列细胞，纤维常 2～3 个成束，油细胞随处可见。

2. 粉末（图 6-10）

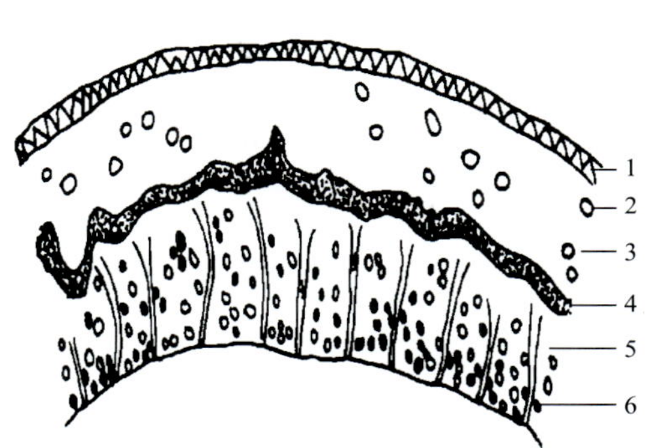

图 6-9　肉桂横切面图

1—木栓层；2—油细胞；3—皮层；4—石细胞环；5—韧皮部；6—纤维束

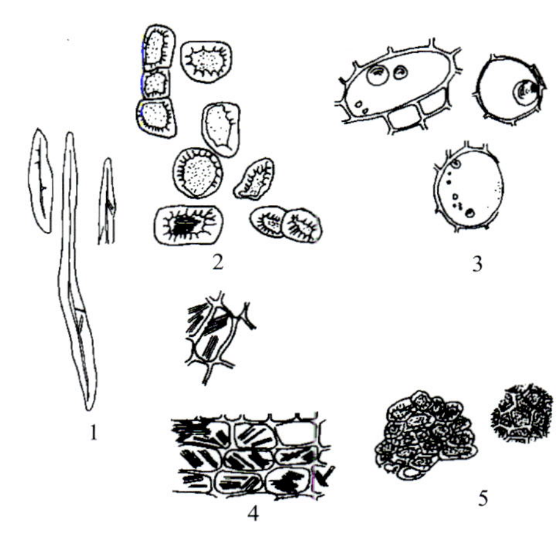

图 6-10　肉桂粉末图

1—纤维；2—石细胞；3—油细胞；4—草酸钙针晶；5—木栓细胞

红棕色。①石细胞类方形或类圆形，壁厚，有的一面菲薄（U 形）。②纤维大多单个散在，长梭形，壁厚。③油细胞类圆形或长圆形。④草酸钙针晶细小，散在于射线细胞中。⑤木栓细胞多角形，含红棕色物质。

【化学成分】 含挥发油，油中主要成分为桂皮醛。

【药理作用】 桂皮醛及桂皮酸钠能扩张冠状动脉和脑血管，增加其血流量，降低血管阻力；并能扩张外周血管，降低血压。桂皮醛还有解热、镇静、镇痛及抗惊厥作用。

【性味功用】 性大热，味甘、辛。补火助阳，引火归原，散寒止痛，活血通经。用于阳痿、宫冷、腰膝冷痛、肾虚作喘、阳虚眩晕、目赤咽痛、心腹冷痛、虚寒吐泻、寒疝、痛经。

【用法与用量】 1～5g。有出血倾向者及孕妇慎用。本品不宜与赤石脂同用。

肉桂的常见伪品

（1）同属植物天竺桂、阴香、细叶香桂等数种樟属植物的树皮。皮薄，质硬，干燥不油润，折断面淡棕色，石细胞环带不明显，香气淡，味微甜辛涩，一般作香料或调味品使用，不供药用。

（2）大叶钓樟和三钻风的树皮。卷筒状或槽状，外表面灰褐色，内表面红棕色，质坚而脆，断面不平坦，外层浅黄棕色，内层红棕色而略带油质。气微香，味淡。

相关药物

1. 桂枝

桂枝为肉桂的干燥嫩枝（图 6-11）。呈长圆柱形，多分枝。表面红棕色至棕色，有纵棱线、细皱纹。质硬而脆，易折断。断面皮部红棕色，木部黄白色至浅黄棕色，髓部略呈方形。有特异香气，味甜、微辛。能发汗解肌，温经通脉。主治风寒感冒、关节痹痛、血寒经闭等。

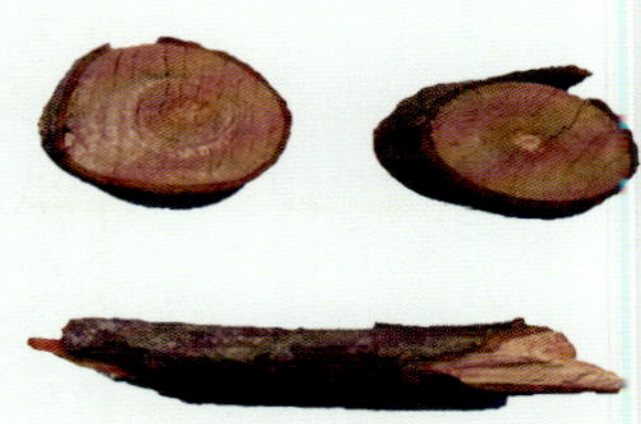

图 6-11　桂枝药材图

2. 桂子

桂子为肉桂带宿萼的未成熟果实。功能温中暖胃，主治胃脘寒痛。

3. 桂皮

桂皮为樟科天竺桂等多种植物的树皮，来源较复杂。皮薄、质硬、不油润、香气淡薄，气清香而凉，似樟脑。虽含桂皮醛，但成分与肉桂不尽相同，不可以肉桂之名入药，一般作食用香料应用，应注意鉴别。

黄柏　Phellodendri Chinensis Cortex

【来源】 为芸香科植物黄皮树 *Phellodendron chinense* Schneid.（图 6-12）的干燥树皮。习称“川黄柏”。

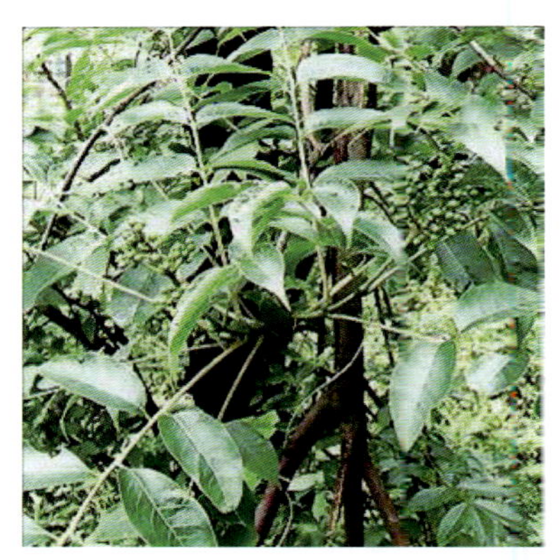

图 6-12　黄皮树

【产地】 主产于四川、贵州等省，陕西、湖北、云南、湖南、甘肃、广西等省区亦产。

【采收加工】 3～6 月采收，选 10 年左右的树，剥取树皮，晒至半干，压平，刮净粗皮至显黄色，不可伤入内皮，刷净晒干，置干燥通风处，防霉和变色。

【性状鉴定】（图 6-13）

①呈板片状或浅槽状。②外表面黄褐色或黄棕色，有的可见皮孔痕及残存的灰褐色皮；内表面暗黄色或淡棕色。③体轻，易折断，断面鲜黄色，纤维性，呈裂片状分层。④气微，味极苦，有黏性。嚼之唾液可被染成黄色。

【显微鉴定】

1. 黄柏横切面（图 6-14）

①木栓层细胞长方形。②皮层较窄，散有众多石细胞及纤维束。③韧皮部占大部分，外侧有少数石细胞，纤维束（硬韧部）与筛管群（软韧部）相间隔，可见草酸钙方晶。射线宽 2～4 列细胞，黏液细胞随处可见。

2. 粉末图（图 6-15）

鲜黄色。①石细胞鲜黄色，类圆形，有的呈分枝状。②纤维鲜黄色，常成束，周围细胞含草酸钙方晶，形成晶纤维。③草酸钙方晶众多。

【化学成分】 含小檗碱 1.4%～5.8%。此外尚含黄柏碱、掌叶防己碱、药根碱、黄柏酮等。

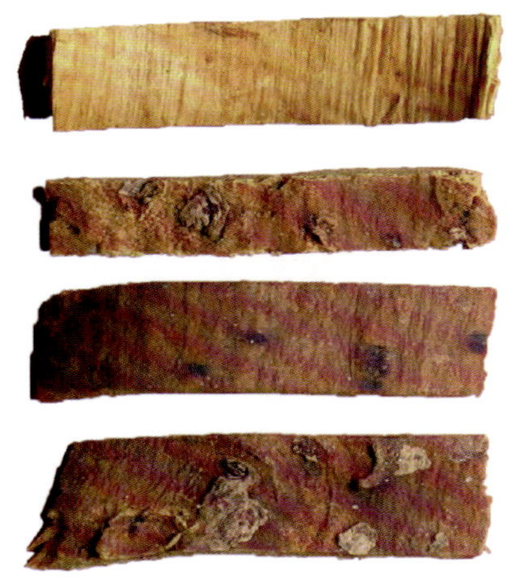

(a) 川黄柏

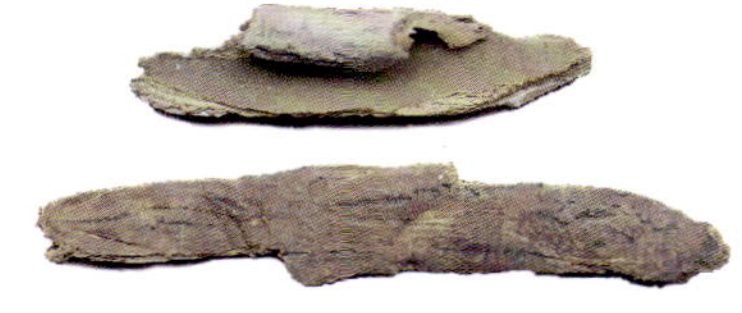

(b) 关黄柏

皮类天然药物（川黄柏、关黄柏）

图 6-13　黄柏药材图

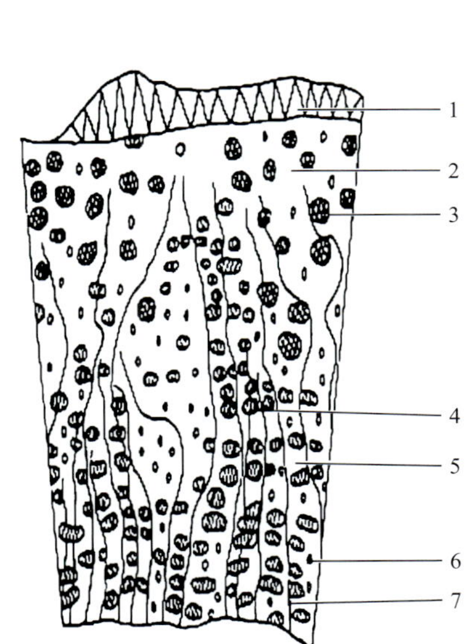

图 6-14　黄柏横切面图

1—木栓层；2—皮层；3—石细胞；4—纤维束；5—韧皮部；6—黏液细胞；7—射线

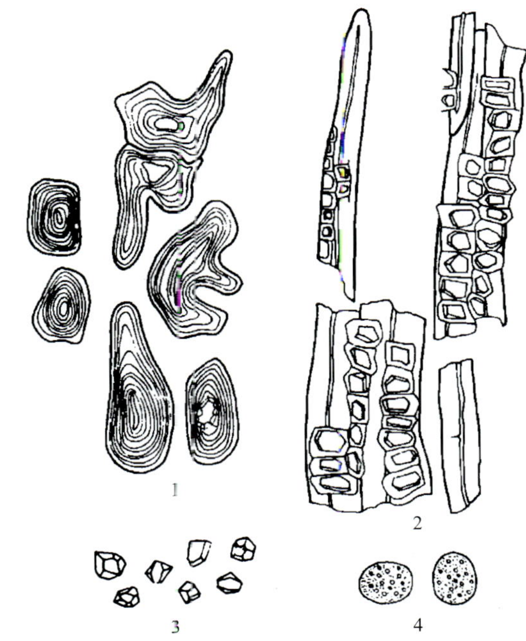

图 6-15　黄柏粉末图

1—石细胞；2—纤维及晶纤维；3—草酸钙方晶；4—黏液细胞

【理化鉴定】 取粉末 0.1g，加乙醇 10ml，振摇数分钟，滤过，滤液加硫酸 1ml，沿管壁滴加氯试液 1ml，在两液接界处显红色环（小檗碱检查）。

【药理作用】 黄柏水煎剂或醇提物对革兰阳性和阴性菌均有不同程度的抑制作用；小檗碱、黄柏碱及巴马汀都有不同程度的降压作用；药根碱有抗心律失常作用；黄柏的 50% 甲醇提取物对大鼠盐酸乙醇溃疡有显著的抑制作用。

【性味功用】 性寒，味苦。清热燥湿，泻火除蒸，解毒疗疮。用于湿热泻痢黄疸，带下，热淋，脚气，骨蒸劳热，盗汗，遗精，疮疡肿毒，湿疹瘙痒。盐黄柏滋阴降火，用于阴虚火旺、盗汗骨蒸。

【用法与用量】 3～12g。外用适量。

相关药物

关黄柏：为同科植物黄檗的干燥树皮（图 6-16）。主产于东北。小檗碱含量较川黄柏低，功效、主治同川黄柏。呈板片状或浅槽状，厚 2～4mm；外表面黄绿色或淡棕黄色，皮孔痕小而少见，偶有灰白色的粗皮残留；内表面黄色或黄棕色；体轻，质较硬；断面纤维性，有的呈裂片状分层，鲜黄色或黄绿色；气微，味极苦，嚼之有黏性。性味功用同黄柏。

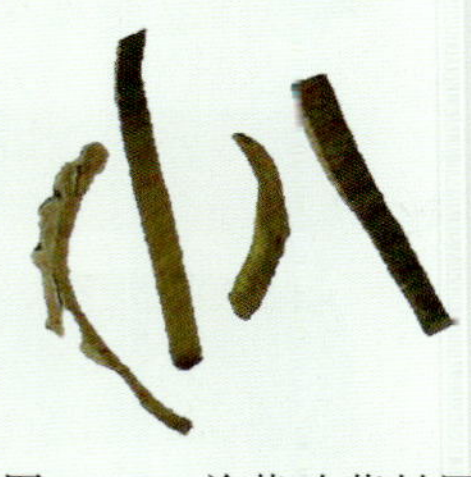

图 6-16　关黄柏药材图

杜仲　Eucommiae Cortex

【来源】为杜仲科植物杜仲 *Eucommia ulmoides* Oliv. 的干燥树皮。

【产地】主产于四川、贵州、陕西、湖北。我国特产。

【采收加工】4～6 月剥取近 10 年的树皮（有的采用环剥方法取皮），趁鲜刮去粗皮，晒干。或将剥下的树皮内表面相对层层叠放，使之“发汗”至内皮呈紫褐色时，取出晒干。

【性状鉴定】（图 6-17）

①外形呈板片状或两边稍向内卷。②外表面淡棕色或灰褐色，未去粗皮者可见明显的皮孔。③内表面暗紫色，光滑。④质脆，易折断，断面有细密、银白色、富弹性的橡胶丝相连。

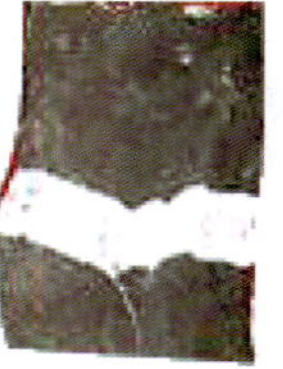
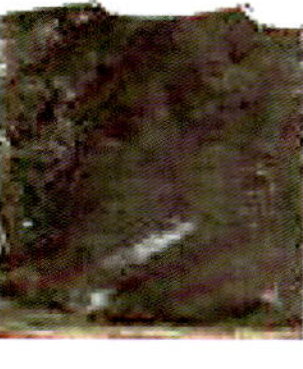
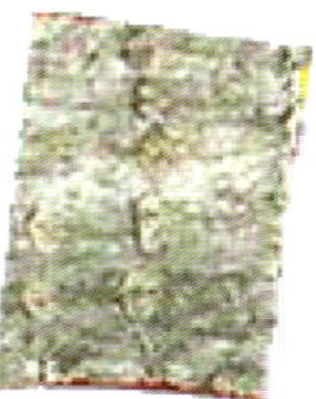

图 6-17　杜仲药材图

【化学成分】含杜仲胶 6%～10%，并含杜仲醇、去氧杜仲醇、桃叶珊瑚苷、松脂醇二葡萄糖苷（为杜仲降压的主要有效成分）等。

【药理作用】杜仲的水提物、醇提物及桃叶珊瑚苷对狗、猫、兔等均有不同程度的降压作用，水煎液强于醇提物；煎剂和醇提物能对抗垂体后叶素和乙酰胆碱引起的大鼠和兔离体子宫兴奋作用。尚有镇痛、镇静、抗炎、利尿、抗应激、增强机体免疫功能等作用。

【性味功用】性温，味甘。补肝肾，强筋骨，安胎。用于肝肾不足，腰膝酸痛，筋骨无力，妊娠漏血，胎动不安等。

【用法与用量】6～10g。

相关药物

杜仲叶：为杜仲的干燥叶。折断面有少量银白色橡胶丝相连。功能：补肝肾，强筋骨。用于肝肾不足，头晕目眩，腰膝酸痛，筋骨痿软等。

杜仲混淆品

主要有夹竹桃科植物藤杜仲和卫矛科白杜仲的树皮。折断面白色胶丝稀疏而脆，拉长至 0.2cm 即断，均不可代替杜仲药用。

秦皮　Fraxini Cortex

【来源】为木犀科植物苦枥白蜡树 *Fraxinus rhynchophylla* Hance、白蜡树 *F. chinensis* Roxb.、尖叶白蜡树 *F. szaboana* Lingelsh.、宿柱白蜡树 *F. stylosa* Lingelsh. 的干燥枝皮或干皮。

【产地】苦枥白蜡树主产于东北三省。白蜡树主产于四川。尖叶白蜡树、宿柱白蜡树主产于陕西。

【采收加工】春、秋二季，剥取干皮或枝皮，晒干。

【性状鉴定】（图 6-18）

（1）枝皮　呈卷筒状或槽状。外表面灰白色，内表面黄白色或棕色。质硬而脆，断面纤维性，黄白色。味苦。

（2）干皮　为长条状块片。外表面灰棕色，具红棕色圆形横长皮孔。质坚硬，断面纤维性较强。

取本品加热水浸泡，浸出液在日光下可见碧蓝色荧光。

以整齐、筒状、外皮光滑者为佳。枝皮优于干皮。

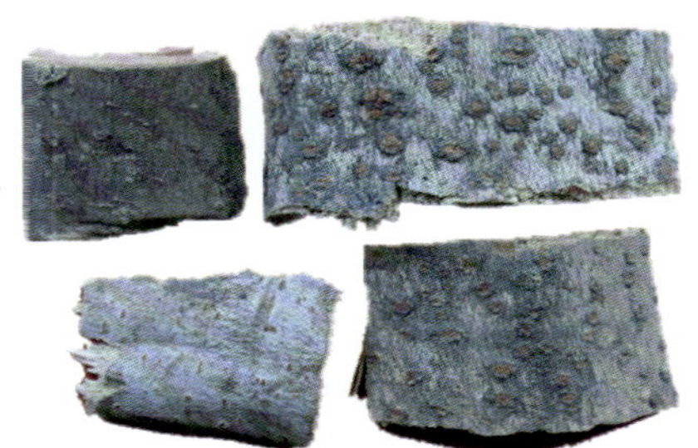

图 6-18　秦皮药材图

【化学成分】秦皮甲素、秦皮乙素为其主要活性成分，亦为产生荧光的物质，并含秦皮苷、秦皮素、鞣质等。

【药理作用】秦皮煎剂对金黄色葡萄球菌、大肠杆菌、痢疾杆菌、伤寒杆菌、肺炎双球菌、甲型溶血性链球菌等均有抑制作用；七叶树苷、七叶树素有镇咳、祛痰作用，后者尚有平喘作用；七叶树苷和秦皮苷对角叉菜胶、右旋糖酐等多种实验性炎症肿胀有抑制作用。

【性味功用】性寒，味苦、涩。清热燥湿，收涩，止带，明目。用于湿热泻痢、赤白带下、目赤肿痛、目生翳膜。

【用法与用量】6～12g。外用适量，煎洗患处。

秦皮伪品

有的地区以胡桃科植物胡桃楸的树皮（即核桃楸皮）误作秦皮用。该树皮较薄，厚 0.1～0.2cm，常扭曲成绳状；外表面平滑，皮孔少而大，叶痕呈三角形；内表面暗棕色，难折断，易纵裂；味微苦，略涩。水浸液浅黄棕色，无荧光。

五加皮　Acanthopanacis Cortex

【来源】为五加科植物细柱五加 *Acanthopanax gracilistylus* W. W. Smith 的干燥根皮。习称“南五加皮”。

【产地】主产于湖北、河南、四川、湖南等地。

【采收加工】夏、秋二季采挖根部，洗净，剥取根皮，晒干。

【性状鉴定】（图 6-19）

①呈不规则卷筒状，长 5～15cm，直径 0.4～1.4cm，厚约 0.2cm。②外表面灰褐色，有纵皱纹及横长皮孔；内表面淡黄色或灰黄色，有细纵纹。③体轻，质脆，易折断，折断面不整齐，灰白色。④气微香，味微辣而苦。

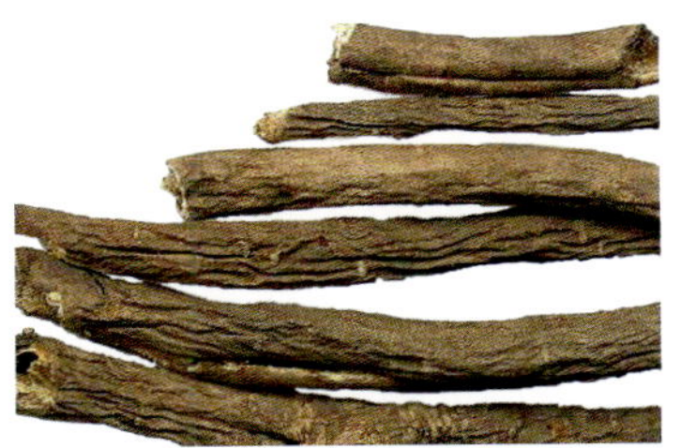

图 6-19　五加皮药材图

第二节　叶类天然药物的鉴定

侧柏叶　Platycladi Cacumen

【来源】为柏科植物侧柏 *Platycladus orientalis*（L.）Franco 的干燥枝梢及叶。

【产地】主产于江苏、广东、海南、河北、山东等地，除新疆、青海外，全国各地均有栽培，为我国特产。

【采收加工】多在夏、秋二季采收，阴干。

【性状鉴定】（图 7-1）

①带叶枝稍多分枝，小枝扁平，长短不一，淡红褐色。②叶细小鳞片状，交互对生，贴伏于枝上，深绿色或黄绿色。③质脆，易折断。④气清香，味苦涩、微辛。

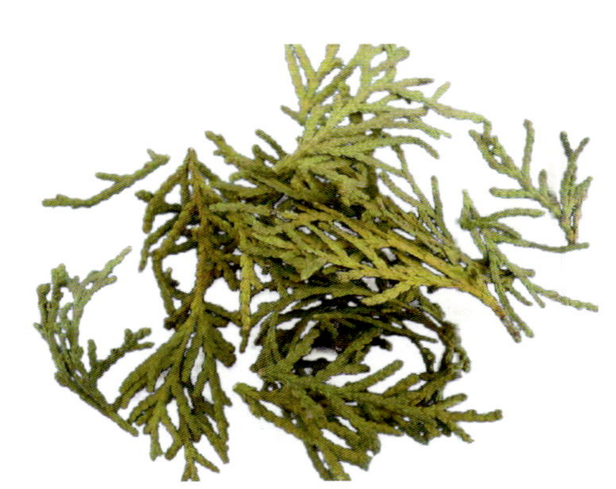

图 7-1　侧柏叶药材图

【化学成分】主要含挥发油、扁柏双黄酮、新柳杉双黄酮、槲皮素、槲皮苷、杨梅树素、山柰素等。

【药理作用】槲皮苷可缩短出、凝血时间，有抑菌、镇咳、祛痰、平喘、镇静作用。

【性味功用】性寒，味苦、涩。凉血止血，化痰止咳，生发乌发。用于血热出血，肺热咳嗽，血热脱发，须发早白。

【用法与用量】6～12g。外用适量。

番泻叶　Sennae Folium

【来源】为豆科植物狭叶番泻 *Cassia angustifolia* Vahl 或尖叶番泻 *C. acutifolia* Delile 的干燥小叶。

【产地】狭叶番泻叶主产于红海以东至印度一带，盛栽印度南端丁内末利，故商品又名“印度番泻叶”或“丁内末利番泻叶”，埃及和苏丹亦产。尖叶番泻叶主产于埃及的尼罗河中上游，由亚历山大港输出，故商品又称“埃及番泻叶”或“亚历山大番泻叶”。我国广东、海南及云南西双版纳等地有栽培。

【采收加工】狭叶番泻叶在开花前摘下叶片，阴干后用水压机打包。尖叶番泻在 9 月间果实将成熟时，剪下枝条，摘取叶片晒干，按全叶与碎叶分别包装。

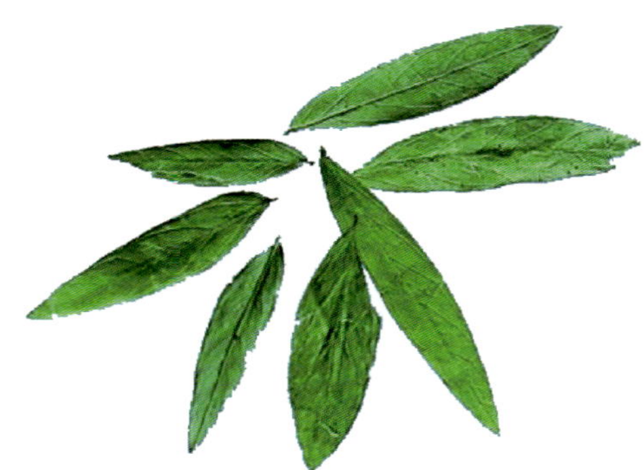

图 7-2　番泻叶（狭叶番泻叶）药材图

【性状鉴定】

1. 狭叶番泻叶（图 7-2）

①叶面平坦，长卵形或卵状披针形，长 1.5～5cm，宽 0.4～2cm，叶端急尖或有短刺，基部稍不对称，全缘。②上表面黄绿色，下表面浅黄绿色，无毛或近无毛，叶脉稍隆起，革质，有压叠线纹。③气微弱而特异，味微苦，稍有黏性。

2. 尖叶番泻叶

①叶片呈披针形或长卵形，长 2～4cm，宽 0.7～1.2cm，略卷曲，叶端短尖或微凸，全缘，叶

基不对称。②上表面浅绿色，下表面灰绿色，两面均有细短毛茸。③质地较薄脆，略呈革质状，无压叠线纹。

【显微鉴定】

1. 叶片横切面（图 7-3）

两种番泻叶的横切面特征相似。①表皮细胞长方形，外被角质膜，部分细胞内含黏液质，上下表皮均有气孔和单细胞非腺毛。②叶肉组织为等面型，上下表皮内均有 1 列栅栏细胞。上表面的栅栏组织通过主脉，细胞中可见棕色物；海绵组织细胞中常含草酸钙簇晶。③中脉维管束外韧型，上、下两侧均有纤维束，外侧薄壁细胞含草酸钙方晶，形成晶鞘纤维。

2. 粉末（图 7-4）

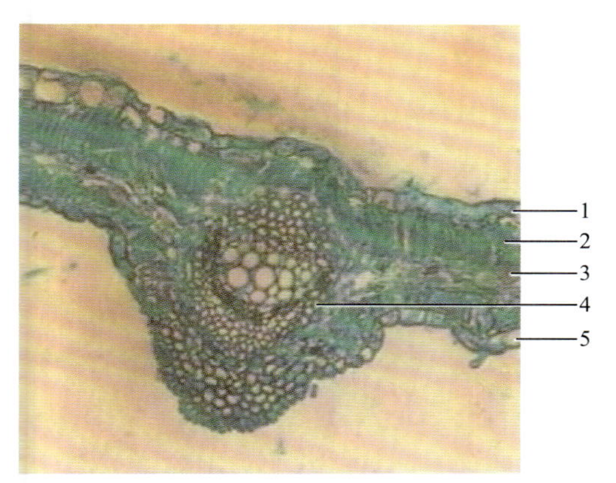

图 7-3　番泻叶（主脉）横切面简图
1—上表皮；2—栅栏组织；3—簇晶；
4—维管束；5—下表皮

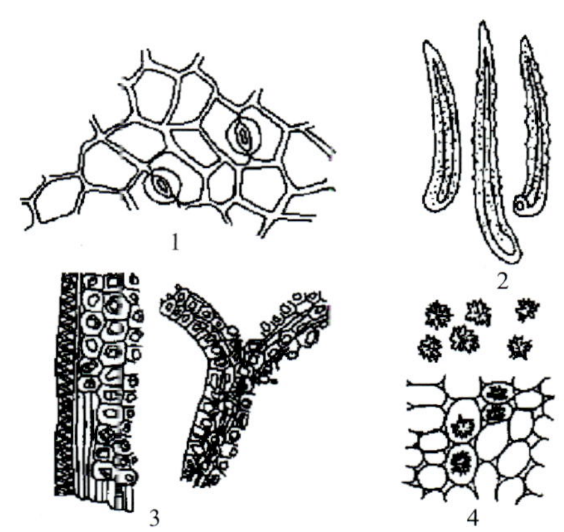

图 7-4　番泻叶粉末图
1—表皮细胞及平轴式气孔；2—非腺毛；
3—晶鞘纤维；4—草酸钙簇晶

淡绿色或黄绿色。①上下表皮细胞多角形，垂周壁平直。②气孔主为平轴式，副卫细胞多为 2 个，也有 3 个。③非腺毛单细胞，长 100～350μm，直径 12～25μm，壁厚，具疣状突起。④晶纤维多见，草酸钙方晶直径 12～15μm。⑤草酸钙簇晶直径 9～20μm。

番泻叶的混淆品

（1）同属植物耳叶番泻的小叶，常混在进口番泻叶中，有时甚至可达 60%。本品含番泻苷的量甚微，应注意鉴别。其与正品的主要区别为：小叶呈卵圆形或倒卵圆形，先端钝圆或微凹陷，具短刺，叶基大多不对称，全缘；表面灰绿色或红棕色，密被灰白色茸毛。显微特征为上表皮内具 2 列栅栏细胞，下表皮内无典型的栅栏组织；草酸钙簇晶少且较小；单细胞非腺毛细长而密集，表面多平滑。

（2）卵叶番泻叶为卵叶番泻的小叶，主产于埃及、意大利。小叶片呈倒卵形，具棘尖，被短毛；横切面栅栏组织仅存于叶的上方，1 列，通过主脉；下方细胞近方形或类圆形。

【化学成分】含番泻苷（A、B、C、D）、芦荟大黄素双蒽酮苷、大黄酸葡萄糖苷、芦荟大黄素葡萄糖苷、大黄酸、芦荟大黄素、番泻叶山柰苷、蜂花醇、水杨酸、棕榈酸等。

【理化鉴定】

(1) 检查蒽醌衍生物　取本品粉末，加氢氧化钠溶液呈红色。

(2) 检查蒽苷类成分　取本品粉末25mg，加水50ml及盐酸2ml，置水浴中加热15分钟，放冷，加乙醚40ml，振摇提取，分取醚层，通过无水硫酸钠层脱水，滤过。取滤液5ml，蒸干，放冷，加氨试液5ml，溶液显黄色或橙色，置水浴中加热2分钟后，变为紫红色。

【药理作用】番泻叶的泻下有效成分及其泻下作用机制均与大黄相似，但本品不含大量鞣质类成分，故无泻后继发便秘的副作用，因而可用于习惯性便秘；番泻叶止血有效成分为游离蒽醌类衍生物，能使血凝时间缩短，促进血小板生成和增强毛细血管抵抗力；番泻苷A等有利胆、松弛奥狄括约肌及较强的抗菌消炎作用。

【性味功用】性寒，味甘、苦。泻热行滞，通便，利水。用于热结积滞，便秘腹痛，水肿胀满。

【用法与用量】2～6g，宜后下，或开水泡服。孕妇慎用。

大青叶　Isatidis Folium

【来源】为十字花科植物菘蓝 *Isatis indigotica* Fort. 的干燥叶。

【产地】主产于河北、陕西、江苏、安徽等省。大多为栽培品。

【采收加工】夏、秋二季分2～3次采收，第一次在5月中旬，采后及时施肥，第二次在6月下旬，如施肥管理得当，8月可采收第三次。北方地区一般在夏、秋（霜降前后）分两次采收。

【性状鉴定】（图7-5）

①叶片多皱缩卷曲，有的破碎，完整叶片呈长椭圆形至长圆状倒披针形，长5～20cm，宽2～6cm，先端钝，全缘或微波状，基部狭窄下延至叶柄呈翼状。②上表面暗灰绿色，有的可见色较深稍突起的小点（分泌细胞）。③叶柄长4～10cm，淡棕黄色。④气微，味微酸、苦、涩。

【显微鉴定】

1. 叶横切面（图7-6）

①上下表皮均为1列横向延长的细胞，外被角质层。②栅栏细胞3～4列，与海绵组织分化不明显，细胞略呈长圆形。③主脉维管束4～9个，外韧型，中间一个较大，每个维管束上下侧均有厚壁组织。④含芥子酶的分泌细胞呈类圆形，分布于主脉薄壁组织和叶肉组织中，较周围的薄壁细胞小，直径10～40μm，内含棕黑色颗粒状物质。

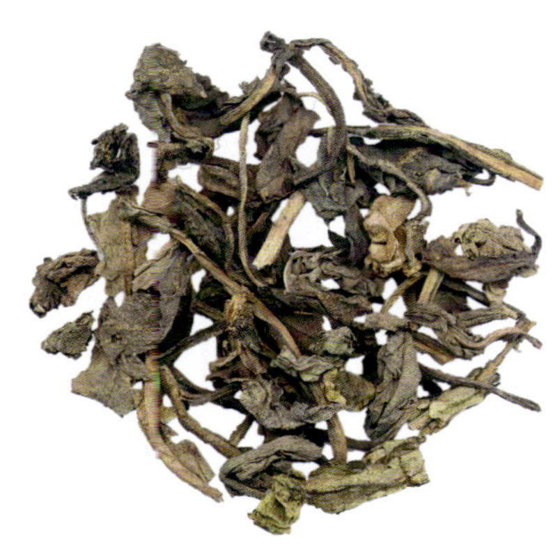

图7-5　大青叶药材图

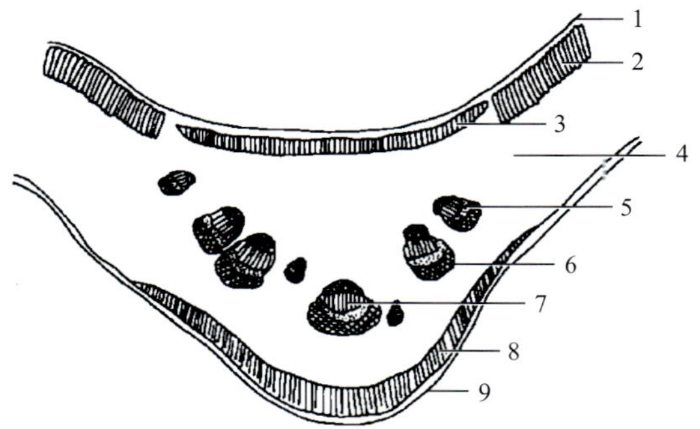

图7-6　大青叶（主脉）横切面简图

1—上表皮；2—栅栏组织；3—厚角组织；4—海绵组织；5—韧皮部；6—纤维；7—木质部；8—厚角组织；9—下表皮

2. 表面制片

上表皮细胞垂周壁近平直，可见角质层纹理；下表皮细胞垂周壁稍弯曲，略呈连珠状增厚。

3. 粉末（图 7-7）

绿褐色。①靛蓝结晶常见于叶肉细胞中，呈蓝色细小颗粒状或片状，多聚集成堆。②橙皮苷样结晶分布于叶肉或表皮细胞中，呈淡黄绿色或无色，类圆形或不规则形，有的呈针簇状，直径 3～32μm。③气孔不等式，副卫细胞 3～4 个。④导管为螺纹和网纹导管。⑤厚角细胞：纵断面观呈长条形，直径 14～45μm，角隅处壁厚 14μm。

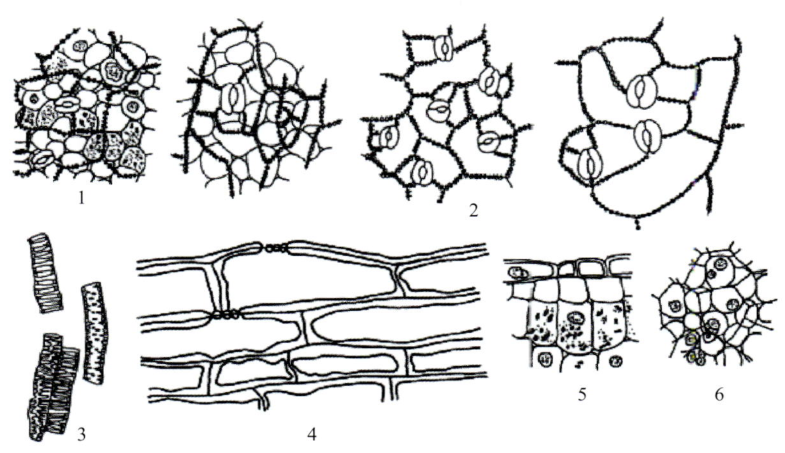

图 7-7　大青叶粉末图

1—上表皮；2—下表皮；3—导管；4—厚角组织；5—靛蓝结晶；6—橙皮苷样结晶

【化学成分】 含菘蓝苷、靛蓝、黑芥子苷、新芥苷、β-谷甾醇、游离吲哚醇等。

【理化鉴定】 荧光检查　粉末水浸液，在紫外光灯（365nm）下观察，显蓝色荧光。

【药理作用】 大青叶对金黄色葡萄球菌、甲型链球菌、肺炎双球菌、痢疾杆菌、百日咳杆菌有抑制作用；能抑制流感病毒、腮腺病毒等；能增强白细胞吞噬能力。靛玉红有显著的抗白血病作用。

【性味功用】 性寒，味苦。清热解毒，凉血消斑。用于温病高热，发斑发疹；喉痹口疮，痄腮丹毒。

【用法与用量】 9～15g。

相关药物

1. 板蓝根

板蓝根为十字花科植物菘蓝的干燥根。呈圆柱形，稍扭曲。表面淡灰黄色，有纵皱纹及支根痕，皮孔横长。根头部略膨大，可见暗绿色轮状排列的叶柄残基和密集的疣状突起。质略软而实，易折断，断面皮部黄白色，木部黄色。气微，味微甜而后苦涩。功能：清热解毒，凉血，利咽。

2. 蓼大青叶

蓼大青叶为蓼科植物蓼蓝的干燥叶。主产于辽宁、河北等地。药材多皱缩破碎，完整叶片呈长椭圆形，蓝绿色，先端钝，基部渐狭，全缘，叶脉浅黄棕色，于下表面略突起；叶柄扁平，长约 1cm，基部有膜质托叶鞘，托叶鞘透明，灰白色，边缘有稀疏长毛；气微，味微涩、稍苦。性寒，味苦。功能：清热解毒，凉血消斑。

3. 疏花马蓝

疏花马蓝为爵床科植物疏花马蓝的干燥叶。多皱缩卷曲。每对叶明显不等大，完整叶片呈椭圆状、长圆形或卵形，边有疏齿，苍绿色；两面均无毛，上面有条形钟乳体，侧脉每边4～6条。叶柄极短或近无柄。纸质。气微，味淡。功能：清热解毒，凉血消肿。

桑叶　Mori Folium

【来源】为桑科植物桑 *Morus alba* L. 的干燥叶。

【产地】全国各地大都有野生或栽培。

【采收加工】初霜后采收，除去杂质，晒干。

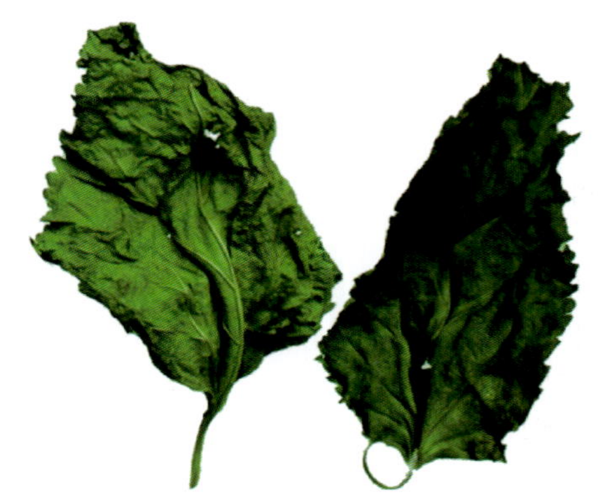

图7-8　桑叶药材图

【性状鉴定】（图7-8）

①多皱缩破碎，完整叶片有柄，展开后呈卵形或宽卵形，长8～15cm，宽7～13cm，先端渐尖，基部截形、圆形或心形，边缘有锯齿或钝锯齿。②上表面黄绿色或浅黄棕色，有的有小疣状突起，下表面颜色稍浅，叶脉突出，小脉网状，脉上被疏毛。③质脆。气微，味淡，微苦涩。

【化学成分】主要含脱皮固醇、芸香苷、桑苷、槲皮素、异槲皮素、冬莨菪素等。

【药理作用】桑叶煎剂有降低血糖作用，脱皮激素还能降血脂，对多种致病菌和钩端螺旋体有抑制作用。芦丁具有抗炎、抗病毒、抗辐射、抗自由基及抑制醛糖还原酶作用。

桑树的其他药用部位

桑枝：为桑的干燥嫩枝。味微苦，性平，具有祛风湿、利关节的作用，主治风湿痹症。

桑葚：为桑的果穗。味甘、酸，性寒，具有滋阴补血、生津润燥、消渴的作用，主治肝肾阴虚证、津伤口渴及肠燥便秘等证。

【性味功用】性寒，味甘、苦。疏散风热，清肺润燥，平抑肝阳，清肝明目。用于风热感冒，温病初起；肺热燥咳；头晕头痛；目赤昏花。

【用法与用量】5～10g。

枇杷叶　Eriobotryae Folium

【来源】为蔷薇科植物枇杷 *Eriobotrya japonica*（Thunb.）Lindl. 的干燥叶。

【产地】主产于江苏、浙江、广东等地。以江苏产量为大，广东质量最佳。

【采收加工】全年可采，晒至七八成干时，扎成小把，再晒干。

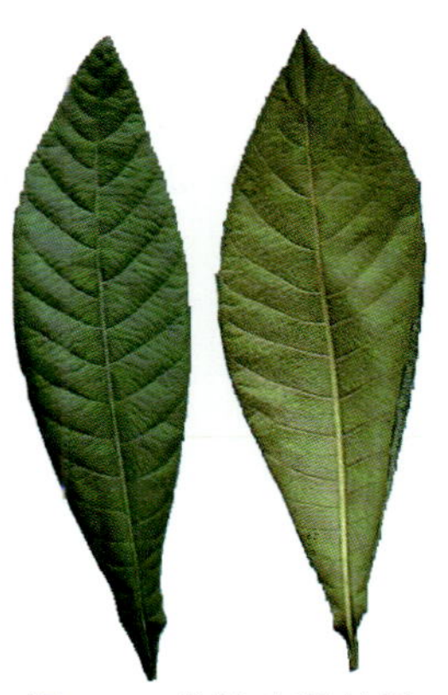
图 7-9 枇杷叶药材图

【性状鉴定】（图 7-9）

①呈长椭圆形或倒卵形，长 12～30cm，宽 4～9 cm。先端渐尖，基部楔形，边缘有疏锯齿，近基部全缘。②上表面灰绿色、黄棕色或红棕色，较光滑；下表面密被黄色绒毛，主脉于下表面显著突起，侧脉羽状。③叶柄极短，被棕黄色茸毛。④革质而脆，易折断。⑤气微，味微苦。

【化学成分】含挥发油以及酒石酸、熊果酸、齐墩果酸、苦杏仁苷、鞣质、维生素 B、维生素 C、山梨醇等。

【药理作用】齐墩果酸主要具有护肝降酶、促进肝细胞再生、抗炎、强心、利尿、抗肿瘤、降血糖、降血脂、镇静等作用。

【性味功用】性微寒，味苦。清肺止咳，降逆止呕。用于肺热咳嗽，气逆喘急；胃热呕逆，烦热口渴等。

【用法与用量】6～10g。

紫苏叶 Perillae Folium

【来源】为唇形科植物紫苏 *Perilla frutescens*（L.）Britt. 的干燥叶（或带嫩枝）。

【产地】主产于江苏、浙江、河北等省，多为栽培。

【采收加工】夏季枝叶茂盛时采收，除去杂质，晒干。

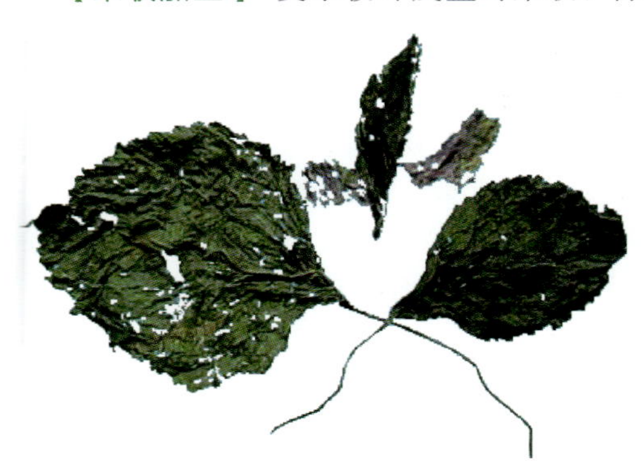
图 7-10 紫苏叶药材图

【性状鉴定】（图 7-10）

①叶片多皱缩卷曲、破碎，完整者展平后呈卵形，长 4～11cm，宽 2.5～9cm，先端急尖，基部圆形或宽楔形，边缘具圆锯齿。②两面紫色或上表面绿色，下表面紫色，疏生灰白色毛，下表面有多数凹点状的腺鳞。③叶柄长 2～7cm，紫色或紫绿色。④嫩枝紫绿色，直径 2～5mm，断面中部有髓。⑤质脆，气清香，味微辛。

【化学成分】茎叶含挥发油，油中主要为 L-紫苏醛、香薷酮、紫苏酮等。

【药理作用】紫苏叶煎剂及醇浸液均有缓和的解热作用；有促进消化液分泌，增进胃肠蠕动的作用；能减少支气管分泌，缓解支气管痉挛，对大肠杆菌、葡萄球菌均有抑制作用。

【性味功用】性温，味辛。解表散寒，行气和胃。用于风寒感冒，咳嗽呕恶，妊娠呕吐，鱼蟹中毒。

【用法与用量】5～10g。

相关药物

1. 紫苏梗

紫苏梗为紫苏的干燥茎。秋季果实成熟后采割，除去杂质，晒干，或趁鲜切片，晒干。呈方柱形，四棱钝圆，长短不一，直径 0.5～1.5cm；表面紫棕色或暗紫色，四面有纵沟及细纵纹，节部稍膨大，有对生的枝痕和叶痕；体轻，质硬，断面裂片状；切片厚 2～5mm，常呈斜长方形，木部黄白色，射线细密，呈放射状，髓部白色，疏松或脱落；气微香，味淡。功能：宽胸利膈，顺气安胎。

2. 紫苏子

紫苏子为紫苏的干燥成熟果实。秋季果实成熟时采收，除去杂质，晒干。呈卵圆形或类球形，直径约1.5mm；表面灰棕色或灰褐色，有微隆起的暗紫色网纹，基部稍尖，有灰白色点状果梗痕；果皮薄而脆，易压碎；种子黄白色，种皮膜质，子叶2，类白色，有油性；压碎有香气，味微辛。功能：降气消痰，平喘，润肠。

艾叶 Artemisiae Argyi Folium

【来源】为菊科植物艾 *Artemisia argyi* Levl. et Vant. 的干燥叶。

【产地】主产于安徽、湖北、河北、河南等地。

【采收加工】夏季花未开时采摘，除去杂质，晒干。

【性状鉴定】（图7-11）

①多皱缩破碎，具短叶柄，完整叶片展开后呈卵状椭圆形，羽状深裂，裂片椭圆状披针形，边缘有不规则的粗锯齿。②上表面灰绿色或深黄绿色，有稀疏的柔毛及腺点，下表面密生灰白色丝状绒毛。③质柔软。④气清香，味苦。

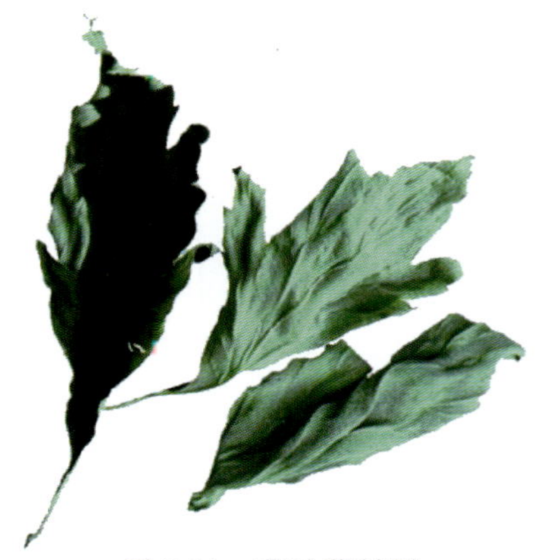

图7-11 艾叶药材图

【化学成分】含挥发油及黄酮类成分，油中主要成分为桉油精、α-侧柏酮、α-水芹烯、β-石竹烯、反式香苇醇、异龙脑等。

【药理作用】艾叶能缩短出、凝血时间，对子宫平滑肌有兴奋作用；水煎剂对多种细菌、真菌、病毒有抑制作用。

【性味功用】性温，味辛、苦，有小毒。散寒止痛，温经止血，外用祛湿止痒。用于虚寒性出血、月经过多、少腹冷痛、胎漏下血、吐血、衄血等。

【用法与用量】3～9g。外用适量，供灸治或熏洗用。

复习思考题

1. 简述大青叶横切面显微特征。
2. 简述番泻叶的粉末特征。
3. 写出艾叶的来源及性状鉴定。

（伍美慧）

第八章

花类天然药物

知识目标

（1）掌握：丁香、金银花、红花等重点天然药物的来源、性状、显微及主要理化鉴定。
（2）熟悉：花类天然药物鉴定的一般规律；重点药的有效成分及功效主治。
（3）了解：丁香、金银花、红花等重点天然药物的产地、采收加工及主要药理作用。

技能目标

（1）熟练应用性状鉴定法及显微鉴定法对花类天然药物进行真实性鉴定。
（2）学会显微观察临时制片技术及绘图技术。

思政与职业素养目标

（1）丁香、西红花为国外引入药材，是中医常用中药，目前国内已成功移植栽种，要开阔视野，面向全球，勇于创新，为全人类健康服务。
（2）药材鉴定是保证用药安全有效的关键环节，要掌握扎实的专业技能，立足岗位，服务社会。

第一节　花类天然药物鉴定的一般规律

花类天然药物包括完整的花、花序或花的某一部分。完整的花有用开放的，如洋金花、红花；有的用未开放的花蕾，如辛夷、丁香、金银花、槐米；用花序时有采未开放的，如头状花序款冬花；有采已开放的，如菊花、旋覆花；夏枯草采收的是果穗。用花某一部分的，如莲须系雄蕊，玉米须系花柱，番红花系柱头，松花粉、蒲黄等为花粉粒。

一、性状鉴定

花类天然药物经过采制、干燥，常干缩、破碎而改变形状，常见的有圆锥状、棒状、团簇状、丝状、粉末状等，颜色较新鲜时有所改变，气味较新鲜时淡一些。鉴别时，以整花入药者，注意观察花托、萼片、花瓣、雄蕊和雌蕊的数目及其着生位置、形状、颜色、被毛与否、气味等；以花序入药者，除单朵花的观察外，需注意观察花序的类别、总苞片或苞片等。如花序或花很小，需将药材在水中浸泡后借助放大镜、解剖镜进行仔细观察。

二、显微鉴定

花类天然药物可作表面制片和粉末观察，雄蕊及柱头可整体封藏透化观察。

1. 苞片及萼片

苞片及萼片与叶构造相似，但其叶肉组织分化不明显，鉴别时以表面观察为主。注意观察上、下表皮细胞的形态、气孔、毛茸有无及分布。此外，尚需注意有无分泌组织、草酸钙结晶以及它们的类型和分布。

2. 花瓣

花瓣构造变异较大，上表皮细胞呈乳头状或茸毛状突起，无气孔；下表皮细胞的垂周壁常呈波状弯曲，有时有毛茸及少数气孔存在。相当于叶肉的部分，由数层排列疏松的大型薄壁细胞组成，有时可见分泌组织及贮藏物质，如丁香有油室、红花有管状分泌组织，内贮红棕色物质。维管束细小，仅见少数螺纹导管。

3. 雄蕊

雄蕊包括花丝和花药两部分。花丝构造简单，有时被有茸毛。花药为花粉囊，花粉囊内壁细胞不均匀、木化增厚，如网状、螺纹状、环状或点状。成熟的花粉粒有两层壁，内层薄，由果胶质和纤维素组成；外层厚，含有脂肪类和色素，常有各种形态，有的光滑；有的有刺状突起；有的具放射状雕纹；有的具网状纹理。花粉外壁上有萌发孔或萌发沟。花粉粒的大小和形状多种多样，一般为 12～100μm。花粉粒的形状有圆形、三角形、椭圆形、四分体等。花粉的形状、大小以及外壁上的萌发孔和雕纹的形态，对鉴别花类天然药物有重要意义。但镜检时，常因观察面（极面观或赤道面观）不同，形态和萌发孔数而有不同，应注意区别。雄蕊中有的药隔上端还有附属物。

4. 雌蕊

雌蕊子房的表皮多为薄壁细胞，有的表皮细胞则分化成多细胞束状毛。花柱表皮细胞无特殊变化，少数分化成毛状物，如红花。柱头表皮细胞常呈乳头状突起如金银花，或分化成毛茸如西红花，也有不作毛茸状突起的如洋金花。

5. 花梗和花托

花梗和花托横切面构造与茎相似，注意表皮、皮层、内皮层、维管束及髓部是否明显，有无厚壁组织、分泌组织存在，有无草酸钙结晶、淀粉粒等。

第二节 花类天然药物的鉴定

辛夷 Magnoliae Flos

【来源】为木兰科植物望春花 *Magnolia biondii* Pamp.、玉兰 *M. denudata* Desr. 或武当玉兰 *M. sprengeri* Pamp. 的干燥花蕾。

【产地】主产于河南、安徽、湖北、四川、陕西等省。玉兰多为庭园栽培。

【采收加工】冬末春初花未开放时采收，除去枝梗及杂质，阴干。

【性状鉴定】

1. 望春花（图 8-1）

①呈长卵形，似毛笔头，长 1.2～2.5cm，直径 0.8～1.5cm。②基部常具木质短梗，长约 0.5cm，梗上有类白色点状皮孔。③苞片 2～3 层，每层 2 片，两层苞片间有小鳞芽，苞片外表面密被灰白色或灰绿色毛茸，内表面棕色，无毛；花被片 9，棕色；外轮花被片 3，条形，约为内两轮长的 1/4，呈萼片状，内两轮花被片 6，每轮 3，轮状排列；雄蕊和雌蕊棕黄色或黄绿色，呈螺旋状排列。④体轻，质脆，气芳香，味辛凉而稍苦。

2. 玉兰

①长 1.5～3cm，直径 1～1.5cm。②基部枝梗较粗壮，皮孔浅棕色。③苞片外表面密被灰

白色或灰绿色茸毛。④花被片9，内外轮同型。

3. 武当玉兰

①长2～4cm，直径1～2cm。②基部枝梗较粗壮，皮孔红棕色。③苞片外被淡黄色或淡黄绿色茸毛，有的最外层苞片茸毛已脱落而呈黑褐色。④花被片10～12（15），内外轮无显著差异。

【化学成分】主要含木兰脂素、挥发油（主成分为β-蒎烯、β-桉油精等）。

【药理作用】有收缩鼻黏膜血管与抗组胺样作用，并能增加血流速度、改善微循环及良好的抗过敏和平喘作用，尚有降血压、兴奋子宫、抑制白色念珠菌及皮肤真菌的作用。

【性味功用】性温，味辛。散风寒，通鼻窍。用于风寒头痛，鼻塞流涕，鼻鼽，鼻渊。

【用法与用量】3～10g，包煎。外用适量。

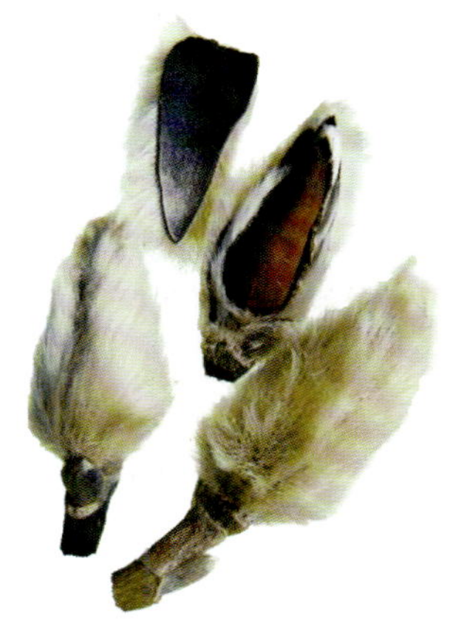

图8-1　辛夷（望春花）药材图

槐花　Sophorae Flos

【来源】为豆科植物槐 *Sophora japonica* L. 的干燥花及花蕾。

【产地】主产于辽宁、河北、河南、山东、安徽、江苏等省。

【采收加工】夏季花开放或花蕾形成时采收，及时干燥，除去枝、梗及杂质。前者习称“槐花”，后者习称“槐米”。

【性状鉴定】

1. 槐花［图8-2(a)］

①皱缩而卷曲，花瓣多散落，完整者花萼钟状，黄绿色，先端5浅裂；花瓣5，黄色或黄白色，1片较大，近圆形，先端微凹，其余4片长圆形；雄蕊10，其中9枚基部连合，花丝细长；雌蕊圆柱形，弯曲。②体轻，气微，味微苦。

2. 槐米［图8-2(b)］

①呈卵形或椭圆形，长2～6mm，直径约2mm。②花萼钟状，下部有数条纵纹；萼上方为黄白色未开放的花瓣，呈扁圆形，疏生白色短柔毛。③花梗细小。④体轻，手捻即碎，气微，味微苦涩。

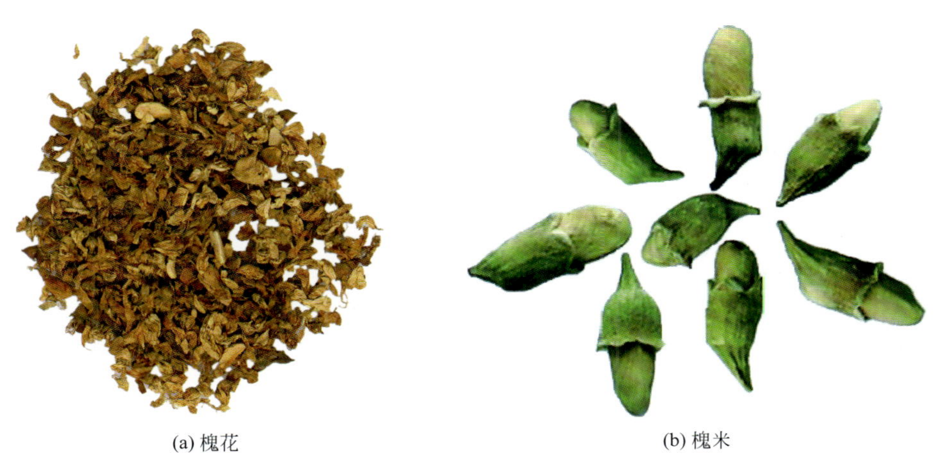

(a) 槐花　(b) 槐米

图8-2　槐花药材图

【化学成分】 含芦丁（芸香苷）、桦皮醇、槐花米甲素、槐花米乙素、槐花米丙素、槐二醇等。

【药理作用】 槐花能缩短出、凝血时间，炒炭后作用增强，能减少心肌耗氧量，有抑菌作用。

【性味功用】 性微寒，味苦。凉血止血，清肝泻火。用于肠热便血，痔肿出血，肝热目赤，头痛眩晕。

【用法与用量】 5～10g。

相关药物

槐角：为槐的干燥成熟果实。呈串珠状肉质荚果，但不开裂；长1～6cm，直径0.6～1cm；表面黄绿色，具不规则粗纹理，背缝线一侧有一黄褐色带；质柔润，干燥皱缩，易在收缩处折断，断面黄绿色，有黏性；种子1～6粒，肾形，表面光滑，棕黑色；质坚硬，子叶2，黄绿色；果肉气微，味苦，种子嚼之有豆腥气。功能：清热泻火，凉血止血。

丁香 Caryophylli Flos

【来源】 为桃金娘科植物丁香 *Eugenia caryophyllata* Thunb. 的干燥花蕾。

【产地】 主产于坦桑尼亚、马来西亚、印度尼西亚及东非沿海国家。现我国海南及广东亦有栽培。

【采收加工】 通常当花蕾由绿转为鲜红色时采摘，晒干。

【性状鉴定】（图8-3）

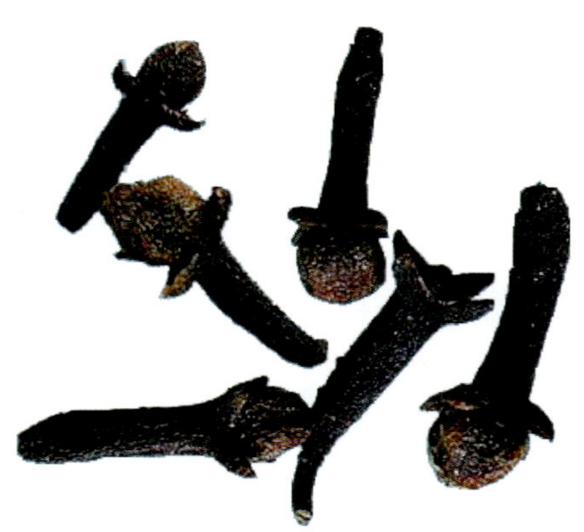

图8-3 丁香药材图

①花蕾略呈研棒状，长1～2cm。②花冠圆球形，直径0.3～0.5cm，花瓣4，复瓦状抱合，棕褐色或褐黄色，花瓣内为雄蕊和花柱，搓碎后可见众多黄色细粒状的花药。③萼筒圆柱状，略扁，有的稍弯曲，长0.7～1.4cm，直径0.3～0.6cm，红棕色或棕褐色，上部有4枚三角状的萼片，十字状分开。质坚实，富油性。④气芳香浓烈，味辛辣，有麻舌感。⑤入水则萼管垂直下沉（与已去油的丁香区别）。

【化学成分】 含挥发油，油中主成分为丁香酚、β-丁香烯、乙酰基丁香酚等。本品挥发油含量通常在16.0%以上。

【药理作用】 丁香酚具有健胃、抗菌、降血压、局部麻醉止痛等作用。丁香的水提取物对胃溃疡有明显的抑制作用；醚提取物有明显消炎止痛作用。

【性味功用】 性温，味辛。温中降逆，补肾助阳。用于脾胃虚寒，呃逆呕吐，心腹冷痛，肾虚阳痿。

【用法与用量】 1～3g，内服或研末外敷。不宜与郁金同用。

相关药物

母丁香：为丁香的成熟干燥果实，又名“鸡舌香”。果实呈长倒卵形至长圆形，长2～2.5cm，直径0.6～1cm；顶端有齿状萼片4枚，向内弯曲呈钩状，基部具果柄残痕。表面黄棕色或褐棕色，粗糙，有细皱纹；果皮与种皮薄壳状，质脆，易破碎脱落；种仁倒卵形，暗棕色，由两片肥厚的子叶抱合而成，子叶形如鸡舌，不规则抱合，中央有一条明显的纵沟，内有胚，呈细杆状，由子叶的中央伸至较宽的顶端；质坚硬，难破碎；气香，味辛辣。含淀粉及少量挥发油。功能：温中降逆，补肾助阳。

金银花 Lonicerae Japonicae Flos

【来源】 为忍冬科植物忍冬 *Lonicera japonica* Thunb. 的干燥花蕾或带初开的花。

【产地】 忍冬主产于河南、山东，以河南密县产者最佳，特称“密银花”或“怀银花”；山东产者称“东银花”或“济银花”，产量大，质亦佳。

【采收加工】 夏初花开放前采收，干燥。

【性状鉴定】（图8-4）

①呈棒状，上粗下细略弯曲，长2～3cm，上部直径约3mm，下部直径约1.5mm。②表面黄白色或绿白色，贮久色渐深，密被短柔毛。偶见叶状苞片。③花萼绿色，先端5裂，裂片有毛，长约2mm。④开放者花冠筒状，先端二唇形；雄蕊5枚，附于筒壁，黄色；雌蕊1枚，子房无毛。⑤气清香，味淡、微苦。

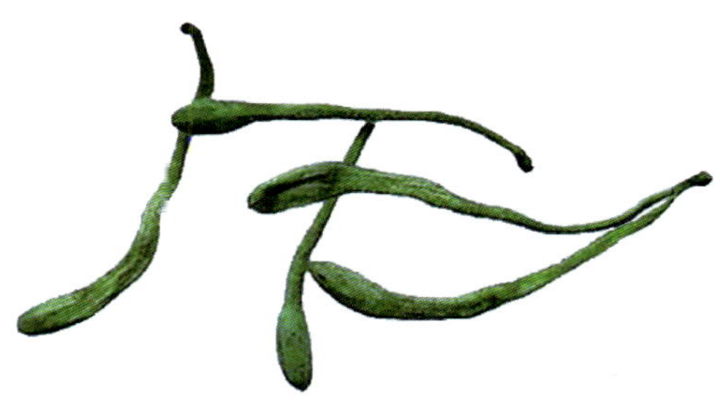

图8-4 金银花药材图

【显微鉴定】（图8-5）

粉末浅黄棕色或黄绿色。①腺毛有两种：一种头部呈倒圆锥形，顶端平坦，由10～33个细胞组成，排成2～4层，柄部2～5个细胞，与头部相接处偶有2细胞并列；另一种头部近圆形或扁圆形，由4～33个细胞组成。二者腺毛头部细胞均含黄棕色分泌物。②非腺毛大多为单细胞，有两种类型：一种长而弯曲，壁薄，有细疣状突起；另一种较短，壁稍厚，有的具单或双螺旋。③薄壁细胞中含细小草酸钙簇晶草酸钙簇晶，直径6～45μm。④花粉粒众多，黄色，球形或三角形，直径60～70μm，外壁表面有细密短刺及圆形细颗粒状雕纹，具3孔沟。⑤柱头顶端表皮细胞呈绒毛状。

【化学成分】 含绿原酸、异绿原酸、木犀草苷、木犀草素、芳香醇等。

【药理作用】 金银花及忍冬藤的水浸液与煎剂对多种革兰阳性和革兰阴性致病菌、流感病毒、疱疹病毒、钩端螺旋体及某些真菌均有抑制作用，对致龋菌（变形链球菌）亦有较好的抑制杀灭作用，其抑菌主要有效成分为绿原酸、异绿原酸和黄酮类物质；金银花能促进淋巴细胞的转化，其煎剂稀释至1∶1280浓度，仍能促进白细胞的吞噬功能，小鼠腹腔注射金银花注射液也能明显促进炎性细胞的吞噬功能。

【性味功用】 性寒，味甘。清热解毒，疏散风热。用于痈肿疔疮，喉痹，丹毒，热毒血痢，风热感冒，温病发热。

【用法与用量】 6～15g。

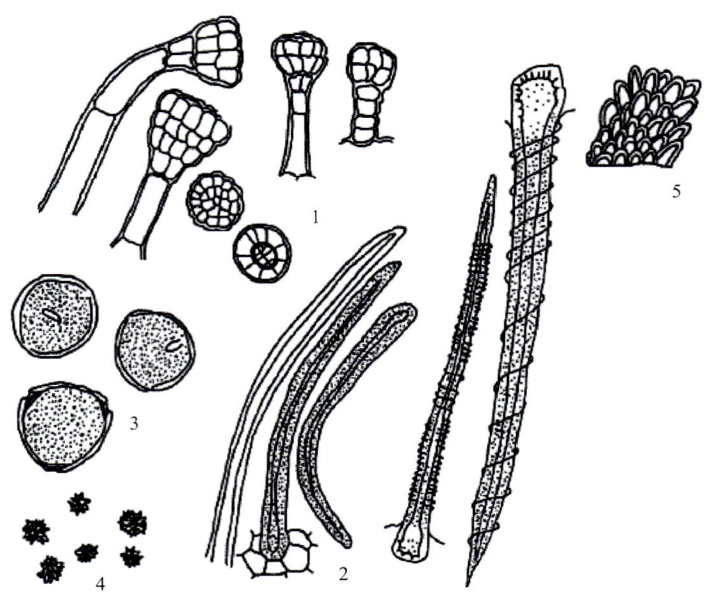

图 8-5　金银花（忍冬）粉末图

1—腺毛；2—非腺毛；3—花粉粒；4—草酸钙簇晶；5—柱头顶端表皮细胞

相关药物

1. 山银花

山银花为忍冬科植物灰毡毛忍冬、红腺忍冬、华南忍冬或黄褐毛忍冬的干燥花蕾或带初开的花。主产于浙江、江西、广东、广西等地。夏初花开放前采收，干燥。性味功能同金银花。

2. 忍冬藤

忍冬藤为忍冬的干燥茎枝。秋、冬二季采收，晒干。呈细长圆柱形，直径 1.5～6mm；外皮红棕色或灰棕色，幼枝有细柔毛，老枝外皮易脱落；质坚韧，折断面纤维性，黄白色，中空；气微，味微苦。功能：清热解毒，疏风通络。

红花　Carthami Flos

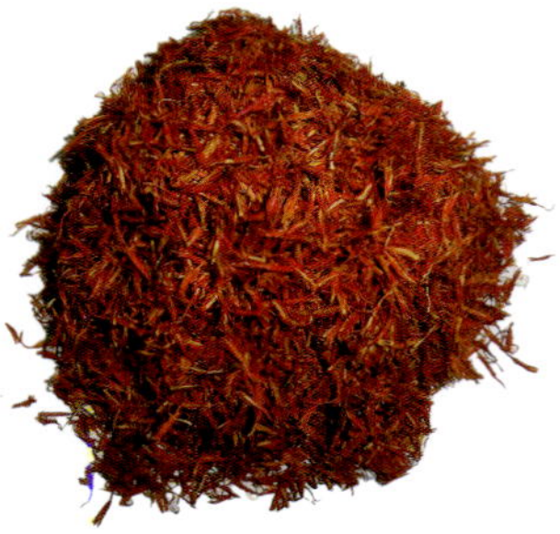

图 8-6　红花药材图

【来源】 为菊科植物红花 *Carthamus tinctorius* L. 的干燥花。

【产地】 主产于河南、河北、浙江、四川、云南等地。均为栽培。

【采收加工】 夏季，花冠由黄变红时择晴天早晨露水未干时摘取管状花，晒干、微火烘干或晾干。

【性状鉴定】（图 8-6）

①为不带子房的管状花，长约 1～2cm。②表面红黄色或红色，花冠筒细长，先端 5 裂，裂片狭条形，长 5～8mm；雄蕊 5，花药黄白色，聚合成筒状；柱头长

圆柱形，顶端微分叉。③质柔软，气微香，味微苦。④花浸入水中，水染成金黄色，花不变色。

【显微鉴定】（图 8-7）

粉末橙黄色。①柱头表皮细胞分化成圆锥形，先端尖或稍钝的单细胞毛。②分泌细胞常位于导管旁，长管状单列纵向连接，细胞内含黄棕色至红棕色分泌物。③花粉粒类圆形、椭圆形或橄榄形，直径约至60μm，外壁有短刺及疣状雕纹，萌发孔 3 个。④草酸钙方晶位于薄壁细胞中，直径 2～6μm。

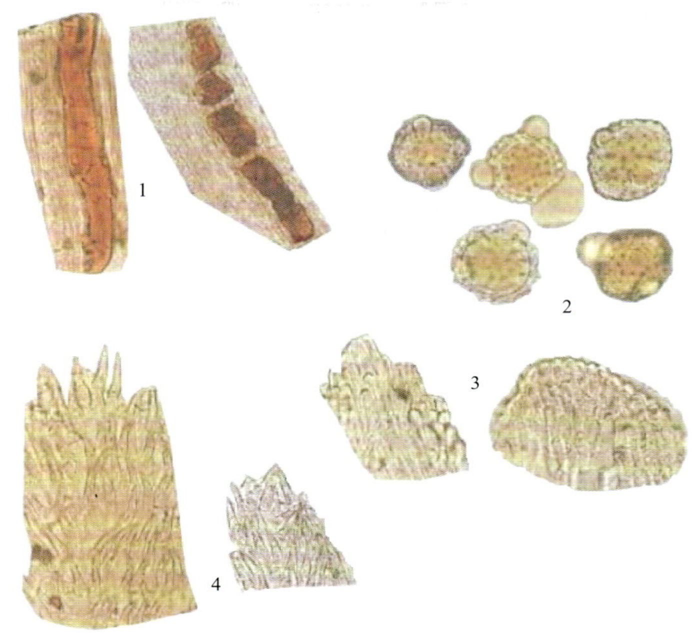

图 8-7　红花粉末图

1—分泌细胞；2—花粉粒；3—花冠裂片顶端表皮细胞；4—柱头及花柱上部表皮细胞

【化学成分】含红花苷、新红花苷、红花醌苷、山柰素、羟基红花黄色素 A、β-谷甾醇、棕榈酸、肉豆蔻酸、月桂酸等。

【理化鉴定】

（1）取本品 1g，加稀乙醇 10ml，浸渍。倾取浸出液，将一滤纸条悬挂于浸出液内，5min 后把滤纸条放入水中，立即取出，滤纸条上部显淡黄色、下部显淡红色。

（2）取本品 2g，加水 20ml，浸渍过夜，溶液显金黄色。滤过，残渣加 10%碳酸钠溶液 8ml，浸渍，滤过。滤液加醋酸使成酸性，即发生红色沉淀。

【药理作用】红花能轻度兴奋心脏，并能降低冠脉阻力、增加冠脉流量和心肌营养血流量；红花及红花黄色素能抑制 ADP 或胶原诱导的血小板聚集及纤维蛋白血栓的形成；红花能增强巴比妥类和水合氯醛的中枢抑制作用，减少尼可刹米惊厥的发生率和死亡率；红花黄色素还有镇痛和抗惊厥作用；红花煎剂对多种实验动物的离体和在体子宫均有兴奋作用。

【性味功用】性温，味辛。活血通经，散瘀止痛。用于经闭，痛经，恶露不行，癥瘕痞块，胸痹心痛，瘀滞腹痛，胸胁刺痛，跌扑损伤，疮疡肿痛。

【用法与用量】3～10g。孕妇慎用。

相关药物

西红花：为鸢尾科植物番红花的干燥柱头。主产于西班牙、希腊、法国等，我国浙江、江苏、新疆等地有栽培。花期摘取柱头，摊放在竹匾内，上盖一张薄吸水纸后晒干，或40～50℃烘干，或在通风处晾干。

柱头呈弯曲线形，三分枝，暗红色，上部较宽而略扁平，顶端边缘显不整齐的齿状，内侧有一短裂隙，下端常残留一段黄色花柱；体轻，质松软，无油润光泽，干燥后质脆易断；气特异，微有刺激性，味微苦。取本品浸水中，可见橙黄色呈直线下降，并逐渐扩散，水被染成黄色，无沉淀，柱头膨大呈喇叭状，沿短缝摊开，可见纤细脉纹，柱头顶端内侧呈绒毛状；在短时间内，用针拨之不破碎。

性平，味甘。功能：活血化瘀，凉血解毒，解郁安神。用于经闭癥瘕，产后瘀阻，温毒发斑，忧郁痞闷，惊悸发狂。

菊花　Chrysanthemi Flos

【来源】为菊科植物菊 *Chrysanthemum morifolium* Ramat. 的干燥头状花序。

【产地】主产于安徽、河南、浙江、山东等省，多栽培。药材按产地和加工方法不同，分为“亳菊”“滁菊”“贡菊”“杭菊”“怀菊”。

【采收加工】9～11月花盛开时分批采收，阴干（“亳菊”）或焙干（“贡菊”），或熏（“滁菊”）、蒸（“杭菊”）后晒干，或生晒（“怀菊”）。

【性状鉴定】（图8-8）

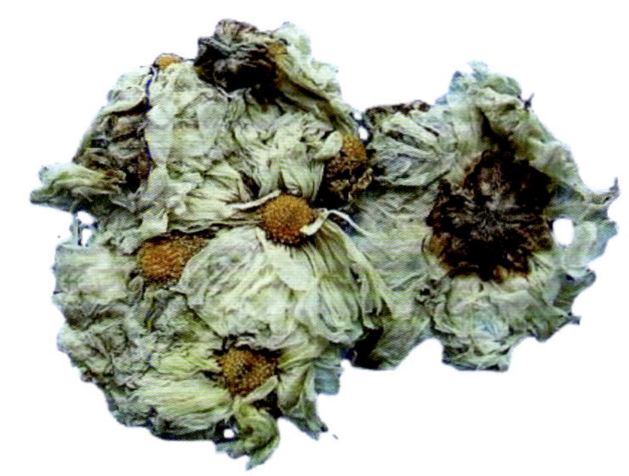

图8-8　菊花药材图

1. 亳菊

①呈倒圆锥形或圆筒形，有时稍压扁呈扇形，直径1.5～3cm，多离散。②总苞蝶状，总苞片3～4层，卵形或椭圆形，草质，黄绿色或褐绿色，外面被柔毛，边缘膜质。③花托半球形，无托片或托毛。舌状花数层，雌性，类白色，劲直，上举，纵向皱缩，散生金黄色腺点；管状花多数，两性，位于中央，为舌状花所隐藏，黄色，顶端5齿裂，瘦果不发育，无冠毛。④体轻，质柔润，干时松脆。⑤气清香，味甘、微苦。

2. 滁菊

①呈不规则球形或扁球形，直径1.5～2.5cm。②舌状花类白色，不规则扭曲，内卷，边缘皱缩，有时可见淡褐色腺点；管状花大多隐藏。

3. 贡菊

①呈扁球形或不规则球形，直径1.5～2.5cm。②舌状花白色或类白色，斜升，上部反折，边缘稍内卷而皱缩，通常无腺点；管状花少，外露。

4. 杭菊

①呈碟形或扁球形，直径2.5～4cm，常数个相连成片。②舌状花类白色或黄色，平展或微折叠，彼此粘连，通常无腺点；管状花多数，外露。

5. 怀菊

呈不规则球形或扁球形，直径1.5～2.5cm。多数为舌状花，舌状花类白色或黄色，不规则扭曲，内卷，边缘皱缩，有时可见腺点；管状花大多隐藏。

相关药物

野菊花：为菊科植物野菊的干燥头状花序。全国各地均有分布，野生。秋、冬二季花初开时采摘，晒干或蒸后晒干。呈类球形，直径0.3～1cm；棕黄色，舌状花1轮，黄色至棕黄色，皱缩卷曲，管状花多数，深黄色；总苞灰绿色或浅灰色，4～5层，边缘膜质；内层苞片长椭圆形，膜质，外表面无毛。体轻；气芳香，味苦。功能：清热解毒。

【化学成分】 主要含挥发油、绿原酸及黄酮类成分。挥发油中主要成分为菊花酮、龙脑、龙脑乙酸酯等；黄酮类主要成分为木犀草素-7-葡萄糖苷、大波斯菊苷、刺槐素等。

【药理作用】 菊花煎液或水浸液对多种革兰阳性和阴性致病菌、流感病毒、皮肤真菌及螺旋体均有抑制作用；水煎醇沉液能显著扩张离体兔心冠状动脉，增加冠脉流量及提高小鼠耐缺氧能力，尤以杭菊的酚性部分效果较佳。

【性味功用】 性微寒，味甘、苦。散风清热，平肝明目，清热解毒。用于风热感冒，头痛眩晕，目赤肿痛，眼目昏花，疮痈肿毒。

【用法与用量】 5～10g。

款冬花　Farfarae Flos

【来源】 为菊科植物款冬 *Tussilago farfara* L. 的干燥未开放的头状花序。

【产地】 主产于河南、甘肃、山西、陕西等省。

【采收加工】 12月或地冻前当花尚未出土时采挖，除去花梗和泥沙，阴干。

【性状鉴定】 （图8-9）

①呈长圆棒状，单生或2～3个基部连生，习称“连三朵”。②长1～2.5cm，直径0.5～1cm，上端较粗，下端渐细或带有短梗，外面被有多数鱼鳞状苞片。③苞片外表面紫红色或淡红色，内表面密被白色絮状茸毛。④体轻，撕开后可见白色茸毛，气香，味微苦而辛。

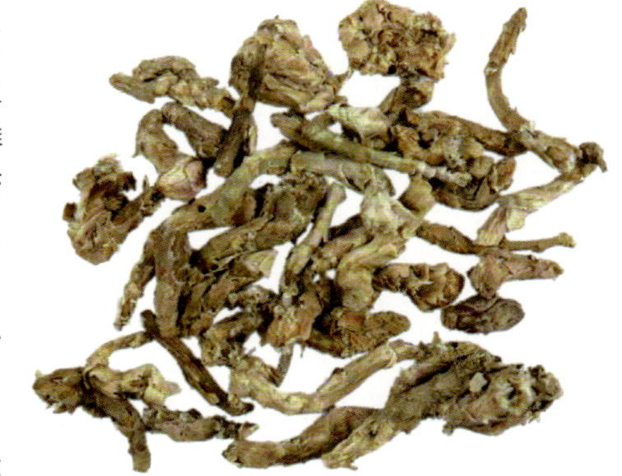

图8-9　款冬花药材图

【化学成分】 黄酮、萜类、酚类、生物碱、挥发油等。

【药理作用】 具止咳、祛痰并略有平喘作用；醇提取物静脉注射对麻醉猫血压有先降后升的作用；煎剂及醇提取液对离体蟾蜍心脏呈抑制作用；醚提取液对蛙后肢及全身血管灌流均呈现收缩作用。

【性味功用】 味辛、微苦。润肺下气，止咳化痰。用于新久咳嗽，喘咳痰多，劳嗽咳血。

【用法与用量】 5～10g。

蒲黄　Typhae Pollen

【来源】 为香蒲科植物水烛香蒲 *Typha angustifolia* L.、东方香蒲 *T. orientalis* Presl 或同属植物的干燥花粉。

【产地】 主产于江苏、安徽、浙江、山东等地。

【采收加工】 夏季采收蒲棒上部的黄色雄花序，晒干后碾轧，筛取花粉。剪取雄花后，晒干，成为带有雄花的花粉，即为草蒲黄。

【性状鉴定】

1. 蒲黄

粉末黄色，体轻松，易飞扬，手捻有滑腻感，易附于手指上，入水中则漂浮水面（图 8-10）。气微，味淡。

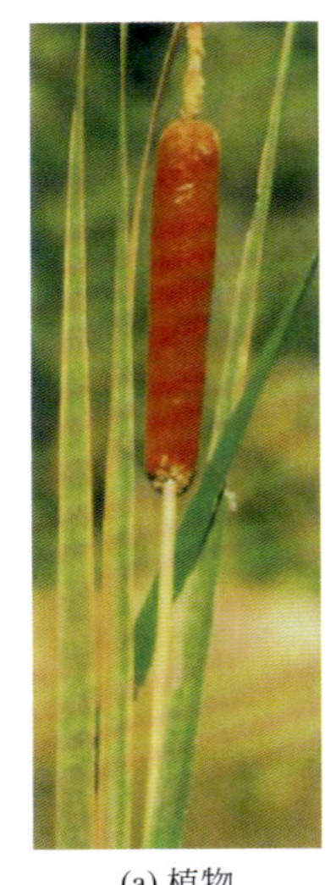

(a) 植物

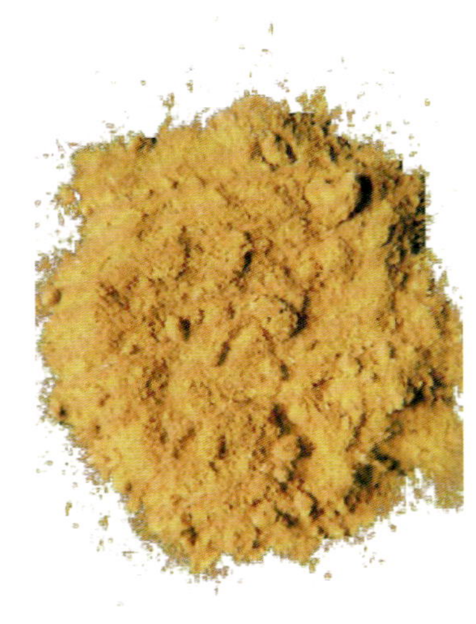

(b) 药材

图 8-10　蒲黄

2. 草蒲黄

蒲黄花粉与花丝、花药的混合物，花丝黄棕色，不光滑。

【化学成分】 主要含黄酮类化合物，如异鼠李素-3-*O*-新橙皮苷、香蒲新苷、芸香苷、异鼠李素等；另含氨基酸、β-谷甾醇、无机盐等。

【药理作用】 具有较好的凝血作用，对离体子宫有兴奋作用。此外，有降低血压、增加冠脉流量、改善微循环、减轻心肌缺血性病变等作用。

【性味功用】 性平，味甘。止血，化瘀，通淋。用于吐血，衄血，咯血，崩漏，外伤出血，经闭痛经，胸腹刺痛，跌扑肿痛，血淋涩痛。

【用法与用量】 5～10g，包煎。外用适量，敷患处。孕妇慎用。

相关药物

松花粉：为松科植物马尾松、油松或同属数种植物的干燥花粉。春季花刚开时，采摘花穗，晒干，收集花粉，除去杂质。本品为淡黄色的细粉。体轻，易飞扬，手捻有滑润感，入水不沉。气微，味淡。主要含脂肪油、色素、甾醇及黄酮类成分。功能：收敛止血，燥湿敛疮。用于外伤出血，湿疹，黄水疮，皮肤糜烂，脓水淋漓。

复习思考题

1. 简述丁香性状鉴定要点。
2. 简述红花粉末显微鉴定特征。
3. 简述金银花粉末显微鉴定特征。
4. 试从来源、性状、入水现象及功效等方面比较红花与西红花。
5. 用显微鉴定法区分红花和金银花粉末。

（李顺源）

第九章 果实与种子类天然药物

知识目标

（1）掌握：五味子、陈皮、小茴香、苦杏仁、马钱子、槟榔等重点天然药物的来源、性状、显微及主要理化鉴定；五味子与南五味子、山楂与南山楂等易混淆天然药物的性状比较。

（2）熟悉：果实及种子类天然药物鉴定的一般规律；重点药的主要化学成分及功效主治；栀子的常见伪品。

（3）了解：五味子、陈皮、小茴香、苦杏仁等重点天然药物的产地、采收加工及主要药理作用。

技能目标

（1）熟练应用性状鉴定法与显微鉴定法对果实及种子类天然药物进行真实性鉴定。

（2）学会显微观察临时制片技术及绘图技术。

思政与职业素养目标

（1）通过对栀子的真伪鉴定，强化诚信教育；从陈皮经过陈化制作工艺产生的药性变化，感悟中药加工过程中的工匠精神。

（2）通过中医对马钱子等大毒天然药物的减毒应用，培养中医药思维方式，利用现代科技对毒性天然药物开展深度研究。

果实和种子在植物体中是两个不同的器官，但在药材商品中常常并未严格区分，大多数药材是以果实（其中包含种子）入药，如乌梅、枸杞子、五味子等；少数药材以种子入药，如苦杏仁等。在实际应用中，有的药材常以果实贮存、运输、销售，临床使用时再除去果皮取出种子入药的，如巴豆、砂仁等。因此，本章将果实类与种子类药材合并列入一章进行介绍。

第一节 果实类天然药物

果实类天然药物常采用完全成熟、近成熟或幼小的果实入药。药用部位包括果穗、完整果实和果实的一部分。如桑葚以整个果穗入药，女贞子以完整的果实入药，陈皮、大腹皮等以果皮入药，甜瓜蒂采用带有部分果皮的果柄，柿蒂采用果实上的宿萼，橘络、丝瓜络采用中果皮部分的维管束组织等。

一、果实类天然药物鉴定的一般规律

1. 性状鉴定

果实类药材的性状鉴定主要应注意其形状、表面、顶部、基部、大小、质地、断面及气

味等特征。药材表面常干缩并有皱纹，尤其肉质果更为突出；药材表面常有光泽，少数具有茸毛，有的药材表面还具有肋线、纵直棱角、油点等；药材的顶端常有花柱残基，基部有果梗脱落的痕迹；药材的质地因部位不同而不同，果皮与种子的气味也不相同，应分别嗅尝。药材具有浓烈的香气或明显的味，可作为鉴别真伪及品质优劣的依据，如枳壳、枳实、吴茱萸等的香气；宁夏枸杞子味甜，鸦胆子味极苦等。剧毒药材，如巴豆、马钱子等，尝时应特别注意安全。

2. 显微鉴定

果实类药材若为果实种子一起入药，则需同时鉴定果皮和种子的特征，通常以果皮的特征为主，种子的显微鉴定见种子类药材的显微鉴定方法。果皮的构造，可分为外果皮、中果皮与内果皮三部分。

外果皮与叶的下表皮相当。通常为一列表皮细胞，外被角质层，多具有毛茸，多数为非腺毛，少数为腺毛，偶尔有气孔存在；有的表皮细胞中含有色物质或色素；有的在表皮细胞间嵌有油细胞，如五味子。

中果皮与叶肉组织相当。通常较厚，主要由多层薄壁细胞组成，其中有时可见细小维管束散生，有可见石细胞、纤维、油细胞、油室、油管、乳管等。有时可见草酸钙结晶、淀粉粒等细胞内含物。

内果皮与叶的上表皮相当，是果皮的最内层组织，大多为一列薄壁细胞。也有的内果皮细胞全为石细胞，如胡椒。有的植物果实的内果皮则由多层石细胞组成，如伞形科植物。其内果皮排列极为特殊，系以5～8个狭长的薄壁细胞互相并列为一群，各群以斜角联合呈镶嵌状，称镶嵌状细胞。这也是伞形科植物果实的共有特征。

二、果实类天然药物的鉴定

五味子　Schisandrae Chinensis Fructus

【来源】为木兰科植物五味子 *Schisandra chinensis*（Turcz.）Baill. 的干燥成熟果实。习称“北五味子”。

【产地】主产于吉林、辽宁、黑龙江等省，河北亦产。

【采收加工】秋季果实成熟时采摘，晒干或蒸后晒干，除去果梗和杂质。

【性状鉴定】（图9-1）

①呈不规则的球形或扁球形，直径5～8mm。②表面红色、紫红色或暗红色，皱缩，显油润；有的表面呈黑红色或出现“白霜”。③果肉柔软，种子1～2枚，肾形，表面棕黄色，有光泽，种皮薄而脆。④果肉气微，味酸；种子破碎后，有香气，味辛、微苦。

以粒大、果皮紫红、肉厚、柔润者为佳。

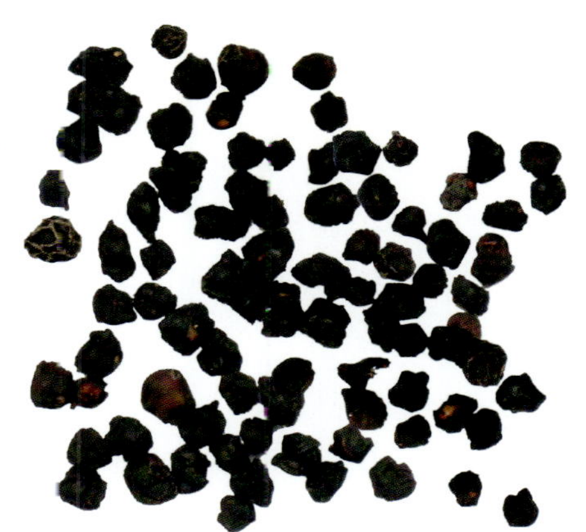

图9-1　五味子药材图

【显微鉴定】（图9-2）

1. 果实横切面

①外果皮为1列方形或长方形细胞，壁稍厚，外被角质层，散有油细胞。②中果皮薄壁细胞10余层，含淀粉粒，散有10余个小型外韧型维管束。③内果皮为1列小方形薄壁细胞。④种皮最外层为1列径向延长的栅栏状石细胞，壁厚，纹孔和孔沟细密；其下为数列类圆形、三角形或多角形石细胞，纹孔较大。⑤石细胞层

下为数列薄壁细胞。种脊部位有维管束。⑥油细胞层为1列长方形细胞，含棕黄色油滴；油细胞层下为3～5列小形细胞。⑦种皮内表皮为1列小细胞，壁稍厚，胚乳细胞呈多角形，含脂肪油滴及糊粉粒。

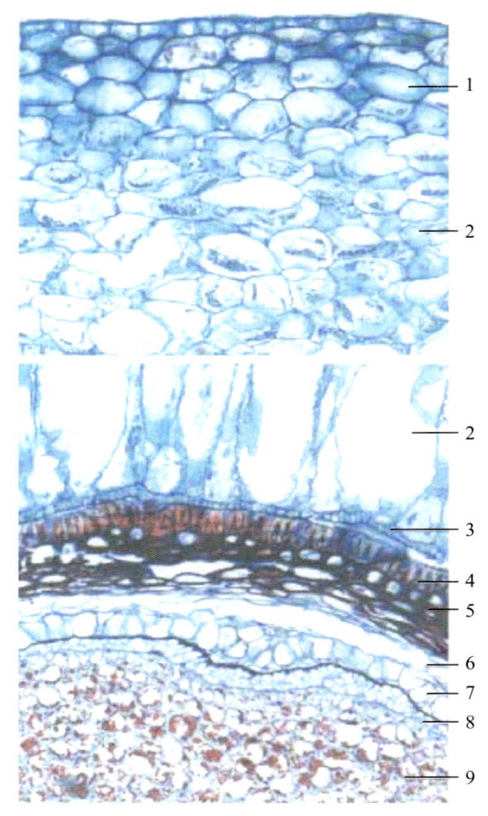

图9-2　五味子横切面显微特征图

1—外果皮；2—中果皮；3—内果皮；4—种皮外层石细胞；5—种皮内层石细胞；6—薄壁细胞；7—油细胞；8—种皮内表皮；9—胚乳细胞

2. 粉末（图9-3）

暗紫色。①种皮表皮石细胞表面观呈多角形或长多角形，直径18～50μm，壁厚，孔沟极细密，胞腔内含深棕色物。②种皮内层石细胞呈多角形、类圆形或不规则形，直径约至83μm，壁稍厚，纹孔较大。③果皮表皮细胞表面观类多角形，垂周壁略呈连珠状增厚，表面有角质线纹；表皮中散有油细胞。④中果皮细胞皱缩，含暗棕色物，并含淀粉粒。

【化学成分】含木脂素，含量约6%，主要有五味子甲素、五味子乙素、五味子丙素、五味子醇甲、五味子醇乙等。另外还含有挥发油、有机酸、维生素C等成分。

【药理作用】五味子种子乙醇提取物对药物引起的动物肝脏损伤有明显的保护作用，并有显著的降谷丙转氨酶和保肝作用；有与人参类似的适应原样作用，能增强机体对各种非特异性刺激的防御能力。并有镇静、镇痛、催眠、抗惊厥、抗氧化及抗衰老等作用。

【性味功用】性温，味酸、甘。收敛固涩，益气生津，补肾宁心。用于久咳虚喘，梦遗滑精，遗尿尿频，久泻不止，自汗盗汗，津伤口渴，内热消渴，心悸失眠。

【用法与用量】2～6g。研末服每次1～3g。

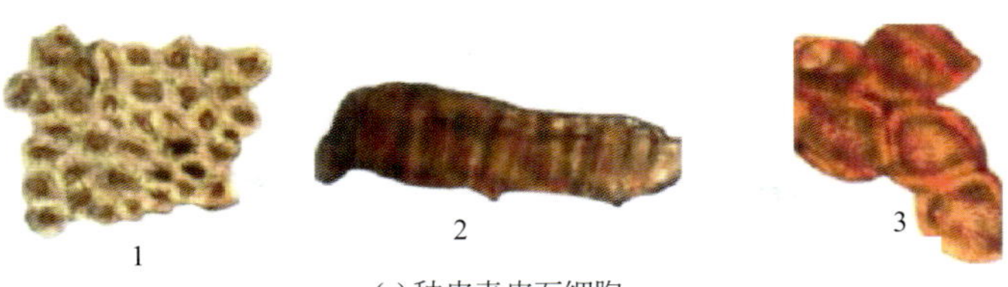

(a) 种皮表皮石细胞

1—外侧壁表面观；2—内侧壁表面观；3—纵断面观

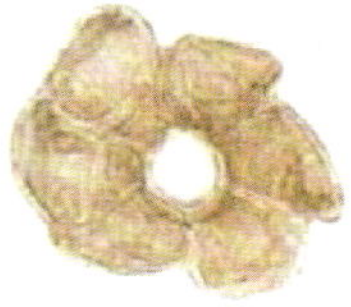

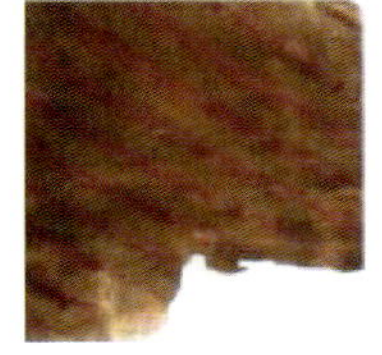

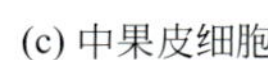

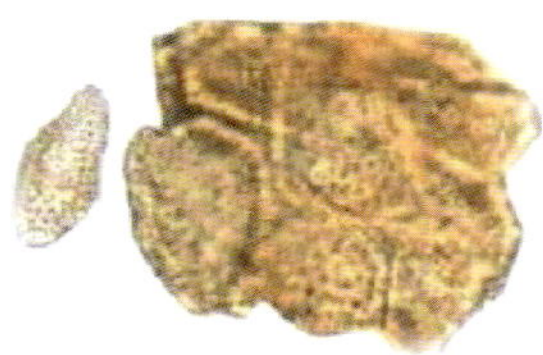

(b) 果皮表皮细胞　(c) 中果皮细胞　(d) 种皮内层石细胞

图 9-3　五味子粉末显微特征图

相关药物

南五味子：南五味子为木兰科植物华中五味子的干燥成熟果实。本品呈球形或扁球形，直径 4～6mm。表面棕红色至暗棕色，干瘪，皱缩，果肉常紧贴于种子上。种子 1～2 枚，肾形，表面棕黄色，有光泽，种皮薄而脆。果肉气微，味微酸。功效同五味子而稍弱。

木瓜　Chaenomelis Fructus

【来源】 为蔷薇科植物贴梗海棠 *Chaenomeles speciosa* （Sweet） Nakai 的干燥近成熟果实。习称“皱皮木瓜”。

【产地】 主产于安徽、湖北、四川、浙江等省。自古以安徽宣城木瓜为上品，称“宣木瓜”。现多为栽培。

【采收加工】 夏、秋季果实绿黄时采摘，纵剖成对开或四瓣后，晒干；或入沸水中烫约 5min，至外皮变为灰白色时，捞出摊晒，日晒夜露，色泽变红，外皮有皱纹，干燥即可；有的地方直接晒干。

【性状鉴定】 （图 9-4）

①长圆形，多纵剖成两半，长 4～9cm，宽 2～5cm，厚 1～2.5cm。②外表面紫红色或红棕色，有不规则的深皱纹，剖面边缘向内卷曲。③果肉红棕色，中心部分可见凹陷的棕黄色子房室。④种子扁长三角形，多脱落。⑤质坚硬。⑥气微清香，味酸。

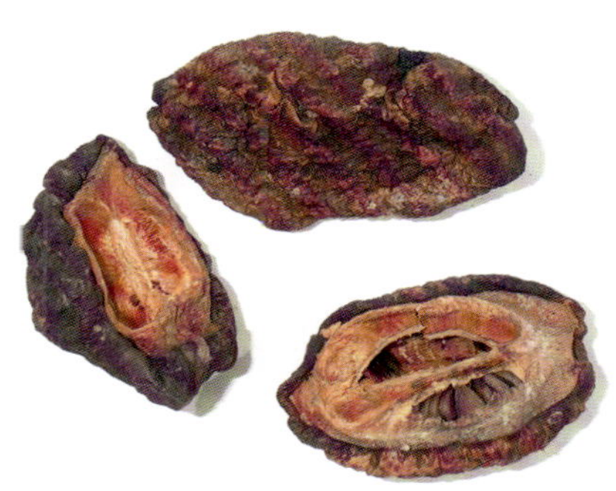

图 9-4　木瓜药材图

【化学成分】 果实含皂苷、黄酮类、维生素 C 和苹果酸、酒石酸、枸橼酸等大量有机酸。此外，还含过氧化酶、过氧化物酶、酚氧化酶、鞣质、果胶等。种子含氢氰酸。

【理化鉴定】 取粉末 1g，加 70%乙醇 10ml，加热回流 1h，滤过，滤液照下述方法试验：

① 取滤液 1ml，蒸干，残渣加乙酐 1ml 使溶解，倾入试管中，沿管壁加入硫酸 1～2 滴，两液接界处显紫红色环，溶液上层显棕黄色。

② 取滤液滴于滤纸片上，待干，喷以三氯化铝试液，干燥后，置紫外光灯（365nm）下观察，显蓝色荧光。

【药理作用】 煎剂对蛋清性关节炎有消肿作用；并能抑制细胞的生长，有降低巨噬细胞吞噬的作用及抗利尿的作用。

【性味功用】 性温，味酸。舒筋活络，和胃化湿。用于湿痹拘挛，腰膝关节酸重疼痛，暑湿吐泻，转筋挛痛，脚气水肿。

【用法与用量】 6～9g。

相关药物

光皮木瓜：有些地方使用同属植物木瓜（榠楂）的成熟果实，习称“光皮木瓜”。果实长圆形，多纵剖 2～4 瓣，外表面红棕色，光滑无皱或稍粗糙，剖开后果肉饱满而粗糙，显颗粒性；种子密集，呈扁三角形。气微，果肉微酸涩。性味功用同木瓜。

山楂 Crataegi Fructus

【来源】 为蔷薇科植物山里红 *Crataegus pinnatifida* Bge. var. *major* N. E. Br. 或山楂 *C. pinnatifida* Bge. 的干燥成熟果实。习称“北山楂”。为栽培品。

【产地】 主产于河北、山东、河南、辽宁等地。

【采收加工】 秋季果实成熟时采收，切片，干燥。

【性状鉴定】（图 9-5）

①为圆形片，皱缩不平，边缘微卷。直径 1～2.5cm，厚 0.2～0.4cm。②外皮红色，具皱纹和灰白色小斑点。③果肉深黄色至浅棕色。④中部横切片具 5 粒浅黄色果核，但核多脱落而中空。有的片上可见短而细的果梗或花萼残迹。⑤气微清香，味酸、微甜。

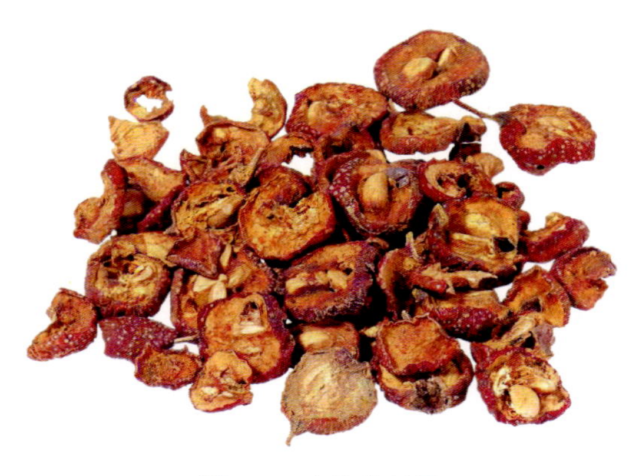

图 9-5 山楂药材图

【化学成分】 黄酮类成分，主要有槲皮素、牡荆素、金丝桃苷和鼠李糖苷等。有机酸类成分，主要有苹果酸、枸橼酸、没食子酸、安息香酸、绿原酸、咖啡酸、阿魏酸、茴香酸和儿茶素等。三萜类成分，主要有山楂酸、熊果酸、齐墩果酸和白桦醇等。此外，还含有氨基酸和有机胺类化合物。

【药理作用】 山楂含脂肪酶，可促进脂肪的分解；能显著增加冠脉流量，对心肌缺血有保护作用；对兔、猫均有明显而持久的降压作用；山楂酸对疲劳心脏搏动有恢复作用；能提高动脉粥样硬化兔血中卵磷脂比例，降低胆固醇和脂质在器官上的沉积。尚有收缩子宫、促进子宫复原及抗菌等作用。

> ### 相关药物
>
> **南山楂**：蔷薇科植物野山楂的干燥果实，习称“南山楂”。主产于江苏、浙江、广东、广西、云南等省区。均为野生。果实较小，类球形，直径0.8～1.4cm，表面棕色或棕红色，有细纹和灰白色小点，有宿萼痕迹。果肉薄，果核大。气微，味酸、微涩。性味功用同山楂。

【性味功用】 性微温，味酸、甘。消食健胃，行气散瘀，化浊降脂。用于肉食积滞，胃脘胀满，泻痢腹痛，瘀血经闭，产后瘀阻，心腹刺痛，胸痹心痛，高脂血症。

【用法与用量】 9～12g。

乌梅 Mume Fructus

【来源】 为蔷薇科植物梅 *Prunus mume*（Sieb.）Sieb. et Zucc. 的干燥近成熟果实。

【产地】 主产于四川、浙江、福建、广东、湖南、贵州等省。

【采收加工】 夏季果实近成熟时采收，将梅子分成大、小两级，分别用低温（60℃以下）烘干后闷2～3日，使其变黑。

【性状鉴定】（图9-6）

①呈类球形或扁球形，直径1.5～3cm，表面乌黑色或棕黑色，皱缩不平，基部有圆形果梗痕。②果核坚硬，椭圆形，棕黄色，表面有凹点。③种子扁卵形，淡黄色。④气微，味极酸。

【化学成分】 主要含有机酸、黄酮类、生物碱类等。此外还含有甾醇、挥发性成分、氨基酸、糖类和微量元素等。

【药理作用】 本品水或乙醇浸液对金黄色葡萄球菌、伤寒杆菌、大肠杆菌、结核杆菌以及表皮癣菌等均有抑制作用；煎剂对离体肠管有抑制作用。

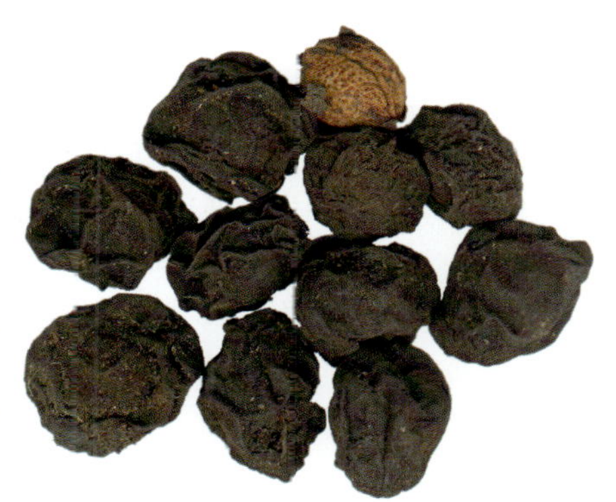

图9-6 乌梅药材图

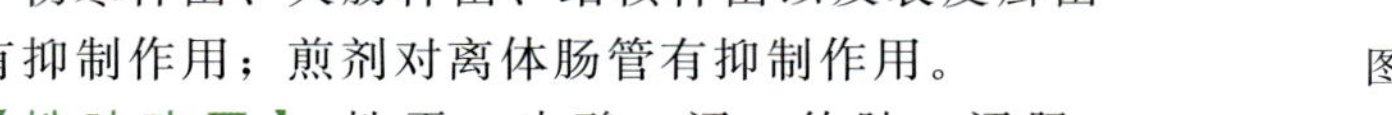

【性味功用】 性平，味酸、涩。敛肺，涩肠，生津，安蛔。用于肺虚久咳，久泻久痢，虚热消渴，蛔厥呕吐腹痛。

【用法与用量】 6～12g。

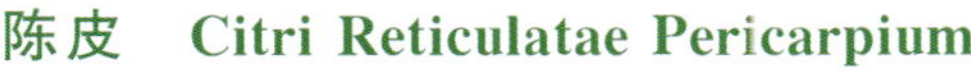

陈皮 Citri Reticulatae Pericarpium

【来源】 为芸香科植物橘 *Citrus reticulata* Blanco 及其栽培变种的干燥成熟果皮。

【产地】 主产于广东、福建、四川、重庆、浙江、江西、湖南等地，其中以广东新会产者（新会皮）质佳，药材按产地分为“陈皮”“广陈皮”。

【采收加工】 采摘成熟果实，剥取果皮，晒干或低温干燥。

【性状鉴定】（图9-7）

1. 陈皮

①常剥成数瓣，基部相连，有的呈不规则的片状，厚1～4mm。②外表面橙红色或红棕色，有细皱纹和凹下的点状油室；内表面浅黄白色，粗糙，附黄白色或黄棕色筋络状维管束。③质稍硬而脆。④气香，味辛、苦。

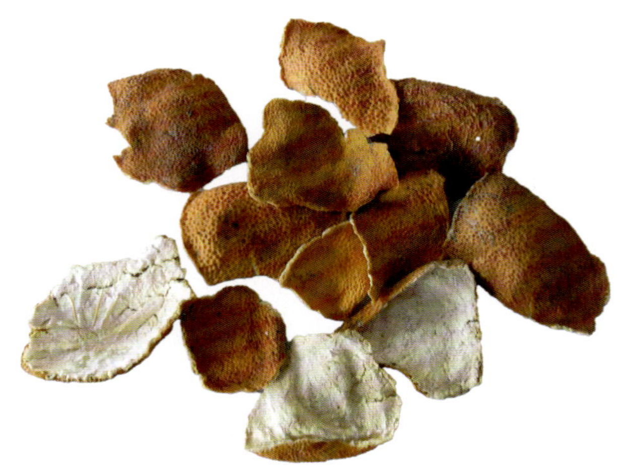

图 9-7　陈皮药材图

2. 广陈皮

①常 3 瓣相连，形状整齐，厚度均匀，约 1mm。②点状油室较大，对光照视，透明清晰。③质较柔软。

【化学成分】 主要含挥发油（约 2%～4%）、D-柠檬烯、β-松油烯、β-月桂烯、间伞花烯和β-藻烯等，还含有黄酮类成分及微量元素等。

【药理作用】 陈皮挥发油对胃肠道有温和的刺激作用，能促进消化液分泌，排出胃肠积气，并有刺激性祛痰作用；橙皮苷有维生素 P 样作用，可降低毛细血管通透性，防止微血管出血。尚有兴奋心脏、增加冠脉流量、升高血压等作用。

【性味功用】 性温，味辛、苦。理气健脾，燥湿化痰。主治脾胃气滞之脘腹胀满或疼痛、消化不良，湿浊阻中之胸闷腹胀、纳呆便溏，痰湿壅肺之咳嗽气喘。

【用法与用量】 3～10g。

相关药物

青皮：为芸香科植物橘及其栽培变种的干燥幼果或未成熟果实的果皮。5～6 月收集自落的幼果，晒干，习称“个青皮”；7～8 月采收未成熟的果实，在果反上纵剖成四瓣至基部，除尽瓤瓣，晒干，习称“四花青皮”。

四花青皮（图 9-8），果皮剖成 4 裂片。外表面灰绿色或黑绿色，密生油室；内表面类白色。质稍硬，易折断。气香，味苦、辛。

个青皮，呈类球形，直径 0.5～2cm。表面灰绿色或黑绿色，有细密的油室，质硬。气清香，味酸、苦、辛。

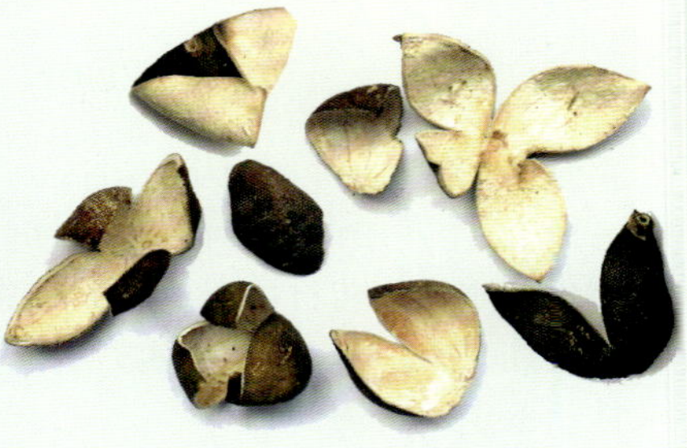

图 9-8　四花青皮药材图

枳壳　Aurantii Fructus

【来源】 为芸香科植物酸橙 *Citrus aurantium* L.及栽培变种的干燥未成熟果实。

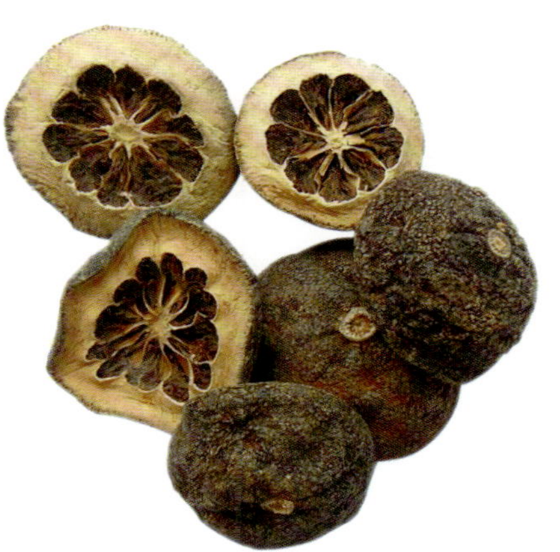

图 9-9　枳壳药材图

【产地】 主产于江西、四川、湖北、贵州等省。多系栽培。以江西清江、新干最为闻名，商品习称“江枳壳”。

【采收加工】 7 月果皮尚绿时采收。采后自中部横切成两半，晒干或低温干燥。

【性状鉴定】（图 9-9）

①呈半球形，直径 3～5cm。②外果皮棕褐色至褐色，有颗粒状突起，突起的顶端有凹点状油室；有明显的花柱残迹或果梗痕。③切面中果皮黄白色，光滑而稍隆起，厚 0.4～1.3cm，边缘散有 1～2 列油室，瓤囊 7～12 瓣，少数至 15 瓣，汁囊干缩呈棕色至棕褐色，内藏种子。④质坚硬，不易折断。⑤气清香，味苦、微酸。

【化学成分】 主含挥发油及黄酮类成分。挥发油中主要为右旋柠檬烯、枸橼醛等；黄酮类成分主要有橙皮苷、新橙皮苷、苦橙酸等。尚含辛氟林和 *N*-甲基酪胺。

【药理作用】 枳壳煎剂既能兴奋胃肠平滑肌使胃肠节律性收缩增强，又有抑制肠管的作用，对已孕或未孕的离体和在体子宫均有兴奋作用。所含 *N*-甲基酪胺和辛氟林均有升血压作用。挥发油能明显对抗溃疡形成。

【性味功用】 性微寒，味苦、辛、酸。理气宽中，行滞消胀。用于胸胁气滞，胀满疼痛，食积不化，痰饮内停，脏器下垂。

【用法与用量】 3～10g。孕妇慎用。

相关药物

枳实：为芸香科植物酸橙及其栽培变种或甜橙的干燥幼果（图 9-10）。5～6 月收集自落的果实，除去杂质，自中部横切为两半，晒干或低温干燥，较小者直接晒干或低温干燥。本品呈半球形，少数为球形，直径 0.5～2.5cm。外果皮黑绿色或暗棕绿色，具颗粒状突起和皱纹，有明显的花柱残迹或果梗痕。切面中果皮略隆起，厚0.3～1.2cm，黄白色或黄褐色，边缘有 1～2 列油室，瓤囊棕褐色。质坚硬。气清香，味苦、微酸。功能：破气消积，化痰散痞。主治积滞内停，痞满胀痛，泻痢后重，大便不通，痰滞气阻，胸痹，结胸，脏器下垂。

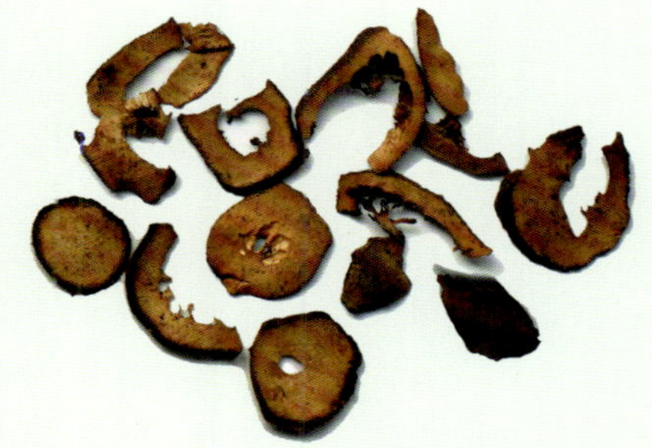

图 9-10　枳实药材图

小茴香　Foeniculi Fructus

【来源】 为伞形科植物茴香 *Foeniculum vulgare* Mill. 的干燥成熟果实。

【产地】 主产内蒙古及山西、黑龙江等省区，以山西产量较大，内蒙古产者质佳。我国各地均有栽培。

【采收加工】 秋季果实初熟时采割植株，晒干后，打下果实。

【性状鉴定】（图 9-11）

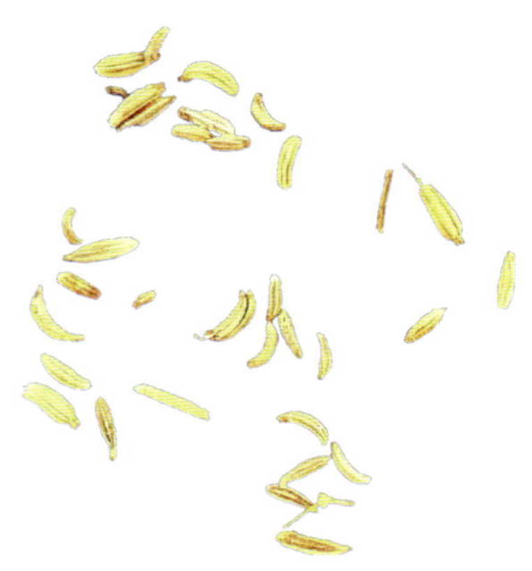

图 9-11　小茴香药材图

①本品为双悬果，呈圆柱形，有的稍弯曲，长 4～8mm，直径 1.5～2.5mm。②表面黄绿色或淡黄色，两端略尖，顶端残留有黄棕色突起的柱基，基部有时带有细小的果梗。③分果呈长椭圆形，背面有纵棱 5 条，接合面平坦而较宽。④横切面略呈五边形，背面的四边约等长。⑤有特异香气，味微甜、辛。

【显微鉴定】

1. 分果横切面（图 9-12）

①外果皮为 1 列呈切向延长的扁平细胞，外被角质层。②中果皮纵棱处有维管束柱，由 2 个外韧型维管束及纤维束连接而成；维管束柱的内外两侧有多数大型而特异的木化网纹细胞。背面纵棱间各有大的椭圆形棕色油管 1 个，接合面有油管 2 个，共 6 个。③内果皮为 1 列扁平薄壁细胞，细胞长短不一。种皮细胞扁长，含棕色物。胚乳细胞多角形，含多数糊粉粒，每个糊粉粒中含有细小草酸钙簇晶。

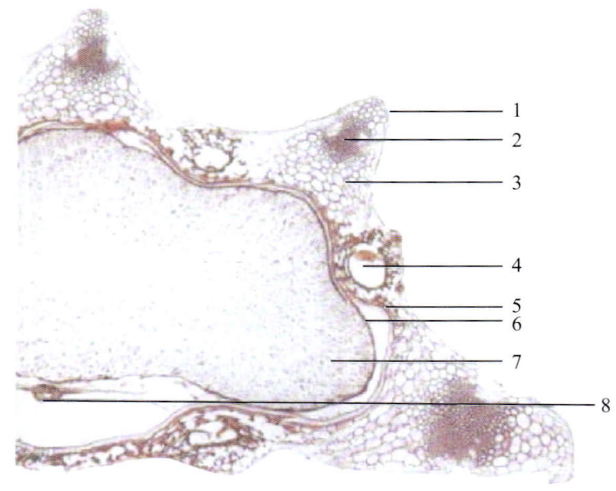

图 9-12　小茴香横切面图

1—外果皮；2—维管束柱；3—网纹细胞；4—油管；5—内果皮；6—种皮；7—胚乳；8—种脊维管束

2. 粉末（图 9-13）

绿黄色或黄棕色。①网纹细胞棕色，类长方形或类圆形，有卵圆形网状壁孔。②油管碎片呈黄棕色至深红棕色，分泌细胞呈扁平多角形。③内果皮细胞（镶嵌状细胞）狭长形，由5～8个细胞为1组，以其长轴相互做不规则方向嵌列。④内胚乳细胞呈类多角形，含糊粉粒。

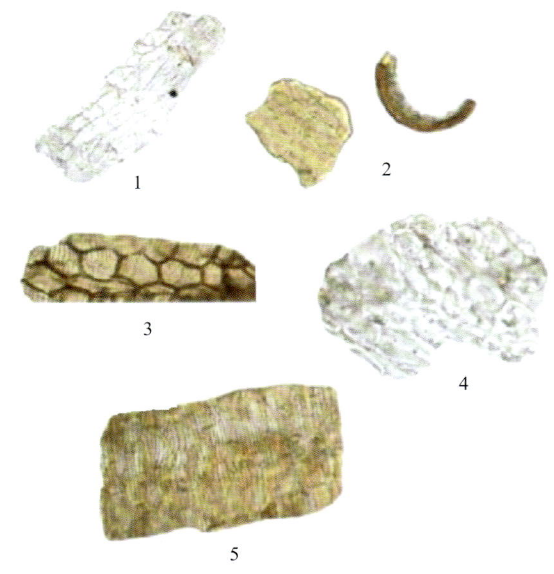

图 9-13　小茴香粉末图

1—果皮表皮；2—油管碎片；3—中果皮网状细胞；4—胚乳细胞；5—内果皮镶嵌细胞

【化学成分】含挥发油5%～8%，主要成分为反式茴香脑，还有柠檬烯、小茴香酮、茴香醚、甲基胡椒酚、α-蒎烯、双戊烯、茴香醛等，此外还含有蛋白质、脂肪油、香豆素等成分。

【理化鉴定】

（1）检查香豆素　取本品粉末0.5g，加入乙醚适量，冷浸1h，滤过，滤液浓缩至约1ml，加7%盐酸羟胺甲醇液2～3滴、20%氢氧化钾乙醇液3滴，在水浴上微热，冷却后，加稀盐酸调节pH值至3～4，再加1%三氯化铁乙醇溶液1～2滴，呈紫色。

（2）检查茴香脑　取本品粉末0.5g，加乙醚适量，冷浸1h，滤过，滤液浓缩至约1ml，加0.4% 2,4-二硝基苯肼盐酸溶液2～3滴，溶液显橘红色。

【药理作用】茴香挥发油能促进胃肠道蠕动和分泌，能排出肠内气体，有助于缓解痉挛，减轻疼痛，并有祛痰作用；茴香脑有雌激素样作用及升高白细胞的作用；茴香醛可增强双氢链霉素的抗菌效力。

【性味功用】性温，味辛。散寒止痛，理气和胃。用于寒疝腹痛，睾丸偏坠，痛经，少腹冷痛，脘腹胀痛，食少吐泻。

【用法与用量】3～6g。

山茱萸　Corni Fructus

【来源】为山茱萸科植物山茱萸 *Cornus officinalis* Sieb. et Zucc. 的干燥成熟果肉。

【产地】主产于浙江、安徽、河南、山东等省。

【采收加工】秋末冬初果皮变红时采摘。文火烘或置沸水中略烫后，及时除去果核，干燥。

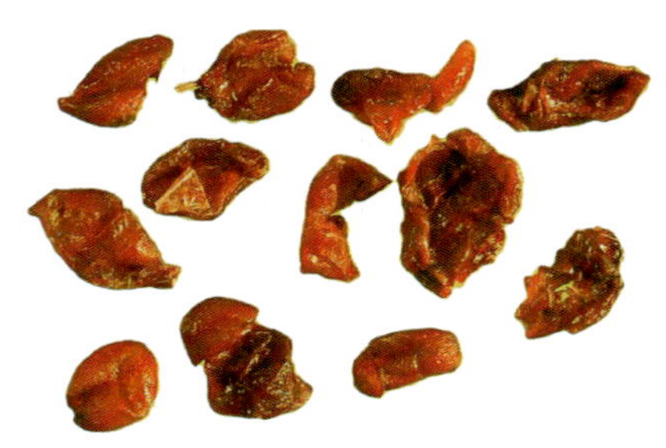
图 9-14 山茱萸药材图

【性状鉴定】（图 9-14）

①呈不规则的片状或囊状，长 1～1.5cm，宽 0.5～1cm。②表面紫红色至紫黑色，皱缩，有光泽。③顶端有的有圆形宿萼痕，基部有果梗痕。④质柔软。⑤气微，味酸、涩、微苦。

【化学成分】 含有马钱苷、山茱萸苷、熊果酸、莫诺苷、獐牙菜苦素、鞣质等。

【理化鉴定】 取山茱萸粉末 0.5g，加无水乙醇 10ml，超声处理 15min，滤过后滤液蒸干，残渣加无水乙醇 2ml 使溶解，作为供试品溶液。另取马钱苷对照品，加无水乙醇制成每 1ml 含 1mg 的溶液，作为对照品溶液。吸取上述两种溶液各 5μl，分别点于同一硅胶 G 薄层板上，以乙酸乙酯-乙醇-冰醋酸（50∶10∶1）为展开剂，展开，取出晾干后喷以 5%香草醛硫酸溶液，在 105℃加热至斑点显色清晰。供试品色谱中，在与对照品色谱相应的位置上，显相同的紫红色斑点。

【药理作用】 有明显的利尿、降压、抗菌与升高白细胞的作用，所含没食子酸及其甲酯有抗氧化作用。

【性味功用】 性微温，味酸、涩。补益肝肾，收涩固脱。用于眩晕耳鸣，腰膝酸痛，阳痿遗精，遗尿尿频，崩漏带下，大汗虚脱，内热消渴。

【用法与用量】 6～12g。

相关药物

吴茱萸：为芸香科植物吴茱萸、石虎或疏毛吴茱萸的干燥近成熟果实。呈球形或略呈五角状扁球形。表面暗黄绿色至褐色，粗糙，有多数点状突起或凹下的油点。顶端有五角星状的裂隙，基部残留被有黄色茸毛的果梗。质硬而脆，横切面可见子房 5 室，每室有淡黄色种子 1 粒。气芳香浓郁，味辛辣而苦。性热，味辛、苦；有小毒。功效：散寒止痛，降逆止呕，助阳止泻。

枸杞子 Lycii Fructus

【来源】 为茄科植物宁夏枸杞 *Lycium barbarum* L. 的干燥成熟果实。

【产地】 主产于宁夏、甘肃、青海等省区。以宁夏的中卫市中宁县的枸杞子量大质优。

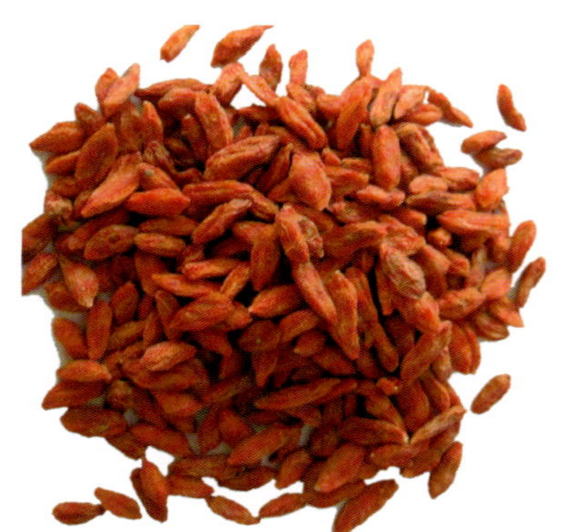
图 9-15 枸杞子药材图

【采收加工】 夏、秋二季果实呈红色时采收，热风烘干，除去果梗，或晾至皮皱后，晒干，除去果梗。

【性状鉴定】（图 9-15）

①类纺锤形或椭圆形，长 6～20mm，直径 3～10mm。②表面红色或暗红色，有不规则的皱纹，微有光泽。顶端有小突起状的花柱痕，基部有白色的果梗痕。③果皮柔韧，皱缩。果肉肉质，柔润。④种子 20～50 粒，类肾形，扁而翘，长 1.5～1.9mm，宽 1～1.7mm，表面浅黄色或棕黄色。⑤气微，味甜。

【化学成分】 含枸杞多糖 5%～8%、甜菜碱 0.8%、维生素 C 4%，还含有胡萝卜素、氨基酸、脂肪酸与微量元素等。

【药理作用】 枸杞多糖有增强和调节免疫功能、抗肿瘤及促进小鼠脾细胞增殖的作用；枸杞煎剂能促进造血功能；水提取物有降低血压、抑制心脏、兴奋肠道、促进子宫增重及保肝的作用。此外，尚有降血糖、延缓衰老及增加小鼠耐缺氧、抗疲劳的能力。

【性味功用】 性平，味甘。滋补肝肾，益精明目。用于虚劳精亏，腰膝酸痛，眩晕耳鸣，阳痿遗精，内热消渴，血虚萎黄，目昏不明。

【用法与用量】 6～12g。

> **地方用药**
>
> **土枸杞**：茄科植物枸杞的果实亦供药用，习称"土枸杞子"。较宁夏枸杞子略瘦小，具不规则的皱纹，暗淡无光泽。多为野生。质量较宁夏枸杞子为次。

栀子　Gardeniae Fructus

【来源】 为茜草科植物栀子 *Gardenia jasminoides* Ellis 的干燥成熟果实。

【产地】 主产于湖南、江西、湖北、浙江等省。

【采收加工】 9～11月间采摘呈红黄色的成熟果实，除去果梗及杂质，入沸水中略烫或蒸至上气后，取出，干燥。

【性状鉴定】（图 9-16）

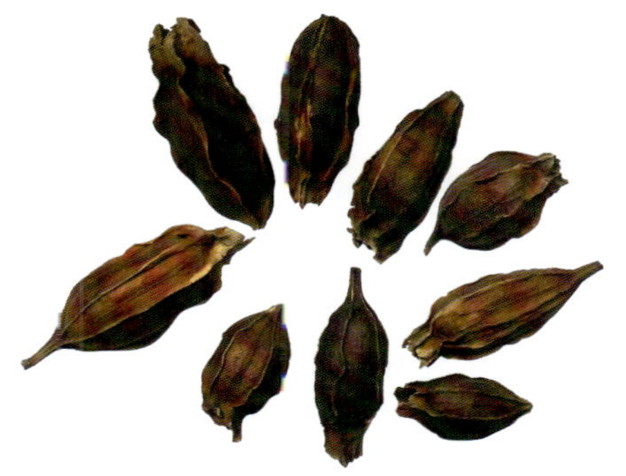

图 9-16　栀子药材图

①本品呈长卵圆形或椭圆形，长 1.5～3.5cm，直径 1～1.5cm。②表面红黄色或棕红色，具 6 条翅状纵棱，棱间常有 1 条明显的具有分枝的纵脉纹。③顶端残存萼片，基部稍尖，有残留果梗。④果皮薄而脆，略有光泽；内表面色较浅，有光泽，具 2～3 条隆起的假隔膜。⑤种子多数，扁卵圆形，集结成团，深红色或红黄色，表面密具细小疣状突起。⑥气微，味微酸而苦。浸入水中可使水染成鲜黄色。

【化学成分】 含环烯醚萜苷类，如栀子苷、羟异栀子苷、山栀苷、栀子新苷、京尼平 1-β-D-龙胆二糖苷等；黄酮类，如栀子素、藏红花苷-Ⅰ、藏红花苷-Ⅱ、藏红花酸等色素类；有机酸类，如绿原酸、3,4-二-*O*-咖啡酰基奎宁酸、熊果酸等；另含果胶、鞣质等成分。

【理化鉴定】

（1）检查藏红花素　取栀子粉末 2g，加水 5ml，置水浴中加热 3min，滤过。取滤液 5 滴，置瓷蒸发皿中，烘干后，加硫酸 1 滴，即显蓝绿色，迅速变为黑褐色，继转为紫褐色。

（2）检查藏红花素　该品 1%热水浸出液，滤过。取滤液 10ml，置于具塞量筒中，加乙醚 5ml，振摇，水层呈鲜黄色，醚液无色。

【药理作用】 栀子有保肝、利胆退黄、促进胰腺分泌、改善肝脏和胃肠系统的功能，其利胆和利胰作用与其所含栀子苷在体内被水解生成京尼平有关。尚有降低血压、中枢镇静、降低体温、抗菌、抗炎和泻下等作用。

【性味功用】 性寒，味苦。泻火除烦，清热利湿，凉血解毒。用于热病心烦、湿热黄

【药理作用】 小量口服，所含苦杏仁苷经消化酶或胃酸水解，缓缓产生微量氢氰酸，可轻度抑制呼吸中枢而达镇咳平喘作用；苦杏仁所含大量脂肪油可润肠通便；苦杏仁苷被水解生成的苯甲醛，能抑制胃蛋白酶的活性，从而影响消化功能，对溃疡面有保护作月。

相关药物

1. 甜杏仁

甜杏仁为蔷薇科植物杏栽培品的种子，体型较苦杏仁大，略扁，基部略对称，子叶结合面空隙不明显。味较苦杏仁淡，微甘。有化痰止咳、润肠通便的功效，止咳作用较苦杏仁弱，多用于副食品。

2. 桃仁

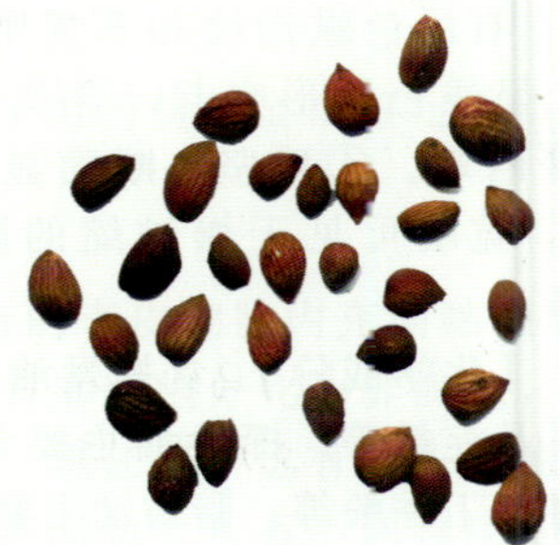
图 9-21　桃仁药材图

桃仁为蔷薇科植物桃或山桃的干燥成熟种子。（图 9-21）。呈扁长卵形，长 1.2～1.8cm，宽 0.8～1.2cm，厚 0.2～0.4cm；表面黄棕色至红棕色，密布颗粒状突起；一端尖，中部膨大，另端钝圆稍偏斜，边缘较薄；尖端一侧有短线形种脐，圆端有颜色略深不甚明显的合点，自合点处散出多数纵向维管束；种皮薄，子叶 2，类白色，富油性；气微，味微苦。功能：活血祛瘀，润肠通便，止咳平喘。

苦杏仁的毒性及中毒后抢救

大量口服苦杏仁容易中毒，首先会作用于延脑的呕吐、呼吸、迷走神经及血管运动中枢，引起兴奋，然后昏迷、惊厥，最后整个中枢神经系统麻痹而死亡。其原因是苦杏仁苷经水解会释放出氢氰酸从而引起中毒，应立即到医院急救。

【性味功用】 性微温，味苦。有小毒。降气止咳平喘，润肠通便。用于咳嗽气喘，胸满痰多，肠燥便秘。

【用法与用量】 5～10g。生品入煎剂宜后下。有小毒，勿过量。

牵牛子　Pharbitidis Semen

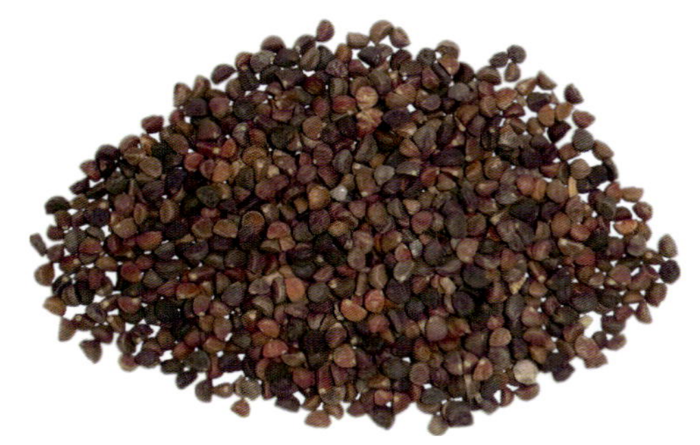
图 9-22　牵牛子药材图

【来源】 为旋花科植物裂叶牵牛 *Pharbitis nil*（L.）Choisy 或圆叶牵牛 *P. purpurea*（L.）Voigt 的干燥成熟种子。种子黑色者称为“黑丑”，白色者称为“白丑”，两种混合者称为“二丑”。

【产地】 全国各地均有栽培。

【采收加工】 秋末果实成熟、果壳未开裂时采割植株，晒干，打下种子，除去杂质。

【性状鉴定】（图 9-22）

①形状橘瓣状，长 4～8mm，宽 3～5mm。

②表面灰黑色或淡黄白色，背面有一条浅纵沟，腹面棱线的下端有一点状种脐，微凹。③质硬，横切面可见淡黄色或黄绿色皱缩折叠的子叶，微显油性。④气微，味辛、苦，有麻感。

【化学成分】 种子含牵牛苷约2%，另含有生物碱类成分以及蛋白质、甾醇类化合物、色素、脂肪油等。在未成熟的种子中，还含有多种赤霉素。

【理化鉴定】 取本品，加水浸泡后种皮呈龟裂状，手捻有明显的黏滑感。

【性味功用】 性寒，味苦。有毒。泻水通便，消痰涤饮，杀虫攻积。用于水肿胀满，二便不通，痰饮积聚，气逆喘咳，虫积腹痛。

【用法与用量】 3～6g。入丸散服，每次1.5～3g。孕妇禁用，不宜与巴豆、巴豆霜同用。

马钱子　Strychni Semen

【来源】 为马钱科植物马钱 *Strychnos nux-vomica* L. 的干燥成熟种子。

【产地】 主产于印度、泰国、越南等国。我国台湾、福建、广东、广西和云南南部均有栽培。

【采收加工】 冬季采收成熟果实，取出种子，洗净附着的果肉，晒干。

【性状鉴定】（图9-23）

①呈纽扣状圆板形，常一面隆起，一面微凹，直径1.5～3cm，厚0.3～0.6cm。②表面密被灰棕或灰绿色绢状茸毛，自中央向四周呈辐射状排列，有丝样光泽。边缘稍隆起，较厚，有突起的珠孔，底面中心有突起的圆点状种脐。③质坚硬，平行剖面可见淡黄白色角质状胚乳，子叶2枚，心形，叶脉5～7条。④气微，味极苦。

【显微鉴定】 粉末（图9-24）：灰黄色。非腺毛单细胞，基部膨大似石细胞，壁极厚，多碎断，木化。内胚乳细胞多角形，壁厚，内含脂肪油及糊粉粒。

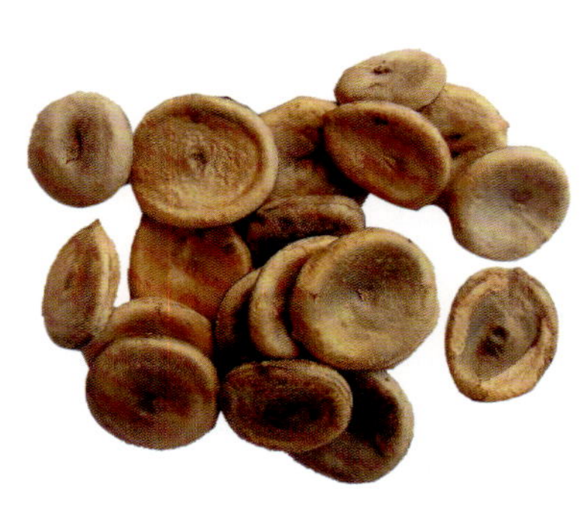

图9-23　马钱子药材图

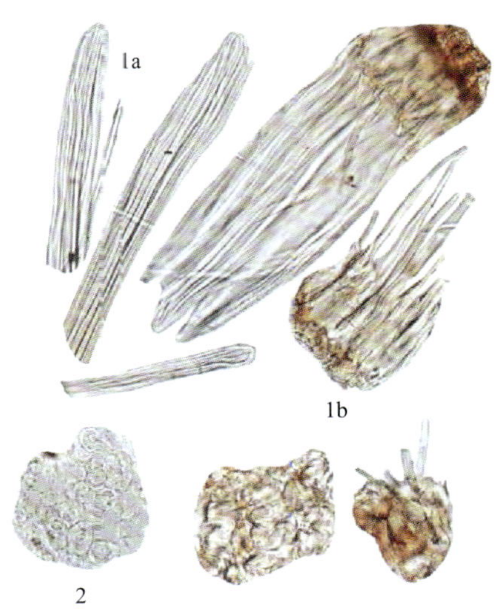

图9-24　马钱子粉末图

1—非腺毛（a—上部；b—基部）；2—胚乳细胞

【化学成分】 主要含吲哚类生物碱，总生物碱含量3%～5%，其中番木鳖碱（士的宁）为主要活性成分，其次为马钱子碱，另外还含α-可鲁勃林和β-可鲁勃林、异番木鳖碱、伪番木鳖碱、伪马钱子碱、番木鳖次碱、马钱子新碱等。

【理化鉴定】

(1) 检查番木鳖碱 取干燥种子的胚乳部分作切片，加1%钒酸铵硫酸溶液1滴，胚乳即显紫色。

(2) 检查马钱子碱 取干燥种子的胚乳部分作切片，加发烟硝酸1滴，胚乳即显橙红色。

【药理作用】所含士的宁对整个中枢神经系统都有兴奋作用；马钱子碱有显著的镇痛作用，使痛阈值显著升高，持续时间延长。此外，马钱子还有抗炎、抗肿瘤等作用。

【性味功用】性温，味苦。有大毒。通络止痛，散结消肿。用于跌打损伤，骨折肿痛，风湿顽痹，麻木瘫痪，痈疽疮毒，咽喉肿痛。

【用法与用量】0.3～0.6g。炮制后入丸散用。不宜生用、多服久服。孕妇禁用。运动员慎用。

槟榔 Arecae Semen

【来源】为棕榈科植物槟榔 *Areca catechu* L. 的干燥成熟种子。

【产地】我国主产于海南、云南等省，福建、广西、台湾南部亦有栽培。原产于印度尼西亚、马来西亚等地，印度、菲律宾、越南等地均有栽培。

【采收加工】春末至秋初果实成熟时采收，用水煮后低温烘干，除去果皮，取出种子，再干燥。

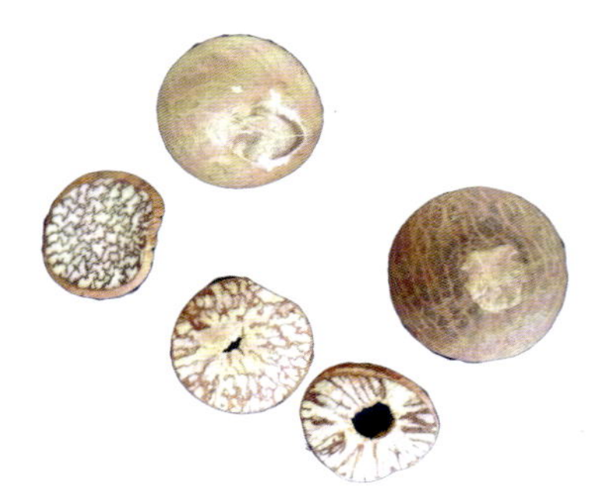
图 9-25 槟榔药材图

【性状鉴定】(图9-25)

呈扁球形或圆锥形，高1.5～3.5cm，底部直径1.5～3cm。表面淡黄棕色或淡红棕色，具稍凹下的网状沟纹，底部中心有圆形凹陷的珠孔，其旁有1明显疤痕状种脐。质坚硬，不易破碎，断面可见棕色种皮与白色胚乳相间的“大理石花纹”。气微，味涩、微苦。

【显微鉴定】

1. 横切面(图9-26)

①种皮组织分内、外层，外层为数列切向延长的扁平石细胞，内含红棕色物，石细胞形状、大小不一，常有细胞间隙。②内层为数列薄壁细胞，含棕红色物，并散有少数维管束。③外胚乳较狭窄，种皮内层与外胚乳常插入内胚乳中，形成错入组织；内胚乳细胞白色，多角形，壁厚，纹孔大，含油滴及糊粉粒。

2. 粉末(图9-27)

红棕色至棕色。①内胚乳细胞极多，多破碎，完整者呈不规则多角形或类方形，直径56～112μm，纹孔较多，甚大，类圆形或矩圆形，②外胚乳细胞呈类方形、类多角形或作长条状，胞腔内大多数充满红棕色至深棕色物。③种皮石细胞呈纺锤形，多角形或长条形，淡黄棕色。纹孔少数，裂缝状，有的胞腔内充满红棕色物。

【化学成分】种子中含多种与鞣质结合而存在的生物碱，以槟榔碱含量最高，是槟榔的有效成分。此外还含有缩合鞣质、槟榔红色素、脂肪油及多种氨基酸等。

【理化鉴定】

1. 生物碱沉淀反应

(1) 取粉末0.5g，加水3～4ml及5%硫酸1滴，微热数分钟后过滤，取滤液滴于载玻片上，加 $KBiI_4$ 试液1滴，即显红色混浊，放置后，置显微镜下观察，有石榴红色的球晶或方晶产生。

(2) 取一干切片，置载玻片上，加稀盐酸1小滴，以湿润为度，加盖玻片，自其边缘引入碘化铋钾试液1滴，镜下检查，可见红棕色小球状结晶体。

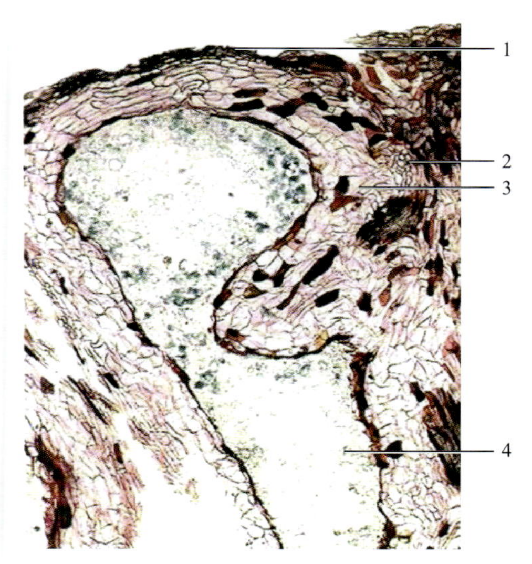

图 9-26　槟榔横切面图

1—种皮外层；2—种皮内层；3—外胚乳；4—内胚乳

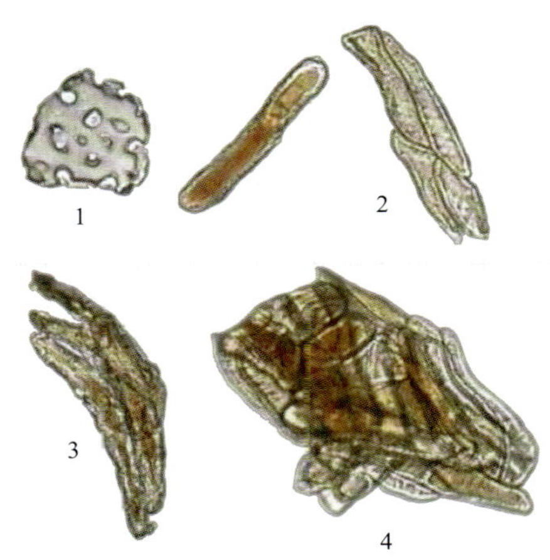

图 9-27　槟榔粉末图

1—内胚乳细胞；2—种皮石细胞；3—外胚乳细胞；4—内果皮细胞

2. 荧光反应

取饮片在紫外光灯下观察，可见白色胚乳部分有亮白色荧光。

【药理作用】 槟榔能使寄生虫产生松弛性麻痹而有驱虫作用，主要用于驱绦虫、蛲虫及抗血吸虫；槟榔碱尚有拟副交感神经作用，能兴奋胃肠平滑肌，故槟榔驱虫可不用泻药。

【性味功用】 性温，味苦、辛。杀虫，消积，行气，利水，截疟。用于绦虫病、蛔虫病、姜片虫病，虫积腹痛，积滞泻痢，里急后重，水肿脚气，疟疾。

【用法与用量】 3～9g。驱绦虫、姜片虫 30～60g。

复习思考题

1. 试述小茴香显微组织特征。
2. 镜检种子类药材粉末的主要标志性特征是什么？
3. 肉豆蔻与槟榔均有错入组织，有何不同？
4. 比较下列药材的性状异同点：

五味子与南五味子　山楂与南山楂　木瓜与光皮木瓜　苦杏仁与桃仁

（罗春元）

第十章 全草类天然药物

知识目标

（1）掌握：麻黄、金钱草、石斛等重点天然药物的来源、性状、显微及主要理化鉴定；金钱草与广金钱草、石斛与铁皮石斛等易混淆天然药物的性状比较。
（2）熟悉：全草类天然药物鉴定的一般规律；重点药的主要化学成分及功效主治；石斛的常见伪品。
（3）了解：麻黄、金钱草、石斛等重点天然药物的产地、采收加工及主要药理作用。

技能目标

（1）熟练应用性状鉴定法及显微鉴定法对全草类天然药物进行真实性鉴定。
（2）学会显微观察临时制片技术及绘图技术。

思政与职业素养目标

（1）通过对石斛等名贵天然药物的真伪鉴定，积极参加社会实践，重视专业技能训练，练就一双药材真伪鉴定的“火眼金睛”。
（2）通过讲述老一代科学家研发青蒿素的故事，尊崇科学楷模，崇尚科技创新，开拓进取，勇攀高峰。

全草类天然药物是指可供药用的草本植物地上部分，主要为带叶茎枝，如薄荷、广藿香等；少数带有花和果实，如荆芥、仙鹤草等；亦有带根及根茎，如蒲公英等；或为细长的草质茎，如石斛；也有个别是小灌木草质茎的嫩枝梢，如麻黄。其特点一是木化程度低，二是生长年限短。

第一节 全草类天然药物鉴定的一般规律

一、性状鉴定

全草类天然药物的观察，应按茎、叶、花、果实、种子等不同器官分别进行。观察时应注意如下特点：

1. 茎的形态及粗细

应观察茎的形状是否呈圆柱形或方柱形，如石斛、穿心莲等，是否呈三角柱形或有翼状。

2. 茎的颜色

新鲜的茎通常为绿色，也有带紫色或其他颜色的，如荆芥茎表面为紫红色。久贮或日晒颜色可发生改变，如新鲜的麻黄茎呈绿色，日晒或久贮后变为黄色，有效成分亦减少。霉变的茎常显灰黑色，不宜药用。

3. 茎的表面

除色泽外，茎的表面也因植物种类而不同，有的光滑无毛，如石斛，有的被毛茸如广藿香。常因干燥后皱缩而呈现纵向棱线和沟纹。

4. 叶序

叶片大多破碎，但是互生、对生或交互对生等的叶序易于区别。

5. 花序

注意花在花枝或花轴上的排列方式，如有花朵，可按花的结构进行解剖。

6. 断面

观察茎的节间部分横断面形状，由于本类天然药物的茎通常都是草质茎，木质部不发达。因此髓通常疏松，有时形成空洞，如薄荷。

必须注意，全草类天然药物主要是由草本植物的全株或地上的某些器官直接干燥而成的，因而性状鉴别尤为重要。这类药物因采收加工、包装或运输而皱缩、破碎，如有完整的叶、花，可在水中浸泡展开后观察。

二、显微鉴定

进行显微鉴定时，根据药材所含有的药用部位，通常作根、根茎、茎、叶等的横切面，叶的表面制片，以及全药材或某些药用部位的粉末制片等。进行组织观察，应注意药材所含有的药用部位的构造特点，找出鉴定特征。全草类药材的粉末的鉴别，通常应注意下列特征：茎、叶的保护组织及毛（非腺毛、腺毛）、气孔轴式、叶肉组织等，全草中的机械组织、厚壁组织、分泌组织、后含物（草酸钙晶体、碳酸钙晶体、淀粉粒）或带花药材的花粉粒等情况。

第二节 全草类天然药物的鉴定

麻黄 Ephedrae Herba

【来源】 为麻黄科植物草麻黄 *Ephedra sinica* Stapf、中麻黄 *E. intermedia* Schrenk et C. A. Mey. 或木贼麻黄 *E. equisetina* Bge. 的干燥草质茎。

【产地】 主产于内蒙古、山西、陕西、宁夏等省区。

【采收加工】 秋季采割绿色的草质茎，晒干。

【性状鉴定】

1. 草麻黄（图 10-1）

①呈细长圆柱形，少分枝；直径 1～2mm。有的带少量棕色木质茎。②表面淡绿色至黄绿色，有细纵脊线，触之微有粗糙感。节明显，节间长 2～6cm，节上有膜质鳞叶，长 3～4mm；裂片 2（稀 3），锐三角形，先端灰白色，反曲，基部联合成筒状，红棕色。③体轻，质脆，易折断，断面略呈纤维性，周边绿黄色，髓部红棕色，近圆形。④气微香，味涩、微苦。

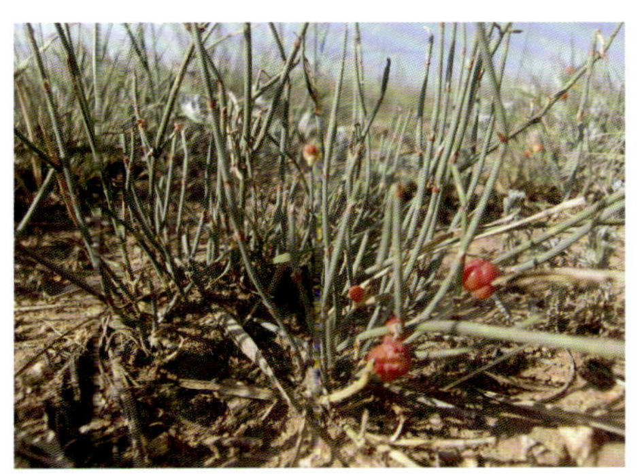

图 10-1 草麻黄植物图

2. 中麻黄

多分枝，直径 1.5～3mm，有粗糙感。节间长

2～6cm，节上膜质鳞叶长2～3mm，裂片3（稀2），先端锐尖。断面髓部呈三角状圆形。

3. 木贼麻黄

较多分枝，直径1～1.5mm，无粗糙感。节间长1.5～3cm，膜质鳞叶长1～2mm；裂片2（稀3），上部为短三角形，灰白色，先端多不反曲，基部棕红色至棕黑色，断面髓部呈类圆形。

均以干燥、茎粗、淡绿色、内心充实、味苦涩者为佳。

【显微鉴定】

1. 横切面

（1）草麻黄（图10-2） 边缘有波状细棱脊18～20条。①表皮细胞类方形，外壁厚，被厚的角质层，两棱脊间有下陷气孔；在棱脊内侧有非木化的下皮纤维束。②皮层宽，含叶绿体，有少数纤维束散在；中柱鞘纤维束新月形，位于韧皮部外侧。③维管束外韧型，8～10个，韧皮部狭小，形成层环类圆形，木质部呈三角形。④髓薄壁细胞壁非木化，常含红棕色块状物，偶有环髓纤维。⑤表皮细胞外壁，皮层细胞及纤维壁均见草酸钙方晶或砂晶。

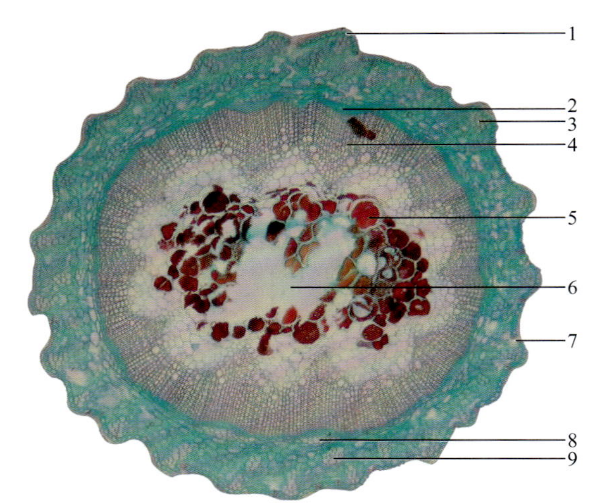

图10-2 草麻黄茎横切面图

1—表皮；2—韧皮部；3—下皮纤维；4—木质部；5—棕红色物；6—髓部；7—气孔；8—中柱鞘纤维；9—皮层纤维

（2）中麻黄

①棱脊18～28个。②维管束12～15个，形成层环类三角形。③髓薄壁细胞壁微木化，环髓纤维多。其余同草麻黄。

（3）木贼麻黄

①棱脊13～14个。②维管束8～10个，形成层环类圆形。③髓薄壁细胞壁木化，无环髓纤维。其余同草麻黄。

2. 草麻黄粉末（图10-3）

淡棕色或绿色。①表皮细胞长方形，外壁含颗粒状细小晶体，乳头状角质层厚达18μm。②气孔特异，内陷，保卫细胞侧面观呈哑铃形或电话听筒状。③皮层纤维细长，直径10～24μm，壁厚，微木化，壁上布满细小众多的草酸钙砂晶和方晶，形成嵌晶纤维。④螺纹、具缘纹孔导管直径10～15μm，导管分子端壁具多数圆形穿孔，形成特殊的麻黄式穿孔板。⑤髓部薄壁细胞常含红棕色或棕色色素块。

【化学成分】 含多种有机胺类生物碱：麻黄碱、伪麻黄碱、甲基麻黄碱及挥发油。

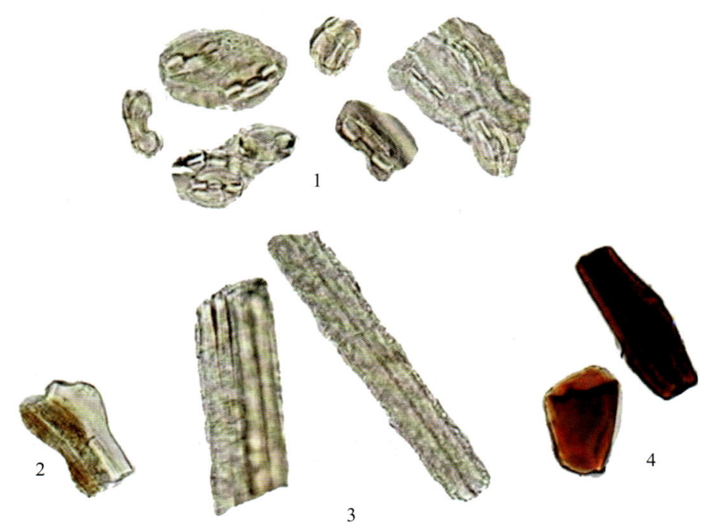

图 10-3 草麻黄粉末图

1—表皮细胞与气孔；2—角质层；3—纤维与嵌晶纤维；4—棕色块

【理化鉴定】

(1) 粉末微量升华，可见细微针状或颗粒状结晶。

(2) 取麻黄酸性水浸液各 1ml，分别置 2 试管中：一管加碘化铋钾试液 1 滴，产生黄色沉淀；另一管加碘化汞钾试液 1 滴，不产生沉淀（检查生物碱类）。

【药理作用】 麻黄碱、伪麻黄碱、甲基麻黄碱对支气管平滑肌有松弛作用。麻黄碱还能使外周血管收缩，心肌收缩力增强，心输出量增加。麻黄挥发油有明显的祛痰作用，麻黄挥发油乳剂对人工发热的兔有解热作用；对人有中度发汗作用。

【性味功用】 性温、味辛、微苦。发汗散寒，宣肺平喘，利水消肿。用于风寒感冒、胸闷喘咳、风水浮肿。

【用法与用量】 2～10g。

相关药物

麻黄根： 为草麻黄和中麻黄的干燥地下木质根。呈圆柱形，略扭曲，直径 0.5～1.5cm。表面红棕色或灰棕色，有纵皱纹及支根痕。栓皮易成片剥落。体轻，质硬而脆，断面皮部黄白色、木部浅黄色或黄色，有放射状纹理。主要有止汗作用，用于体虚自汗、盗汗。

金钱草 Lysimachiae Herba

【来源】 为报春花科植物过路黄 *Lysimachia christinae* Hance 的干燥全草（图 10-4）。

【产地】 主产于四川省，长江流域及山西、陕西、云南、贵州等地亦产。

【采收加工】 夏、秋二季采收，除去杂质，晒干。

【性状鉴定】 （图 10-5）

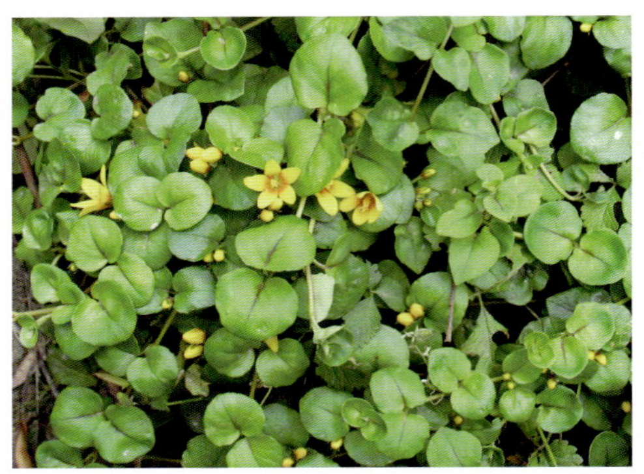
图 10-4　金钱草植物图

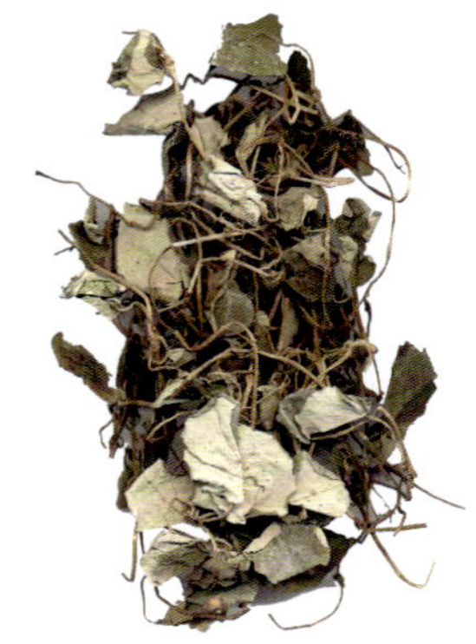
图 10-5　金钱草药材图

①全草多缠结成团，下部茎节上有时着生纤细须根。②茎扭曲，直径约 1mm；表面棕色或暗棕红色，具纵直纹理；断面实心。③叶对生，多皱缩破碎，完整叶宽卵形或心形，全缘，上面暗绿色至棕绿色，下面色较浅，用水浸后，透光可见黑色短条纹；叶柄细长，有的带花或果实。④气微、味淡。以叶大、色绿者为佳。

【显微鉴定】

1. 茎横切面（图 10-6）

①表皮外被角质层，有时可见腺毛。②皮层宽广，薄壁细胞偶含红棕色分泌物；有分泌道散在，周围 5～10 个分泌细胞，含红棕色分泌物；内皮层明显。③中柱鞘纤维微木化，断续成环。④韧皮部狭窄，木质部连接成环。⑤髓常成为空腔。薄壁细胞含淀粉粒。

2. 粉末（图 10-7）

灰黄色。①淀粉粒众多，单粒类圆形、半圆形盔帽状，复粒少数，多为 2～3 单粒组成。②腺毛常破碎，腺头中常充满红黄色分泌物，直径 18～42μm，偶见非腺毛。③表皮细胞垂周壁弯曲，含有红棕色物质。④气孔为不等式或不定式。⑤纤维木化，腔大。⑥导管多为网纹、螺纹或孔纹。

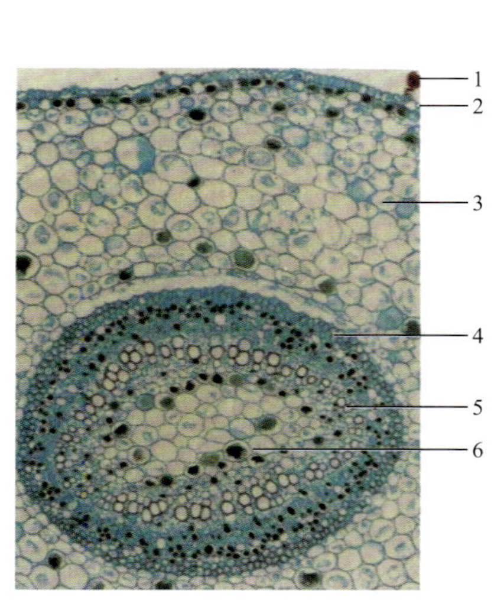

图 10-6　金钱草茎横切面图
1—腺毛；2—表皮；3—皮层；4—中柱鞘纤维；5—维管束；6—髓

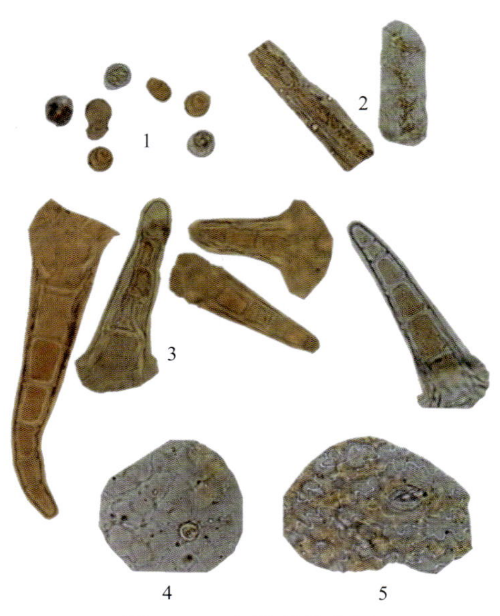

图 10-7　金钱草粉末图
1—腺毛；2—分泌道；3—非腺毛；4—上表皮细胞；5—下表皮细胞

【化学成分】 主要含黄酮类成分，如槲皮素，异槲皮苷、山柰酚等，还含有多糖和钙、镁、铁、锌、铜、锰、镉、镍、钴等 9 种元素。

【药理作用】 水煎液有明显的促进大鼠胆汁分泌和排泄的作用；由于利胆作用，使胆管泥沙状结石易于排出，黄胆消退；人十二指肠引流亦表明，本品有利胆作用；水煎液有抑菌及利尿作用。

【性味功用】 性微寒，味甘、咸。利湿退黄，利尿通淋，解毒消肿。用于热淋，石淋，小便涩痛，湿热黄疸，胆胀胁痛，痈肿疔疮，蛇虫咬伤。

【用法与用量】 15～60g。

相关药物

1. 广金钱草

广金钱草为豆科植物广金钱草的干燥地上部分。茎呈圆柱形，长可达 1m；密被黄色伸展的短柔毛；质稍脆，断面中部有髓。叶互生，小叶 1 或 3，圆形或矩圆形，直径 2～4cm；先端微凹，基部心形或钝圆，全缘；上表面黄绿色或灰绿色，无毛，下表面具灰白色紧贴的绒毛，侧脉羽状；叶柄长 1～2cm，托叶 1 对，披针形，长约 0.8cm。气微香，味微甘。功能：利湿退黄，利尿通淋。用于黄疸尿赤，热淋，石淋，小便涩痛，水肿尿少。

2. 连钱草

连钱草为唇形科植物活血丹的干燥地上部分。茎呈方柱形，细而扭曲；表面黄绿色或紫红色，节上有不定根；质脆，易折断，断面常中空。叶对生，叶片多皱缩，展平后呈肾形或近心形，灰绿色或绿褐色。搓之气芳香，味微苦。功能：利湿通淋，清热解毒，散瘀消肿。适用于热淋、石淋、湿热黄疸等。

薄荷 Menthae Haplocalycis Herba

【来源】 为唇形科植物薄荷 *Mentha haplocalyx* Briq. 的干燥地上部分。

【产地】 主产于江苏苏州、南通，浙江宁波及安徽等地。产于江苏者称“苏薄荷”，质佳。

【采收加工】 夏、秋二季茎叶茂盛或花开至三轮时，选晴天，分次采割，晒干或阴干。

【性状鉴定】 （图 10-8）

①茎呈方柱形，有时对生分枝。②表面紫棕色或淡绿色，有明显的节，节间长 2～5cm；棱角处有茸毛。③质脆，断面白色，髓部中空。叶片皱缩卷曲，长椭圆形或卵形，稀被茸毛，有凹点状腺鳞。④茎上部腋生轮伞花序，花冠多数存在，淡紫色。⑤叶揉搓时有特异清凉的香气；味辛凉。

以叶多，色灰绿，气浓者为佳。《中国药典》规定叶不得少于 30%。

【显微鉴定】

1. 茎横切面（图 10-9）

①呈四方形。表皮为 1 列长方形细胞。皮层薄壁细胞数列，排列疏松，四棱角处由厚角细胞组成。②内皮层明显。③韧皮部细胞较小，呈狭环状狭。④形成层成环。⑤木质部在四棱处发达。髓部薄壁细胞大，中心常有空洞。薄壁细胞中含橙皮苷结晶。

茸毛；先端短尖或钝圆，基部楔形或钝圆，边缘具大小不规则的钝齿；叶柄细，长2～5cm，被柔毛。⑥气香特异，味微苦。

以茎叶粗壮，不带须根，香气浓厚者为佳。

【显微鉴定】叶片粉末：淡棕色。①叶表皮细胞不规则形，气孔直轴式。②非腺毛1～6细胞，平直或先端弯曲，长约至590μm，壁具疣状突起，有的胞腔含黄棕色物。③腺鳞头部扁球形，由8个细胞组成，直径37～70μm；柄单细胞，极短。④小腺毛头部2细胞；柄1～3细胞，甚短。⑤草酸钙针晶细小，散在于叶肉细胞中，长约至27μm。⑥间隙腺毛存在于栅栏组织或薄壁组织的细胞间隙中，头部单细胞，呈不规则囊状，直径13～50μm，长约至113μm；柄短，单细胞。

【化学成分】广藿香含挥发油约1.5%，油中主要成分是广藿香酮和广藿香醇，其他成分有苯甲醛、丁香油酚、桂皮醛等。

【药理作用】挥发油能刺激胃黏膜，促进胃液分泌，增强消化功能；广藿香酮有抑菌作用。

【性味功用】味辛，性微温。芳香化浊，和中止呕，发表解暑。用于湿阻中焦之脘腹痞闷，食欲不振，呕吐，泄泻，外感暑湿之寒热头痛，湿温初起的发热身困，胸闷恶心，鼻渊，头痛等。

【用法与用量】3～10g。

青蒿　Artemisiae Annuae Herba

【来源】为菊科植物黄花蒿 *Artemisia annua* L. 的干燥地上部分。

【产地】分布于全国各地。

【采收加工】秋季花盛开时采割，除去老茎，阴干。

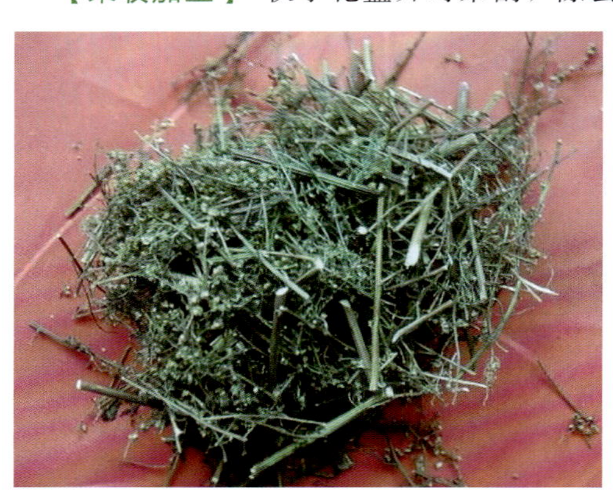

图10-12　青蒿药材图

【性状鉴定】（图10-12）

①茎圆柱形，上部多分枝，长30～80cm，直径0.2～0.6cm。②表面黄绿色或棕黄色，具纵棱线。③质略硬，易折断，断面中部有髓。④叶互生，暗绿色或棕绿色，卷缩，破碎，完整者展平后为三回羽状深裂，裂片及小裂片矩圆形或长椭圆形，两面被短毛。⑤气香特异，味微苦。

以色绿、叶多、香气浓者为佳。

【化学成分】黄花蒿全草含倍半萜类，如青蒿素、青蒿甲素、青蒿乙素、青蒿丙素、青蒿丁素、青蒿戊素、青蒿酸、蒿酸甲酯、青蒿醇，并含挥发油，主要为如莰烯、β-莰烯、异蒿酮、左旋樟脑、β-丁香烯等。尚含黄酮类、香豆素类成分。

【药理作用】青蒿素有很好的抗疟作用，具有高效、速效、低毒的特点；青蒿素可提高淋巴细胞的转化率，有促进机体细胞免疫作用；青蒿素及其衍生物具有抗动物血吸虫、华支睾吸虫作用；水煎液对大鼠有明显利胆作用，并有广谱抗菌作用；挥发油有镇咳、祛痰、平喘和解热作用，并对所有的皮肤癣菌有抑制和杀灭作用。

【性味功用】性寒，味苦，辛。清虚热，除骨蒸，解暑热，截疟，退黄。用于温邪伤阴，夜热早凉，阴虚发热，骨蒸劳热，暑邪发热，疟疾寒热，湿热黄疸。

【用法与用量】6～12g，后下。

青蒿素

青蒿素是一种高效抗疟成分。中国神药青蒿素被世界卫生组织称为“治疗疟疾的最大希望”。青蒿素化学结构独特，对恶性疟和多种抗性株治疗具有高效、速效、无抗药性、安全等特点，病人容易接受。青蒿素已被视为救治非洲百万疟疾患者的灵丹妙药。

茵陈　Artemisiae Scopariae Herba

【来源】为菊科植物滨蒿 *Artemisia scoparia* Waldst. et Kit. 或茵陈蒿 *A. capillaris* Thunb. 的干燥地上部分。

【产地】滨蒿主产于东北地区及河北、山东等省；茵陈蒿主产于陕西、山西、安徽等省。

【采收加工】春季幼苗高 6～10cm 时采收或秋季花蕾长成至花初开时采割，除去杂质和老茎，晒干。春季采收的习称“绵茵陈”，秋季采割的称“花茵陈”。

【性状鉴定】

1. 绵茵陈（图 10-13）

①多卷曲成团状，灰白色或灰绿色，全体密被白色茸毛，绵软如绒。②茎细小，长 1.5～2.5cm，直径 0.1～0.2cm，除去表面白色茸毛后可见明显纵纹。③质脆，易折断。④叶具柄，展平后叶片呈一至三回羽状分裂，叶片长 1～3cm，宽约 1cm；小裂片卵形或稍呈倒披针形、条形，先端锐尖。⑤气清香，味微苦。

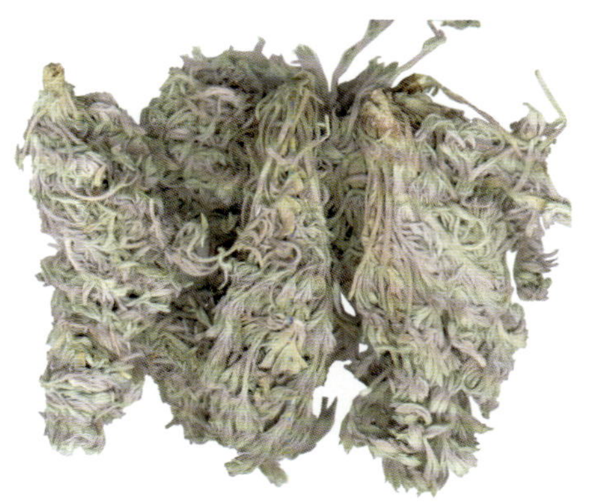

图 10-13　绵茵陈药材图

2. 花茵陈

①茎呈圆柱形，多分枝，长 30～100cm，直径 2～8mm；表面淡紫色或紫色，有纵条纹，被短柔毛；体轻，质脆，断面类白色。②叶密集，或多脱落；下部叶二至三回羽状深裂，裂片条形或细条形，两面密被白色柔毛；茎生叶一至二回羽状全裂，基部抱茎，裂片细丝状。③头状花序卵形，多数集成圆锥状，长 1.2～1.5mm，直径 1～1.2mm，有短梗；总苞片 3～4 层，卵形，苞片 3 裂；外层雌花 6～10 个，可多达 15 个，内层两性花 2～10 个。④瘦果长圆形，黄棕色。⑤气芳香，味微苦。

以质嫩、绵软、色灰白、香气浓者为佳。

【化学成分】滨蒿含蒿属香豆素——6,7-二甲氧基香豆素。幼苗不含蒿属香豆素，而含绿原酸、对羟基苯乙酮。全草含挥发油，成分有侧柏醇、正丁醛等。

茵陈蒿含 6,7-二甲氧基香豆素（以开花期含量高）、绿原酸和咖啡酸。全草含挥发油，成分有茵陈二炔酮、茵陈炔酮、茵陈色原酮、7-甲基茵陈色原酮、茵陈黄酮、蓟黄素等。

【理化鉴定】

1. 乙醇提取液

UV 灯下显紫红色荧光。

2. 水提液的氯仿萃取物——黄色油状物

（1）乙醇溶解，加 0.5% 2,4-二硝基苯肼 2mol/L 盐酸溶液 4 滴，振摇（检查对羟基苯乙酮）。滨蒿：橘红色并同时析出颗粒状沉淀。茵陈蒿：淡橘红色且沉淀极少或无。

（2）TLC检对羟基苯乙酮蒿属香豆素。

【药理作用】茵陈煎剂能减轻四氯化碳所致大鼠肝损害，降低血清谷丙转氨酶，对肝细胞肿胀、脂肪变与坏死均有不同程度的减轻；茵陈提取物有促进胆汁分泌和排泄的作用；茵陈煎剂在体外对金黄色葡萄球菌有明显的抑制作用，对痢疾杆菌、溶血性链球菌等均有不同程度的抑制作用。

【性味功用】性微寒，味辛、苦。清利湿热，利胆退黄。用于黄疸尿少，湿温暑湿，湿疮瘙痒。

【用法与用量】6～15g。外用适量，煎汤熏洗。

肉苁蓉　Cistanches Herba

【来源】为列当科植物肉苁蓉 *Cistanche deserticola* Y. C. Ma、管花肉苁蓉 *C. tubulosa*（Schrenk）Wight 的干燥带鳞叶肉质茎。

【产地】主产于内蒙古、新疆、陕西、甘肃等省区，以内蒙古产量最大。

【采收加工】春季苗刚出土时或秋季冻土之前采挖，除去茎尖，切段，晒干，或置沙中半晒半烫干为“春货”，称为“甜大芸”、“甜苁蓉”；6、7月后，秋季冻土之前采挖为“秋货”。大块者常投入盐湖中腌制，称为“盐苁蓉”或“咸大芸”。

肉苁蓉同类品种

1. 盐生肉苁蓉

盐生肉苁蓉主产于内蒙古、甘肃、青海等地，新疆、陕西、宁夏也有分布。呈圆柱形，鳞叶卵形至矩圆状披针形，质硬无柔性，断面有淡棕色维管束，排列为菊花状纹。

2. 草苁蓉

草苁蓉，茎单一，暗黄褐色或褐色，有纵棱沟纹和白色短绒毛。质硬脆，易折断，断面类白色，中间有一不规则的棕色环纹。

3. 沙苁蓉

沙苁蓉主产于内蒙古、宁夏、甘肃。呈扁圆锥状或纺锤形，茎下部鳞叶较疏，上部密集。体重，质坚硬，难折断，断面棕黑色，有点状维管束散布。

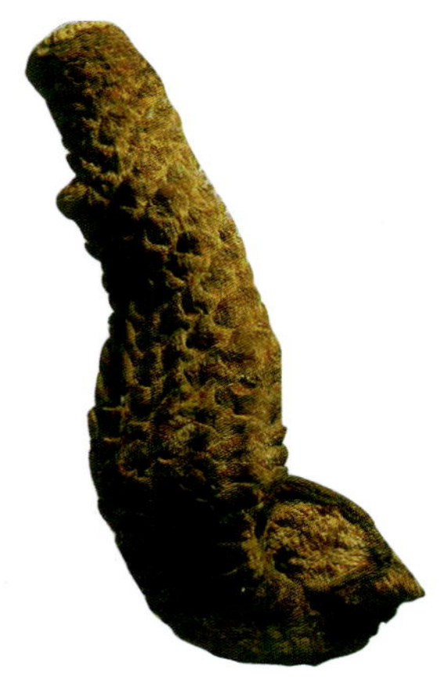

图 10-14　肉苁蓉药材图

【性状鉴定】

1. 肉苁蓉（图 10-14）

①呈扁圆柱形，稍弯曲，长3～15cm，直径2～8cm。②表面棕褐色或灰棕色。密被覆瓦状排列的肉质鳞片。鳞片尖端已断，各叶基间有纵槽纹。③体重，质硬，微有柔性，不易折断，断面棕褐色，有淡棕色点状维管束，排列成波状环纹。④气微，味甜、微苦。

2. 管花肉苁蓉

①呈类纺锤形、扁纺锤形或扁柱形，稍弯曲，长5～25cm，直径2.5～9cm。②表面棕褐色至黑褐色。③断面颗粒状，灰棕色至灰褐色，散生点状维管束。

以肉质茎粗壮肥大、密被鳞叶、表面棕色、断面棕黑色显油润者为佳。

【化学成分】

（1）脂溶性成分　6-甲基吲哚、3-甲基-3-乙基己烷、4,6-二甲基十二烷、2-甲基-5-丙基壬烷、3,6-二甲基十一烷、十七烷、十九烷、二十烷、廿一烷等。

（2）水溶性成分　*N*,*N*-二甲基甘氨酸甲酯和甜菜碱、*β*-谷甾醇、胡萝卜苷、8-表马钱子酸葡萄糖苷、甘露醇、硬脂酸等。

【理化鉴定】

（1）检查甾类　取该品粉末 0.5g，加 70％乙醇 5ml，水浴温热 10min，滤过。滤液蒸干，加冰醋酸 1ml 倾入试管中，沿管壁加硫酸 1ml，两液界面有棕红色环。

（2）检查生物碱　取该品粉末 0.5g，加 1％盐酸溶液 5ml，水浴温热 20min，滤过。滤液加碘化铋钾试剂，生成棕红色沉淀。

【药理作用】 具有抗衰老、调整内分泌、促进代谢和强壮作用。

【性味功用】 性温，味甘、咸。补肾阳，益精血，润肠通便。用于肾阳不足，精血亏虚，阳痿不孕，腰膝酸软，筋骨无力，肠燥便秘。

【用法与用量】 6～10g。

相关药物

锁阳：为锁阳科植物锁阳的干燥肉质茎。主产于内蒙古、宁夏、新疆、甘肃等省区。春季采挖，除去花序，切段，晒干。外形与肉苁蓉类似，但具明显纵沟及不规则凹陷，表面棕色至棕褐色，残存三角形的黑棕色鳞片（图 10-15）。体重，质硬，难折断，断面浅棕色或棕褐色，显粉性，有黄色三角状维管束。气微，味甘而涩。功能：补肾阳，益精血，润肠通便。

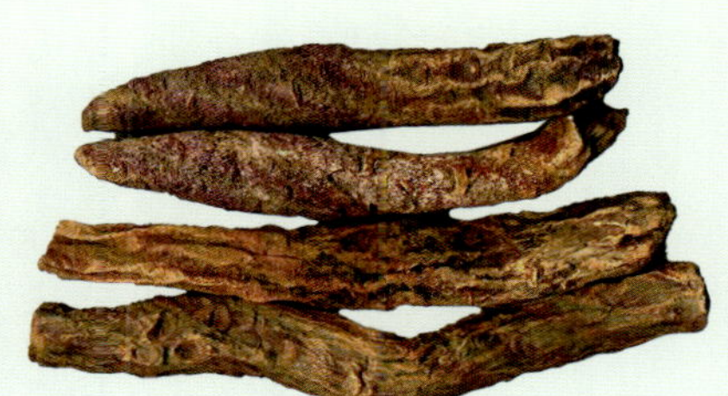

图 10-15　锁阳药材图

石斛　Dendrobii Caulis

【来源】 为兰科植物金钗石斛 *Dendrobium nobile* Lindl.、霍山石斛 *D. huoshanense* C. Z. Tang et S. J. Cheng、鼓槌石斛 *D. chrysotoxum* Lindl. 或流苏石斛 *D. fimbriatum* Hook. 的栽培品及其同属植物近似种的新鲜或干燥茎。

【产地】 以上各种石斛主产于安徽、广西、贵州、广东、云南等省区。

【采收加工】 全年均可采收，鲜用者除去根和泥沙。霍山石斛 11 月至翌年 3 月采收，除去叶、根须及泥沙等杂质，洗净，鲜用，或加热除去叶鞘制成干条；或边加热边扭成螺旋状或弹簧状，干燥，称霍山石斛枫斗。

【性状鉴定】

（1）鲜石斛（图 10-16）

①呈圆柱形或扁圆柱形，长约 30cm，直径 0.4～1.2cm。②表面黄绿色，光滑或有纵纹，节明显，色较深，节上有膜质叶鞘。③肉质多汁，易折断。④气微，味微苦而回甜，嚼之有黏性。

（2）金钗石斛（图 10-17）

①呈扁圆柱形，长 20～40cm，直径 0.4～0.6cm，节间长 2.5～3cm。②表面金黄色或黄中带绿色，有深纵沟。③质硬而脆，断面较平坦而疏松。④气微，味苦。

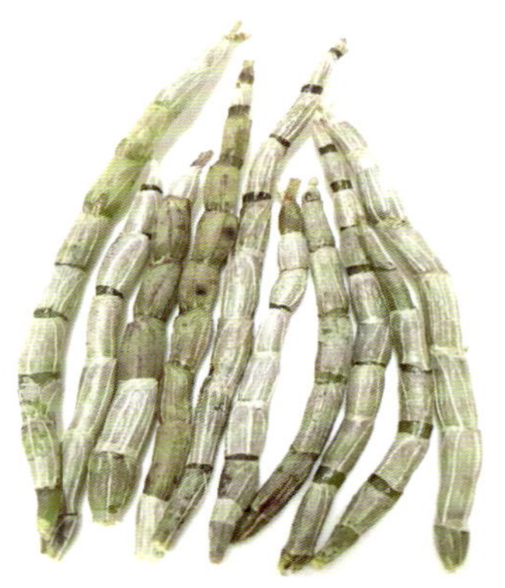
图 10-16　鲜石斛

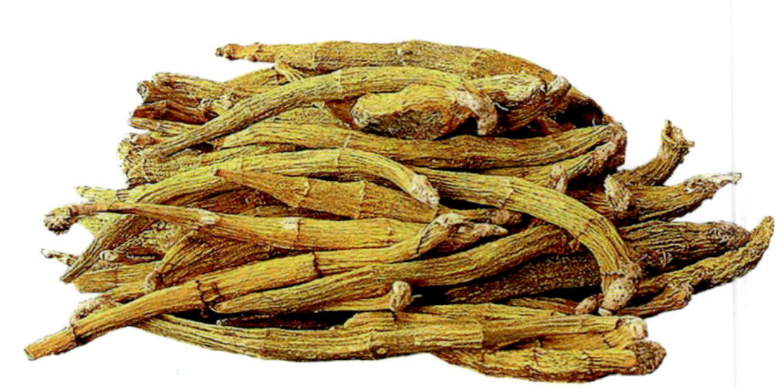
图 10-17　金钗石斛

（3）鼓槌石斛（图 10-18）

①呈粗纺锤形，中部直径 1～3cm，具 3～7 节。②表面光滑，金黄色，有明显凸起的棱。③质轻而松脆，断面海绵状。④气微，味淡，嚼之有黏性。

（4）流苏石斛（图 10-19）

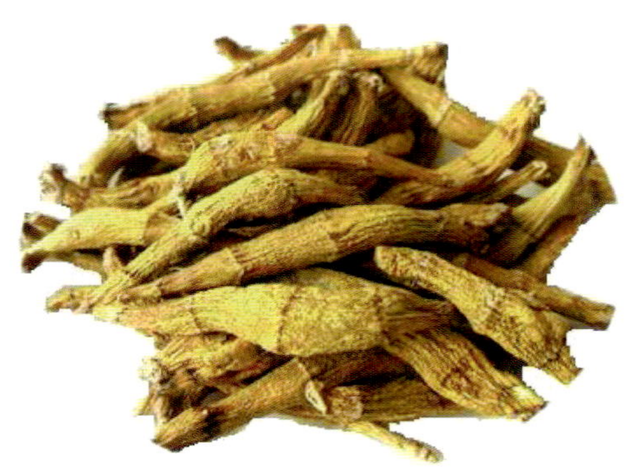
图 10-18　鼓槌石斛

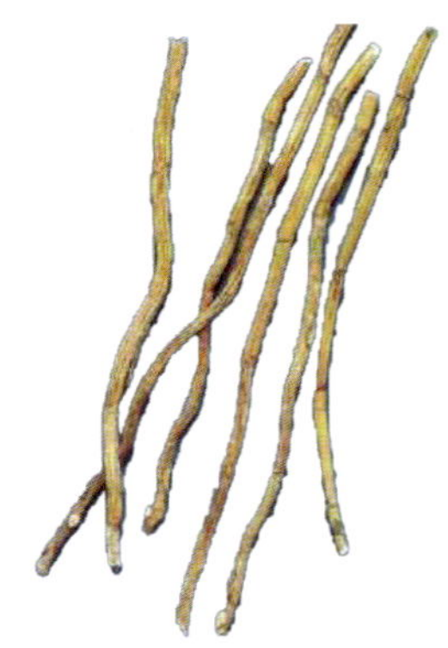
图 10-19　流苏石斛

①长圆柱形，长 20～150cm，直径 0.4～1.2cm，节明显，节间长 2～6 cm。②表面黄色至暗黄色，有深纵槽。③质疏松，断面平坦或呈纤维性。④味淡或微苦，嚼之有黏性。

（5）霍山石斛

干条：①呈直条状或不规则弯曲形，长 2～8cm，直径 1～4mm；②表面淡黄绿色至黄绿色，偶有黄褐色斑块，有细纵纹，节明显，节上有的可见残留的灰白色膜质叶鞘；一端可见茎基部残留的短须根或须根痕，另一端为茎尖，较细；③质硬而脆，易折断，断面平坦，灰黄色至灰绿色，略角质状；④气微，味淡，嚼之有黏性。

鲜品：①稍肥大，肉质，易折断，断面淡黄绿色至深绿色；②气微，味淡，嚼之有黏性且少有渣；

枫斗：呈螺旋形或弹簧状，通常为 2～5 个旋纹，茎拉直后性状同干条。

【显微鉴定】

1. 茎横切面

（1）金钗石斛　（图 10-20，图 10-21）表皮细胞 1 列，扁平，外被鲜黄色角质层。基本组织细胞大小较悬殊，有壁孔，散在多数外韧型维管束，排成 7～8 圈。维管束外侧纤维束新月形或半圆形，其外侧薄壁细胞有的含类圆形硅质块，木质部有 1～3 个导管直径较大。含草酸钙针晶细胞多见于维管束旁。

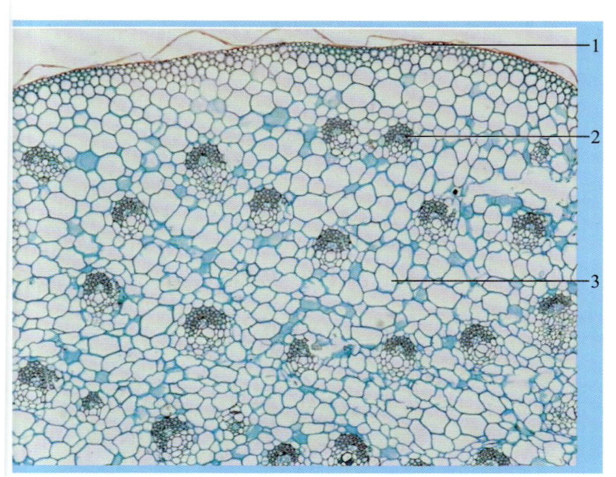

图 10-20　金钗石斛茎横切面图（一）

1—表皮；2—维管束；3—基本组织

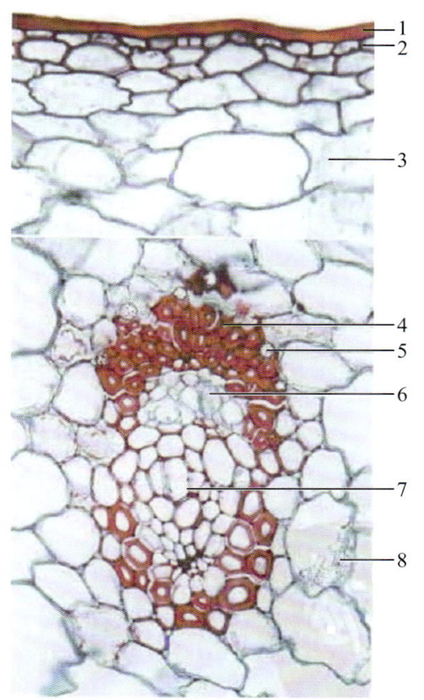

图 10-21　金钗石斛茎横切面图（二）

1—角质层；2—表皮；3—薄壁组织；4—纤维束；5—硅质块；6—韧皮部；7—木质部；8—草酸钙针晶

（2）霍山石斛　表皮细胞 1 列，扁平，外壁及侧壁稍增厚，微木化，外被黄色或橘黄色角质层，有的外层可见无色的薄壁细胞组成的叶鞘层。基本薄壁组织细胞多角形，大小相似，其间散在 9～47 个维管束，近维管束处薄壁细胞较小，维管束为有限外韧型，维管束鞘纤维群呈单帽状，偶成双帽状，纤维 1～2 列，外侧纤维直径通常小于内侧纤维，有的外侧小型薄壁细胞中含有硅质块。草酸钙针晶束多见于近表皮处薄壁细胞或近表皮处维管束旁的薄壁细胞中。

（3）鼓槌石斛　表皮细胞扁平，外壁及侧壁增厚，胞腔狭长形；角质层淡黄色。基本组织细胞大小差异较显著。多数外韧型维管束略排成 10～12 圈。木质部导管大小近似。有的可见含草酸钙针晶束细胞。

（4）流苏石斛等　表皮细胞扁圆形或类方形，壁增厚或不增厚。基本组织细胞大小相近或有差异，散列多数外韧型维管束，略排成数圈。维管束外侧纤维束新月形或呈帽状，其外缘小细胞有的含硅质块；内侧纤维束无或有，有的内外侧纤维束连接成鞘。有的薄壁细胞中含草酸钙针晶束和淀粉粒。

2. 粉末

灰绿色或灰黄色。①角质层碎片黄色；表皮细胞表面观呈长多角形或类多角形，垂周壁连珠状增厚。②束鞘纤维成束或离散，长梭形或细长，壁较厚，纹孔稀少，周围具排成纵行的含硅质块的小细胞。③木纤维细长，末端尖或钝圆，壁稍厚。④网纹导管、梯纹导管或具缘纹孔导管直径 12～50μm。⑤草酸钙针晶成束或散在。

【化学成分】 石斛主要含有生物碱类、联苄类、菲类、氨基酸、倍半萜类、多糖类等化学成分。

【药理作用】 石斛对阿托品诱导的“津伤”动物模型有明显抗“津伤”作用，其中以金钗石斛的作用最强；口服石斛煎剂，能促进胃液分泌而助消化，小剂量可兴奋肠管使蠕动亢进而通便，大剂量则呈抑制作用；金钗石斛挥发油对大肠杆菌、枯草杆菌和金黄色葡萄球菌有抑制作用；流苏石斛等均有止咳作用。

【性味功用】 性微寒，味甘。益胃生津，滋阴清热。用于热病津伤，口干烦渴，胃阴不足，食少干呕，病后虚热不退，阴虚火旺，骨蒸劳热，目暗不明，筋骨痿软。

【用法与用量】 6～12g，鲜品 15～30g。

石斛常见伪品

1. 石仙桃

石仙桃属石仙桃的根茎及假鳞茎。产于广东、广西。呈黄棕色，根茎圆柱形，直径约 3mm，节间长 2～5mm。假鳞茎长圆柱形或纺锤形，有纵皱纹，长 2～4cm，直径 5mm，肉质，易折断，断面平坦。味淡。

2. 石枣子

云南石仙桃的干燥全草。产于四川、云南。似石仙桃，假鳞茎细长，呈长圆柱形或卵状长圆形，2.5～5cm，棕褐色，细纵纹，叶 2，披针形。

3. 细叶石仙桃

细叶石仙桃的干燥全草。产于广西。假鳞茎卵形，或被鳞叶包裹，长 1～2cm，浅褐色，纵皱纹明显，叶 2，条形，多脱落。

相关药物

铁皮石斛(图 10-22)：为兰科植物铁皮石斛的干燥茎。主产于安徽、江西、云南、河南、贵州等地。11 月至翌年 3 月采收，除去杂质，剪去部分须根，边加热边扭成螺旋形或弹簧状，烘干；或切成段，干燥或低温烘干。前者习称“铁皮枫斗”（耳环石斛），后者习称“铁皮石斛”。性味功用与石斛相同。

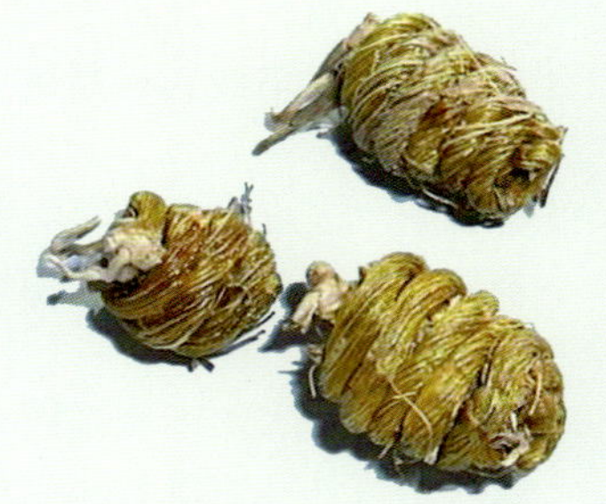

图 10-22　铁皮石斛（枫斗）

(1) 铁皮枫斗　呈螺旋形或弹簧状，通常为 2～6 个旋纹，茎拉直后长 3.5～8cm，直径 0.2～0.4cm。表面黄绿色或略带金黄色，有细纵皱纹，节明显，节上有时可见残留的灰白色叶鞘；一端可见茎基部留下的短须根。质坚实，易折断，断面平坦，灰白色至灰绿色，略角质状。气微，味淡，嚼之有黏性。

(2) 铁皮石斛　呈圆柱形的段，长短不等。

复习思考题

1. 简述草麻黄、中麻黄、木贼麻黄横切面组织构造。
2. 简述金钱草的地方用药情况。
3. 写出石斛和铁皮石斛的来源。
4. 有一包淡棕色药材粉末，疑为草麻黄，请用显微鉴定方法进行鉴别。

（罗春元）

第十一章 其他植物类天然药物

知识目标

（1）掌握：冬虫夏草、血竭、茯苓等重点天然药物的来源、性状、显微及主要理化鉴定；冬虫夏草的常见混伪品。
（2）熟悉：其他植物类天然药物鉴定的一般规律；重点药的主要化学成分及功效主治；乳香、没药的性状比较。
（3）了解：冬虫夏草、血竭、茯苓等重点天然药物的产地、采收加工及主要药理作用。

技能目标

（1）熟练应用性状鉴定法与显微鉴定法对天然药物进行真实性鉴定。
（2）学会显微观察临时制片技术及绘图技术。

思政与职业素养目标

（1）冬虫夏草、血竭等名贵药材市场掺伪制假现象非常严重，极大影响了中药的疗效和声誉。以此为切入点强化法律意识和职业责任感、职业道德观。
（2）讲述乳香、没药自唐宋经由“海上丝绸之路”传入我国的历史故事，感悟中医药海纳百川的博大胸怀，要具备国际化视野，升华情感，开放包容。

第一节 其他类天然药物概述

一、其他类天然药物概念

其他类天然药物包括藻类、菌类、地衣类低等植物，树脂类，蕨类植物的成熟孢子，某些昆虫寄生于某些植物体上所形成的虫瘿，以及直接或间接由植物体某一部分或某些部分或某些制品为原料经加工处理（如煎煮、浓缩或蒸馏等）所得的产品。此类天然药物来源复杂，性状各异，构造不同，不宜按药用部位分类。

二、其他类天然药物分类

1. 藻类、菌类、地衣类

藻类植物是植物界中最原始的自养性低等类群，与药用关系密切的藻类主要在褐藻门、红藻门，少数在绿藻门。菌类植物是一类异养性低等类群，与药用关系密切的菌类主要在细菌门和真菌门。地衣类是由一种藻类和一种真菌高度结合的共生复合体，组成地衣的真菌绝大多数为子囊菌，少数为担子菌；组成地衣的藻类是蓝藻和绿藻。

2. 树脂类

树脂类天然药物直接或间接来源于植物体。一般认为是由植物体内的挥发油成分，如萜类。经过复杂的化学变化如氧化、聚合、缩合等作用所形成。树脂在植物中被认为是植物组织正常代谢的产物或分泌物，它亦可因植物受机械损伤，如割伤后使分泌物逐渐增加，如松树中的松油脂；但也有些植物原来组织中并无分泌组织，只有损伤后才产生新木质部或新韧皮部，并形成分泌细胞、分泌组织或树脂道而渗出树脂，如安息香树、苏合香树等。

（1）树脂的分布和采取　药用树脂大多来源于种子植物，常分布于植物的某些分泌细胞的间隙、树脂道，以及木本植物心材部分的导管中。树脂的采取，通常是将植物的某些部分经过简单的切割或加工而得到。如用刀切割树皮，树脂便从伤口流出。有的植物经一次切割后，可持续流出树脂的时间长达数日乃至数月之久，有的则需经常切割才能继续流出。切割的方法随植株的大小而定，最常用的方法是自下而上做等距离的切口，在切口处的下端放置接收树脂的桶，必要时插竹片或引流使树脂流入桶中。

（2）树脂的分类　根据所含主要化学成分的组成，将树脂分为以下几类：

① 单树脂类　指一般不含或很少含挥发油及树胶的树脂。通常又可分为三种：一是酸树脂主成分为树脂酸，如松香；二是酯树脂主成分为树脂酯，如血竭；三是混合树脂无明显的主成分，如洋乳香。

② 胶树脂类　主要成分为树脂和树胶，如藤黄。

③ 油胶树脂　胶树脂中含有较多的挥发油者，如乳香、没药。

④ 油树脂　主要成分为树脂与挥发油，如松油脂。

⑤ 香树脂　油树脂中含有多量游离芳香酸，如苏合香、安息香。

3. 孢子

为蕨类植物的成熟孢子，如海金砂。

4. 加工品

加工品类天然药物是直接由植物的某一部分或某些部分，或间接用植物的某些制品为原料，经过不同的加工处理，如煎煮、浓缩或蒸馏等所得到的产品，如儿茶、冰片等。

5. 虫瘿

由某些昆虫寄生于某些植物体上所形成的虫瘿，如五倍子。

三、其他类天然药物鉴定的一般规律

1. 藻类、菌类、地衣类

藻类、菌类、地衣类属低等植物，其形态、结构简单，一般无根、茎、叶等器官的分化，是单细胞或多细胞的叶状体或菌丝体，在构造上一般没有组织分化，没有中柱和胚胎，如昆布、冬虫夏草、灵芝等。

2. 树脂类

（1）树脂的通性　树脂大多为无定形的固体，表面微有光泽，质硬而脆；少数为半固体；不溶于水，也不吸水膨胀，易溶于醇、乙醚、氯仿等大多数有机溶剂中，在碱性溶液中能部分或完全溶解，在酸性溶液中不溶；加热至一定的温度则软化、最后熔融；燃烧时有浓烟，并有特殊的香气或臭气；将树脂的乙醇溶液蒸干，则形成薄膜状物质。值得注意的是，树脂的商品名称常易和树胶混称，如习惯上常把“加拿大油树脂”误称为“加拿大树胶”。实际上，树胶和树脂是化学组成完全不同的两类化合物。树胶为碳水化合物，属多糖类；能溶于水或吸水膨胀，或能在水中成为混悬液，不溶于有机溶剂；加热至最后则焦炭化而分解，发出焦糖样臭气，无固定的熔点。

树脂具有良好的防腐、抗菌、消炎、活血、祛瘀、消肿等功效。中成药中应用树脂类药物的如苏合香丸，用于心肌梗死、心绞痛，临床有显著疗效。有些树脂类药物可作为填齿材料及硬膏制剂的原料。

(2) 树脂的鉴定　树脂常混有杂质，如树皮、木片、泥土、沙石以及色素、无机物等，因此，除了依靠树脂的性状和定性反应来鉴别其真实性外，还需要对其品种优良度作物理、化学的测定，如在一定溶剂中的溶解度、浸出物、灰分以及树脂的酸价、皂化价、碘价、醇不溶物及香脂酸含量等。其中酸价对于树脂的真伪和掺假具有一定的鉴别意义，但同一种树脂，其理化常数也可能因样品纯度不同而有差异。

3. 蕨类植物的成熟孢子

蕨类植物的成熟孢子一般都很小，除了常规的性状鉴定外，主要是用显微镜观察鉴定。在利用显微镜观察孢子时，首先应注意孢子的大小，因为有些蕨类植物的孢子有大小之分，称为异型孢子。其次是观察孢子的形状，一般有两类：一类是肾形，单裂缝，两个对称面的两面型孢子；一类是圆形或钝三角形，三裂缝，辐射对称的四面型孢子。在孢子的壁上通常有不同的凸起和饰纹，有的孢壁上还有弹丝。

4. 加工品

对加工品鉴定时，除应注意外形、颜色等性状特征外，主要采用理化鉴定方法进行鉴定。

5. 虫瘿

对虫瘿的鉴定，除了性状鉴定、理化鉴定外，还需要用显微镜观察鉴定。

第二节　其他类天然药物的鉴定

昆布　Laminariae Thallus Eckloniae Thallus

【来源】为海带科植物海带 *Laminaria japonica* Aresch. 或翅藻科植物昆布 *Ecklonia kurome* Okam. 的干燥叶状体。

【产地】主产于辽东半岛、山东半岛及浙江、福建等地。

【采收加工】夏、秋二季采捞，除去杂质，晒干。

【性状鉴定】

1. 海带（图 11-1）

①卷曲折叠成团状，或缠结成把。②全体呈黑褐色或绿褐色，表面附有白霜。用水浸软则膨胀成扁平长带状，长 50～150cm，宽 10～40cm，中部较厚，边缘较薄而呈波状，手捻不分层。③类革质，残存柄部扁圆柱状。④气腥，味咸。

2. 昆布（图 11-2）

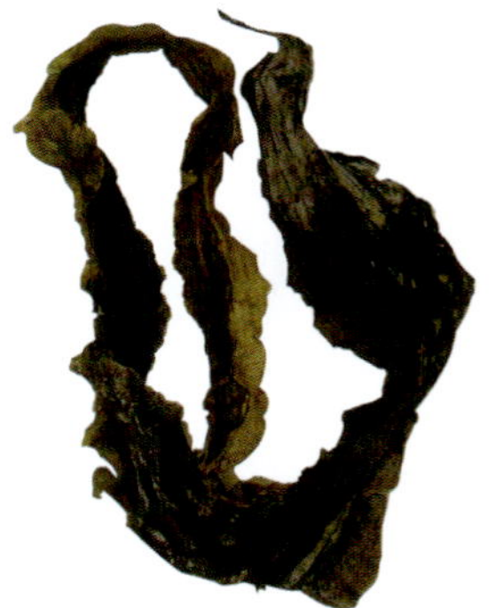

图 11-1　海带药材图

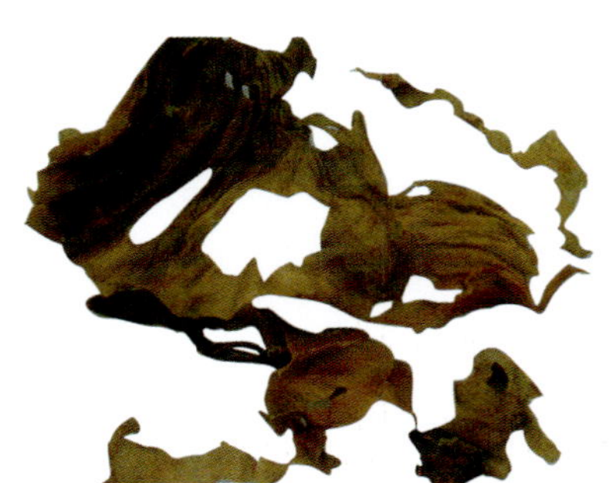

图 11-2　昆布药材图

①卷曲皱缩成不规则团状。②全体呈黑色，较薄。用水浸软则膨胀呈扁平的叶状，长宽约为 16～26cm，厚约 1.6mm；两侧呈羽状深裂，裂片呈长舌状，边缘有小齿或全缘，手捻分层。③质柔滑。

【化学成分】 海带主要含海带聚糖、藻胶酸、昆布素、海带氨酸、甘露醇、维生素、碘、钾等。昆布主要含褐藻酸盐、岩藻依多糖、海带淀粉、氨基酸、甘露醇、碘、钾等。

【理化鉴定】 本品体厚，以水浸泡即膨胀，表面黏滑，附着透明黏液质。手捻不分层者为海带，分层者为昆布。

【药理作用】 海带氨酸有降压作用，海带聚糖有降血脂作用，藻胶酸对锶、镉盐类在肠道被吸收前有解毒作用；海带根粗提取液对豚鼠有平喘作用，对大鼠及猫有一定的镇咳作用。

【性味功用】 性寒，味咸。消痰软坚散结，利水消肿。用于瘿瘤，瘰疬，睾丸肿痛，痰饮水肿。海带、昆布中富含碘，主要用于防治碘缺乏病，治疗缺碘性甲状腺肿。

【用法与用量】 6～12g。

冬虫夏草　Cordyceps

【来源】 为麦角菌科真菌冬虫夏草菌 *Cordyceps sinensis* (Berk.) Sacc. 寄生在蝙蝠蛾科昆虫幼虫上的子座及幼虫尸体的干燥复合体（图 11-3）。

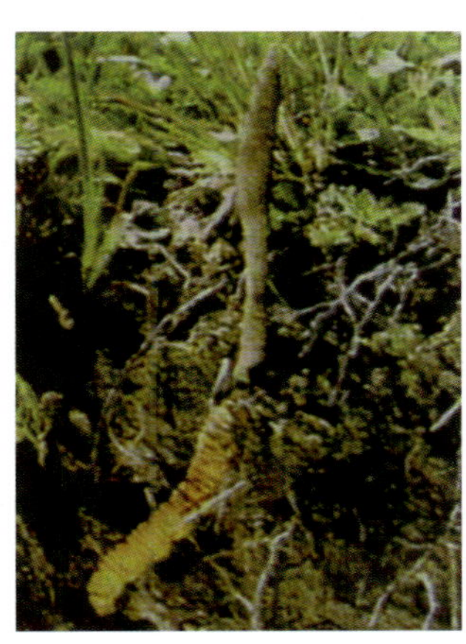

图 11-3　冬虫夏草

【产地】 主产于四川、西藏、青海、云南等地，以怒江、澜沧江上游地区的产量大，质量好，习称“藏草”、“青海草”；四川等地所产者大多虫小、条细，习称“川草”。

【采收加工】 野生冬虫夏草于夏至前后，当积雪尚未融化时入山采集，此时子座多露于雪面，过迟则积雪融化，杂草生长，不易找寻，且土中的虫体枯萎，不合药用。挖起后，须洗去泥沙，除去附在虫体上的黄色蜡衣和其他杂质，置日光下晒至七八成干，此为毛货。再晒至全干，然后用黄酒喷之使变软，整理平直。传统的包装方法是，每 6～8 条用小红绳扎成一小把，再将小把捆成大把，每把重 200～300g，称为把虫草。晒干或低温干燥。

冬虫夏草的形成

冬虫夏草是一种昆虫和一种真菌的结合体，主要分布于海拔 3500～4500m 高山灌丛和草甸中，成熟后孢子发散而飘落于空中，一部分孢子渗入土壤萌发成菌丝，菌丝遇到正在越冬的蝙蝠蛾的幼虫，此为“冬虫”，幼虫就成为了冬虫夏草菌的营养供给体；次年春末夏初，幼虫离地面约 2cm 处头上尾下而亡，并从幼虫尸体的头部长出约 4～7cm 子实体，外形似草，故名“夏草”。子座钻出土壤后，须及时采挖，否则孢子一旦发散，冬虫夏草就会腐烂消失。

【性状鉴定】（图 11-4）。

1. 虫体

①外形似蚕，长 3～5cm，直径 0.3～0.8cm。②表面深黄色至黄棕色，有环纹 20～30 个，近头部的环纹较细；头部红棕色，尾如蚕尾；全体有足 8 对，近头部 3 对，中部 4 对较明显，

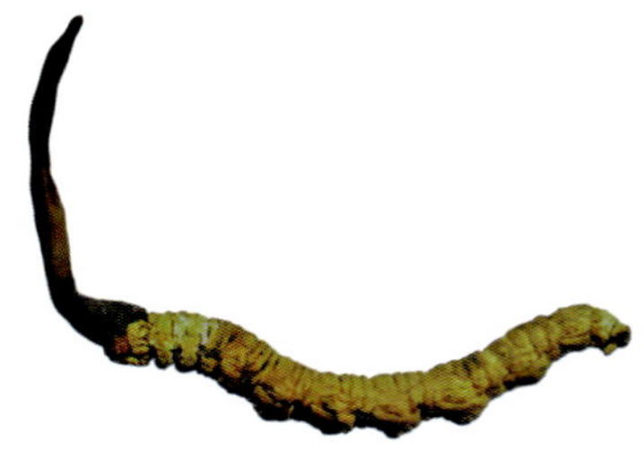

图 11-4　冬虫夏草药材图

近尾部 1 对。③质脆，易折断，断面略平坦，淡黄白色。

2. 子座

①细长圆柱形，长 4～7cm，直径约 0.3cm。②表面深棕色至棕褐色，有细纵皱纹，上部稍膨大。③质柔韧，断面类白色。

气微腥，味微苦。

以完整、虫体丰满肥大、质硬、外色黄亮、内色白、断面充实、子座粗短者为佳。

【显微鉴定】 子座头部横切面（图 11-5）：

①子座周围为 1 列子囊壳，子囊壳下半部陷于子座内。②子囊壳内有多数线形子囊，每个子囊内含有 2～8 个线形的子囊孢子。③子座中央充满菌丝。

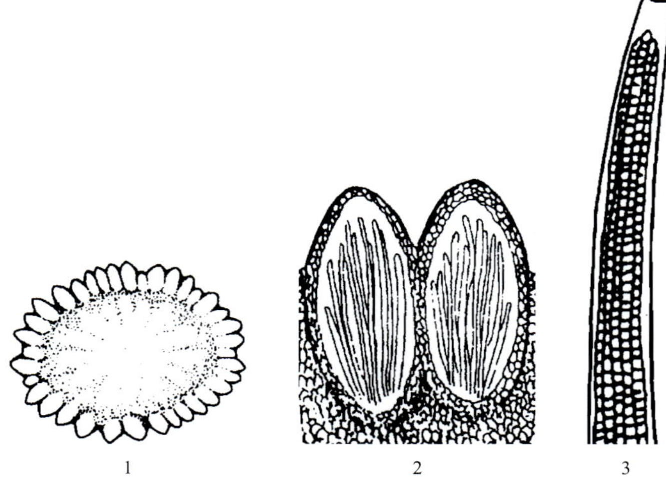

图 11-5　冬虫夏草子座头部横切面图

1—子座顶端横切面；2—子囊壳放大；3—子囊放大（示子囊孢子）

冬虫夏草常见混伪品

1. 蛹草的干燥子座及虫体

习称“北虫草”。发现在吉林、河北、陕西、安徽、广西、云南等省区混充。其主要区别是子座头部椭圆形，顶端钝圆，橙黄或橙红色，柄细长，圆柱形。寄主为夜蛾科幼虫，常能发育成蛹后才死，所以虫体呈椭圆形的蛹。民间作滋补强壮药用，某些主要化学成分，如蛋白质、氨基酸、有机酸、糖类、生物碱、甾醇及酚类等与虫草基本相同。

2. 亚香棒虫草的干燥子座及虫体

发现于湖南、安徽，福建、广西等省区混充。本品子座单生或有分枝，长 5～8cm，柄多弯曲，黑色，有纵皱或棱，上部光滑，下部有细绒毛；子实体头部短圆柱形，长 1.2cm，茶褐色。所含成分与冬虫夏草相似。民间用作滋补药。

3. 凉山虫草的干燥子座及虫体

发现于四川。虫体细而长，表面棕黑色或黑褐色，被锈色绒毛，子座多单一，分枝纤细而曲折，长 20～30cm，直径 1.5～2.5mm，子实体头部圆柱形或棒状。其化学成分与冬虫夏草类似，有甘露醇、麦角甾醇和硬脂酸，氨基酸亦有 17 种等。

4. 伪品

唇形科植物地蚕及草石蚕的块茎。特征呈梭形，略弯曲，有3～15环节，外表淡黄色。另有用面粉、玉米粉、石膏等经加工压模而成的伪品虫草，外表黄白色，虫体光滑环纹明显，断面整齐，淡白色，体重，久尝黏牙。遇碘液显蓝色。少数可见在虫草体内插入铁丝以增加重量。

【化学成分】主要含粗蛋白、D-甘露醇（即虫草酸）、脂肪等。尚含麦角甾醇、维生素A、维生素C、维生素B、烟酸、尿嘧啶、腺嘌呤、腺嘌呤核苷、虫草多糖、生物碱，多种氨基酸和微量元素等。

【药理作用】虫草酸可以显著地降低颅压，促进机体新陈代谢；虫草素是一种具有抗菌活性的核苷类物质，能抑制癌细胞的生长，并有降血糖的作用；虫草多糖能促进淋巴细胞转化，提高血清IgG的抗体含量和机体的免疫功能，增强机体自身抗癌抑癌的能力。

【性味功用】性平，味甘。补肾益肺，止血化痰。用于肾虚精亏，阳痿遗精，腰膝酸痛，久咳虚喘，痨嗽咯血。

【用法与用量】3～9g。

茯苓　Poria

【来源】为多孔菌科真菌茯苓 *Poria cocos*（Schw.）Wolf的干燥菌核。

【产地】主产于湖北、安徽、四川、云南等省。有栽培与野生两种，栽培者产量较大，以安徽为多，故有“安苓”之称；野生者以云南为著，称“云苓”。习惯上以云苓质优。

【采收加工】多于7～9月采挖，洗净，堆置“发汗”后，摊开晾至表面干燥，再“发汗”，反复数次至现皱纹、内部水分大部散失后，阴干，称为“茯苓个”；或将鲜茯苓去皮后按不同部位切制，阴干，外皮称为“茯苓皮”，切片者称为“茯苓片”，切成方形者称为“茯苓块”，呈淡红色者称为“赤茯苓”，呈白色或近白色者称为“白茯苓”，中央有松根者称为“茯神”，其中的松根称为“茯神木”。

【性状鉴定】

1. 茯苓个［图11-6(a)］

①呈类球形、椭圆形、扁圆形或不规则团块，大小不一。②外皮薄而粗糙，棕褐色至黑褐色，有明显的皱缩纹理。③体重，质坚实，断面颗粒性，有的具裂隙，外层淡棕色，内部白色，少数淡红色，有的中间抱有松根。④气微，味淡，嚼之粘牙。

2. 茯苓片

①呈不规则厚片，厚薄不一。②白色、淡红色或淡棕色。

3. 茯苓块［图11-6(b)］

①呈立方块状或方块状厚片，大小不一。②白色、淡红色或淡棕色。

【显微鉴定】粉末（图11-7）。

灰白色。①不规则颗粒状团块和分枝状团块无色，遇水合氯醛液渐溶化。②菌丝无色或淡棕色，细长，稍弯曲，有分枝，直径3～8μm，少数至16μm。

【化学成分】主要含β-茯苓聚糖、茯苓酸、麦角甾醇、卵磷脂、β-茯苓聚糖分解酶、胆碱、腺嘌呤等。

【药理作用】茯苓煎剂与茯神能明显减少小鼠自主活动，增强戊巴比妥与硫喷妥钠的中枢抑制作用，对抗咖啡因所致的过度兴奋；茯苓多糖，具增强免疫作用，能显著提高小鼠巨噬细胞吞噬能力，增强细胞免疫反应；茯苓次聚糖对小鼠肉瘤 S_{180} 的抑制率高达96.88%。

【性味功用】 性平，味甘、淡。利水渗湿，健脾，宁心。用于水肿尿少，痰饮眩悸，脾虚食少，便溏泄泻，心神不安，惊悸失眠。

【用法与用量】 茯苓块、茯神10～15g；茯苓皮15～30g。

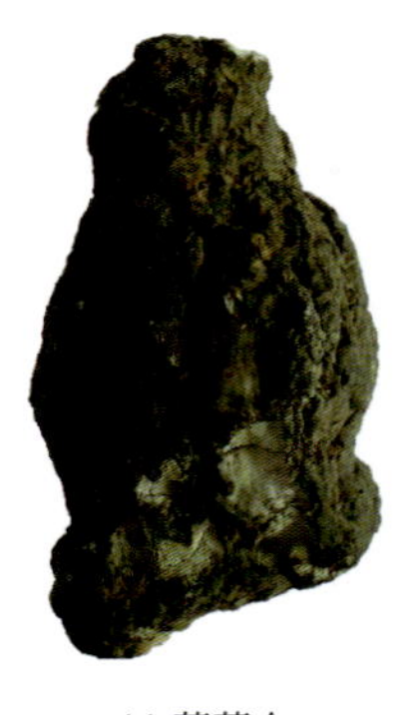

(a) 茯苓个

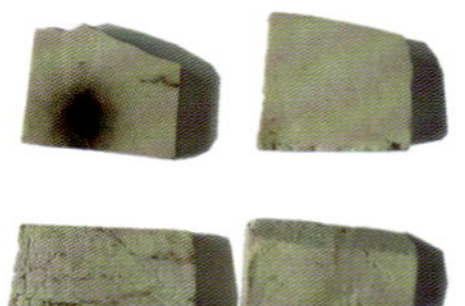

(b) 茯苓块

图11-6 茯苓药材图

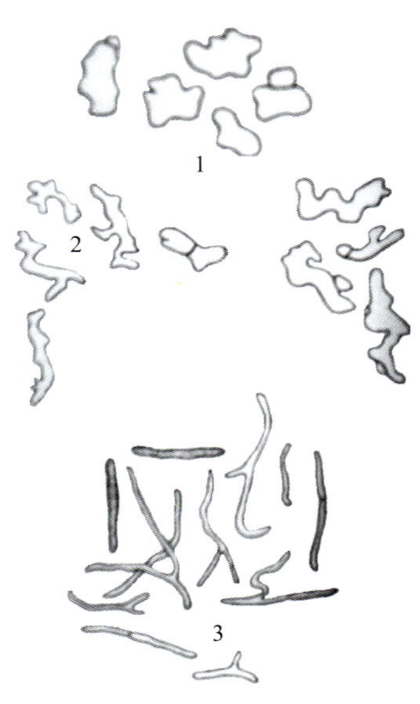

图11-7 茯苓粉末图

1—颗粒状团块；2—分枝状团块；3—菌丝

相关药物

1. 猪苓

猪苓为多孔菌科真菌猪苓的干燥菌核（图11-8）。主产于陕西、云南、河南等地。春、秋二季采挖，除去泥沙，干燥。呈不规则条形、类圆形或扁块状，有的有分枝；表面灰黑色或棕褐色，皱缩或有瘤状突起；体轻质硬，能浮于水面；断面类白色或黄白色，略显颗粒状；气微，味淡。性平，味甘、淡。功能：利水渗湿。用于水湿停滞诸证。

2. 雷丸

雷丸为白蘑科真菌雷丸的干燥菌核（图11-9）。主产于四川、云南、广西等地。秋季采收，选枝叶枯黄的病竹，挖取根部着生的雷丸菌核，洗净，晒干。呈不规则块状或类球形；表面黑褐色或灰褐色，具略隆起的网状皱纹；质坚实而重，不易破碎，破碎面不平坦，类白色或浅灰黄色，呈颗粒状，常有黄棕色大理石样花纹；气微，味微苦，嚼之有颗粒感，微带黏性，久嚼无渣。性寒，味苦。功能：杀虫。用于驱杀多种肠道寄生虫病，尤以驱杀绦虫为佳。

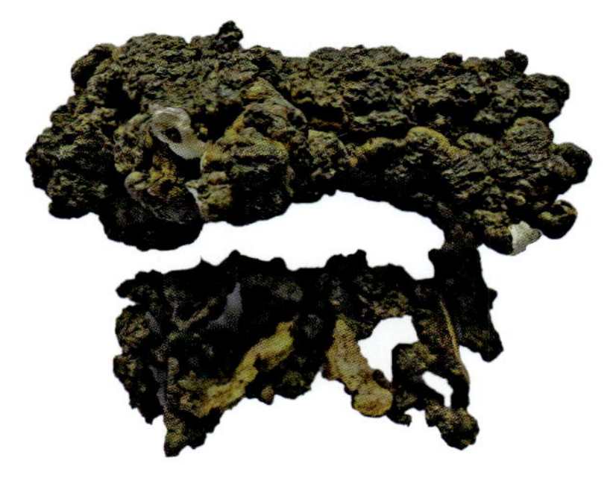

图 11-8　猪苓药材图

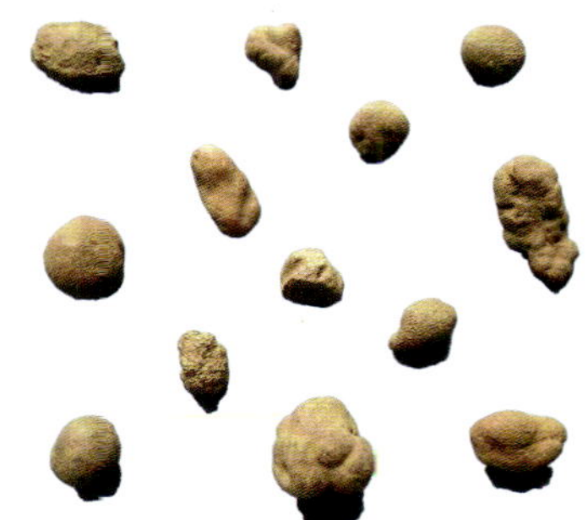

图 11-9　雷丸药材图

灵芝　Ganoderma

【来源】 为多孔菌科真菌赤芝 *Ganoderma lucidum*（Leyss. ex Fr.）Karst. 或紫芝 *G. sinense* Zhao，Xu et Zhang 的干燥子实体。

【产地】 赤芝主产于华东、西南地区及河北、山西等地；紫芝主产于浙江、江西、湖南等地。

【采收加工】 全年均可采收，除去杂质，剪除附有朽木、泥沙或培养基质的下端菌柄，阴干或在 40～50℃烘干。

【性状鉴定】

1. 赤芝［图 11-10(a)］

①呈伞状，菌盖肾形、半圆形或近圆形，直径 10～18cm，厚 1～2cm。②皮壳坚硬，黄褐色至红褐色，有光泽，具环状棱纹和辐射状皱纹，边缘薄而平截，常稍内卷。菌肉白色至淡棕色。③菌柄圆柱形，侧生，少偏生，长 7～15cm，直径 1～3.5cm，红褐色至紫褐色，光亮。④孢子细小，黄褐色。气微香，味苦涩。

2. 紫芝［图 11-10(b)］

①皮壳紫黑色，有漆样光泽。②菌肉锈褐色。③菌柄长 17～23cm。

3. 栽培品［图 11-10(c)］

①子实体较粗壮、肥厚，直径 12～22cm，厚 1.5～4cm。②皮壳外常被有大量粉尘样的黄褐色孢子。

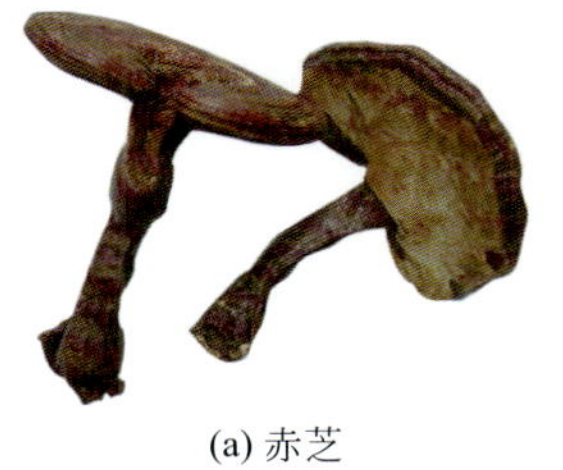

(a) 赤芝

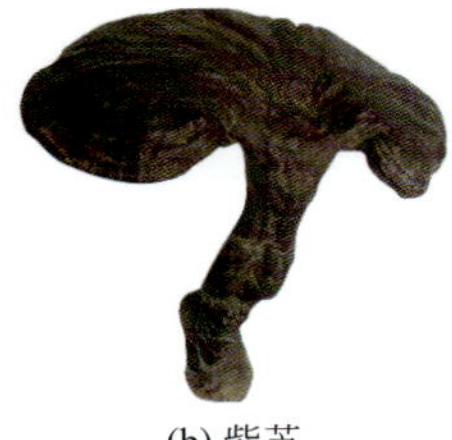

(b) 紫芝

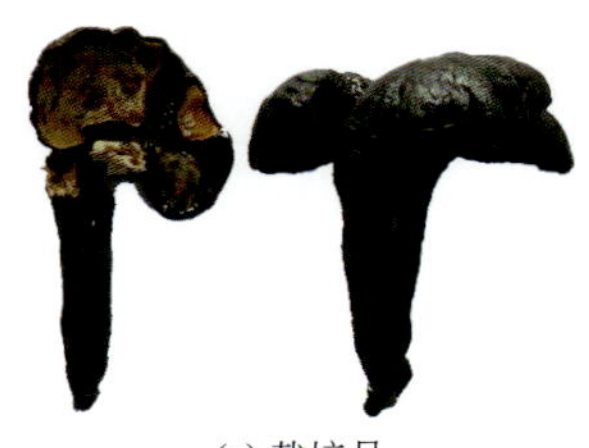

(c) 栽培品

图 11-10　灵芝药材图

【化学成分】 主要含麦角甾醇、灵芝多糖、灵芝多肽、三萜类化合物、挥发油、氨基酸等。

【药理作用】 灵芝多糖，具有抗肿瘤、调节免疫、抗衰老、降血糖、抗氧化、降血脂等作用。三萜类化合物具有保肝、抗过敏等作用。

【性味功用】 性平，味甘。补气安神，止咳平喘。用于心神不宁，失眠心悸，肺虚咳喘，虚劳短气，不思饮食。

【用法与用量】 6～12g。

【用法与用量】 煎服，10～15g。外用研末调敷。

血竭 Draconis Sanguis

【来源】 为棕榈科植物麒麟竭 *Daemonorops draco* Bl. 果实渗出的树脂经加工制成。

【产地】 主产于印度尼西亚、马来西亚等国。

【采收加工】 采收成熟的果实，晒干，与贝壳一起同入笼中强力振摇，使果实上的树脂块脱落，筛去果实鳞片等杂质，收集树脂块，用布包起，放入热水中使软化成团，取出放冷，即为“原装血竭”。原装血竭经加入达玛树脂等辅料加工炼制后称为“加工血竭”，常见的商品有手牌及皇冠牌等，均在血竭底部印有金色商标。

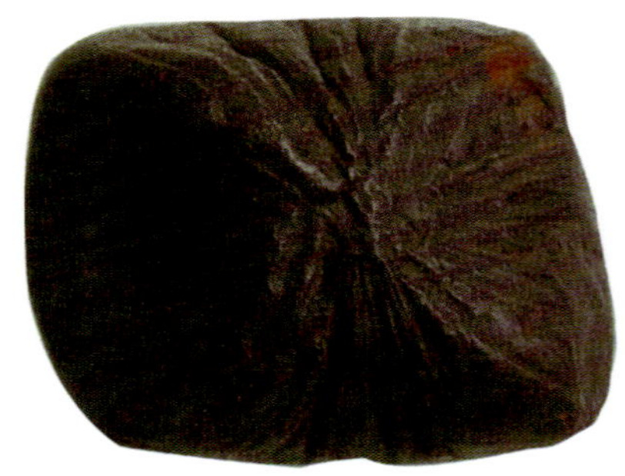

图 11-11 血竭药材图

【性状鉴定】（图 11-11）

①略呈类圆四方形或方砖形，②表面暗红，有光泽，附有因摩擦而成的红粉。③质硬而脆，破碎面红色，研粉为砖红色。④气微，味淡。⑤不溶于水，在热水中软化。

以外色黑似铁、研粉红似血，燃之呛鼻，有苯甲酸样香气者为佳。

【化学成分】 主要含血竭素、血竭红素、苯甲酸、脂类化合物等。

【理化鉴定】 取本品粉末，置白纸上，用火隔纸烘烤即熔化，但无扩散的油迹，对光照视呈鲜艳的红色。以火燃烧则产生呛鼻的烟气。

【药理作用】 有扩张外周血管、镇痛、抗炎、抗真菌和止血等作用。

【性味功用】 性平，味甘、咸。活血定痛，化瘀止血，生肌敛疮。用于跌打损伤，心腹瘀痛，外伤出血，疮疡不敛。研末或入丸剂。外用研末撒或入膏药用。

【用法与用量】 研末，1～2g，或入丸剂。外用研末撒或入膏药用。

相关药物

龙血竭：为天门冬科植物柬埔寨龙血树的干燥树脂。呈不规则块状或片状。表面紫褐色，具光泽。断面平滑，有玻璃样光泽。气微，味微涩，嚼之有粘牙感。功能与血竭相近。

血竭的常见伪品

1. 掺松香伪制的血竭

外观与正品相近，研粉呈粉红色，以火燃烧冒浓黑烟，产生明显的松香气味。

2. 人工伪品

人工伪品系用松香、颜料、泥土等加工而成。呈不规则形或似血竭形状，表面暗红色，略有光泽，用刀刮之起白色的粉痕。应注意鉴别。

乳香　Olibanum

【来源】为橄榄科植物乳香树 *Boswellia carterii* Birdw. 及同属植物 *B. bhawdajiana* Birdw. 树皮渗出的树脂。分为索马里乳香和埃塞俄比亚乳香，每种乳香又分为乳香珠和原乳香。

【产地】主产红海沿岸的索马里、埃塞俄比亚及阿拉伯半岛南部；土耳其、利比亚、苏丹、埃及亦产。我国广西地区有少量引种。

【采收加工】乳香树干的皮部有裂生的树脂道，通常以春季为盛产期。采收时，于树干的皮部由下向上顺序切伤，开一狭沟，使树脂从伤口渗出，流入沟中，数天后凝成硬块，即可采取。落于地面者常黏附沙土杂质，品质较次。宜密闭防尘，遇热易软化变色，宜贮于荫凉处。

【性状鉴定】（图 11-12）

①呈长卵形滴乳状、类圆形颗粒或黏合成大小不等的不规则块状物。大者长达 2cm（乳香珠）或 5cm（原乳香）。②表面黄白色，半透明，被有黄白色粉末，久存则颜色加深。③质脆，遇热软化。破碎面有玻璃样或蜡样光泽。④具特异香气，味微苦。

以颗粒状、半透明、色淡黄、无杂质、气芳香者为佳。

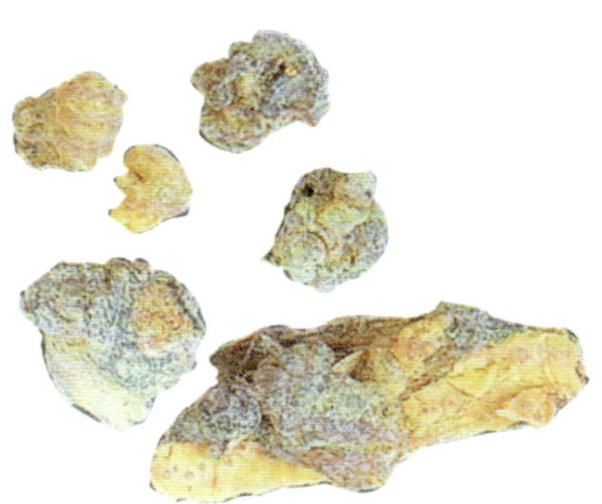

图 11-12　乳香药材图

【化学成分】主要含树脂、树胶、挥发油等。

【理化鉴定】

（1）取本品少量加水研磨，形成白色或黄白色乳状液。

（2）本品燃烧时显油性，冒黑烟，有香气。

【药理作用】有镇痛、消炎、升高白细胞的作用，并能加速炎症渗出排泄，促进伤口愈合；所含蒎烯有祛痰作用；乳香能明显减轻阿司匹林、保泰松、利舍平所致胃黏膜损伤及应激性黏膜损伤等。

【性味功用】性温，味辛、苦。活血定痛，消肿生肌。用于胸痹心痛，胃脘疼痛，痛经经闭，产后瘀阻，癥瘕腹痛，风湿痹痛，筋脉拘挛，跌打损伤，痈肿疮疡。孕妇及胃弱者慎用。

【用法与用量】煎汤或入丸、散，3～5g；外用适量，研末调敷。

相关药物

没药：为橄榄科植物地丁树或哈地丁树的干燥树脂（图 11-13），分为天然没药和胶质没药。天然没药：呈不规则颗粒性团块，大小不等，大者直径长达 6cm 以上。表面黄棕色或红棕色，近半透明部分呈棕黑色，被有黄色粉尘。质坚脆，破碎面不整齐，无光泽。有特异香气，味苦而微辛。胶质没药：呈不规则块状和颗粒，多黏结成大小不等的团块，大者直径长达 6cm 以上，表面棕黄色至棕褐色，不透明，质坚实或疏松，有特异香气，味苦而有黏性。功能：散瘀定痛，消肿生肌。用于胸痹心痛，胃脘疼痛，痛经经闭，产后瘀阻，癥瘕腹痛，风湿痹痛，跌打损伤，痈肿疮疡。

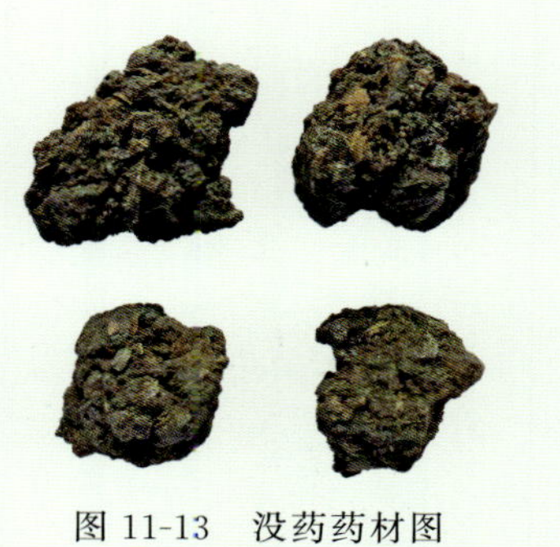

图 11-13　没药药材图

海金沙 Lygodii Spora

【来源】 为海金沙科植物海金沙 *Lygodium japonicum*（Thunb.）Sw. 的干燥成熟孢子。

【产地】 主产于浙江、广东等地。

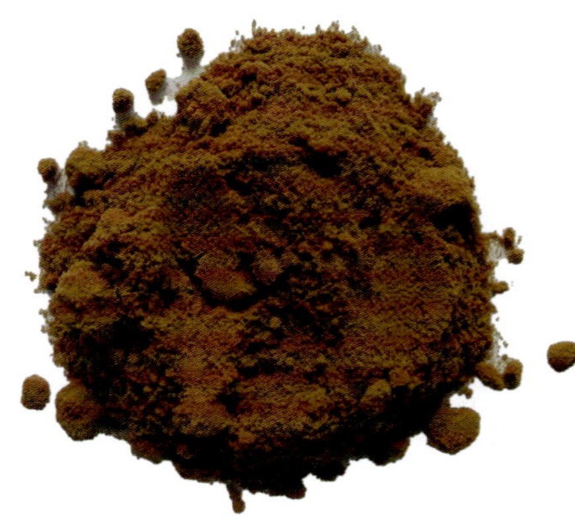

图 11-14 海金沙药材图

【采收加工】 秋季孢子未脱落时采割藤叶，晒干，搓揉或打下孢子，除去藤叶。

【性状鉴定】（图 11-14）

①呈粉末状，棕黄色或浅棕黄色。②体轻，手捻有光滑感，置手中易由指缝滑落。③气微，味淡。

【显微鉴定】 孢子为四面体、三角状圆锥形，顶面观三面锥形，可见三叉状裂隙，侧面观类三角形，底面观类圆形，直径 60～85μm，外壁有颗粒状雕纹。

【化学成分】 主要含海金沙素、油酸、咖啡酸、棕榈酸、脂肪油等。

【理化鉴定】 取本品少量，撒于火上，即发出轻微爆鸣及明亮的火焰。

【性味功用】 性寒，味甘、咸。清利湿热，通淋止痛。用于热淋，石淋，血淋，膏淋，尿道涩痛。

【用法与用量】 6～15g，宜包煎。

青黛 Indigo Naturalis

青黛的鉴定

【来源】 为爵床科植物马蓝 *Baphicacanthus cusia*（Nees）Bremek.、蓼科植物蓼蓝 *Polygonum tinctorium* Ait. 或十字花科植物菘蓝 *Isatis indigotica* Fort. 的叶或茎叶经加工制得的干燥粉末、团块或颗粒。

【产地】 主产于福建、安徽、云南、四川等地，以福建所产者为佳，习称“建青黛”。

【性状鉴定】（图 11-15）

①呈深蓝色的粉末，体轻，易飞扬；或呈不规则多孔性的团块、颗粒，用手搓捻即成细末。②微有草腥气，味淡。

【化学成分】 主要含靛蓝、靛玉红等。

【理化鉴定】

(1) 取本品少量，用微火灼烧，有紫红色的烟雾产生。

(2) 取本品少量，滴加硝酸，则产生气泡并显棕红色或黄棕色。

【性味功用】 性寒，味咸。清热解毒，凉血消斑，泻火定惊。用于温毒发斑，血热吐衄，胸痛咳血，口疮，痄腮，喉痹，小儿惊痫。

【用法与用量】 1～3g，宜入丸散用；外用适量。

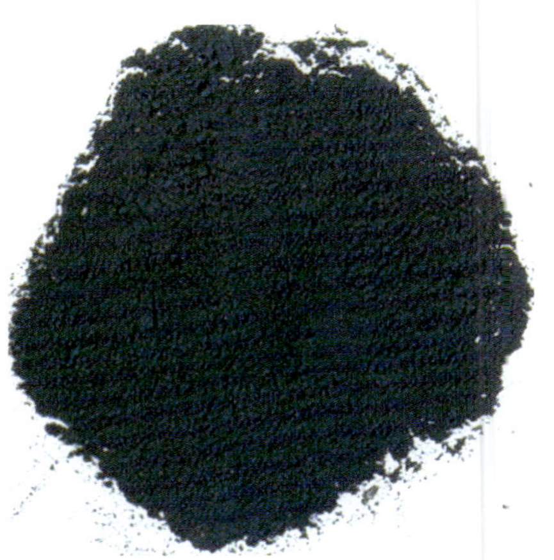

图 11-15 青黛药材图

冰片（合成龙脑） Borneolum Syntheticum

【来源】 为化学合成而得的结晶状物（合成龙脑），习称“机制冰片”。

【性状鉴定】（图 11-16）

①为无色透明或白色半透明的片状松脆结晶。②气清香，味辛、凉。③具挥发性，点燃发生浓烟，并有带光的火焰。④在乙醇、三氯甲烷或乙醚中易溶，在水中几乎不溶。

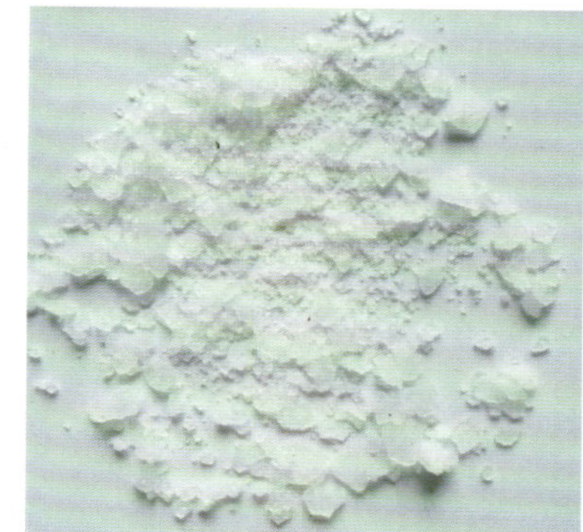

图 11-16 冰片药材图

【化学成分】 主要含消旋龙脑、异龙脑、樟脑等。

【药理作用】 本品对中枢神经有较强的双向调节作用，既镇静安神又有醒脑作用；具有扩张冠脉、缓解心绞痛、降低血液黏度、降低脑血流阻力、增加脑血流量等作用。尚有抗炎、镇痛及抗菌等作用。

【性味功用】 性微寒，味辛、苦。开窍醒神，清热止痛。用于热病神昏、惊厥，中风痰厥，气郁暴厥，中恶昏迷，胸痹心痛，目赤，口疮，咽喉肿痛，耳道流脓。

【用法与用量】 入丸散用，0.15～0.3g；外用研粉点敷患处。

相关药物

1. 天然冰片

樟科植物樟的新鲜枝、叶经提取加工制成的结晶。天然冰片原名“龙脑香”，始载于《新修本草》。呈白色的结晶性粉末或片状结晶。气清香，味辛、凉。有挥发性，点燃时有浓烟，火焰呈黄色。主要含右旋龙脑、异龙脑、樟脑等。功用与冰片相同。

2. 艾片

菊科植物艾纳香的新鲜叶经提取加工制成的结晶。呈白色半透明片状、块状或颗粒状结晶，质稍硬而脆，手捻不易碎。具清香气，味辛、凉，具挥发性，点燃时有黑烟，火焰呈黄色，无残迹遗留。易溶于乙醇、三氯甲烷或乙醚，在水中几乎不溶解。主要含左旋龙脑、异龙脑、樟脑等。功用与冰片相同。

3. 梅片

龙脑香科植物龙脑香的树干提取的结晶，习称“龙脑冰片”。主产于印度尼西亚。外观为半透明块状、片状或颗粒状结晶；直径 1～7mm，厚 1～2mm；类白色至淡灰棕色。气清香，味辛凉；烧之微冒黑烟。主要含右旋龙脑、桉油精及龙脑香二醇酮等成分。性味功效同冰片。

五倍子 Galla Chinensis

【来源】 为漆树科植物盐肤木 *Rhus chinensis* Mill.、青麸杨 *R. potaninii* Maxim. 或红麸杨 *R. punjabensis* Stew. var. *sinica* (Diels) Rehd. et Wils. 叶上的虫瘿。主要由五倍子蚜 *Melaphis chinensis* (Bell) Baker 寄生而形成。

【产地】 主产于四川、贵州、湖南、陕西等地。

【采收加工】 秋季采摘，置沸水中略煮或蒸至表面呈灰色，杀死蚜虫，取出，干燥。按外形不同，分为“肚倍”和“角倍”。

【性状鉴定】

1. 肚倍［图 11-17(a)］

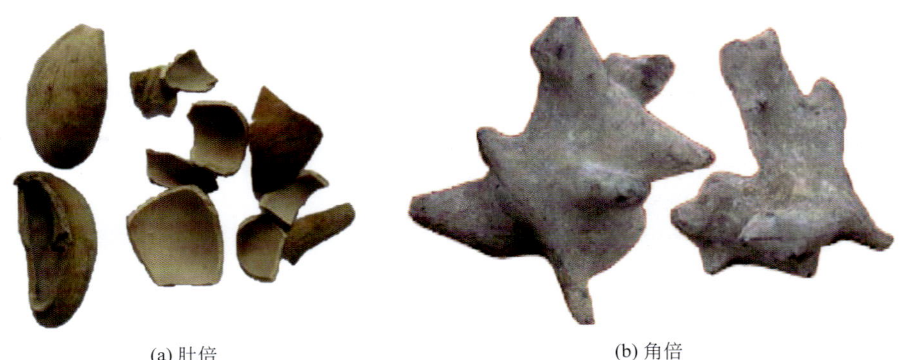

(a) 肚倍　　(b) 角倍

图 11-17　五倍子药材图

①呈长圆形或纺锤形囊状，长 2.5～9cm，直径 1.5～4cm。②表面灰褐色或灰棕色，微有柔毛。③质硬而脆，易破碎，断面角质样，有光泽，壁厚 0.2～0.3cm，内壁平滑，有黑褐色死蚜虫及灰色粉状排泄物。④气特异，味涩。

2. 角倍［图 11-17(b)］

①呈菱形，具不规则的钝角状分枝。②表面柔毛较明显，壁较薄。

【化学成分】 主要含五倍子鞣质，另含少量的没食子酸、树脂、蜡质、淀粉、脂肪等。

【药理作用】 五倍子鞣质具有收敛、抗菌、抗龋齿等作用，同时还能与多种重金属离子、生物碱及苷类形成不溶性复合物，故可用作化学解毒剂。

【性味功用】 性寒，味酸、涩。敛肺降火，涩肠止泻，敛汗，止血，收湿敛疮。用于肺虚久咳，肺热咳嗽，久泻久痢，自汗盗汗，消渴，便血痔血，外伤出血，痈肿疮毒，皮肤湿烂。

【用法与用量】 3～6g；外用适量。

复习思考题

1. 树脂和树胶的化学性质有何不同？
2. 如何用水试法区别乳香与没药？
3. 简述海金砂的来源及性状特征。
4. 写出冬虫夏草性状鉴定的主要特征。
5. 试述血竭的性状鉴定及理化鉴定。

（李雪莹）

第十二章 动物类天然药物

知识目标

（1）掌握：麝香、鹿茸、牛黄、羚羊角等重点天然药物的来源、性状、显微及主要理化鉴定；麝香、牛黄、羚羊角的常见混伪品。

（2）熟悉：动物类天然药物鉴定的一般规律；重点动物药的主要化学成分及功效主治。

（3）了解：动物药的应用概况；药用动物的分类及取材范围。

技能目标

（1）熟练应用性状鉴定法对动物药进行真实性鉴定。

（2）熟练应用理化鉴定法鉴定麝香、牛黄、蟾酥等药材。

思政与职业素养目标

（1）野生动物是大自然的产物，要尊法守法，增强保护野生动物、保护生态环境的责任意识，尊重生命，敬畏自然。

（2）为了保护动物和满足临床用药需要，应该依靠科学技术，积极寻找动物药替代品。

第一节 动物类天然药物鉴定的一般规律

一、动物药的应用概况

动物药在我国的应用有着悠久的历史。马王堆汉代古墓出土的《五十二病方》和约成书于汉代的第一本药学专著《神农本草经》中就收录有不少动物药，以后的历代本草都有动物药的记载。动物类药虽然数量上少于植物药，但在疾病的防治中却有着重要的价值，蜂蜜、牛黄、鹿茸、麝香、阿胶、羚羊角、蕲蛇等动物药从两千多年前至今，都是临床常用药物，且疗效确切。我国人民在利用这些动物药的同时，很早就进行了珍珠、牡蛎等药用动物的养殖。

据统计，历代本草共收载动物药600余种。我国的药用动物资源研究始于20世纪50年代，至70年代，药用动物资源调查全面展开，并取得了可喜的成绩。编写出版了一批药用动物资源方面的著作，主要有《中国药用动物志》《中国动物药》《中国动物药志》《动物本草》等。

近年来，动物药的开发应用，取得了很大进展，如对斑蝥的抗癌与刺激骨髓产生白细胞作用的研究等。尤其是我国海域辽阔、海洋药用生物资源极为丰富，其中软体动物门的石决明、牡蛎、海螵蛸、珍珠母，脊索动物门的海马、海龙等多为常用药物。随着生产的发展、科技的进步，不少药用动物已变野生为人工养殖，如人工养麝、活体取香，鹿的驯化及鹿茸的生产，河蚌的人工育珠，蛤蚧、金钱白花蛇、蕲蛇、全蝎、刺猬等的养殖，养熊人工引流胆汁、人工培植牛黄等，都已成为商品药材的重要来源。

动物类药物目前在临床的使用中也面临不少问题。首先是对动物性药物了解比较少，对于其有效化学成分、作用机理都缺乏探索研究；另一方面是一些药用动物濒临灭绝，以及国内日益重视对野生资源及动物权益的保护，使得一些动物类药品种面临资源短缺、无资源可用和不允许使用的情况。由于动物药资源的紧缺，有的动物类药物价格昂贵，许多不法商贩经常以劣充好，以假乱真，扰乱了医药市场秩序，使临床用药的安全性、有效性、经济性无法保障，因此，加强动物类药物的鉴定是一项长期而持久的艰巨任务。

二、药用动物的分类

动物分类学是一门识别动物种类、研究动物系统的科学。依据动物细胞的分化、胚层的形成、体腔的发展、对称的形式、体节的有无、骨骼的性质、附肢的特点及其他各器官系统的发生、发展等，将动物界划分为若干个等级，即门、纲、目、科、属、种，以种为分类的基本单位。动物界分为20多个门，其中与药用动物有关的门，由低等到高等依次为：多孔动物门（如脆针海绵等）、腔肠动物门（如海蜇、珊瑚等）、环节动物门（如水蛭、地龙等）、软体动物门（杂色鲍、珍珠贝、牡蛎等）、节肢动物门（如全蝎、蜈蚣、地鳖虫、僵蚕、斑蝥等）、棘皮动物门（如海参、海胆、海星等）、脊索动物门。自原生动物门至棘皮动物门的各门动物都没有脊索（或脊椎），故统称无脊索动物（或无脊椎动物），都属于低等动物，脊索动物门属于高等动物。

脊索动物门为最高等的动物类，主要特征为有脊索。它是位于背部的一条支持身体纵轴的棒状结构。低等脊索动物终生存在脊索，高等脊索动物只在胚胎期有脊索，成长时即由分节的脊柱取代。中枢神经系统呈管状，位于脊索背面，在高等种类中神经管分化成为脑和脊髓两部分。消化道前端咽部的两侧有咽鳃裂，低等水生种类咽鳃裂终生存在，在高等种类中只见于某些幼体和胚胎时期，随后完全消失。现在世界上已经发现的脊索动物约有7万多种，分属于3个亚门，即尾索动物亚门、头索动物亚门和脊椎动物亚门。以脊椎动物亚门与药用关系最为密切。脊椎动物亚门是动物界进化地位最高的一大类群，可分为圆口纲、鱼纲（如有海龙、海马等）、两栖纲（中国林蛙、中华大蟾蜍等）、爬行纲（乌龟、鳖、蛤蚧以及蛇类等）、鸟纲（如鸡内金等）、哺乳纲（如熊胆、鹿茸、麝香、牛黄等）六个纲。

三、动物类天然药物的取材范围

动物类天然药物的取材范围，按药用部位可分为如下几种：

（1）动物的干燥全体入药　如水蛭、全蝎、海马等。

（2）除去内脏的动物体入药　如地龙、蛤蚧、蕲蛇、金钱白花蛇等。

（3）动物体的某一部分入药　如角类（鹿茸、羚羊角、水牛角等）、鳞甲类（鳖甲、龟甲等）、贝壳类（牡蛎、珍珠母等）、脏器类（蛤蟆油、鸡内金等）。

（4）动物的生理产物入药　如蟾酥、蝉蜕、蛇蜕、蜂蜜等。

（5）动物的病理产物入药　如牛黄、珍珠等。

（6）动物体某一部分的加工品入药　如阿胶、鹿角胶、人工牛黄等。

四、性状鉴定

性状鉴定是动物类药材使用最多的鉴定方法，常通过看、摸（手试）、嗅、尝、水试、火试等方法进行识别，尤其是应从动物药的表面（形状、颜色、纹路、突起、裂缝、附属物等）、断面（颜色、纹理等）、质地（光滑、粗糙、角质性等）、气味等方面，找出其具有专属性的性状特征。如麝香的特异香气，蜂蜜的纯正甜味，熊胆味苦回甜有清凉感等。此外，一些传统经验鉴别方法仍是鉴定动物类药材的有效而重要的手段，如毛壳麝香手捏有弹性；麝香仁以水润湿，手搓能成团，轻揉即散，不应粘手、染手、顶指或结块；牛黄水液可使指甲染黄而经久不褪，习称“挂甲”；将麝香仁撒于炽热坩埚中灼烧，初则迸裂，随即熔化膨胀起泡，浓香四溢，灰化后呈白色灰烬，无毛、肉焦臭，无火焰或火星。

五、显微鉴定

显微鉴定主要适用于动物体的分泌物或生理、病理产物，以及蛇类的鳞片等的鉴定。显微鉴定时，常根据不同的鉴定对象，制作显微片，包括粉末片、动物的组织切片和磨片等，如应用动物骨骼磨片、蛇类鳞片切片进行显微鉴定。

由于某些动物类药材入药部位的特殊性和某些仿真性很强的伪品药的存在，仅凭性状鉴定、显微鉴定和一般理化鉴定不能有效地鉴别动物类药材，故现代分析手段大量应用于动物类药材的鉴定中。如聚丙烯酰胺凝胶电泳法、毛细管电泳法、聚合酶链式反应（PCR）与随机扩增多态性DNA（RAPD）技术及DNA序列分析法等均已成功地应用于动物类药材的鉴定中。

第二节 动物类天然药物的鉴定

珍珠 Margarita

【来源】为珍珠贝科动物马氏珍珠贝 *Pteria martensii*（Dunker）（合浦珠母贝）、蚌科动物三角帆蚌 *Hyriopsis cumingii*（Lea）或褶纹冠蚌 *Cristaria plicata*（Leach）等双壳类动物受刺激形成的珍珠。

【产地】海水天然珍珠主产于广东、广西、台湾等省区；淡水养殖珍珠主产于江苏、江西、安徽、浙江等地。

【采收加工】海水天然珍珠全年可采，以12月为多；淡水养珠以养殖2～3年为佳，秋末后采收。捞取珍珠贝后，自动物体内剖取珍珠，洗净，干燥。

人工养殖珍珠

原动物的外套膜在一定的刺激下，分泌珍珠质包围刺激原，逐渐形成珍珠。根据珍珠形成的原理，我国先后在海水、淡水中养殖珍珠获得成功。其养殖方法分植核法和植皮法两种。前者是将蚌壳的珍珠层磨成小核，用专门的器械插入蚌的外套膜内，可培养出“有核珍珠”；后者是将外套膜小片植入蚌的外套膜内，可形成“无核珍珠”。

【性状鉴定】（图12-1）

①呈类球形、长圆形、卵圆形或棒状，直径1.5～8mm。②表面类白色、浅粉红色、浅黄绿色或浅蓝色，半透明，光滑或微有凹凸，具特有的彩色光泽。③质坚硬，破碎面显层纹。④气微，味淡。⑤取本品火烧，表面变黑色，有爆裂声，并可见层层剥落的银灰色

小片。

以纯净、质坚、有彩色光泽者为佳。

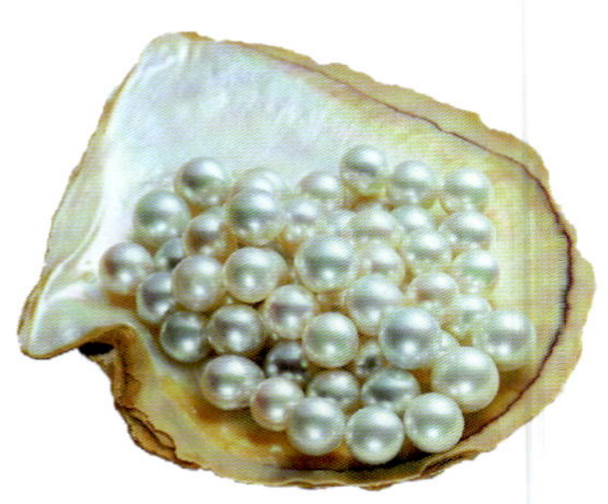
图 12-1 珍珠及珍珠母药材图

【显微鉴定】

1. 磨片

可见粗细两种类型的同心环状层纹，粗层纹较明显，连续成环，层间距离 60～500μm；细层纹多不甚明显，层间距不足 32μm。置暗视野下观察，可见珍珠特有的彩虹般的光环，又称“彩光”，不易被丙酮所洗脱。

2. 粉末（图 12-2）

类白色。为不规则碎块，半透明，有彩虹样光泽；表面显颗粒性，由数至十数薄层重叠，片状结构排列紧密，可见致密的成层线条或极细密的微波状纹理。

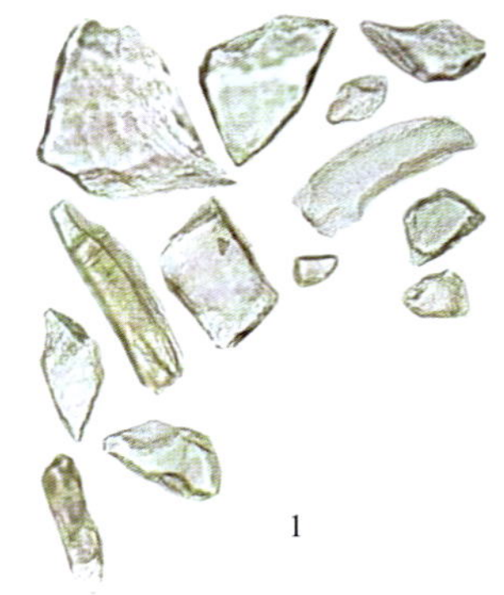
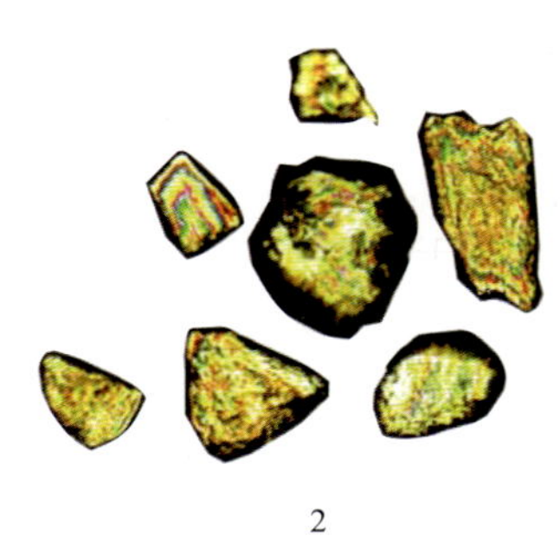
1 2

图 12-2 珍珠粉末图

1—不规则碎块；2—偏光显微镜下碎块呈彩色

【化学成分】 主要含碳酸钙（海水珍珠 95.66%，淡水珍珠 94.45%）、多种氨基酸、微量元素和牛磺酸等。

【理化鉴定】

（1）取本品横剖面置紫外光灯（365nm）下观察，海水珍珠显浅蓝紫色荧光，淡水珍珠显亮黄绿色荧光，通常环周部分较明亮。

（2）取本品粉末，加稀盐酸，即产生大量气泡；滤过，滤液显钙盐的鉴别反应。

【性味功用】 性寒，味甘、咸。安神定惊，明目消翳，解毒生肌，润肤祛斑。用于惊悸失眠，惊风癫痫，目赤翳障，疮疡不敛，皮肤色斑。

【用法与用量】 0.1～0.3g，多入丸散用。外用适量。

相关药物

珍珠母，为珍珠原动物的贝壳。采收后去肉，洗净，干燥。呈片状；壳外表面生长轮呈同心环状排列；壳内面具珍珠样光泽；可见圆形小孔；质坚硬；气微腥，味淡。主要含碳酸钙、碳酸镁、磷酸钙、角蛋白和多种微量元素等。取本品粉末，加稀盐酸，即产生大量气泡。功能：平肝潜阳，定惊明目。

珍珠常见伪品

伪品珍珠珠核用珍珠母等动物贝壳或寒水石等矿石打磨加工而成，珠光层为有毒的铅类化合物。断面无层纹，或层纹近平行，而不呈同心环状；珠光层可被丙酮洗脱，洗脱液有铅盐反应。

蛤蚧 Gecko

【来源】 为壁虎科动物蛤蚧 *Gekko gecko* Linnaeus 的干燥体。

【产地】 主产于广西、云南、广东等省区。广西、江苏等省区有人工养殖。

【采收加工】 全年均可捕捉，取出内脏，用布抹净血迹（不可水洗），再以竹片撑开使身体扁平，四肢平铺，以微火焙干，将两只合成 1 对，扎好。

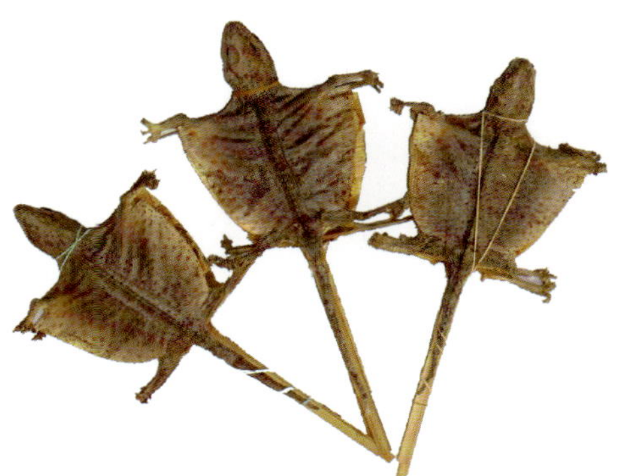
图 12-3 蛤蚧药材图

【性状鉴定】（图 12-3）

①呈扁平状，头颈部及躯干部长 9～18cm，头颈部约占 1/3，腹背部宽 6～11cm，尾长 6～12cm。②头略呈扁三角状，两眼多凹陷成窟窿，无眼睑；口内角质细齿密生于颚的边缘，无异型大齿；吻部半圆形，吻鳞 1 片，不切鼻孔，与鼻鳞相连；上鼻鳞左右各 1 片，上唇鳞 12～14 对，下唇鳞（包括颏鳞）21 片；全身密被圆形或多角形微有光泽的粒状细鳞，称“粒鳞”，粒鳞间分布有大的颗粒状疣粒称“疣鳞”。③腹背部呈椭圆形，腹部薄；背部呈灰黑色或银灰色，有黄白色或灰绿色斑点散在或密集成不显著的斑纹；脊椎骨及两侧肋骨突起。④四足均具 5 趾，趾间仅具蹼；除第 1 趾外，均具爪；足趾底有吸盘。⑤尾细而坚实，微现骨节，有 6～7 个明显的银灰色环带。⑥气腥，味微咸。

以体大、尾粗而长、无虫蛀者为佳。

【化学成分】 主要含磷脂类、脂肪酸、14 种氨基酸、18 种微量元素、肌肽、胆碱、肉毒碱、鸟嘌呤、蛋白质等成分。蛤蚧尾比体锌含量高，尾中为 19.770mg/g，体为 0.405mg/g。

【药理作用】 有雄性激素样作用，另外有缓解哮喘的作用。

【性味功用】 性平，味咸。补肺益肾，纳气定喘，助阳益精。用于肺肾不足，虚喘气促，劳嗽咳血，阳痿，遗精。

【用法与用量】 3～6g，多入丸散或酒剂。

蛤蚧常见伪品

1. 壁虎类，为壁虎科动物壁虎、无蹼壁虎或多疣壁虎等除去内脏的干燥体，俗称“小蛤蚧”，可入药，称“守宫”“天龙”（具有补肺肾、养精血、止咳平喘、祛风定惊、解毒通络、散结等功效，近年用于治疗多种恶性肿瘤、结核病、骨髓炎、瘘管等症）。
2. 鬣蜥科动物蜡皮蜥除去内脏的干燥体，俗称“红点蛤蚧”，主产于广西、广东等省区。
3. 鬣蜥科动物喜山鬣蜥除去内脏的干燥体，俗称“西藏蛤蚧”，为西藏和新疆习用药材。
4. 蝾螈科动物红瘰疣螈除去内脏的干燥体。

蕲蛇 Agkistrodon

【来源】 为蝰科动物五步蛇 *Agkistrodon acutus*（Güenther）的干燥体。

【产地】 主产于浙江、广西、江西、广东等地。

【采收加工】 多于夏、秋二季捕捉，剖开蛇腹，除去内脏，洗净，用竹片撑开腹部，盘成圆形状，干燥后拆除竹片。

【性状鉴定】（图 12-4）

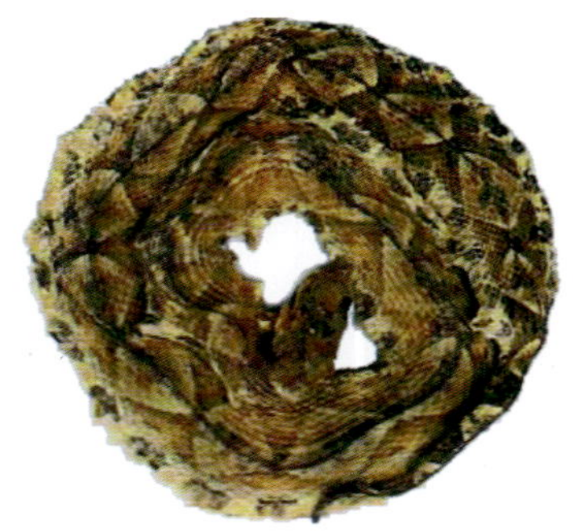

图 12-4 蕲蛇药材图

①呈圆盘状，盘径 17～34cm，体长可达 2m。②头在中间稍向上，呈扁平三角形，吻端尖而翘向前上方，习称“翘鼻头”；上腭有管状毒牙，中空尖锐。③背部两侧各有黑褐色与浅棕色组成的“V”形斑纹 17～25 个，其“V”形的两上端在背中线上相接，略呈菱方形，习称“方胜纹”；有的左右不相接，呈交错排列。④腹部灰白色，鳞片较大，有黑色类圆形的斑点，习称“连珠斑”；腹内壁黄白色，脊椎骨的棘突较高，呈刀片状上突，前后椎体下突基本同形，多为弯刀状，向后倾斜，尖端明显超过椎体后隆面。⑤尾部骤细，末端有三角形深灰色的角质鳞片 1 枚，习称“佛指甲”。⑥气腥，味微咸。

以头尾齐全、条大、花纹明显、内壁洁净者为佳。

【化学成分】 主要含精胺、蛇肉碱、δ-羟基赖氨酸、硬脂酸、棕榈酸、胆甾醇、蛋白质、脂肪、皂苷、微量元素等。

【药理作用】 蛇毒中含凝血酶、酯酶和抗血凝素等。目前已从蕲蛇蛇毒中分离出凝血酶样酶，制成蕲蛇酶注射液，用于治疗急性脑梗死及后遗症、脑缺血、脑梗死、心绞痛、心肌梗死、血栓闭塞性脉管炎、高黏高脂血症等。

【性味功用】 性温，味甘、咸。有毒。祛风，通络，止痉。用于风湿顽痹，麻木拘挛，中风口眼㖞斜，半身不遂，抽搐痉挛，破伤风，麻风，疥癣。

【用法与用量】 3～9g；研末吞服，一次 1～1.5g，每日 2～3 次。

相关药物

1. 乌梢蛇

乌梢蛇为脊索动物门爬行纲游蛇科动物乌梢蛇的干燥体（图 12-5）。主产于华东地区，夏、秋二季捕捉，剖开蛇腹或先剥去蛇皮留头尾，除去内脏，盘成圆盘状，干燥。呈圆盘状；表面黑褐色或绿黑色，密被菱形鳞片，背鳞行数为偶数，背部中央 2～4 行鳞片强烈起棱，形成两条纵贯全体的黑线，脊部高耸成屋脊状，俗称“剑脊”；头盘在中间，扁圆形，眼大而下凹陷，有光泽；尾部渐细而长；腹部剖开，边缘内卷，内面黄白色或淡棕色，可见排列整齐的肋骨。气腥，味淡。功能：祛风，通络，止痉。

2. 金钱白花蛇

金钱白花蛇为眼镜蛇科动物银环蛇的幼蛇干燥体（图 12-6）。主产于广东、广西等地，有养殖。夏、秋二季捕捉，剖开腹部，除去内脏，擦净血迹，用乙醇浸泡处理后，盘成圆形，用竹签固定，干燥。呈圆盘状，盘径 3～6cm，蛇体直径 0.2～0.4cm；头盘在中间，尾细，常纳口内，背部黑色或灰黑色，有 45～58 条白色环纹，黑白相间，白环纹在背部宽 1～2 行鳞片；内表面黄白色。气微腥，味微咸。有毒。功能：祛风，通络，止痉。

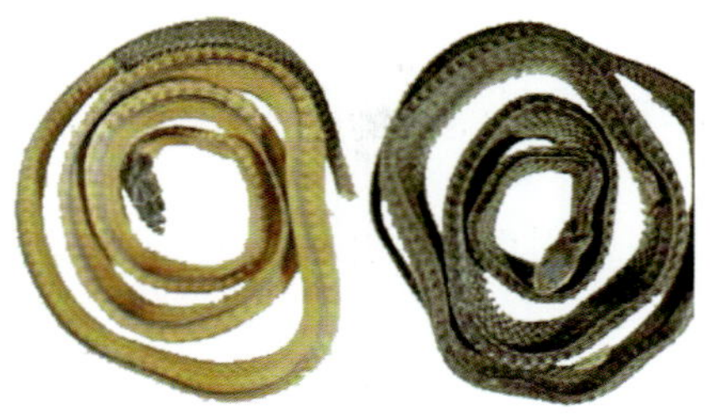
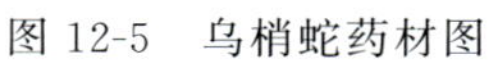

图 12-5　乌梢蛇药材图

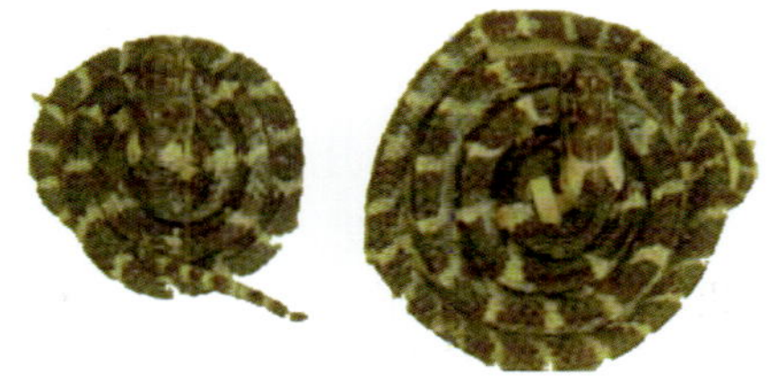

图 12-6　金钱白花蛇药材图

蟾酥　Bufonis Venenum

【来源】为蟾蜍科动物中华大蟾蜍 *Bufo bufo gargarizans* Cantor 或黑眶蟾蜍 *B. melanostictus* Schneider 的干燥分泌物。

【产地】主产于河北、山东、四川、湖南、江苏、河南等省。

【采收加工】夏、秋二季捕捉，洗净泥土，用铜镊子或牛角刀夹压耳后腺及皮肤腺，使分泌的白色浆液流于瓷器中（忌用铁器，以免变黑），滤去杂质，取纯浆放入圆模型中晒干（“团蟾酥”），或涂于箬竹叶或玻璃板上晒干（“片蟾酥”）。

【性状鉴定】（图 12-7）

①呈扁圆形团块状或片状。②棕褐色或红棕色。③团块状者质坚，不易折断，断面棕褐色，角质状，微有光泽；片状者质脆，易碎，断面红棕色，半透明。④气微腥，味初甜而后有持久的麻辣感，粉末嗅之作嚏。

以色红棕、断面角质状、半透明、有光泽者为佳。

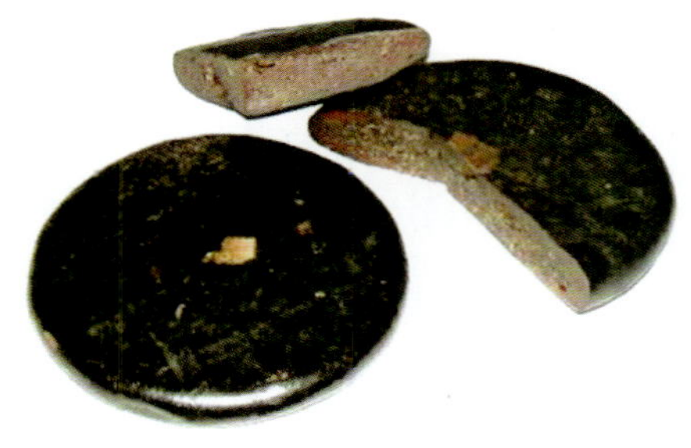

图 12-7　蟾酥药材

【化学成分】含强心甾类化合物，如华蟾酥毒基、脂蟾毒配基等。另含吲哚类生物碱及少量的甾醇类、肾上腺素和多种氨基酸等成分。

【理化鉴定】

（1）本品断面沾水，即呈乳白色隆起。

（2）取本品粉末少许于锡箔纸上，加热即熔成油状。

【药理作用】蟾毒配基类和蟾蜍毒素类化合物有强心和抗休克作用，能加强心脏收缩力，减慢心率，升高动脉压和抗休克；蟾酥水提物能使中枢神经系统兴奋。此外，尚有抗炎、抑菌、抗肿瘤作用。

【性味功用】性温，味辛；有毒。解毒，止痛，开窍醒神。用于痈疽疔疮，咽喉肿痛，中暑神昏，痧胀腹痛吐泻。

【用法与用量】0.015～0.03g，多入丸散用。外用适量。

阿胶　Asini Corii Colla

【来源】为马科动物驴 *Equus asinus* L. 的干燥皮或鲜皮，经煎煮、浓缩而成的固体胶。

【产地】主产于山东（以东阿产者为佳）、河北、河南、浙江等地。

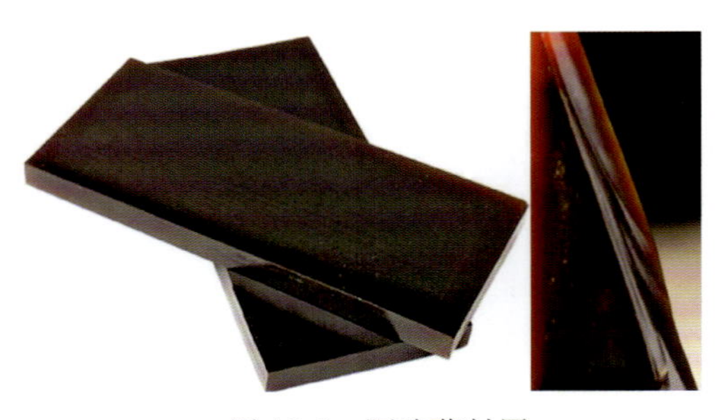
图 12-8　阿胶药材图

【采收加工】 将驴皮浸泡，去毛，切成小块，再洗净，分次水煎，滤过，合并滤液，用文火浓缩（或加适量黄酒、冰糖及豆油）至稠膏状，冷凝，切块，晾干。

【性状鉴定】（图 12-8）

①呈长方形、方形或丁状胶块。②棕色至黑褐色，有光泽。③质硬而脆，断面光亮，碎片对光透视呈棕色半透明状。④气微，味微甘。

以色匀、质脆、半透明、断面光亮、无腥气者为佳。

【化学成分】 主要含明胶蛋白，含量可达 98.84%，水解产生多种氨基酸（总氨基酸含量可达 41.34%），以甘氨酸含量最高。另含无机元素钾、钠、钙、镁、铁、铜等，以铁的含量最高。

【理化鉴定】 ①本品少许，加 3 倍量沸水，搅拌 10～60min 使溶解，溶液呈透明的红茶色，清而不浊，冷却后，液面可见少数油滴，放置不凝集，微带腥气。②置坩埚中灼烧，初则迸裂，随即熔化膨胀，冒白烟，有浓烈的胶香气，灰化后残渣呈灰白色。

【性味功用】 性平，味甘。补血滋阴，润燥，止血。用于血虚萎黄，眩晕心悸，肌痿无力，心烦不眠，虚风内动，肺燥咳嗽，痨嗽咯血，吐血尿血，便血崩漏，妊娠胎漏。

【用法与用量】 3～9g，烊化兑服。

伪品阿胶

1. 新阿胶

用猪皮熬制所得的固体胶。呈方块状，表面棕褐色，对光照视不透明，断面不光亮。于水中加热熔化，水液呈棕褐色，混浊不透明，冷却后，表面有一层油脂，有强烈的猪皮汤味。

2. 黄明胶

用牛皮熬制所得的固体胶。表面棕黑色，略带光泽；质硬而脆，易破碎，断面乌黑，具玻璃光泽。气微腥，味微甘。只作止血用。

3. 杂皮胶

用马、猪、牛等多种动物的皮熬成的固体胶。表面黑褐色，对光照视半透明，但质硬不脆，易发软黏合。加水加热熔化，溶液呈暗红棕色，混浊不透明，有腥气和豆油味。

麝香　Moschus

【来源】 为鹿科动物林麝 *Moschus berezovskii* Flerov、马麝 *M. sifanicus* Przewalski 或原麝 *M. moschiferus* Linnaeus 成熟雄体香囊中的干燥分泌物。

【产地】 林麝主要分布于西南、西北地区海拔 2400～3800m 的山地针叶林区；马麝主要分布于青藏高原高寒地带；原麝主要分布于北方大面积的山地混交林或针叶林。目前四川马尔康和都江堰市、陕西镇坪、安徽佛子岭等地养麝场均已进行家养繁殖。

【采收加工】 野麝多于冬季至翌年春季猎取，捕获后，立即割取香囊、阴干，习称“毛壳麝香”“整麝香”或“毛香”；除去囊壳，取囊中分泌物，习称“麝香仁”。家养麝直接从其香囊中取出麝香仁，阴干或用干燥器密闭干燥。

【性状鉴定】

1. 毛壳麝香［图 12-9(a)］

①为扁圆形或类椭圆形的囊状体，直径 3～7cm，厚 2～4cm。②开口面的皮革质，棕褐色，略平，密生白色或灰棕色短毛，从两侧围绕中心排列，中间有 1 小囊孔；另一面为棕褐色略带紫色的皮膜，微皱缩，偶显肌肉纤维，略有弹性。③剖开后可见中层皮膜呈棕褐色或灰褐色，半透明，内层皮膜呈棕色，内含颗粒状、粉末状的麝香仁和少量细毛及脱落的内层皮膜（习称“银皮”）。

以饱满、皮薄、杂质少、捏之有弹性、香气浓烈者为佳。

2. 麝香仁［图 12-9(b)］

①野生者质软，油润，疏松；其中不规则圆球形或颗粒状者习称“当门子”，表面多呈紫黑色，油润光亮，微有麻纹，断面深棕色或黄棕色；粉末状者多呈棕褐色或黄棕色，并有少量脱落的内层皮膜和细毛。②饲养者呈颗粒状、短条形或不规则的团块；表面不平，紫黑色或深棕色，显油性，微有光泽，并有少量毛和脱落的内层皮膜。③气香浓烈而特异，味微辣、微苦带咸。

以当门子多、杂质少、质柔润、香气浓烈者为佳。

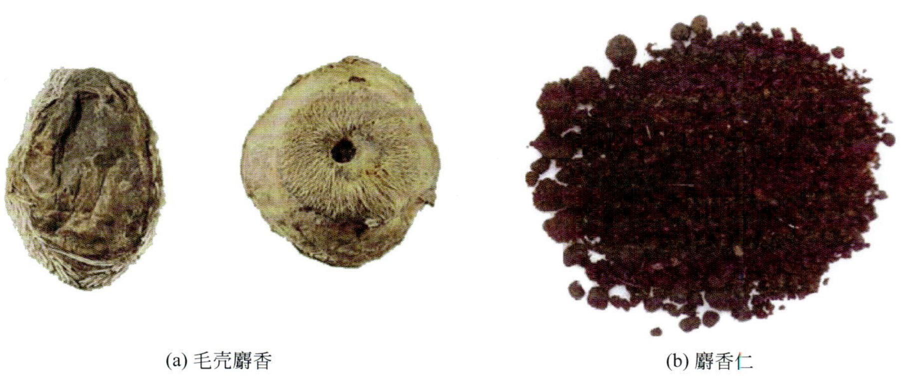

(a) 毛壳麝香　　(b) 麝香仁

图 12-9　麝香药材

【显微鉴定】 麝香仁粉末（图 12-10）。

棕褐色或黄棕色。①为无数无定形颗粒状物集成的半透明或透明团块，淡黄色或淡棕色。②团块中包埋或散在有方形、柱状、八面体或不规则形的晶体，并可见圆形油滴，偶见毛和脱落的内层皮膜组织。

麝香掺伪品

在商品毛壳麝香和麝香仁中均发现有掺伪品，掺伪物涵盖植物、动物、矿物三类。植物有儿茶、锁阳、桂皮、大豆、丁香、地黄、海金沙等的粉末及淀粉等；动物有肝脏、肌肉、血块、蛋黄粉、奶渣等；矿物有雄黄、赤石脂、铅粉、铁末、砂石等。以上掺伪品用显微和理化鉴定方法均能与正品麝香区分。

【化学成分】 主要含麝香酮，为大环酮类成分，具特异强烈的香气，为主要活性成分。另含胆甾醇、胆甾-4-烯-3-酮、5α-雄甾烷-3,17-二酮、麝香吡啶、羟基麝香吡啶、蛋白质、肽类、脂肪酸、尿囊素和无机盐等。

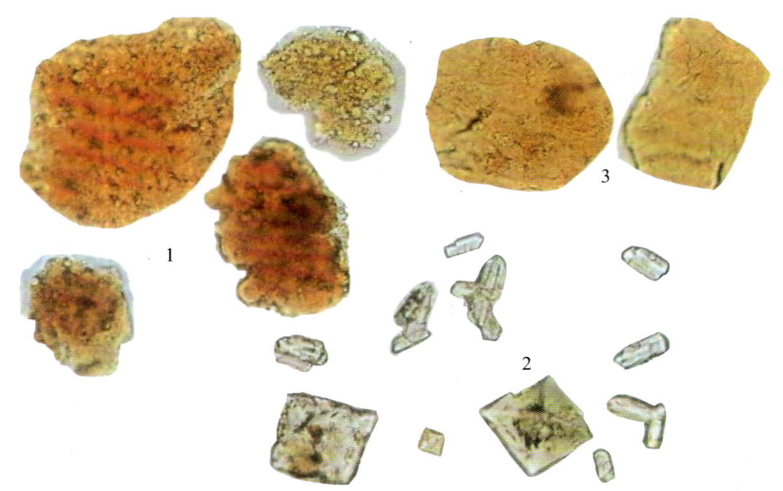

图 12-10　麝香粉末图

1—分泌物团块；2—晶体；3—内皮层膜组织

【理化鉴定】

(1) 取毛壳麝香用特制槽针从囊孔插入，转动槽针，提取麝香仁，立即检视，槽内的麝香仁应有逐渐膨胀高出槽面的现象，习称“冒槽”。麝香仁油润，颗粒疏松，无锐角，香气浓烈。不应有纤维等异物或异常气味。

(2) 取麝香仁粉末少量，置手掌中，加水润湿，用手搓之能成团，再用手指轻揉即散，不应粘手、染手、顶指或结块。

(3) 取麝香仁少量，撒于炽热的坩埚中灼烧，初则迸裂，随即熔化膨胀起泡似珠，香气浓烈四溢，应无毛、肉焦臭，无火焰或火星出现。灰化后，残渣呈白色或灰白色。

【药理作用】麝香或麝香酮对中枢神经系统小剂量兴奋，大剂量抑制；麝香对离体心脏有兴奋作用，酊剂静脉注射于家兔及犬，则血压上升，呼吸次数增加；麝香的醇提取物对离体及在体子宫均有明显的兴奋作用，妊娠子宫更为敏感，高浓度则引起痉挛；麝香酊稀释液(1∶400) 在试管内能抑制大肠杆菌、金黄色葡萄球菌。

【性味功用】性温、味辛。开窍醒神，活血通经，消肿止痛。用于热病神昏，中风痰厥，气郁暴厥，中恶昏迷，经闭，癥瘕，难产死胎，胸痹心痛，心腹暴痛，跌扑伤痛，痹痛麻木，痈肿瘰疬，咽喉肿痛。

【用法与用量】0.03～0.1g，多入丸散用。外用适量。

相关药物

1. 人工麝香

以合成麝香酮为主要原料，按规定比例与其他物质配制而成。本品为油状液体，消旋性，沸点 90℃。人工麝香与天然麝香的性质和作用相似，但尚不能完全取代天然麝香。

2. 麝香代用品

(1) 灵猫香　为灵猫科动物大灵猫及小灵猫香囊中成熟腺细胞的分泌物。含香猫酮、香猫醇及降麝香酮（环十五烷酮）等。白色或黄白色蜂蜜样的稠厚液体，呈软膏状，存放日久则色泽渐由黄色变成褐色，具麝香样气味。现已应用的有灵猫香六神丸，其功效与麝香六神丸相似。

（2）麝鼠香　为田鼠科动物麝鼠雄性香囊中的分泌物。具有类似麝香的特殊香气。含有与天然麝香相同的麝香酮、降麝香酮等。具有抗炎、抑菌、抗应激、降低心肌耗氧量、降血压等作用，对冠心病有较好的疗效。麝鼠原产于北美洲，其香也称“美国麝香”。我国麝鼠分布广泛，资源丰富，开发价值很大。

鹿茸　Cervi cornu pantotrichum

【来源】为鹿科动物梅花鹿 *Cervus nippon* Temminck 或马鹿 *C. elaphus* Linnaeus 的雄鹿未骨化密生茸毛的幼角。前者习称“花鹿茸”（黄毛茸），后者习称“马鹿茸”（青毛茸）。

【产地】花鹿茸主产于吉林、辽宁、河北等地，质较优；马鹿茸主产于黑龙江、吉林、内蒙古等省区。东北产者习称“东马鹿茸”，质较优；西北产者习称“西马鹿茸”，质较次。现有人工饲养。

【采收加工】一般分锯茸和砍茸两种采制方法，商品主要是锯茸。

1. 锯茸

一般从饲养第 3 年的鹿开始锯取，二杠茸每年采收两次，第一次多在清明后，即脱盘后 45～50 天（头茬茸），采后 50～60 天锯第二次（二茬茸）；三岔茸只收一次，常在 7 月下旬。锯下的花鹿茸进行排血、洗茸、钉钉扎口、煮烫和干燥等加工。马鹿茸加工方法不同处是煮烫时不要求排血，煮烫和干燥时间比花鹿茸要长。

目前，为了保持茸的有效成分，不管鹿的品种，多加工成“带血茸”。即将锯下的鲜鹿茸，先用二枚铁钉钉在锯口上约 1cm 处，然后用烧红的烙铁烫封锯口，使茸血不流出，再放入烘箱，烘干。

2. 砍茸

将鹿头砍下，再将茸连脑盖骨锯下，刮净残肉，绷紧脑皮，进行煮烫、阴干等加工。此法仅用于老鹿、病鹿。

【性状鉴定】

1. 花鹿茸［图 12-11(a)］

（1）锯茸

① 二杠　具一个分枝，主枝呈圆柱形，习称“大挺”，长 17～20cm，锯口直径 4～5cm，离锯口约 1cm 处分出侧枝，习称“门庄”，长 9～15cm，较主枝略细；外皮红棕色或棕色，表面密生红黄色或棕黄色细茸毛，分岔间具 1 条灰黑色筋脉，皮茸紧贴；锯口黄白色，外围无骨质，中部密布蜂窝状细孔。体轻，气微腥，味微咸。

② 三岔　具两个分枝，大挺长 23～33cm，较二杠细，略呈弓形，微扁，枝端略尖，下部有纵棱筋及突起的小疙瘩；皮红黄色，茸毛较稀而粗；锯口外围多已骨化。体较重。

③ 二茬茸　与头茬茸相似，但大挺长而不圆或上粗下细，下部有纵棱筋；皮灰黄色，茸毛较粗糙；锯口外围多已骨化。体较重，无腥气。

（2）砍茸　为带头骨的茸，茸形与锯茸相同，亦分二杠或三岔等规格；二茸相距约 7cm；脑骨前端平齐，后端有 1 对弧形的骨，习称“虎牙”；脑骨白色，外附脑皮，脑皮上密生茸毛。

2. 马鹿茸［图 12-11(b)］

较花鹿茸粗大，分枝较多，具一个分枝者习称“单门”，2 个者习称“莲花”，3 个者习称“三岔”，4 个者习称“四岔”等。按产地不同，分为“东马鹿茸”和“西马鹿茸”。

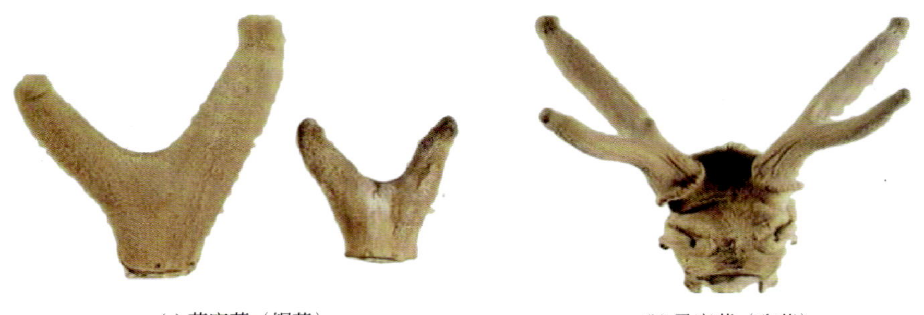

(a) 花鹿茸（锯茸）　　(b) 马鹿茸（砍茸）

图 12-11　鹿茸药材图

（1）东马鹿茸

① 单门　大挺长 25～27cm，直径约 3cm；外皮灰黑色，茸毛灰褐色或灰黄色，锯口面中部密布细孔，质嫩。

② 莲花　大挺长可达 33cm，下部有棱筋，锯口面蜂窝状小孔稍大。

③ 三岔　皮色深，质较老。

④ 四岔　茸毛粗而稀，大挺下部具棱筋及疙瘩，分枝顶端多无毛，习称“捻头”。

（2）西马鹿茸　大挺长 30～100cm，顶端圆扁不一，分枝长且弯曲；表面有棱，多抽缩干瘪，茸毛粗长，灰色或黑灰色；锯口色较深，常见骨质。气腥臭，味咸。

均以茸形粗壮、饱满、皮毛完整、质嫩、油润、无骨棱、未骨化者为佳。

【化学成分】含神经酰胺（约 1.25%），溶血磷脂酰胆碱，次黄嘌呤，尿嘧啶，磷脂类物质，多胺类物质（精脒、精胺及腐胺），少量雌酮，PGE_2 等多种前列腺素，15 种氨基酸（总氨基酸含量达 50.13%，以甘氨酸含量最高），胶原，肽类和多种微量元素等。

【理化鉴定】取本品粉末 0.1g，加水 4ml，水浴加热 15min，放冷，滤过。取滤液 1ml，加 2%茚三酮溶液 3 滴，摇匀，加热煮沸数分钟，显蓝紫色；另取滤液 1ml，加 10%氢氧化钠溶液 2 滴，摇匀，滴加 0.5%硫酸铜溶液，显蓝紫色。

【药理作用】溶血磷脂酰胆碱有降血压作用；次黄嘌呤、尿嘧啶和磷脂类物质有较强的抑制单胺氧化酶活性的功能；多胺类化合物是促进核酸和蛋白质合成的有效成分，在鹿茸尖部多胺含量较高；肽类物质有抗炎活性。

【性味功用】性温，味甘、咸。壮肾阳，益精血，强筋骨，调冲任，托疮毒。用于肾阳不足，精血亏虚，阳痿滑精，宫冷不孕，羸瘦，神疲，畏寒，眩晕，耳鸣，耳聋，腰脊冷痛，筋骨痿软，崩漏带下，阴疽不敛。

【用法与用量】1～2g，研末冲服。

相关药物

1. 鹿角

鹿角为马鹿或梅花鹿已骨化的角或锯茸后翌年春季脱落的角基，分别习称“马鹿角”“梅花鹿角”“鹿角脱盘”。角基部盘状，具不规则瘤状突起，习称“珍珠盘”；角尖平滑，中、下部常具疣状突起，习称“骨钉”；并具长短不等的断续纵棱，习称“苦瓜棱”。质坚硬，断面外围骨质，中部具蜂窝状孔。无臭，味微咸。主要含胶质、磷酸钙、碳酸钙、氨基酸等成分。功能：温肾阳，强筋骨，行血消肿。

2. 鹿角胶

鹿角胶为鹿角经水煎、浓缩制成的固体胶。呈扁方形块，黄棕色或红棕色，半透明，有的上部有黄白色泡沫层。质脆，易碎，断面光亮。气微，味微甜。功能：温补肝肾，益精养血。

3. 鹿角霜

鹿角霜为熬制鹿角胶后剩余的角渣。略呈圆柱形或不规则块状，大小不一；表面灰白色，显粉性，常具纵棱。体轻质酥，断面外层较致密，白色或灰白色，内层有蜂窝状小孔，灰黄色或灰褐色，有吸湿性。气微，味淡，嚼之有粘牙感。功能：温肾助阳，收敛止血。

牛黄 Bovis Calculus

【来源】 为牛科动物牛 *Bos taurus domesticus* Gmelin 的干燥胆结石，习称“天然牛黄”。在胆囊中产生的称“胆黄”（“蛋黄”），在胆管或肝管中产生的称“管黄”。

【产地】 主产于华北、东北、西北等地。

【采收加工】 宰牛时，如发现有牛黄，即滤去胆汁，将牛黄取出，除去外部薄膜，用通草丝或棉花等包好，放阴凉处，至半干时用线扎好，以防破裂，阴干。

【性状鉴定】（图 12-12）

1. 胆黄

①呈卵形、类球形、三角形或四方形，大小不一，直径 0.6～3（4.5）cm。②表面黄红色至棕黄色，有的表面挂有一层黑色光亮的薄膜，习称“乌金衣”；有的粗糙，具疣状突起；有的具龟裂纹。③体轻，质酥脆，易分层剥落，断面金黄色，可见细密的同心层纹，有的夹有白心。④气清香，味苦而后甜，有清凉感，嚼之易碎，不粘牙。

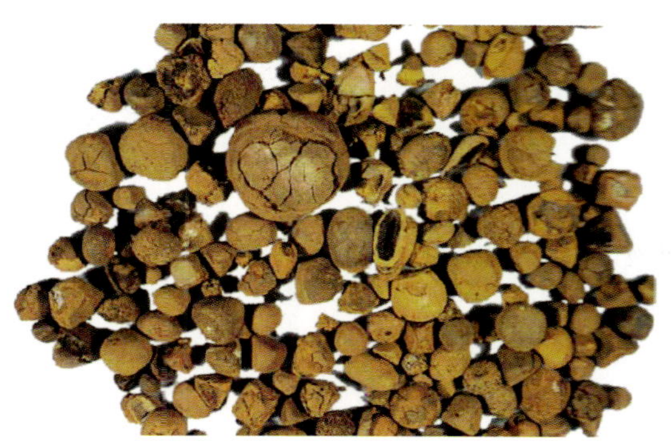

图 12-12 牛黄药材图

2. 管黄

①呈管状，表面不平或有横曲纹，或为破碎的小片，长约 3cm，直径 1～1.5cm。②表面红棕色或棕褐色，有裂纹及小突起。③断面有较少的层纹，有的中空，色较深。

以完整、色棕黄、质松脆、断面层纹清晰而细腻者为佳。

牛黄混伪品

（1）牛科动物水牛、牦牛及犏牛（牦牛和黄牛的杂交种）的胆囊结石，其表面为乌黑色。

（2）驼科动物双峰驼的胆结石，呈卵圆形或不规则圆球形，直径 0.5～5cm；或有切成薄片者，表面棕黄色，粗糙无光泽；气微臭，味微苦而咸。

（3）熊科动物黑熊或棕熊的胆囊结石：表面黄棕色或黄褐色，无光泽，具裂纹，并略有小凹点；断面黄棕色，粗糙，层纹不明显；气微（无牛胆气），味微苦。

(4) 野猪科动物猪的胆结石，重量多在30g以下；表面黄色至暗红褐色；断面金黄色至红褐色，具同心层纹；气微臭，味苦而后微甘，微有清凉感。

(5) 牛科动物牛、水牛、绵羊或山羊胃内的草结块或毛结石，不能分层剥离，断面可见众多较粗大的纤维和毛发样物，无同心环状层纹，粗糙；气微，味淡；不能"挂甲"。

(6) 用黄连、黄柏、大黄、姜黄、鸡蛋黄、植物黄色素等粉末与动物胆汁混合制成品：体较重，断面棕褐色，粗糙，无层纹；无清香气，味苦，嚼之成糊状，不能"挂甲"；显微镜检查可见植物组织碎片。

【显微鉴定】 粉末黄色或金黄色。取本品少许，用水合氯醛试液装片，不加热，置显微镜下观察：不规则团块由多数黄棕色或棕红色小颗粒集成，稍放置，色素迅速溶解，并显鲜明的金黄色，久置后变绿色。

【化学成分】 含胆汁色素72%～76%，主要为胆红素及其钙盐，含量为25%～70%。另含胆汁酸7%～10%，主要为胆酸、去氧胆酸、鹅去氧胆酸等及其盐类。尚含胆固醇类、脂肪酸、磷脂酰胆碱、黏蛋白、肽类、多种氨基酸及微量元素等。

【理化鉴定】

(1) 取本品少许，加清水调和，涂于指甲上，能将指甲染成黄色而经久不褪，习称"挂甲"；并有清凉感，习称"透甲"。

(2) 取粉末0.1g，加60%醋酸4ml，研磨，滤过，取滤液1ml，加新制的糠醛（新蒸馏至几乎无色）溶液（1→100）1ml与硫酸溶液（取硫酸50ml，加水65ml，混合）10ml置70℃水浴中加热10min，即显蓝紫色（检查胆酸）。

(3) 取粉末少量，加氯仿1ml，摇匀，再加硫酸与30%过氧化氢溶液各2滴，振摇，即显绿色（检查胆红素）。

【药理作用】 具有镇静、解热、降压、兴奋心脏及利胆、强心、解痉、抗炎等作用。

【性味功用】 性凉，味甘。清心，豁痰，开窍，凉肝，息风，解毒。用于热病神昏，中风痰迷，惊痫抽搐，癫痫发狂，咽喉肿痛，口舌生疮，痈肿疔疮。

【用法与用量】 0.15～0.35g，多入丸散用。外用适量，研末敷患处。

其他牛黄药材

1. 人工牛黄

由牛胆粉、胆红素、胆酸、猪去氧胆酸、胆固醇、牛磺酸、微量元素等配制而成。药材呈粉末状或不规则球块者；淡棕黄色或金黄色；气微清香而略腥，味微甜而苦，入口无清凉感，水溶液亦能"挂甲"。功能：清热、解毒、化痰、定惊。

2. 活体植核培育牛黄

系在牛的活体胆囊内培植的胆结石。其主要成分、药理作用和功能主治与天然牛黄基本相同。药材为不规则的块片或粉末，棕黄色或黄褐色；质较疏松，间有少量灰白色疏松状物或乌黑硬块；气微腥，味微苦而后甘，嚼之不粘牙，有清凉感；可"挂甲"。本品与牛黄碎片相似，不同点是断面不具同心层纹。

3. 体外培育牛黄

系以牛的新鲜胆汁作母液，加入复合胆红素钙、胆酸、去氧胆酸等，用人工理化方法，在体外培育所得的牛胆红素钙结石。呈球形或类球形，直径0.5～3cm；表面光滑，呈黄红色至棕黄色；体轻，质松脆，断面有同心层纹；气香，味苦而后甘，有清凉感，嚼之易碎，不粘牙；可“挂甲”。含胆红素、胆酸、去氧胆酸、牛磺酸等成分。本品具有与天然牛黄类似的功效，可替代天然牛黄用于治疗热病神昏、中风痰迷、惊厥抽搐、咽喉肿痛等病症。

羚羊角　Saigae Tataricae Cornu

【来源】为牛科动物赛加羚羊 *Saiga tatarica* Linnaeus 的角。

【产地】主产于俄罗斯、哈萨克斯坦等国，我国新疆北部边境地区亦产。

【采收加工】猎取后锯取其角，晒干。全年可捕，以8～10月捕捉锯下的角色泽最好。

【性状鉴定】（图12-13）

①呈长圆锥形，略呈弓形弯曲，长15～33cm，基部直径3～4 cm。②表面类白色或黄白色，基部稍呈青灰色；嫩枝对光透视有“血丝”或紫黑色斑纹，光润如玉，无裂纹；老枝有细纵裂纹。③尖端光滑，中下部有隆起环脊10～16个，间距约2cm，环节凹凸顺序环生，光滑自然，用手握之，四指正好嵌入凹处，称为“握之合把”。④基部锯口面类圆形，内有坚硬质重的角柱，习称“骨塞”，骨塞长约占全角的1/2或1/3，表面有突起的纵棱与角鞘内的凹沟紧密嵌合，习称“合槽”；横断面观，其结合部呈锯齿状，习称“齿轮纹”。⑤取出骨塞后，角的下半段成空洞；对光透视，全角半透明，上半段中央有一条隐约可辨的细孔道直通角尖，习称“通天眼”。⑥质坚硬。⑦气微，味淡。

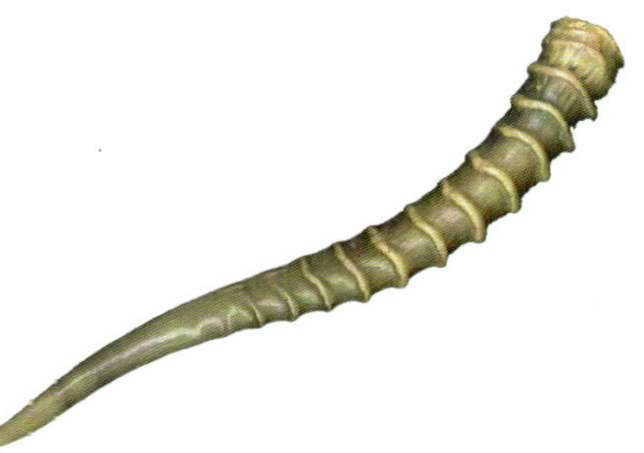

图12-13　羚羊角药材图

以质嫩、色白、光润、内含红色斑纹、无裂纹者为佳。

羚羊角商品规格

1. 大枝羚羊角

大枝羚羊角长约16～26cm，最大者可达35cm，底部粗圆，直径3cm左右，环节多至20节；尖部光滑，全体灰白或黄白色，有的尖部现紫纹及血线。

2. 小枝羚羊角

小枝羚羊角长约10～12cm，底部直径2～2.6cm，环节较细，有的稍扁或中断，约10个左右，上部多有黑尖或带血线，青白色或黄白色，骨塞较重。

3. 大头鬼

大头鬼是幼羚羊的角。长6～13cm，底部直径1.5～2.6cm；底粗上较尖，稍作弯曲形，环节不甚明显；下部灰黄色，上部紫黑色，全体光润如玉，骨塞松软。

4. 老劈柴

老劈柴又称“倒山货”，是羚羊死于山野，由猎人拣取的，质量较差。整枝、半块或碎块，纵裂纹很深或劈破，颜色灰黄或灰黑，无骨塞或骨塞糟朽，手剥即落。

【化学成分】 含角蛋白、磷酸钙、多种氨基酸（如异白氨酸、白氨酸、苯丙氨酸、酪氨酸等）、卵磷脂、脑磷脂、神经鞘磷脂、磷脂酰丝氨酸及磷脂酰肌醇等。

【药理作用】 有解热、抗惊厥、镇静等作用。

【性味功用】 性寒，味咸。平肝息风，清肝明目，散血解毒。用于肝风内动，惊痫抽搐，妊娠子痫，高热痉厥，癫痫发狂，头痛眩晕，目赤翳障，温毒发斑，痈肿疮毒。

【用法与用量】 1～3g，宜另煎2h以上。磨汁或研粉服，每次0.3～0.6g。

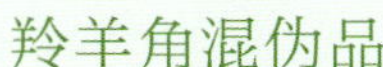

羚羊角混伪品

1. 混淆品

混淆品主要有同科动物鹅喉羚羊、藏羚羊、黄羊等的角。

① 鹅喉羚羊角：呈长圆锥形，角尖显著向内弯转，长14～30cm；表面灰黑色，不透明，粗糙，多纵裂纹，中下部有隆起斜向环脊5～10个，另一侧不明显，其间距约1.5～2cm。

② 藏羚羊角：不规则细长圆锥形，弯曲，基部侧扁，较直，长40～70cm；表面黑色或黑褐色，较光滑，不透明，有环脊10～16个，其间距几乎相等，约2cm。

③ 黄羊角：呈长圆锥形而侧扁，略作“S”形弯曲，长20～30cm；表面淡灰棕色或灰黑色，不透明，有多数纵纹理，微波状环脊17～20个，斜向弯曲，其下部间距较小，约5mm；基部横切面椭圆形。

2. 掺伪品

进口羚羊角曾发现角内灌有铅粒，以增加重量。可检查骨塞是否松动，或用X射线仪检查。

复习思考题

1. 蕲蛇的性状鉴定术语有哪些？如何解释？
2. 如何用理化方法鉴定麝香？
3. 如何用理化方法鉴定牛黄？
4. 羚羊角的性状鉴定要点是什么？常见伪品有哪些？
5. 解释下列药材性状鉴定术语：

方胜纹　连珠斑　佛指甲　翘鼻头　冒槽　大挺　挂甲　通天眼　乌金衣

（王良才）

第十三章 矿物类天然药物

知识目标

（1）掌握：朱砂、雄黄等重点天然药物的来源、性状、主要化学成分及主要理化鉴定。
（2）熟悉：矿物类天然药物鉴定的一般规律，重点矿物药的功效主治及毒副作用。
（3）了解：矿物类天然药物的基本性质及理化鉴定的主要方法。

技能目标

（1）熟练应用性状鉴定法对矿物类天然药物进行真实性鉴定。
（2）学会用水飞法制作朱砂极细粉末。

思政与职业素养目标

（1）朱砂、雄黄等用水飞法制作极细粉末，可降低其毒性，体现了中华民族的文明智慧。用中华传统文化培养人文精神、工匠精神、创新精神。
（2）矿物药既不易消化，又常含毒性成分，用之不当易产生毒副作用，进一步加强责任安全教育和法律观念教育。

第一节 矿物类天然药物鉴定的一般规律

矿物是由地质作用而形成的天然单质及其化合物，大部分是固体，也有的是液体。矿物类天然药包括可供药用的原矿物（自然界采集的天然药物，如朱砂、炉甘石、自然铜等），以矿物为原料的加工品（如轻粉、芒硝等），动物或动物骨骼的化石（如龙骨、龙齿等）。

矿物类天然药的应用由来已久，最早的本草学专著《神农本草经》收载玉石类药物 40 余种，《本草纲目》金石部收载矿物药 161 种。矿物药的数量虽较植物、动物类药少，但从医疗价值来说，同样十分重要。有一些矿物药具有良好的疗效，如石膏为清解气分实热之要药，适用于外感热病、高热烦渴等症；外用解毒杀虫的雄黄，具有散瘀止痛、续筋接骨之功效。

矿物类药主要成分为无机化合物，更适宜理化鉴定方法，对矿物药所含主要成分进行定性和定量分析，鉴定矿物药的真伪和优良度。随着现代科学的发展，边缘科学的相互渗透，目前鉴定矿物药的方法已有很多，如 X 射线分析法、热分析法、化学分析法、偏光显微镜分析法等。

一、矿物类天然药物的基本性质

1. 结晶形状

自然界的绝大部分矿物是由晶体（组成物质的质点有规律的排列）组成的，都具有固定的结晶形状。由于不同晶系的晶体内部质点排列不同，故它们所表现出的几何外形特征也不同。而在同一温度时，同一物质的晶体三维空间晶面夹角都是相同的。所以，通过结晶形状及 X 射线衍射手段，可以准确地辨认不同的晶体。

2. 结晶习性

多数固体矿物为结晶体，其形状各不相同。其中有些为含水矿物，密度小，硬度低。水在矿物中存在的形式可分为两大类：一类是不加入晶格的吸附水或自由水；另一类是加入晶格组成的，包括以水分子（H_2O）形式存在的结晶水和以 H^+、OH^- 等离子形式存在的结晶水。由于各种矿物含水的存在形式不同，矿物的失水程度也不一样，利用这种性质，可以鉴别矿物类天然药。

3. 透明度

矿物透光能力的大小称为透明度。按矿物的透光度可分为：透明体，如石英、云母；半透明体，如辰砂、雄黄；不透明体，如磁石、滑石。在显微鉴定时，通常利用偏光显微镜鉴定透明矿物，利用反光偏光显微镜鉴定不透明矿物。

4. 颜色

矿物的颜色是矿物对光线中不同波长的光波均匀吸收或选择吸收所表现的性质。一般分为三类：

（1）本色　矿物的成分和内部构造所决定的颜色。

（2）外色　由混入的有色物质染成的颜色，如紫石英、信石等。

（3）假色　某些矿物中，有时可见变彩现象，这是由于投射光受晶体内部裂缝面、解理面及表面的氧化膜的反射所引起的光波干涉作用而产生的颜色，如云母、方解石等。

矿物粉末的颜色，在矿物学上称为“条痕”，即矿物在白色毛瓷板上划过后所留下的颜色线条。条痕比矿物的表面颜色更为固定，因而具有鉴定意义。有的粉末颜色与矿物本身颜色相同，如朱砂；也有不同色的，如自然铜本身为亮黄色，而其粉末则为黑色。磁石和赭石表面有时均为灰黑色，但磁石条痕为黑色，赭石条痕为樱桃红色，故可区分。

5. 光泽

矿物表面对于投射光线的反射能力称为光泽。反射能力的强弱，就是光泽的强度。矿物单体的光滑平面的光泽由强至弱分为：金属光泽（如自然铜等），半金属光泽（如磁石等），金刚光泽（如朱砂等），玻璃光泽（如硼砂等）。如果矿物的断口或集合体表面不平滑，并有细微的裂缝、小孔等，使一部分反射光发生散射或相互干扰，则可形成一些特殊的光泽。主要有油脂光泽（如硫黄等）、绢丝光泽（如石膏等）、珍珠光泽（如云母等）、土状光泽（如软滑石，即高岭石）等。

6. 相对密度

相对密度是指矿物与4℃时同体积水的质量比，是鉴定矿物重要的物理常数。

7. 硬度

硬度系指矿物抵抗外来机械作用（如刻划、压力、研磨）的能力，不同矿物有不同的硬度。鉴别矿物硬度所用的标准为莫氏硬度计，一般由 10 种不同硬度的矿物所组成，即滑石、石膏、方解石、萤石（氟石）、磷灰石、正长石、石英、黄玉石、刚玉石、金刚石，其硬度等级分别为 1、2、3、4、5、6、7、8、9、10。精密测定矿物的硬度，可用测硬仪和显微硬度计等。测定硬度时，必须在矿物单体和新解理面上试验。

8. 解理、断口

矿物受力后沿一定结晶方向裂开成光滑平面的性质，称为解理，所裂成的平面称为解理面。解理是结晶物质特有的性质，其形成和晶体构造的类型有关，所以是矿物的主要鉴定特征。如云母、方解石能完全解理，石英无解理。

矿物受力后不是沿一定结晶方向断裂，而是形成不规则的断裂面，称为断口。非晶质矿物也可产生断口。断口面的形态有：锯齿状断口、平坦状断口、贝壳状断口、参差状断口等。

9. 矿物的力学性质

矿物受压轧、锤击、弯曲或拉引等力作用时所呈现的力学性质有下列几种：

（1）脆性　当矿物受到锤击时，其边缘不呈扁平状，而破碎成粉末状的性质，称为脆性。非金属矿物药大多具有这种性质。如自然铜、方解石。

（2）延展性　当矿物受到外力拉引时，能发生形变而变成细丝或在受外力锤击时能形成薄片的性质称为延展性。金属矿物均具有延展性。如金、铜等。

（3）挠性　矿物药受到外力能弯曲而不断裂，外力解除后不能恢复原状的性质称挠性。如滑石等。

（4）弹性　指片状矿物药受到外力能弯曲而不断裂，外力解除后，在弹性限度内又恢复原状的性质。如云母等。

10. 磁性

磁性指矿物可以被磁铁或电磁铁吸引或其本身能够吸引物体的性质。有极少数矿物具有显著的磁性，如磁铁矿等。

11. 气味

有些矿物具有特殊的气味，尤其是矿物受锤击、加热或湿润时较为明显。如雄黄灼烧有砷的蒜臭；胆矾具涩味；石盐具咸味。

12. 发光性

有些矿物受外界能量的激发，呈现发光现象，称发光性。如方解石产生鲜红色的荧光，硅酸矿产生微带黄色的鲜绿色磷光。

13. 吸湿性

吸湿性指矿物药材具有吸水分的能力，它可以吸粘舌头或润湿双唇，有助于鉴别。如龙骨、龙齿等。

二、矿物类天然药物的分类

1. 按阴离子的种类进行分类

矿物在矿物学上的分类，通常是以阴离子为依据而进行分类，《中国药典》就采用了此法，即分为：氧化物类（磁石、赭石、信石等），硫化物类（雄黄、朱砂、自然铜等），硫酸盐类（石膏、明矾、芒硝等），碳酸盐类（炉甘石、鹅管石等），硅酸盐类（滑石等），卤化物类（轻粉）。

2. 按阳离子的种类进行分类

矿物药从药学的观点，是以阳离子为依据进行分类，因为阳离子通常对药效起重要的作用。一般分为：钠化合物类，如芒硝、硼砂；钙化合物类，如石膏、龙骨、方解石、紫石英；汞化合物类，如朱砂、轻粉；铝化合物类，如明矾、赤石脂；砷化合物类，如雄黄、雌黄、信石；其他类，如炉甘石、硫黄等。

三、性状鉴定

外形特征明显的天然药物，首先应根据矿物的一般性质进行鉴定，除了外形、颜色、条痕、质地、气味等检查外，还应检查其硬度、解理、断口、有无磁性及相对密度等。

四、显微鉴定

在矿物的显微鉴定中，利用透射偏光显微镜或反射偏光显微镜观察透明或不透明的药用矿物的光学性质。这两种显微镜都要求矿物磨片后才能观察。利用偏光显微镜的不同组合观察和测定矿物药折射率，来鉴定和研究晶质矿物药。单偏光镜下观察矿物，主要特征有形态、解理、颜色、多色性、突起、糙面等。

五、理化鉴定

目前仍沿用一般的物理、化学分析方法对矿物药的成分进行定性和定量分析。随着现代科学技术的发展，国内外采用了许多快速准确的技术，主要方法有：

1. X 射线衍射分析法

当某一种矿物药被 X 射线照射，因其晶型、分子构型、分子内成键方式不同而产生不同的衍射特征图谱，据此可用于矿物药的鉴别。其方法简便、快捷，样品用量少，所得图谱信息量大。如利用该法分析龙骨中所含的成分。

2. 热分析法

该法是指程序控制温度下测量物质的物理性质与温度的关系的一类技术。矿物受热后，它的热能、质量、结晶格架、磁性、几何尺寸等都会随之变化，利用该方法可对矿物药鉴别。包括热重分析、差热分析、热电法、热磁法等。如利用该法研究滑石的成分。

3. 原子发射光谱分析法

根据组成物质的原子受激发后直接发出的可见光谱确定其化学成分的方法。这是对矿物药中所含元素进行定性和半定量分析的一种方法。如利用该法测定龙骨中的元素。

4. 荧光分析法

矿物药经高能量的短波光线照射后能吸收其部分能量，并在短时间内，以低能量的长波形式释放出光，即荧光。如利用该法测定龙骨中放射性元素铀的含量等。

5. 极谱分析法

测定矿物药中极微量有毒元素，如砷，可用此方法。在矿物药样品制成的液体中放入汞电极达到一定电位后，在一定的低温条件下产生催生波，测定其波高与浓度的关系即得该元素的含量。

这些先进的分析技术的应用，不但能快速测定矿物的成分和含量，而且对含有的其他微量元素（特别是有害元素）也能进行检测，这对保证用药的安全和有效是十分重要的。

第二节　矿物类天然药物的鉴定

朱砂　Cinnabaris

【来源】 为硫化物类矿物辰砂族辰砂，主含硫化汞（HgS）。

【产地】 主产于湖南、贵州、四川、广西、云南等地。湖南辰州（今沅陵）产的最好，故得“辰砂”之名，行销全国。

朱砂的鉴定

【采收加工】 挖出矿石后，选取纯净者放入淘沙盘内，用水淘去杂石和泥沙，晒干，用磁铁吸尽含铁的杂质，或照水飞法水飞成极细粉末，晾干或 40℃ 以下干燥。

【性状鉴定】（图 13-1）

①粒状或块状集合体，呈颗粒状或快片状，鲜红色或暗红色，条痕红色至褐红色，具光泽。②体重质脆，片状质脆，片状者易破碎，粉末状者有闪烁的光泽。③气微，味淡。

其中呈细小颗粒，色红明亮，触之不染手者，习称“朱宝砂”；呈不规则板片状，大小厚薄不一，边缘不整齐，色红而鲜艳，光亮如镜面微透明，质较脆者，习称“镜面砂”；呈粒状，方圆形或多角形，色暗红或灰褐色，质坚，不易碎者，习称“豆瓣砂”。

以色鲜红、有光泽、质脆者为佳。

【化学成分】主含硫化汞（HgS）。《中国药典》规定，本品含硫化汞不得少于96.0%。

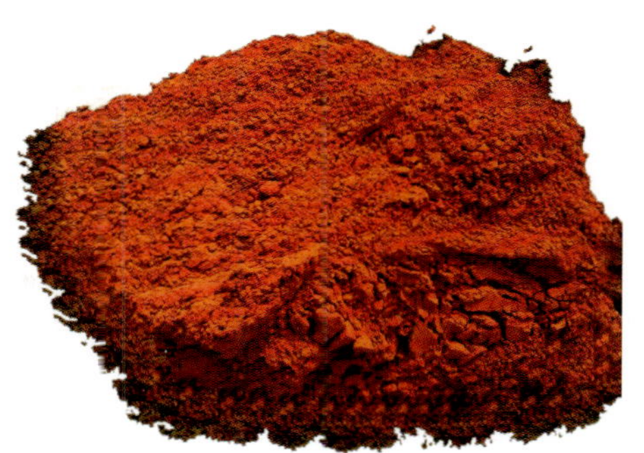

图13-1　朱砂药材图

【理化鉴定】

（1）取本品粉末，用盐酸湿润后，置光洁的铜片上摩擦，铜片表面呈白色光泽，加热烘烤，银白色即消失。

（2）取该品粉末2g，加盐酸-硝酸（3∶1）的混合液2ml使溶解，蒸干，加水2ml使溶解，滤过，滤液进行汞盐及硫酸盐的鉴别反应。

① 汞盐的鉴别反应　取该品溶液，加氢氧化钠试液，即发生黄色沉淀（HgO）。

② 硫酸盐的鉴别反应　取该品溶液，加氯化钡试液，即发生白色沉淀；分离，沉淀在盐酸或硝酸中均不溶解。

【药理作用】有镇静、催眠、抗惊厥、抑制生育及抗病原微生物等作用。此外，朱砂对心、肝、肾有一定的损害，其中的汞能通过胎盘屏障进入胎儿体内，故妊娠期应禁服朱砂。

【性味功用】性微寒，味甘，有毒。清心镇惊，安神，明目，解毒。用于心悸易惊，失眠多梦，癫痫发狂，小儿惊风，视物昏花，口疮，喉痹，疮疡肿毒。

【用法与用量】0.1～0.5g，多入丸散服，不宜入煎剂。外用适量。忌火煅。本品不可过量或持续服用，以防汞中毒。孕妇及肝肾功能不全者禁用。

人工合成朱砂

人工朱砂又称“灵砂”，是以80%水银、20%硫黄为原料，加热升华而成，含硫化汞99%以上。本品完整者呈盆状，商品多为大小不等的碎块，全体暗红色，断面呈纤维柱状，习称“马牙柱”，具有宝石样或金属光泽，质松脆，易破碎。无臭、味淡。

雄黄　Realgar

【来源】为硫化物类矿物雄黄族雄黄，主含二硫化二砷（As_2S_2）。

【产地】主产于湖南、湖北、贵州、甘肃、云南、四川等地。

【采收加工】全年均可采挖，除去杂质。

【性状鉴定】（图13-2）

①块状或粒状集合体。呈不规则块状。②深红色或橙红色，条痕淡橘红色，表面常附有橙黄色粉末，手触之易被染成橙黄色，晶面具金刚石样光泽，质脆易碎，断面具树脂样光泽。③微有特异的臭气，味淡。精矿粉为粉末状或粉末集合体，质松脆，手捏即成粉，橙黄色，无光泽。

以色红、块大、质松脆，有光泽者为佳。

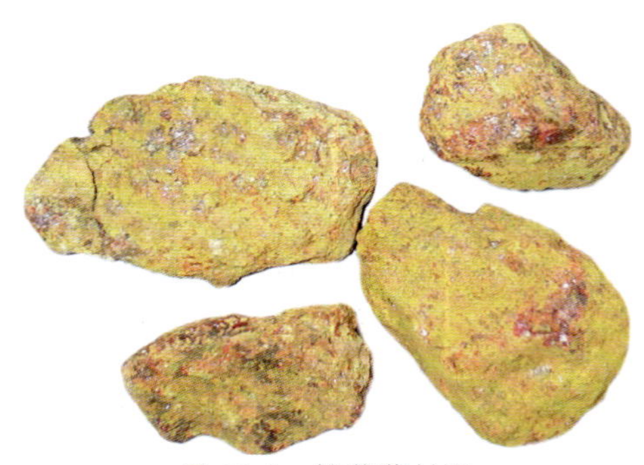
图 13-2　雄黄药材图

【化学成分】 主要含二硫化二砷（As_2S_2），尚含少量铝、铁、钙、镁、硅等元素。《中国药典》规定按碘量法测定，本品含砷［以二硫化二砷（As_2S_2）计］，不得少于90.0%。

【理化鉴定】

（1）检查硫的反应　取本品粉末10mg，加水润湿后，加氯酸钾饱和的硝酸溶液2ml，溶解后加氯化钡试液，生成大量白色沉淀。放置后倾出上层酸液，再加水2ml，振摇沉淀不溶解。

（2）检查砷　取本品粉末0.2g，置坩埚内加热至熔融，产生白色或黄色火焰，伴有白色浓烟。取玻片覆盖后，有白色冷凝物，刮取少量，置试管内加水煮沸使溶解，必要时滤过，溶液加硫化氢试液数滴，即显黄色，加稀盐酸后生成黄色絮状沉淀，再加碳酸铵试液，沉淀复溶解。

【药理作用】 本品有抑制疟原虫与日本血吸虫的作用；对化脓性球菌、肠道致病菌、结核杆菌及多种皮肤真菌亦有抑制作用；对小鼠肉瘤 S_{180} 有抑制作用。此外，雄黄中的砷化物具有致癌和致突变作用，并可引起妊娠小鼠畸胎和死胎。

【性味功用】 性温，味辛，有毒。解毒杀虫，燥湿祛痰，截疟。用于虫蛇咬伤，疔疮痈肿，惊痫，疟疾，虫积腹痛。

【用法与用量】 0.05～0.1g，入丸散用。外用适量，熏涂患处。雄黄遇热易产生剧毒的三氧化二砷，因此忌火煅。有毒，内服宜慎；不可久服、多服；孕妇禁用。

相关药物

雌黄与雄黄均为含砷的硫化物，犹如一对鸳鸯，常常被人们发现共生在一个矿点上雌黄主要含三硫化二砷（As_2S_3），为柠檬黄色块状或粒状体，条痕鲜黄色，功用与雄黄类同。

赭石　Haematitum

【来源】 为氧化物类矿物刚玉族赤铁矿，主含三氧化二铁（Fe_2O_3）。

【产地】 主产于河北、山西、山东等省。

【采收加工】 全年可采，选取表面有钉头状突起部分的称“钉头赭石”，除去杂石。

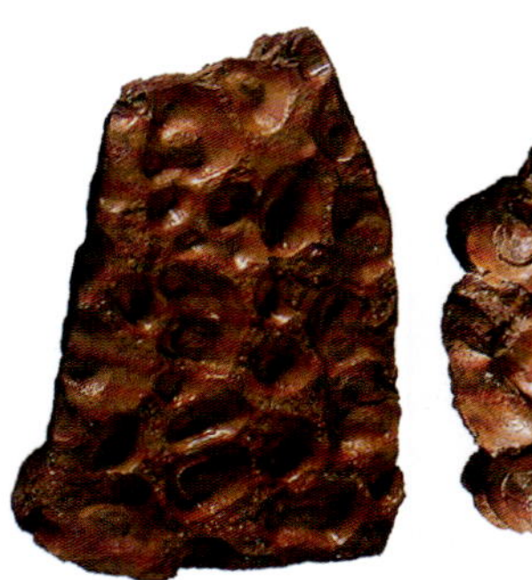
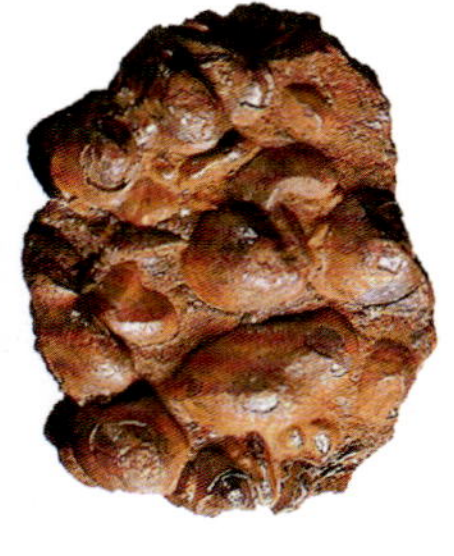
图 13-3　赭石药材图

【性状鉴定】（图 13-3）

①本品为鲕状、豆状、肾状集合体，多呈不规则扁平块状。②暗棕红色或灰黑色，条痕樱红色或红棕色，有的有金属光泽。③一面多有圆形的突起，习称“钉头”；另一面与突起相对应处有同样大小的凹窝。④体重，质硬，砸碎后断面显层叠状。⑤气微，味淡。

以色棕红，断面层次明显，有“钉头”，无杂石者为佳。

【化学成分】 主要含三氧化二铁（Fe_2O_3）。

《中国药典》规定含铁（Fe）不得少于45.0%。

【理化鉴定】 取本品粉末0.1g，置试管中，加盐酸2ml，振摇，静置。取上清液2滴，加硫氰酸铵试液2滴，溶液即显血红色；另取上清液2滴，加亚铁氰化钾试液1～2滴，即发生蓝色沉淀；再加25%氢氧化钾试液5～6滴，沉淀变成棕色（检查铁盐）。

【药理作用】 赭石可升高小鼠血液中的白细胞数量，并能促进红细胞及血红蛋白的产生；对肠道有兴奋作用，能使肠蠕动亢进。此外，因含有微量的砷，长期服用可引起慢性砷中毒。

【性味功用】 性寒，味苦。平肝潜阳，凉血止血，重镇降逆。用于眩晕耳鸣，呕吐，噫气，呃逆，喘血，吐血，衄血，崩漏下血。

【用法与用量】 9～30g，先煎。孕妇慎用。

磁石 Magnetitum

【来源】 为氧化物类矿物尖晶石族磁铁矿，主含四氧化三铁（Fe_3O_4）。

【产地】 主产于山东、河北、河南、辽宁等地。

【采收加工】 采挖后，除去杂质。

【性状鉴定】（图13-4）

①为块状集合体，呈不规则块状，或略带方形，多具棱角。②灰黑色或棕褐色，条痕黑色，具金属光泽。③体重，质坚硬，断面不整齐。④具磁性。⑤有土腥气，味淡。

以铁黑色、断面致密有光泽、吸铁能力强、杂质少者为佳。

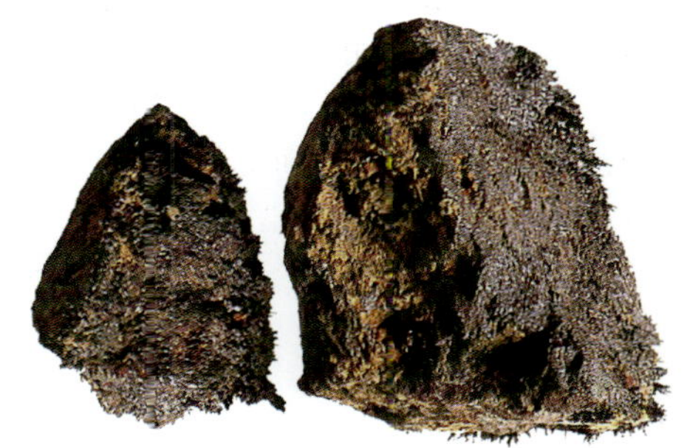

图13-4　磁石药材图

【化学成分】 主要含四氧化三铁（Fe_3O_4），其中含FeO 31%，Fe_2O_3 69%，并含有硅、铅、钛、磷、锰、钙、铬、钡、锶、镁等杂质；少数变种含氧化镁（MgO）达10%，氧化铝（Al_2O_3）达15%。另外，磁石中常含一定量的砷，使用时需注意。《中国药典》规定含铁（Fe）不得少于50.0%。

【理化鉴定】 取本品细粉约0.1g，加盐酸2ml，振摇，静置。取上清液照下述方法试验：

1. 检查铁盐

（1）取上清液，滴加亚铁氰化钾试液，即生成深蓝色沉淀；分离，沉淀在稀盐酸中不溶，但加氢氧化钠试液，即分解成棕色沉淀。

（2）取上清液，滴加硫氰酸铵试液，即显血红色。

2. 检查亚铁盐

（1）取上清液，滴加铁氰化钾试液，即生成深蓝色沉淀；分离，沉淀在稀盐酸中不溶，加氢氧化钠试液，即分解成棕色沉淀。

（2）取上清液，加1%邻二氮菲的乙醇溶液数滴，即显深红色。

磁性的减退和恢复

磁石采收后久放会发生氧化，使磁性减退，故常用铁屑或泥土包埋以保持其磁性。如果已失去磁性，则将其与活磁石放置一起，磁性可渐恢复。

商品分为吸铁能力强的“活磁石”或“灵磁石”，品质较好；无吸铁能力的称为“死磁石”或“呆磁石”，质量较次。

【药理作用】 有镇静、抗惊厥及造血、抗凝血作用。

【性味功用】 性寒，味咸。镇惊安神，平肝潜阳，聪耳明目，纳气平喘。用于治疗惊悸失眠，头晕目眩，视物昏花，耳鸣耳聋，惊悸失眠，肾虚气喘。

【用法与用量】 9～30g，先煎。

自然铜　Pyritum

【来源】 为硫化物类矿物黄铁矿族黄铁矿，主含二硫化铁（FeS_2）。

【产地】 主产于四川、广东和江苏等地。

【采收加工】 采挖后，除去杂石。

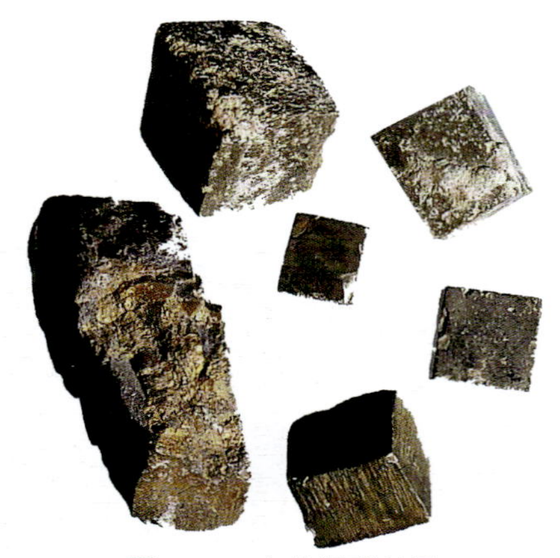

图 13-5　自然铜药材图

【性状鉴定】（图 13-5）

①晶形多为立方体，集合体呈致密块状。②表面亮淡黄色，有金属光泽；有的黄棕色或棕褐色，无金属光泽。③具条纹，条痕绿黑色或棕红色。④体重，质坚硬或稍脆，易砸碎。⑤断面黄白色，有金属光泽；或断面棕褐色，可见银白色亮星。

以块整齐，色黄而光亮，断面有金属光泽者为佳。

【化学成分】 含二硫化铁（FeS_2）矿石。其中含铁 46.6%，硫 53.4%，还含铜、镍、砷、锑等杂质，也有不含的。

【理化鉴定】 取该品粉末 1g，加稀盐酸 4ml，振摇，使其溶解。检查铁盐：

（1）取滤液加亚铁氰化钾试液，即生成深蓝色沉淀；分离，沉淀在稀盐酸中不溶，但加氢氧化钠试液，即分解成棕色沉淀。

（2）取滤液，加硫氰酸铵试液，即显血红色。

【药理作用】 本品具有促进骨折愈合和抗病原微生物等作用。

【性味功用】 性平，味辛。散瘀止痛，续筋接骨。用于治疗跌扑损伤，筋断骨折，瘀滞肿痛。

【用法与用量】 3～9g，多入丸散服。若入煎剂宜先煎。外用适量。

滑石　Talcum

【来源】 为硅酸盐类矿物滑石族滑石，主含含水硅酸镁［$Mg_3(Si_4O_{10})(OH)_2$］。

【产地】 主产于山东、江苏、陕西等地。

【采收加工】 采挖后，除去泥沙和杂石。

【性状鉴定】（图 13-6）

①多为块状集合体，呈不规则的块状。②白色、黄白色或淡蓝灰色，有蜡样光泽。③质软细腻，手摸有润滑感，无吸湿性，置水中不崩散。④气微，味淡。

以色白、滑润者为佳。

【化学成分】 主要为含水硅酸镁［$Mg_3(Si_4O_{10})(OH)_2$］，并常含氧化铁、氧化铝等杂质。滑石所含的硅酸镁有吸附和收敛作用，能保护肠管，止泻而不致鼓肠。

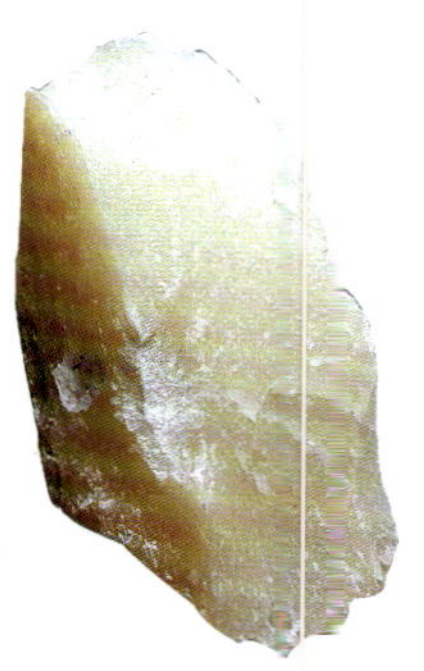

图 13-6　滑石药材图

【理化鉴定】

(1) 检查硅 取本品粉末 0.2g 置铂坩埚中，加等量氟化钙（或氟化钠）粉末，搅拌，加浓硫酸 5ml，微热，立即将悬有 1 滴水的铂坩埚盖上，稍等片刻，取下坩埚盖，水滴呈现白色浑浊。

(2) 检查镁 取本品粉末 0.5g，置烧瓶中，加盐酸（4→10）10ml，盖上表面皿，加热至微沸，不时振动烧杯并保持微沸 40min，取下，用快速滤纸过滤，用水洗残渣 4～5 次。取残渣约 0.1g，置坩埚中，加入硫酸（1→2）10 滴和氢氟酸 5ml，加热分解并蒸发至冒三氧化硫的白烟时，取下，冷却后加 10ml 水使溶解。吸取此溶液 2 滴，加镁试剂 1 滴，滴加氢氧化钠溶液（4→10）使成碱性，出现天蓝色沉淀。

【性味功用】 性寒，味甘、淡。利尿通淋，清热解暑；外用祛湿敛疮。用于热淋，石淋，尿热涩痛，暑湿烦渴，湿热水泻；外治湿疹，湿疮，痱子。

【用法与用量】 10～20g，先煎。外用适量。

相关药物

1. 软滑石

软滑石来源于天然的高岭石，主产于江西、四川。呈不规则图块状，大小不一。白色或杂有浅红色、浅棕色、灰色，无光泽或稍有光泽。质较松软，手捻即可粉碎成白色粉末。摸之有滑腻感。微有泥土样气，无味而有粘舌感，主要含水合硅酸铝，有时含少量的铁。功效与硬滑石类同。

2. 滑石粉

滑石粉指的是滑石精选、净化、水飞粉碎、干燥制成。功效、主治、用量同滑石。包煎。

石膏 Gypsum Fibrosum

【来源】 为硫酸盐类矿物硬石膏族石膏，主含含水硫酸钙（$CaSO_4 \cdot 2H_2O$）。

【产地】 主产于湖北省应城。安徽、甘肃、四川、山西、河南等地亦产。

石膏的鉴定

【采收加工】 全年可采，挖出后，去净泥土和杂石。

【性状鉴定】（图 13-7）

①为纤维状集合体，呈长方块、板块状或不规则块状。②白色、灰白色或淡黄色，有的半透明。③体重质软，纵断面具绢丝样光泽。④气微，味淡。

以色白、块大、质松脆、纵断面如丝、无夹层、无杂石者为佳。

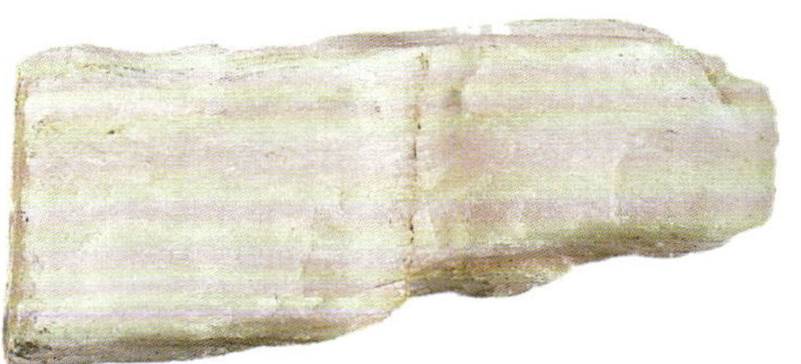

图 13-7 石膏药材图

【化学成分】 主要为含水硫酸钙（$CaSO_4 \cdot 2H_2O$），并含微量的铁、镁等离子。《中国药典》规定本品的含水硫酸钙（$CaSO_4 \cdot 2H_2O$）不得少于 95.0%。

【理化鉴定】

（1）取本品一小块（约 2g），置具有小孔软木塞的试管内灼烧，管壁有水生成，小块变为不透明体。

（2）取本品粉末 0.2g，加稀盐酸 10ml，加热使溶解，溶液显钙盐与硫酸盐的鉴别反应。

① 检查硫酸盐　取本品溶液，加氯化钡试液，即发生白色沉淀；分离，沉淀在盐酸或硝酸中均不溶解。

② 检查钙盐　取供试液（1→20），加甲基红指示液 2 滴，用氨试液中和，再滴加稀盐酸至恰呈酸性，加草酸铵试液，即生成白色沉淀，滤过，沉淀不溶于盐酸。

【药理作用】生石膏对人工发热家兔有明显的退热作用，但对正常体温家兔无降温作用；石膏与知母合用，解热作用显著增强，纯硫酸钙无效；对因利尿剂、饲食盐与辐射热所致大鼠“口渴”，石膏能减少大鼠的饮水量。此外，具有抗病毒和免疫促进作用。

【性味功用】性大寒，味辛、甘。清热泻火，除烦止渴。用于外感热病，高热烦渴，肺热喘咳，胃火亢盛，头痛，牙痛。

【用法与用量】15～60g，先煎。煅石膏只作外用，不内服。

相关药物

煅石膏：将石膏加热（明煅）至 140℃时失去部分结晶水而成，呈白色不透明块状或粉末，与水相遇，复变成生石膏。煅石膏收湿，生肌，敛疮，止血。外治溃疡不敛，湿疹瘙痒，水火烫伤，外伤止血。研末撒敷患处，又用于制石膏绷带、牙科美容倒膜粉等。

芒硝　Natrii Sulfas

【来源】为硫酸盐类矿物芒硝族芒硝，经加工精制而成的结晶体。主含含水硫酸钠（$Na_2SO_4 \cdot 10H_2O$）。

【产地】全国大部分地区均有生产。多产于海边碱土地区、矿泉、盐场附近及潮湿的山洞中。

【采收加工】取天然产不纯芒硝（俗称“土硝”），加水溶解、放置，使杂质沉淀，滤过，滤液加热浓缩，放冷后析出结晶（“朴硝”或“皮硝”），再将朴硝重结晶，即为芒硝。朴硝一般不作内服用，只供制备芒硝。

【性状鉴定】（图 13-8）

①呈棱柱状、长方形或不规则块状及粒状。②无色透明或类白色半透明。③质脆易碎，断面具玻璃样光泽。④气微，味咸。

以无色、透明、呈长条棱柱结晶为佳。

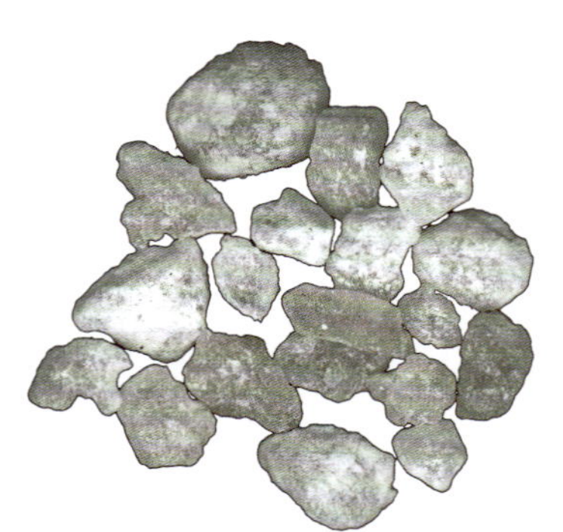

图 13-8　芒硝药材图

【化学成分】主要为含水硫酸钠（$Na_2SO_4 \cdot 10H_2O$），常夹杂微量氯化钠。

【理化鉴定】本品的水溶液显钠盐与硫酸盐的鉴别反应。

1. 检查钠盐

取铂丝，用浓盐酸湿润后，蘸取本品在无色火焰中燃烧，火焰即显鲜黄色。

2. 检查硫酸盐

取本品溶液，加氯化钡试液，即发生白色沉淀；分离，沉淀在盐酸或硝酸中均不溶解。

【药理作用】芒硝中的硫酸根离子不易被肠黏膜吸收，潴留肠内形成高渗溶液，使肠内水分增加引起机械刺激，而促进肠蠕动，产生泻下作用；无菌硫酸钠溶液静脉滴注，有利尿作用；外敷创面，可加快淋巴循环，增强网状内皮细胞吞噬功能，产生软坚散结、消肿止痛作用。

【性味功用】性寒，味咸、苦。泻下通便，润燥软坚，清火消肿。用于实热积滞、腹满胀痛、大便燥结、肠痈肿痛；外治乳痈、痔疮肿痛。

【用法与用量】6～12g。一般不入煎剂，待汤剂煎好后，溶入汤液中服用。外用适量。孕妇慎用。

相关药物

玄明粉：为芒硝再精制并令其风化而成的无水硫酸钠。呈白色颗粒状结晶性粉末。无臭，味苦、咸。功效与芒硝同，但力弱；外用治目赤、咽肿、口疮。

复习思考题

1. 朱砂、雄黄为何内服均入丸散用？为何炮制时忌火煅？
2. 石膏与煅石膏在性状、成分和功效方面有何不同？
3. 解释以下名词：条痕　解理　钉头　镜面砂　辰砂

（兰慧）

参 考 文 献

1. 国家药典委员会．中华人民共和国药典（一部）[M]．北京：中国医药科技出版社，2020.
2. 国家药典委员会．中华人民共和国药典（四部）[M]．北京：中国医药科技出版社，2020.
3. 国家药典委员会．中华人民共和国药典中药彩色图集 [M]．广州：广东科技出版社，1996.
4. 中国药品生物制品检定所，广东省药品检验所．中国中药材真伪鉴别图典 1（贵重、进口药材分册）（第 3 版）[M]. 广州：广东科技出版社，2011.
5. 汪毅．中国天然药物彩色图集 [M]．贵州：贵州出版社，2012.
6. 国家中医药管理局中华本草编委会．中华本草 [M]．上海：上海科学技术出版社，1999.
7. 吴立明．天然药物学 [M]．北京：化学工业出版社，2018.
8. 李峰．中药鉴定学（第 4 版）[M]．北京：中国医药科技出版社，2020.
9. 张钦德．中药鉴定技术（第 4 版）[M]．北京：人民卫生出版社，2018.
10. 康廷国．中药鉴定学 [M]．北京：中国中医药出版社，2011.
11. 张贵君．中药鉴定学 [M]．北京：科学出版社，2011.
12. 蔡少青．生药学 [M]．北京：人民卫生出版社，2011.
13. 张浩．植物学 [M]．北京：人民卫生出版社，2011.
14. 阎玉凝．中药图典 [M]．北京：科学技术出版社，2007.